高等医学院校系列教材

供健康服务与管理、老年服务与管理及相关专业使用

健康运动学

主　审　鲍　勇

主　编　郭丽君　钱芝网

副主编　吴雪萍　雒保军　姜桂萍　董恩宏

　　　　杜学礼　徐　婷

编　委　郭丽君　钱芝网　吴雪萍　雒保军

　　　　姜桂萍　施毓凤　王晶晶　董恩宏

　　　　杜学礼　徐　婷　卜　佳　胡　青

　　　　张明辉　胡玉红　陈怡雯　谢冰嫣

　　　　卢　朔　郗月明　芦凯玥　姬翔宇

　　　　钱咏雯　陆文昕　郝鸿宇　张思虞

秘　书　胡玉红　姬翔宇

科　学　出　版　社

北　京

内 容 简 介

健康运动学是一部创新性很强的运动专业教材。它是将运动专业中的基础课程、专业课程等整合成适合新兴的健康服务与管理、老年服务与管理等专业的基础课程或核心课程。本教材将运动解剖学、运动生理学、运动生物化学、运动生物力学、运动社会心理学、健康节律运动学、功能运动学、运动保健学、运动营养学、运动性病症及损伤、运动康复学、运动的测试与评价、运动处方、运动中的医务监管、运动卫生学很好地融为一体,体现出明显的多学科交叉与融合特征。每章都从理论基础、使用的仪器、训练方法、实现功能等角度进行介绍,从而更有效地引导学生和教师进行教学组织和学习。

本教材可为我国的健康服务与管理专业、老年服务与管理专业、健康服务业及健康产业等提供借鉴,也给医学及运动相关的教师、学生及工作人员提供参考。

图书在版编目(CIP)数据

健康运动学 / 郭丽君,钱芝网主编. —北京:科学出版社,2022.9
高等医学院校系列教材
ISBN 978-7-03-073043-5

Ⅰ. ①健… Ⅱ. ①郭…②钱… Ⅲ. ①健身运动－医学院校－教材 Ⅳ. ①R161.1

中国版本图书馆 CIP 数据核字(2022)第 158342 号

责任编辑:王镯榾 胡治国 / 责任校对:宁辉彩
责任印制:赵 博 / 封面设计:陈 敬

科 学 出 版 社 出版
北京东黄城根北街 16 号
邮政编码:100717
http://www.sciencep.com

北京中科印刷有限公司 印刷
科学出版社发行 各地新华书店经销
*

2022 年 9 月第 一 版 开本:787×1092 1/16
2024 年 1 月第二次印刷 印张:21
字数:610 000

定价:98.00 元
(如有印装质量问题,我社负责调换)

序

  倡导积极健康观，提高居民生活质量，促进居民健康长寿，是《"健康中国 2030"规划纲要》的发展目标，也是贯彻实施《中华人民共和国基本医疗卫生与健康促进法》的重要体现。健康服务与管理专业是 2016 年教育部批准的新近学科，该专业在概念、学科体系、内容、流程及服务技能等方面尚未发展成熟。为助力该专业发展，提高各院校人才培养的质量，该课题组组织编写了本教材。该教材将健康运动学领域的新理念、前沿知识及最新技能等介绍给读者。

  该教材编写成员既有来自一线的工作人员，也有来自高校的教师，突显了编写团队在学科知识、专业方向、教学资源等各方面的优势。该教材必将成为健康服务及健康产业培养专业人才的重要支撑。

  该教材以社会需求为导向，紧紧围绕健康服务与管理等专业的人才培养目标设计教材内容，避免各教材之间的内容重复。它涵盖了健康服务与管理专业运动疗法所需要的技能，突出了该教材的实用性、可操作性、针对性及其科学性。

中华医学会健康管理学分会主任委员
中华预防医学会卫生保健分会主任委员

2021 年 8 月 5 日

前　　言

　　健康服务与管理专业是我国 2016 年教育部正式批准的新专业，是我国健康服务及健康产业培养专业人才的重要支撑。为助力该专业发展，提高各院校人才培养的质量，本教材将健康服务与管理领域的新理念、前沿知识及最新技能等介绍给读者。本教材遵循系统论的基本原理设计内容体系，涵盖运动解剖学、运动生理学、运动生物化学、运动生物力学、运动社会心理学、健康节律运动学、功能运动学、运动保健学、运动营养学、运动性病症及损伤、运动康复学、运动的测试与评价、运动处方、运动中的医务监管、运动卫生学等，体现出明显的多学科交叉与融合特征。因此，本教材将为我国的健康服务与管理专业、老年服务与管理专业、健康服务业及健康产业等提供借鉴，也会给医学及运动相关专业的学生、教师及工作人员提供参考。

　　本教材得到中华医学会健康管理学分会社区健康管理学组、中华预防医学会社会医学分会社区卫生学组、中国非公立医疗机构协会健康产业分会、中国医学基金会、上海市医学会健康管理学专科分会、上海市中西医结合学会社区医学专业委员会、上海市康复医学会健康管理专业委员会、上海市卫生系统后勤管理协会研究院、上海交通大学先进技术产业研究院、上海交通大学中国城市治理研究院、上海交通大学健康传播发展中心、上海健康医学院护理与健康管理学院学科团体（22HGXKTD001）及新乡医学院等单位的大力支持，在此一并感谢。

　　同时，本教材还得到科技部国家重点研发计划"主动健康和老龄化科技应对"重点专项：健康管理综合服务应用示范（2020 YFC 2006400）、国家自然科学基金重大研究计划"大数据驱动的管理与决策研究"（91646205）、上海中医药大学中医健康服务协同创新中心研究项目的基金支持。鉴于该学科在各个方面还有许多问题有待深层次研究，并且时间紧、任务重，因此在编写过程中难免存在不足之处，敬请读者指正。

上海交通大学健康传播发展中心主任兼首席科学家

上海交通大学中国城市治理研究院双聘教授

上海交通大学行业研究院医疗健康信息化行业研究团队专家

2021 年 8 月 5 日

目　　录

第一章　健康运动学概述

学习目标

1. 掌握健康运动的概念、运动的分类及健康运动学的概念。
2. 熟悉健康运动增强人体全身健康的生理机制、心理机制及社会适应机制。
3. 了解健康运动学的课程体系。

第一节　健康战略概述

前人的研究表明，物质生活改善后，若人们的健康观念没有转变，缺乏科学的保健知识，自我保健的意识没有确立，患心脑血管病的人数就会不断增加，这时期各种慢性非传染性疾病（慢性病）的发生率或人群患病率都是上升型。当一个国家重视了健康教育，人们的健康观念转变后，一系列促进健康的措施实行后，这个国家的心脑血管病发生率才可能逐渐下降。美国、日本、加拿大、澳大利亚是下降型。西欧多数国家为稳定型。

一、健康全球战略

1.《妇女、儿童和青少年健康全球战略（2016—2030 年）：生存、繁荣、变革》 联合国秘书长于 2015 年 9 月发起了《妇女、儿童和青少年健康全球战略（2016—2030 年）：生存、繁荣、变革》战略，该健康全球战略提出了生存、繁荣、变革三大健康主题。而所谓生存，即终结可预防的死亡；所谓繁荣，即促进健康和福祉；而扩大促进性环境，就是变革的内容。到 2016 年 9 月，60 多个政府在国家元首或部级层面做出了承诺，要通过"每个妇女每个儿童"运动实施全球战略，并指出青少年是实现该目标的核心。理由是青少年抑郁症的患病率增加了 1%，这是 2012 年以来导致青少年残疾调整生命年损伤的首要原因。此外，在青少年时期开始或巩固一些不健康行为，如无保护性行为、烟草使用、饮食不良、酒精使用、缺乏身体活动和吸毒等频率几乎没有下降甚至有所增加，这些行为在其以后生活中会产生主要影响。现有的经济学证据表明，在低收入国家对青少年健康进行合理投资将带来"人口红利"，从而激励经济增长并提高生活水平。

2.《关于身体活动有益健康的全球建议》 2010 年世界卫生组织（WHO）出版了《关于身体活动有益健康的全球建议》，其核心内容是在人群中通过促进身体活动，实现对慢性非传染性疾病的一级预防。身体活动的具体建议是针对三个年龄组提出的，即分成 5～17 岁、18～64 岁和 65 岁及以上年龄组。

对于 5～17 岁年龄组的儿童和青少年，身体活动包括家庭、学校和社区环境内的玩耍、游戏、交通往来、体育运动或有计划的锻炼等。为增进心肺、肌肉和骨骼健康，减少慢性病风险，建议 5～17 岁儿童和青少年应每天累计进行至少 60 分钟中等到高强度身体活动；大于 60 分钟的身体活动可以提供更多的健康效益；大多数日常身体活动应该是有氧活动。同时，每周至少应进行 3 次高强度身体活动，包括强壮肌肉和骨骼的活动等。

对于 18～64 岁年龄组的成年人，身体活动包括日常生活、家庭和社区环境内的休闲时间活动、交通往来（如步行或骑自行车）、职业活动（如工作）、家务劳动、玩耍、游戏、体育运动或有计划的锻炼等。为增进心肺、肌肉和骨骼健康，减少慢性病和抑郁症风险，建议 18～64 岁成年人应每周至少完成 150 分钟中等强度有氧身体活动，或每周累计完成至少 75 分钟高强度有氧身体活动，或中等和高强度两种活动相当量的组合；有氧活动应该每次至少持续 10 分钟；为获得更多的健康效益，成人应增加有氧活动量，达到每周 300 分钟中等强度或每周 150 分钟高强度有氧活动，或中等和高强度两种活动相当量的组合；每周至少应有 2 天进行大肌群参与的增强肌肉力量的活动。

对于 65 岁及以上年龄组的成年人群，身体活动包括在日常生活、家庭和社区中的休闲时间活动、交通往来活动（如步行或骑车）、职业活动（如果仍然从事工作的话）、家务劳动、玩耍、游戏、体育运动或有计划的锻炼。为增进心肺、肌肉、骨骼和功能性的健康，减少慢性病、抑郁症和认知功能下降等风险，建议老年人应每周完成至少 150 分钟中等强度有氧身体活动，或每周完成至少 75 分钟高强度有氧身体活动，或中等和高强度两种活动相当量的组合；有氧活动应该每次至少持续 10 分钟；为获得更多的健康效益，该年龄段的成人应增加有氧活动量，达到每周 300 分钟中等强度或每周 150 分钟高强度的有氧活动，或中等和高强度两种活动相当量的组合；活动能力较差的老年人每周至少应有 3 天进行增强平衡能力和预防跌倒的活动；每周至少应有 2 天进行大肌群参与的增强肌肉力量的活动；由于健康原因不能完成所建议身体活动量的老年人，应在能力和条件允许范围内尽量多活动。

总之，对所有年龄组人群来说，接受上述身体活动建议和积极进行身体活动所获得的效益要远大于可能发生的危害。就每周 150 分钟中等强度身体活动的推荐量而言，骨骼、肌肉系统的损伤并不常见。在以人群为基础推行"建议"时，为减少骨骼肌肉系统损伤的风险，适当的方式是鼓励循序渐进，从相对适中的身体活动量开始，逐渐向较大身体活动量过渡。

3. 《饮食、身体活动与健康全球战略》 2004 年 5 月，第五十七届世界卫生大会（WHA）通过了 WHO 的《饮食、身体活动与健康全球战略》。该战略针对两项主要的非传染性疾病危险因素，即饮食和身体活动。不健康饮食和缺乏身体活动属于主要非传染性疾病如心血管疾病、2 型糖尿病和某些肿瘤的最主要影响因素。并且在很大程度上是造成全球疾病负担、死亡和残疾的主要原因。与饮食和缺乏身体活动有关的其他疾病，如龋齿和骨质疏松，是普遍的发病原因。该战略的总目标是通过指导发展个人、社区、国家和全球各级可持续行动的实施环境，促进和保护健康。该战略有四个主要目标：依靠基本公共卫生行动及促进健康和预防疾病的措施，减少由不健康饮食和缺乏身体活动造成的非传染性疾病危险因素；加强全面认识和理解饮食与身体活动对健康的影响及预防性干预措施的积极作用；鼓励制订、加强和实施全球、区域、国家和社区政策及行动计划以改善饮食和增加身体活动；监测关于饮食与身体活动的科学数据和主要影响；支持一系列广泛相关领域研究，包括评价干预措施，以及加强在这一领域增进和保持健康所需的人力资源。

二、健康中国战略

1. 《中华人民共和国基本医疗卫生与健康促进法》 2019 年 12 月 28 日通过的《中华人民共和国基本医疗卫生与健康促进法》共计十章内容，其中：

第一章总则的第四条指出："国家和社会尊重、保护公民的健康权。国家实施健康中国战略，普及健康生活，优化健康服务，完善健康保障，建设健康环境，发展健康产业，提升公民全生命周期健康水平。国家建立健康教育制度，保障公民获得健康教育的权利，提高公民的健康素养。"

第一章总则的第六条："各级人民政府应当把人民健康放在优先发展的战略地位，将健康理念融入各项政策，坚持预防为主，完善健康促进工作体系，组织实施健康促进的规划和行动，推进全民健身，建立健康影响评估制度，将公民主要健康指标改善情况纳入政府目标责任考核"。

第六章健康促进的第六十八条："国家将健康教育纳入国民教育体系。学校应当利用多种形式实施健康教育，普及健康知识、科学健身知识、急救知识和技能，提高学生主动防病的意识，培养学生良好的卫生习惯和健康的行为习惯，减少、改善学生近视、肥胖等不良健康状况。"

第六章健康促进的第七十条："国家组织居民健康状况调查和统计，开展体质监测，对健康绩效进行评估，并根据评估结果制定、完善与健康相关的法律、法规、政策和规划。"

第六章健康促进的第七十五条："国家发展全民健身事业，完善覆盖城乡的全民健身公共服务体系，加强公共体育设施建设，组织开展和支持全民健身活动，加强全民健身指导服务，普及科学健身知识和方法。国家鼓励单位的体育场地设施向公众开放。"

第六章健康促进的第七十九条："用人单位应当为职工创造有益于健康的环境和条件，严格执行劳动安全卫生等相关规定，积极组织职工开展健身活动，保护职工健康。国家鼓励用人单位开展职工健康指导工作。国家提倡用人单位为职工定期开展健康检查。法律、法规对健康检查有规定的，依照其规定。"

2.《"健康中国 2030"规划纲要》　中共中央、国务院印发的《"健康中国 2030"规划纲要》中指出："健康是促进人的全面发展的必然要求，是经济社会发展的基础条件。实现国民健康长寿，是国家富强、民族振兴的重要标志，也是全国各族人民的共同愿望。"

战略目标：到 2030 年，促进全民健康的制度体系更加完善，健康领域发展更加协调，健康生活方式得到普及，健康服务质量和健康保障水平不断提高，健康产业繁荣发展，基本实现健康公平，主要健康指标进入高收入国家行列。到 2050 年，建成与社会主义现代化国家相适应的健康国家。其中，与健康运动相关的 2030 年需要达到的具体指标：城乡居民达到《国民体质测定标准》合格以上的人数比例达 92.2%；居民健康素养水平提高到 30%；经常参加体育锻炼人数为 5.3 亿人；重大慢性病导致早死亡率比 2015 年降低 30%。

3.《健康中国行动（2019—2030 年）》　2019 年 7 月 9 日健康中国行动推进委员会通过《健康中国行动（2019—2030 年）》，健康中国行动是以较低成本取得较高健康绩效的有效策略，是解决当前健康问题的现实途径，是落实健康中国战略的重要举措。《健康中国行动（2019—2030 年）》总目标是到 2030 年，全民健康素养水平大幅提升，健康生活方式基本普及，居民主要健康影响因素得到有效控制，因重大慢性病导致的过早死亡率明显降低，人均健康预期寿命得到较大提高，居民主要健康指标水平进入高收入国家行列，健康公平基本实现，实现《"健康中国 2030"规划纲要》有关目标。

4.《全民健康生活方式行动方案（2017—2025 年）》　全面健身计划是实现由体育大国迈向体育强国宏伟目标的关键举措，是健康中国建设的重要抓手。发展目标是到 2020 年，群众体育健身意识普遍增强，参加体育锻炼的人数明显增加，每周参加 1 次及以上体育锻炼的人数达到 7 亿，经常参加体育锻炼的人数达到 4.35 亿，群众身体素质稳步增强。全民健身的教育、经济和社会等功能充分发挥，与各项社会事业互促发展的局面基本形成，体育消费总规模达到 1.5 万亿元，全民健身成为促进体育产业发展、拉动内需和形成新的经济增长点的动力源。支撑国家发展目标、与全面建成小康社会相适应的全民健身公共服务体系日趋完善，政府主导、部门协同、全社会共同参与的全民健身事业发展格局更加明晰。

第二节　健康运动学概述

健康法律的确立、健康政策的实施、健康观念的转变、健康知识的普及、健康意识的加强、健康技能的提升是获得全民健康的开始。

一、健康相关概念及内涵

（一）健康（health）的概念

《世界卫生组织宪章》中，健康被定义为：健康不仅仅是没有疾病或不虚弱，而是身体、心理和社会适应均处于完好的状态[Health is a state of complete physical, mental and social well-being and not merely the absence of disease or infirmity（1948 年）]。1989 年又重新定义了健康：健康不仅仅是没有疾病或虚弱，而是身体、心理和社会适应及道德均处于完好的状态。WHO 曾经将人的健康概念概括为以下 10 个方面表现：

1. 有充沛的精力，能从容不迫地应对日常生活和工作压力而不感到紧张。

2. 处事乐观，态度积极、乐于承担责任，事无巨细，不挑剔。

3. 善于休息、睡眠良好。

4. 应变能力强、能适应外界环境的各种变化。

5. 能抵抗一般性的感冒和传染病。

6. 体重适当、身体匀称，站立时头、肩、臀的位置协调。

7. 反应敏锐，眼睛明亮，眼睑不发炎。

8. 头发有光泽，无头屑。

9. 牙齿清洁、无空洞、无痛感、无出血现象，牙龈颜色正常。

10. 肌肉和皮肤富有弹性，行走轻松自如。

（二）生理健康标准

生理健康是人体健康的基础，生理健康指人在生物学方面的健康，即躯体结构完好和功能正常，身体素质（人的力量、速度、耐力、柔韧、灵敏、平衡等）良好。WHO 曾用"五快"作为躯体健康的表现：

1. 吃得快　其含义不是吃得速度快，而是吃得香，说明胃口好，对食物不挑剔，食量适中，内脏功能正常。

2. 便得快　指大小便通畅，泌尿系统和消化系统良好。

3. 睡得快　说明中枢神经系统协调，内脏无病理信息干扰，心理状态良好。

4. 说得快　头脑清醒、思维敏捷，心肺功能正常。

5. 走得快　说明精力充沛、旺盛，无衰老的症状。

常见描述躯体健康的项目有体重指数（BMI）、腰围、臀围、心率、肺活量、血压、血糖、血脂、血液一般生化指标（红细胞、血红蛋白、白细胞、血小板、红细胞沉降率）。

（三）心理健康标准

心理健康，又称精神健康，指人的心理处于完好状态，包括正确认识自我、正确认识环境、及时适应环境。其中，正确认识自我指的是既不高估、也不低估自己。过高估计自己，过分夸耀自己，过度自信，工作没有弹性，办事不留后路，一旦受挫，易引起心理障碍；反之，过低估计自己，缺乏自尊心、自信心，胆小怕事，缺乏事业的成就感，缺乏责任感等都是心理不健康的表现。正确认识环境，指个人要对过去的、现在的及将要发生的一切事件有客观的、一分为二的认识。及时适应环境是指使自己的心理与环境相协调和平衡的过程，要求人们主动地控制自我，改造环境与适应环境。WHO 提出的心理健康标准：

1. 人格完整，自我感觉良好，情绪稳定，且积极情绪多于消极情绪；有较好的自我控制能力，能保持心理平衡；自尊、自爱、自信，有自知之明。

2. 能够独处，有充分安全感，能保持正常人际关系，能受到别人的欢迎和信任。

3. 对未来有明确的生活目标，有理想，有事业追求，能踏实工作，不断进取。

（四）社会适应标准

1986 年第一届国际健康促进大会通过的《渥太华宣言》，提出了社会要保持健全状态和完整的良好状态的五条措施：健全和完善的健康政策；开创有利健康的物质和社会环境；鼓励民众、团体积极参与；提高民众的健康知识和技能水平；改革医疗健康服务机构，使其适应人们的健康需求。

所谓社会适应能力完好包括三个方面，即每个人的能力应在社会系统内得到充分的发挥；作为健康的个体应有效地扮演与其身份相适应的角色；每个人的行为与社会规范相一致。个人生活在社会上和家庭中要充当许多角色，要处理好各种人际关系，如父母和子女的关系，夫妻关系，兄弟姐妹关系，上下级关系，同事关系，朋友关系，个人与集体、社会、国家的关系等。作为儿女要孝敬父母，作为父母要教育好子女，作为夫妻应互敬互爱、互帮互学，作为兄弟应谦让关怀、严于律己、宽以待人，作为一个社会人要爱集体、爱社会，国家利益高于一切。要正确对待自己、正确对待他人、正确对待社会，永远对社会有感激之心。

人对社会有两种态度，一种人永远用乐观、积极的态度看世界，天天都是春风桃李花开日；一种人用悲观的、消极的态度看世界，天天都是秋雨梧桐叶落时。所以一个哲学家曾说过：生活像镜子，你笑它也笑，你哭它也哭。作为一个健康的人，应如何提高适应社会的能力呢？从心理学和医学角度看，应该处理好三个方面的问题：一是当好家庭和社会的各种角色；二是处理好事业中和社会活动中出现的问题；三是解决好自身的矛盾和难事。

社会压力与人的健康有密切关系。如果被社会事件压倒，产生消极情绪，危害健康的机会就会增加。患高血压、冠心病、脑卒中、溃疡病、糖尿病、甲状腺功能亢进、癌症等疾病的机会也会增加。如果机体能顶住并化解压力，那么危害健康的机会就会减少。国内外心理学家将遇到的各种压力划分成量表，分43个等级来预测可能会出现的患病率。压力指数在一年内累计超过300分，两年内患病的可能性有100%，压力指数累计在150～300分，患病率有50%，低于150分，还可以维持健康。社会压力指数预测见表1-1。

表1-1 社会压力指数预测

等级	生活事件	压力指数	等级	生活事件	压力指数
1	丧偶	100	23	子女离家出走	29
2	离婚	73	24	婚姻纠纷	29
3	夫妻分居	65	25	个人取得突出成就	28
4	服刑	63	26	妻子开始就业或停职	26
5	近亲死亡	63	27	入学或毕业	26
6	受伤或患病	53	28	生活条件变化	25
7	结婚	50	29	个人习惯改变	24
8	失业	47	30	与上级不和	23
9	复婚	45	31	工作时间或条件改变	20
10	退休	45	32	迁居	20
11	家人患病或行为不良	44	33	转学	20
12	怀孕	40	34	娱乐消遣活动改变	19
13	性生活困难	39	35	宗教活动改变	19
14	家庭增加新成员	39	36	社交活动改变	18
15	工作调动	39	37	少量贷款	17
16	经济状况改变	38	38	睡眠习惯改变	16
17	好友亡故	37	39	家庭团聚次数改变	15
18	职业再适应	36	40	饮食习惯改变	15
19	夫妻争吵	35	41	休假	13
20	大宗贷款	31	42	应对重大节日	12
21	抵押品过期不能赎回	29	43	轻度违法	11
22	工作责任变动	29			

（五）道德健康

人们要健康生活，必须有一个安定的社会环境。法律是维护安定的最起码的保证。但要使国家和社会长治久安，必须教育人民自觉遵守社会秩序，维护法律。道德良好为人们健康创造了良好的社会环境。

美国哈佛大学曾做过一个有趣的实验：让学生们看一部反映妇女帮助患者、贫困人群的电影，看后立即收集学生们的唾液进行分析，发现 A 种免疫球蛋白有所增加，它可以抗呼吸道感染，能提高免疫力。现代生理学研究证实，当人在充满信心和乐观时，大脑会产生一种类似吗啡的天然镇痛剂，使人舒服、放松，促进血液循环，增进食欲，降低疲劳；同时还能兴奋免疫系统，分泌有益健康的酶、激素和神经递质乙酰胆碱等，使人达到最佳状态，促进健康，延缓衰老。两千多年前我国孔子就说过"仁者寿""大德必得其寿"。

心理学家研究表明，人的道德品质低劣，损害健康。道德品质低劣的人名利熏心，遇事斤斤计较，总想算计别人，又怕别人报复，终日不得安宁，处在一种紧张、愤怒和沮丧的情绪之中。这种不良情绪，使机体内各系统功能失调，免疫力下降，容易患各种疾病。如嫉妒心理导致神经、消化、内分泌系统紊乱和代谢失调，产生失眠、心悸、心痛、头晕、食欲减退、疲乏无力等症状；愤世自私、暴怒会使内分泌物中氧基皮质醇上升，导致高血压、心脏病；长期心理矛盾、焦虑不安，易患肿瘤或癌症等。

综上所述，道德良好的确是可以增进社会安全，有益于人体健康，WHO 增加道德良好为健康的内容，不仅能促进人类健康，更能推动世界的文明进步。

二、21 世纪健康新理念

（一）西医健康理念

WHO 指出，健康最根本、最重要的问题就是观念问题。没有正确的观念、不转变旧观念，健康就是空话。许多人不是死于疾病，而是死于无知。很多病是可预防的，不至于发生死亡，是可避免的。只要采取预防措施，可减少一半的死亡。人类将追求的健康是心理、生理、社会、环境、道德的全面和谐发展。

21 世纪的健康人，应具备有力的心脏、聪慧的头脑、强健的体魄、充沛的精力、美好的心境、有序的生活。我们应按照 WHO 的 1992 年维多利亚宣言提出的健康四大基石去做，即合理膳食、适量运动、戒烟限酒、心理平衡。健康是人生最宝贵的财富。

21 世纪的健康人，应把自我保健放在首位。注重及时补充新知识，及时转变旧观念，确立新观念。把生命交给自己，最好的医生是自己。把健康当成自己的责任，提高自我保健的意识和能力，即培养良好的情绪、讲究卫生习惯、保持规律的生活作息、学会科学的饮食、坚持体育锻炼、职业生活方式要符合人体生理规律、呵护良好的人际关系、注意医疗保健、注意性卫生，培养个人健康的生活方式和行为习惯，提高生存质量，创造和睦的家庭和社会。

（二）中医健康理念

我们的祖先，早在两千年前就告诫人们："圣人不治已病治未病……夫病已成而后药之，譬犹渴而穿井，斗而铸锥，不亦晚乎！"意思是，聪明人不是治疗已形成的病，而是注重预防。病了以后再吃药，好比渴时才去打井、战争爆发了才去制作兵器，这不是晚了吗！作为 21 世纪的人，我们都应做聪明人，不要再做愚昧者。

而中医养生学是根据中医学理念，研究人体生命健康和抗衰老的一门学科，是中华民族长期同疾病做斗争的经验总结，是通过自身的调摄，达到身心健康、防病治病、延年益寿的目的。中医养生是从整体观出发，重视身心交互影响，强调对时令地域的顺应，而且特别注意生活调理和体育运动，以扶助自身正气。中医养生内容包括精神调摄、四时养生、饮食调摄、食药并养，起居调理、劳逸适度、环境养生、经络按摩与气功导引养生等。

三、运动的概念及分类

（一）健康运动相关的概念

"运动"的概念，世界各国看法不一，随社会的发展也在不断变化。"运动"在这里是指广义上的体育运动。"体育"一词最早出现在 18 世纪末的欧洲。19 世纪以前，我国没有体育一词，称为导引术、养生术、武术、吐纳术等。19 世纪中叶西方体育传入中国，开始称体操，20 世纪初又称体育运动（physical education and sport）。它是指以身体练习为手段，以全面发展身体，增加健康，提高运动技术水平，丰富社会文化生活及精神文明为目的的一种有意识、有组织的社会活动。从哲学角度来看，运动是指物质生存的一种状态。从物理学角度来看，运动是指物体间的距离变化。从体育、医学和康复医学角度来看，运动是人体局部或整体活动范围的变化及其变化趋势。

健康运动是指依据科学的理论与方法进行运动锻炼，进而实现增强体质、促进健康，康复养生，提高生活质量及生命质量的目的。

健康运动学是研究运动对人类生活和生命质量影响的科学。健康运动学是从运动学角度，应用现代科学的理论和方法研究人类健康和运动的一门学科。健康运动学是研究个体或群体的运动状况、影响因素和健康之间的相互关系及其规律，制订运动处方及干预效果评价，进而保护和增进人群的身心健康和社会生活能力，提高生命质量的一门科学。

（二）健康运动的分类

根据运动特征和运动目的的不同，人体的运动类型大体可分为三类，即本能性运动（行走、跑跳、取食等）、劳务性运动（耕田、打铁、操作机器）、体育运动。其中，体育运动又被分成竞技体育（运动员挑战极限）、大众体育（增强体质，预防疾病）、医疗体育（伤病员康复医学）。竞技体育是以提高运动成绩为主要任务，其特征是具有运动项目的专一性。大众体育（保健运动）是指不同性别、不同年龄的健康人，为增强体质和提高健康水平而进行的以促进身心健康为主要任务的运动，其特征是具有运动项目的多样性。医疗体育的运动特征是运动项目和运动方式对某种疾病的治疗和康复具有很强的针对性。

运动的内容有田径、体操、球类、游泳、举重、滑冰、滑雪、登山、棋类、射击、摩托车、汽车、自行车、航空、航海、武术、现代五项等。

第三节　健康运动学的课程体系

本教材主要包括健康运动学涉及的十六章的相关内容。其中，运动解剖学、运动生理学、运动生物化学、运动生物力学、运动社会心理学属于健康运动学基础理论，健康节律运动学、功能运动学、运动保健学、运动营养学为健康运动学前沿知识。

一、健康运动学基础理论

（一）健康运动学概述

本章主要介绍健康的概念及 21 世纪健康新理念、运动的相关概念及分类、健康运动及健康运动学的概念、健康运动学的基础理论，健康运动学的实践应用、健康运动促进身心健康及全面发展的机制等内容。

（二）运动解剖学

本章主要学习运动解剖学的概念，运动解剖学学习的目的，运动解剖学的学习方法、运动解剖学的定位术语，人体的基本结构，骨骼的结构与功能，关节的结构与功能，肌肉的结构与功能，以及运动的全身综合协调等内容。

（三）运动生理学

本章主要讲述运动生理学的概念、运动生理学学习方法、生命活动的基本特征、机体的内环境与稳态、人体生理功能活动的调节、人体生理功能活动调节的自动控制、力量素质的运动生理学、速度素质运动生理学、耐力素质的运动生理学、灵敏素质的运动生理学及柔韧素质的运动生理学等内容。

（四）运动生物化学

本章重点阐述运动生物化学的概念、运动生物化学学习内容、运动生物化学学习方法、运动生物化学的任务、能量代谢、生物氧化、无氧代谢供能系统、有氧代谢供能系统、运动训练的能源基础、磷酸原代谢能力训练的生物化学分析、糖酵解代谢能力训练的生物化学分析、有氧代谢能力训练的生物化学分析及运动训练的生物化学评定等内容。

（五）运动生物力学

本章主要分析运动生物力学相关的概念、运动生物力学的任务、运动生物力学的内容、运动生物力学发展史、人体运动形式、人体肢体运动形式、运动技术原理、运动技术实验、运动技术概述、运动技术诊断及运动技术数据等相关内容。

（六）运动社会心理学

本章主要学习运动社会心理学的概念、运动的社会心理效应、运动促进社会心理健康的机制、运动社会心理学的发展概况、运动社会心理学的对象与方法、运动社会心理学与邻近学科的关系、运动社会心理学研究的理论基础、运动中的归因分析、运动与人的社会化、运动中的亲社会行为及培养策略等内容。

二、健康运动学前沿知识

（一）健康节律运动学

本章主要介绍健康节律运动学概念、健康节律运动的特点、健康节律运动的测量指标、健康节律运动的分类、健康节律运动的原则、运动适宜度的概念、运动适宜度的工作程序、运动适宜度的测量指标、运动适宜度的测量方法、基础性节律运动、调节性节律运动、针对性节律运动及组合性节律运动等相关内容。

（二）功能运动学

本章重点阐述身体功能运动的起源与发展、身体功能运动的理念与训练原则、身体功能运动的内容体系、身体功能运动的方法体系、功能性动作筛查的意义、功能性动作筛查产生、功能性动作筛查作用、功能性动作筛查测试原理、功能性动作筛查方法、选择性功能动作评估简介、选择性功能动作评估构成、选择性功能动作评估的评价结果记录、选择性功能动作评估方法、选择性功能动作评估评分表、Y-平衡测试简介、Y-平衡测试方法、Y-平衡测试评价标准及 Y-平衡测试注意事项。

（三）运动保健学

本章主要介绍运动保健学的概念、课程性质及任务，运动保健的特点、运动保健的原则、运动保健内容选择依据、运动保健对生理健康的影响、运动保健的心理健康影响、运动保健的运动系统影响、自我保健的概念、自我保健的新理念、自我保健的内容，以及亚健康状态综合防治等内容。

（四）运动营养学

本章主要介绍运动与糖、脂肪、蛋白质、无机盐、维生素及水等营养素的关系，运动与能量平衡、生活饮食习惯与运动健康、营养品与运动健康、保健品与运动健康、运动强度不当对营养代谢的影响、运动项目不当对营养代谢的影响、运动频率不当对营养代谢的影响、运动营养与抗氧化、运动营养与免疫、健康平衡状态的营养运动处方、亚健康状态运动营养处方、典型慢性病治疗及康复期的运动营养处方等内容。

三、健康运动学损伤及康复

（一）运动性病症及损伤

本章主要学习运动性疲劳的概念、运动性疲劳的分类、运动性疲劳的发生机制、运动性疲劳的判断方法、运动性疲劳的消除方法、过度训练、晕厥、运动性贫血、运动性腹痛、运动性血尿、运动性中暑、运动性损伤的概念、运动性损伤的类型、运动性损伤的预防、运动性损伤的急救、出血处理方法、急救包扎的方法、骨折急救固定法、关节脱位急救固定法、心肺复苏法、休克急救法、搬运伤员的方法等相关内容。

（二）运动康复学

本章的内容主要涉及运动康复的概念、运动康复的特点、运动康复的分类、运动康复的原理、运动康复的步骤、运动康复评定的基本概念、运动康复评估的方法、运动创伤的诊断技术、康复医学疗效评定、肌力训练、耐力训练、平衡与协调训练、关节活动度训练、步态训练、牵拉技术、运动再学习疗法等。

四、健康运动学测试与评价及运动处方

（一）运动的测试与评价

本章主要阐述的内容有体质健康概论、身体形态的定义、身体形态的主要测量点、身体形态的测量评价指标、心血管机能测试与评价、呼吸机能测试与评价、速度素质的测量与评价、力量素质的测量与评价、耐力素质的测量与评价、灵敏素质的测量与评价、柔韧素质的测量与评价、心理状态的测量与评价、适应能力的测量与评价。

（二）运动处方

本章重点讲述运动处方的概述、运动处方的内容、运动处方的格式、运动处方的6要素、运动处方的制订步骤、运动处方的监控、运动处方的效果评价报告、运动测试前评价、健康人群的运动处方、糖尿病与骨质疏松症者的运动处方、脂代谢紊乱与外周动脉疾病者的运动处方、高血压及慢性肾病者的运动处方、超重与肥胖者的运动处方、心血管疾病与代谢综合征者的运动处方等相关内容。

五、健康运动学监管与运动卫生

（一）运动中的医务监管

本章重点讲述运动自我监管概述、大众体育指导人员的需求及监管、商业性健康产业中的管理、青少年运动监管、竞技专业运动教练员管理、运动场地监管、运动环境监管、药物和酒精监管、赛

事监管及运动急救治疗监管、公共关系与媒体合作监管等相关内容。

（二）运动卫生学

本章主要阐述的内容有运动与生活制度、运动与饮食卫生、运动与饮水卫生、运动与睡眠卫生、戒除不良嗜好、运动与空气卫生、运动与太阳照射、运动与温度/湿度、运动与环境噪声、运动与场地卫生、运动器材卫生要求及不同人群的运动卫生等。

第四节　健康运动促进身心健康的机制

医疗基本不会带来健康，真正最主要给自己带来健康的是个人健康的生活方式。在健康的生活方式中，参加适量的体育活动是其核心的内容之一。体育是必不可少的促进健康的基础手段和方式。规律的身体活动可以减少过早死亡的危险，减少由于心脏病或脑卒中死亡的危险，使发生心脏病和结肠癌的危险降低50%以上，使发生2型糖尿病的危险降低50%，帮助预防和控制危险行为，特别是在青少年中，如吸烟、酒精和其他物质的使用、不健康的饮食习惯和暴力行为；帮助控制体重，与静态生活方式人群相比，发生肥胖的危险降低50%；帮助构建健康的骨骼、肌肉和关节及其健康的维持，使有慢性骨关节功能障碍人群的功能状况改善；帮助预防和缓解高血压；有助于控制疼痛，如腰背或膝关节痛；改善心理上的自我感觉，缓解紧张、焦虑、抑郁及孤独的感觉；带来重要的社会及经济效益，如降低社会医疗保险费用的负担，减少员工的缺勤和轮换。而运动缺乏是指有久坐习惯、机体缺乏运动应激刺激，不运动或很少运动。界定指标为每周运动不足3次，每次运动时间不足10分钟，运动强度偏低，运动心率低于110次/分。

一、运动改善心肺机能的机制

1. 运动对心血管系统的影响　适量运动，可使心肌纤维增厚，心壁增厚，心脏重量和容积都增大，心肌收缩性增强，心肌耗氧量明显降低，每搏输出量增加，提高了心肌利用氧的能力，提升了心力储备。

心输出量=心率×每搏输出量

运动可增强血管壁的弹性，锻炼血管的收缩和舒张功能，加强血管壁细胞的氧供应，减缓动脉粥样硬化的进程，减少运动血管的紧张，使安静时的血压下降，减少心血管病发生率。有研究表明，经常运动可使人的心脏衰老推迟10～15年。经常运动的人与普通人的心脏功能对比情况详见表1-2。

表1-2　经常锻炼的人与普通人心脏对比

比较内容	经常锻炼者	普通人
心脏重量	400～500g	300g
心脏容量	1015～1027ml	765～785ml
心脏横切面	13～15cm	11～12cm
脉搏（安静）	50～60次/分	70～80次/分
每搏输出量（安静）	80～100ml	50～70ml
每搏输出量运动时最多可增到	150～200ml	100ml
脉搏最多达到运动时	180次/分	180～200次/分
血压（安静）	85～105/40～60mmHg	100～120/60～80mmHg

2. 运动对呼吸系统的影响　适量运动，胸廓活动性增强，可使肺组织弹性增加，呼吸肌的力量

和耐力增加，使得呼吸频率增加，呼吸深度增加，肺通气和肺换气的效率提高，血红蛋白含量增加，组织的氧利用率提高，因而吸氧量也随之改善，促进呼吸系统功能提高。

$$每分通气量=潮气量×呼吸频率$$
$$潮气量=肺泡通气量+生理无效腔$$

经常锻炼者与普通人的呼吸功能比较，详见表1-3。

表1-3　经常锻炼的人与普通人呼吸功能对比

比较内容	经常锻炼者	普通人
呼吸系统	呼吸肌发达有力，胸廓范围大，呼吸功能好	呼吸肌不发达，胸廓范围小，呼吸功能一般
安静呼吸频率/（次/分）	8～12，呼吸深而慢	12～18，呼吸浅而快
肺活量/L	男子4000～5000	男子3500～4000
	女子3500～4000	女子2500～3000
摄氧量/（L/min）	4.5～5.5（比安静时大20倍）	2.5～3.0（比安静时大10倍）
肺通气量/（L/min）	80～150	50～90

二、运动改善运动机能的机制

1. 运动对骨的影响　运动可使骨密质增厚，骨小梁的排列更整齐，骨密度增加，骨骼变得更加粗壮和坚固，肌肉附着处骨突增大，提高了抗折、抗弯、抗压缩和抗扭转的性能，运动促进人的身高发育。

2. 运动对关节的影响　运动可提高关节的负荷量，使关节囊和韧带增厚、关节周围的肌肉发达，从而加大了关节的牢固性。

3. 运动对肌肉的影响　运动使肌肉体积增大、肌肉中的线粒体数量增多、肌肉内化学成分发生变化、肌肉内和肌肉之间结缔组织增厚、肌肉内毛细血管数量增多，运动使肌肉的强度、密度、硬度和韧性均增强，运动促进肌肉的肌力和耐力发育。

4. 运动对体型的影响　适当运动能增加机体的能量消耗，促进体内脂肪代谢加速，从而减掉身体多余的脂肪。适当运动能促进皮肤的血液循环，促使组织细胞活力增强，内分泌激素增多，提高皮肤的抗病能力，防治皮肤的衰老。

三、运动改善神经系统机能的机制

经常运动，脑的重量和大脑皮质厚度都增加，大脑皮质表面积增大，可以使得神经系统的调节能力更加准确、灵活，可使神经系统的兴奋与抑制转换更加合理、协调，并对外界刺激能迅速作出反应，使人头脑清醒，思维敏捷。

运动促进了血液循环和呼吸循环，可使脑细胞得到更多的氧气和营养物质，可解除疲劳和精神紧张，从而有助于大脑的记忆、思维和想象，最终达到提高脑力的目的。

四、运动改善机体免疫力的机制

合理的体育锻炼可以提高白细胞的数量和功能，特别是提高白细胞分类中具有重要作用的淋巴细胞的数量和功能，进而提高机体防御病菌、消除坏死组织的能力。

适度运动可使体内免疫球蛋白水平升高14%，还可以使血液中白细胞介素增加，它可增强自然杀伤细胞活性，消灭病毒和癌细胞，并促使机体释放使人兴奋的应力激素，从而达到提升人体免疫力的目的。

同时，运动能改善体温调节能力，促使人体将体内毒素尤其是皮肤上的毒素排出。另外，适度运动，能促进血液循环，加速新陈代谢，提高造血功能，更激活了机体内各种细胞及免疫因子，进而增强了机体抵御细菌及病毒的能力。

五、运动促进心理健康的机制

适当运动可使肌肉活性增强，从肌肉向大脑传递的冲动就会增多，促使大脑分泌更多的心理"愉快素"（β-内啡肽），使人感到精神振奋，头脑轻松，心情愉快。对运动的专注，运动的趣味性、竞技性都有助于转移日常精神压力。适度运动能有效调节人的情绪，减缓或消除焦虑和抑郁等症状，消除心理障碍或心理疾病，改善人际关系。

六、运动促进社会适应的机制

人既是一个生命领域中的生物心理人，又是一个自然环境中的社会人。鉴于体育运动的社会学属性与功效，运动是一种重要的社会参与形式。运动能增加人与人之间接触和交往的机会，培养与提高适应社会的意识和能力。运动是一种实现体育社会价值、走进社会、走进生活、走进人生与享受生活的重要途径与手段。

在体育社会中，人们不仅可以获得身心的愉悦和健康，还能学习到社会的价值观念和行为规范，建立和谐的人际关系，培养适应社会需求的角色，建立健康的生活方式，培养良好的行为习惯，练就坚强的意志品质、培养积极的人生态度。体育运动是一个不断克服主观和客观上种种困难的过程，在不断战胜困难的过程中，逐步培养起人类坚强的意志品质。运动参与是一种积极的，有利于人体全面发展的重要的社会参与。

课后练习题

一、填空题及其答案

1. 当物质生活改善后，人们的健康观念没有转变，缺乏科学的保健知识，自我保健的意识没有确立，患心脑血管病的人数就会不断（增加），这时期各种慢性病的发生率或人群患病率通通都是上升型。

2. 健康法律的确立，健康政策的实施，健康观念的转变，健康知识的普及，健康意识的加强，健康技能的提升是获得全民（健康）的开始。

3. 《世界卫生组织宪章》中健康被定义为：健康不仅仅是没有（疾病）或虚弱，而是身体、心理和社会适应均处于完好的状态。

4. WHO 曾用"五快"作为躯体健康表现：吃得快、便得快、睡得快、说得快、（走得快）。

5. WHO 指出，健康最根本、最重要的问题就是（观念）问题。没有正确的观念、不转变旧观念，健康就是空话。

6. 中医养生内容包括精神调摄、（四时）养生、饮食调摄、食药并养，起居调理、劳逸适度、环境养生、经络按摩与气功导引养生等。

7. 体育运动是指以身体练习为手段，以全面发展身体，增加健康，提高运动技术水平，丰富社会文化生活及精神文明为目的的一种有意识、有组织的（社会活动）。

8. 根据运动特征和运动目的的不同，人体的运动类型大体可分为三类，即本能性运动、劳务性运动、体育运动。其中，体育运动又被分成（竞技体育）、大众体育、医疗体育。

9. 健康运动学是从（运动学）角度，应用现代科学的理论和方法研究人类健康和运动的一门学科。

10. 健康运动学基础理论部分涵盖运动解剖学、运动生理学、运动生物化学、（运动生物力学）、运动社会心理学。

二、简答题及其答案

1. 运动改善心肺功能的机制是什么?

答:(1)运动对心血管系统的影响:适量运动,可使心肌纤维增厚,心壁增厚,心脏重量和容积都增大,心肌收缩性增强,心肌耗氧量明显降低,每搏输出量增加,提高了心肌利用氧的能力,提升了心力储备。

运动时,增强血管壁的弹性,锻炼了血管的收缩和舒张功能,加强了血管壁细胞的氧供应,减缓了动脉粥样硬化的进程,减少了小运动血管的紧张,使安静时的血压下降,减少心血管病发生率。有研究表明,经常运动可使人的心脏衰老推迟10~15年。

(2)运动对呼吸系统的影响:适量运动,胸廓活动性增强,可使肺组织弹性增加,呼吸肌的力量和耐力增加,使得呼吸频率增加,呼吸深度增加,肺通气和肺换气的效率提高,血红蛋白含量增加,组织的氧利用率提高,因而吸氧量也随之改善,促进呼吸系统功能提高。

2. 运动改善运动功能的机制是什么?

答:(1)运动对骨的影响:运动可使骨密质增厚,骨小梁的排列更整齐,骨密度增加,骨骼变得更加粗壮和坚固,肌肉附着处骨突增大,提高了抗折、抗弯、抗压缩和抗扭转的性能,运动促进人的身高发育。

(2)运动对关节的影响:运动可提高关节的负荷量,使关节囊和韧带增厚、关节周围的肌肉发达,从而加大了关节的牢固性。

(3)运动对肌肉的影响:运动使肌肉体积增大、肌肉中的线粒体数量增多、肌肉内化学成分发生变化、肌肉内和肌肉之间结缔组织增厚、使肌肉内毛细血管数量增多,运动使肌肉的强度、密度、硬度和韧性均增强,运动促进肌肉的肌力和耐力发育。

(4)运动对体型的影响:适当运动能增加机体的能量消耗,促进体内脂肪代谢加速,从而减掉身体多余的脂肪。适当运动能促进皮肤的血液循环,促使组织细胞活力增强,内分泌激素增多,提高了皮肤的抗病能力,防治皮肤的衰老。运动促进身体形态的协调与改善。

3. 运动促进心理健康的机制是什么?

答:适当运动可使肌肉活性增强,从肌肉向大脑传递的冲动就会增多,促使大脑分泌更多的心理"愉快素"(β-内啡肽),使人感到精神振奋,头脑轻松,心情愉快。对运动的专注,运动的趣味性、竞技性都有助于转移日常精神压力。适度运动能有效调节人的情绪,减缓或消除焦虑和抑郁等症状,消除心理障碍或心理疾病,改善人际关系。

4. 运动促进社会适应的机制是什么?

答:人既是一个生命领域中的生物心理人,又是一个自然环境中的社会人。鉴于体育运动的社会学属性与功效,运动是一种重要的社会参与形式。运动能增加人与人之间接触和交往的机会,培养与提高适应社会的意识和能力。运动是一种实现体育社会价值、走进社会、走进生活、走进人生与享受生活的重要途径与手段。

在体育社会中,人们不仅可以获得身心的愉悦和健康,还能学习到社会的价值观念和行为规范,建立和谐的人际关系,培养适应社会需求的角色,建立健康的生活方式,培养良好的行为习惯,练就坚强的意志品质、培养积极的人生态度。体育运动是一个不断克服主观和客观上种种困难的过程,在不断战胜困难的过程中,逐步培养起人类坚强的意志品质。运动参与是一种积极的,有利于人体全面发展的重要的社会参与。

(郭丽君)

第二章　运动解剖学

学习目标
1. 掌握骨、关节及肌肉的结构及功能。
2. 熟悉运动解剖学概念、运动解剖学常用方位术语。
3. 了解全身骨骼系统、关节系统及肌肉系统的组成。

本章首先学习骨的组成与数量、分类、基本结构、功能等相关知识。然后学习关节的结构、运动及分类等知识。最后学习肌肉的基本结构、辅助结构、分类、配布原则等相关知识。

第一节　运动解剖学概述

一、运动解剖学的概念

人体解剖学（human anatomy）是研究正常人体形态结构、主要功能及其发生、发展规律的科学。运动解剖学（sports anatomy）是人体解剖学的一个分支，它是在研究正常人体形态结构基础上，重点研究运动对人体形态结构和生长发育的影响，探索人体机械运动规律与体育动作技术关系的一门学科。运动解剖学隶属运动人体科学，是其中的一门重要的基础课程、先导课程，也是体育教育专业的一门必修课程。

二、运动解剖学学习目的

1. 为运动技术学习提供理论指导。
2. 为学习后续理论课程打下解剖学基础。

三、运动解剖学学习方法

1. 理解和掌握术语、概念、名词。
2. 运动解剖学属于形态学范畴，学习时应注意观察标本、模型、图谱，以加深对课本知识的理解和记忆。
3. 运动解剖学的学习方法很多，如尸体解剖法、组织切片法、组织化学法、活体研究法、动作分析法、各种仪器研究法等。
4. 学习运动系统时，可将肢体运动和运动技术动作有意识地结合起来，力求理论联系实际，学以致用，学以创新。

四、运动解剖学的定位术语

（一）人体的标准解剖学姿势

人体的标准解剖学姿势指两眼向前平视，两足并拢，足趾向前，上肢下垂于躯干两侧，手掌朝前的直立姿势，是准确描述器官位置和分析人体运动的参考体。

（二）人体的常用方位术语

人体常用方位术语是指描述人体结构相对位置关系或运动中人体各部空间位置关系的术语。

1. 上（颅侧）和下（尾侧） 用于描述人体各部的高低关系。靠近头部称为上，靠近足部称为下。在四肢，近侧指离肢体根部较近部分，远侧指离肢体根部较远部分。

2. 前（腹侧）和后（背侧） 用于描述人体各部在矢状方向上的关系，靠近腹侧称为前，靠近背侧称为后。

3. 内侧和外侧 用于描述人体各部与正中面（矢状面）的相对位置关系，靠近身体正中面为内侧，远离身体正中面为外侧。

4. 内和外 用于描述人体空腔结构层次的位置关系，离空腔近者为内，远者为外，介于内外之间者为中。

5. 近侧和远侧 四肢的近躯干端为近侧，四肢的远躯干端为远侧。

6. 尺侧和桡侧 前臂的内侧为尺侧，前臂的外侧为桡侧。

7. 胫侧和腓侧 小腿的内侧为胫侧，小腿的外侧为腓侧。

8. 浅和深 靠近体表或器官表面称为浅，远离体表或器官表面称为深。

（三）人体的三个基本面

常用的切面有矢状面、冠状面及水平面。

1. 矢状面 是指沿着前后方向切成的面，将人体纵切为左右两部分的切面。

2. 冠状面 是指沿着左右方向所切成的面，将人体纵切为前后两部分的切面。

3. 水平面 是指沿着与地平面平行方向所切成的面，将人体横切为上下两部分的切面。

（四）人体的三个基本轴

轴是在阐述人体各部和器官必要时所设置的假定直线。常用的轴有矢状轴、冠状轴、垂直轴。

1. 垂直轴 是沿着上下方向所设的轴，并垂直于水平面。

2. 矢状轴 是沿着前后方向设立的轴，并与垂直轴垂直相交。

3. 冠状轴 又称额状轴，是沿着左右方向设立的轴，并与前两轴垂直相交。

第二节 骨的结构与功能

运动系统主要功能是实现人体的位移运动，构成人体的基本轮廓，支持体重，维持人体基本姿势，保护体内的重要器官等。运动系统由骨、关节和骨骼肌三部分组成。骨借助关节连成骨骼，是运动的杠杆。关节作为骨运动的支点，是运动的枢纽部分。骨骼肌收缩牵拉骨运动，是运动的动力部分。

一、骨 的 结 构

骨的构造包括骨膜、骨质和骨髓三部分。

1. 骨膜 分为骨外膜和骨内膜两种。骨外膜覆盖在骨的表面，由结缔组织构成，有丰富的神经和血管。骨内膜是位于骨髓腔内面壁上的一层结缔组织膜。骨外膜和骨内膜内含有成骨细胞和破骨细胞，它们对骨的生长和修复起着重要的作用。

2. 骨质 分为骨密质和骨松质。骨密质分布在骨的表面，其中长骨的骨干主要为骨密质。它是由一系列骨板组成。骨板排列有四种形式。其中，外环骨板位于骨干外周，由多层骨板与骨表面平行排列。内环骨板位于骨髓腔周围，骨板与骨髓腔平行排列。哈弗斯骨板位于内、外环骨板之间，是由多层同心圆骨板围成的圆筒状结构。骨板中央有纵行小管称哈弗斯管，是神经和血管通行的管道。骨板的陷窝内容纳骨细胞。哈弗斯骨板和哈弗斯管合称哈弗斯系统。间骨板即哈弗斯系统之间不规则排列的骨板。

骨松质主要分布在长骨的骺部，短骨、扁骨和不规则骨的内部。骨松质是由针状或片状的骨小梁（骨板）互相交织成网状而构成。骨小梁的排列方向与骨所承受的压力和张力方向一致。

3. 骨髓　分布在骨髓腔和骨松质的腔隙中，可分为红骨髓和黄骨髓两种。新生儿只有红骨髓，5～7岁以后长骨骨干内的红骨髓变成黄骨髓。红骨髓呈红色胶冻状，具有造血功能，黄骨髓呈黄色，主要是由脂肪组织组成，没有造血功能。当大量失血时，黄骨髓可逆转成为红骨髓而造血。

二、骨的理化特性

骨骼由有机物和无机物构成。成人骨的有机物（骨胶原）占28.2%，无机物（钙盐和水）占71.8%。若将骨浸入稀盐酸中，脱去无机盐，成为仅含有机物的脱钙骨，失去了坚固性就可以卷曲打结。若将骨燃烧除去有机物，就成为只含无机物的骨炭，骨炭性脆、易碎。由此可见，骨的有机物主要为骨胶原纤维和黏多糖蛋白，使骨具有弹性。无机物主要为钙盐，沉积在骨胶原纤维的周围，使骨具有坚固性。骨的化学成分随着年龄的改变而发生变化，如儿童的骨有机物相对较多，无机物成分少，故硬度差，韧性大，不易骨折，但易发生弯曲变形，这个时期要注意其良好姿势的培养。老年人骨的无机物增多，有机物相对减少，骨的脆性较大，易骨折。

三、骨 的 分 类

1. 按部位分类　成年人的骨骼共有206块，分为躯干骨、颅骨及四肢骨。

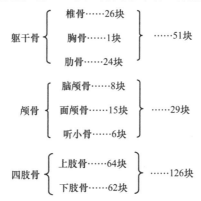

2. 按形态分类　人体的骨按形态可分为长骨、短骨、扁骨和不规则骨四类。

长骨：呈圆柱或棱柱状，主要分布在四肢，如大腿的股骨。长骨中部为骨干（体），骨干内的空腔称骨髓腔，两端膨大称骺，骺的表面光滑，覆盖有关节面软骨。骨干与骺连接的部分称为干骺端，幼年时其间为圆盘状的骺软骨。骺软骨与长骨的增长有关，成年后骺软骨骨化，骨干与骺融合，其融合线较致密，称骺线。

短骨：近似立方形，多分布于腕、踝等承受压力较大又需要灵活的部位。腕骨和跗骨都是短骨。

扁骨：呈薄板状，如胸骨、肋骨及颅盖骨等。扁骨构成空腔的壁，容纳重要器官。

不规则骨：形状不规则，功能多样，如椎骨和颞骨等。有的不规则骨内部有含空气的空隙，可减轻骨的重量，对发音起共鸣作用，这类骨又称含气骨，如上颌骨、蝶骨等。

四、骨 的 功 能

1. 支持功能　骨与骨连结构成人体坚固的支架。

2. 保护功能　骨构成体腔的外壁，保护腔内的重要器官。

3. 运动功能 骨是运动的杠杆。骨为肌肉提供附着面，在神经系统作用下，肌肉收缩牵动骨以关节为中心做各种运动。

4. 造血功能 骨是重要的造血器官，红骨髓有制造血细胞的作用。

5. 储存功能 体内大量的钙、磷储存在骨中，并随体内钙、磷代谢状况而储存或释放。

五、全身骨骼系统组成

（一）颅骨

颅骨由 29 块骨组成。其中脑颅骨 8 块，面颅骨 15 块，听小骨 6 块。

1. 脑颅骨 顶骨 2 块、颞骨 2 块、枕骨 1 块、蝶骨 1 块、额骨 1 块、筛骨 1 块。

2. 面颅骨 上颌骨 2 块、腭骨 2 块、颧骨 2 块、鼻骨 2 块、泪骨 2 块、下鼻甲骨 2 块、犁骨 1 块、下颌骨 1 块、舌骨 1 块。

3. 听小骨 位于中耳的鼓室内，每侧 3 块，即锤骨、砧骨和镫骨。

（二）躯干骨

躯干骨是由 26 块椎骨、1 块胸骨和 12 对肋骨组成。椎骨、骶骨和尾骨连结构成脊柱。所有胸椎、肋骨和胸骨连结构成胸廓。骶骨、尾骨参与骨盆的构成。

1. 椎骨 按部位椎骨可分为颈椎、胸椎、腰椎、骶骨和尾骨五部分。

（1）一般椎骨的表面结构：自第 3 颈椎向下至第 5 腰椎，每块椎骨都具有相同的表面结构，它们各有 1 个椎体、1 个椎弓、1 个椎孔和 7 个突起。椎体在前，椎弓在后。椎体与椎弓围成椎孔。所有椎骨的椎孔连成椎管，椎管内容纳脊髓。椎弓上的 7 个突起是：向后 1 个突起称棘突，两侧各有 1 个突起称横突，向上和向下各有 1 对突起分别称上关节突和下关节突。椎弓和椎体连接处较细，称椎弓根。上下位椎弓根之间围成的孔称椎间孔，有神经通过。

（2）各部椎骨的特征：颈椎共 7 块。棘突分叉，横突上有横突孔，第 7 颈椎棘突较长，称隆椎。第 1 颈椎没有椎体和棘突，称寰椎，它的上关节突的关节面呈椭圆形凹陷，与颅骨形成关节。第 2 颈椎又称枢椎，椎体上有齿突。两侧和横突前面都有关节面；胸椎共 12 块。棘突细长，尖向后下方，椎体两侧和横突前面都有关节面，此关节面称肋凹；腰椎共 5 块。椎体最大，棘突近似四方形薄板；骶骨由 5 块骶椎融合而成 1 块三角形骨，前面光滑，后面粗糙不平，两侧有耳状关节面与髋骨相连形成关节；尾骨由 5 块（有的人是 4 块）尾椎融合而成。

2. 胸骨 是 1 块长形扁骨，分为上方的胸骨柄、中间的胸骨体和下方的剑突。胸骨柄两侧为锁切迹。胸骨柄和胸骨体两侧各有 7 个肋切迹与肋软骨相连。

3. 肋骨 共有 12 对。每条肋骨分为中部的体和前后两端，后端有肋头、肋颈和肋结节。肋头是后端终末粗大部分，肋头外侧较狭窄部分为肋颈，肋颈外侧的隆起称肋结节。肋头和肋结节都有同胸椎相连的关节面。

（三）上肢骨

上肢骨由上肢带骨和自由上肢骨组成，共 64 块。一侧上肢带骨包括锁骨 1 块和肩胛骨 1 块，一侧自由上肢骨包括上臂的肱骨 1 块、前臂的尺骨和桡骨各 1 块、手骨 27 块。其中，手骨由腕骨 8 块、掌骨 5 块和指骨 14 块组成。

1. 上肢带骨

（1）锁骨：呈"S"形，横架在胸廓上方。内侧端钝圆，称胸骨端，有关节面跟胸骨柄相连。外侧端扁平，称肩峰端，也有关节面跟肩胛骨相连。

（2）肩胛骨：呈三角形的扁骨，位于胸廓背面的上外侧。它有三个角和两个面，三个角分别称外侧角、上角和下角。外侧角肥大，有一较浅的关节窝称关节盂，关节盂的上、下方各有一个粗面称盂上结节和盂下结节。外侧角有一个屈指状突起称喙突。肩胛骨的两个面是腹侧面和背侧面。背侧面有一高起的骨嵴称肩胛冈，它将背侧面分为冈上窝和冈下窝。肩胛冈向外侧伸展成肩峰，肩胛骨腹侧面微凹陷称肩胛下窝。

2. 自由上肢骨

（1）肱骨：位于上臂。近侧端：内侧有一半球形隆起称肱骨头，肱骨头的前外方有两个隆起，外侧称大结节，内侧称小结节。两个结节都有一向下的纵嵴，分别称大结节嵴和小结节嵴。骨体：中部外侧有"V"形粗面，称三角肌粗隆。远侧端：内、外侧都有隆凸，分别称内上髁和外上髁。在内上髁外侧有一滑车样关节面称肱骨滑车，滑车上方前面有冠突窝，后方有鹰嘴窝，滑车外侧有一圆形隆起称肱骨小头。

（2）尺骨：位于前臂内侧。近侧端：较肥大，有一半月形凹陷称滑车切迹，切迹的上、下两端有两个突起，上端称鹰嘴，下端称冠突，冠突外侧有浅凹称桡切迹，冠突下方的粗糙面称尺骨粗隆。骨体：呈三棱柱形。远侧端：较细小，呈圆盘状，称尺骨头，内侧有一小突起称尺骨茎突。

（3）桡骨：位于前臂外侧。近侧端：较小，呈圆柱状，称桡骨头。桡骨头的周缘光滑，为环状关节面，上面有一凹陷，称关节凹。桡骨头的内侧下方有一粗糙隆起，称桡骨粗隆。骨体：呈三棱柱形。远侧端：较粗大，外侧有一向下的突起称桡骨茎突。远侧端下面称桡腕关节面。

（4）手骨：①腕骨：一侧腕骨共 8 块，排成两列，近侧列从桡侧向尺侧为手舟骨、月骨、三角骨和豌豆骨。远侧列为大多角骨、小多角骨、头状骨和钩骨。8 块腕骨不是排列在一个水平面上，而是内、外侧较高，构成一个掌侧凹陷的腕沟。②掌骨：一侧掌骨共 5 块，自拇指向小指排列分别称第 1、第 2、第 3、第 4、第 5 掌骨。每一掌骨都可分为体、底（近侧端）、头（远侧端）三部分。③指骨：一侧指骨共 14 块。除拇指外，其余各指都是 3 节。每节指骨分为底、体和指骨滑车三部分。

（四）下肢骨

下肢骨是由下肢带骨和自由下肢骨组成，共 62 块骨。下肢带骨只有一对髋骨。一侧自由下肢骨包括大腿的股骨 1 块、膝盖的髌骨 1 块、小腿的胫骨 1 块、腓骨 1 块和足骨 26 块。其中，足骨由跗骨 7 块、跖骨 5 块和趾骨 14 块组成。

1. 下肢带骨 左右髋骨与骶、尾骨连结成骨盆。男子约在 16 岁、女子约在 13 岁以前，髋骨是由 3 块独立的髂骨、坐骨和耻骨借软骨结合构成的，以后逐渐骨化成为成人的髋骨。在髋骨的外面，约在 3 块骨结合处有一深窝称髋臼。

（1）髂骨：位于髋臼上方。髂骨上方骨缘粗糙称髂嵴。髂嵴前方有两个突起：上方称髂前上棘，下方称髂前下棘。髂骨的内面凹陷而光滑称髂窝。髂窝后方有耳状关节面称耳状面。

（2）耻骨：位于髋臼前下方。内侧有一粗糙关节面称耻骨联合面。

（3）坐骨：位于髋臼后下方。后部有粗糙的坐骨结节。耻骨和坐骨共同围成闭孔。

2. 自由下肢骨

（1）股骨：是人体最粗大的长骨。近侧端：有一圆球形的股骨头，股骨头以下狭细部分为股骨颈，颈与骨体相连处有两个突起，外上侧的称大转子，内下侧的称小转子。骨体：后面上方有一粗糙面称臀肌粗隆，后面中部有一纵嵴称股骨粗线，该粗线可分为内侧唇和外侧唇，两唇线在骨体中部接近，上下均分开。远侧端：内外侧各有一向后突出的椭圆形骨髁，分别称为内侧髁和外侧髁，两髁之间在后面夹成一深窝称髁间窝，两髁在前面相连形成光滑的髌面。两髁侧面各有一小突起，分别称外上髁和内上髁。

（2）髌骨：位于大、小腿之间，是人体最大的籽骨，呈三角形，骨的前面粗糙，后面光滑为关节面。

（3）胫骨：位于小腿内侧。近侧端：较粗大，向两侧突出部分分别称内侧髁和外侧髁。两髁上面有微凹的关节面，两关节面之间的小突起称髁间隆起。前面有粗糙隆起称胫骨粗隆。骨体：为三棱柱形，前缘较锐利，称胫骨前缘。远侧端：下面有胫骨下关节面，内侧向关节面下延伸的突起称内踝，内踝的外侧面为内踝关节面。

（4）腓骨：位于小腿外侧。上端称腓骨头，下端称外踝。外踝内侧面为外踝关节面。

（5）足骨：跗骨位于足的后部，共7块短骨，分别称距骨、跟骨、足舟骨、骰骨和楔骨（3块）。其中，距骨位于小腿骨的下方，跟骨的上方。距骨上面有一滑车关节面，此关节面前宽后窄，足的最后部、跟骨的后下方有一稍隆起的粗糙面，称跟结节；跖骨共5块，都是长骨，位于足的中部，第1跖骨短而粗，其余都较细长；趾骨共14块，拇趾2节趾骨，其余都是3节趾骨。

第三节 关节的结构与功能

骨与骨之间借纤维结缔组织、软骨或骨组织相连结。根据连结的方式和运动的情况，分为直接连结（不动关节）和间接连结（滑膜关节）两种。直接连结是指骨与骨之间由连结组织连结后，不留任何腔隙，以牢固为特征。如颅缝的纤维连结、椎间盘的软骨结合、骶椎间的骨性结合。间接连结即关节连结。两骨间借结缔组织相连，其间留有腔隙，具有一定程度的运动功能。

一、关节的基本结构

关节的基本结构有关节面、关节囊和关节腔。这三个结构是每个关节必须具备的，故称关节的三要素。

（一）关节面

骨关节面是连结骨相邻的骨面，一般多为一凹一凸，凹的称关节窝，凸的称关节头。骨关节面上都覆盖一层关节面软骨，它具有弹性，能减缓震动和防止骨关节面的磨损。实验证明，运动前做好充分准备活动，可使关节面软骨增厚，休息后又恢复原来厚度，这对预防关节损伤有一定意义。

（二）关节囊

在关节四周包住关节的结缔组织囊为关节囊。它分为内外两层：外层为纤维层，起连结和保护的作用；内层为滑膜层，所分泌的滑液，有润滑关节面以减少摩擦和营养关节面软骨的作用。

（三）关节腔

由关节囊和关节面软骨围成的密闭腔隙，腔内为负压，这对加固关节起重要的作用。

二、关节的辅助结构

关节除上述主要结构外，有些关节还有关节韧带、关节内软骨、关节唇和滑膜襞等辅助结构。

（一）关节韧带

关节韧带由致密结缔组织构成，分布在关节内和关节周围，有加固和限制关节运动的作用。

（二）关节内软骨

关节内软骨有两种，一种是半月形的称半月板，位于膝关节腔内，一种为圆盘形称关节盘，位于胸锁关节、下颌关节内。关节内软骨使关节面彼此相适应，还有减轻冲撞和震动的作用。

（三）关节唇

关节唇是位于关节窝周围的软骨板，有加深关节窝的作用。

（四）滑膜襞

滑膜襞是关节囊内的滑膜层向关节腔内的突起部分，有减少关节面的撞击和磨损的作用。

三、关节的运动类

1. 屈与伸 运动关节在矢状面内绕额状轴运动，向前运动为屈，向后运动为伸（膝关节和踝关节相反）。

2. 外展与内收 运动关节在额状面内绕矢状轴运动，远离正中面为外展，靠近正中面为内收。

3. 内旋与外旋 运动关节在水平面内绕其本身垂直轴旋转，由前向内的旋转称内旋，由前向外的旋转称外旋。

4. 环转 运动关节绕额状轴、矢状轴和它们之间的中间轴连续运动。环转时运动关节的近侧端原位活动，远侧端做圆周运动。

四、关节的分类

按运动轴数和关节面形状可将关节分为以下三种类型：

1. 单轴关节 又分为滑车关节和车轴关节，运动关节只能绕一个运动轴运动。滑车关节的关节头为滑车状，关节窝与其相适应，运动关节可绕额状轴做屈、伸动作，如肱尺关节。车轴关节的关节头为圆柱状，关节窝为环状或半环状，运动关节可绕垂直轴做内旋、外旋运动，如桡尺近侧关节。

2. 双轴关节 又分为椭圆关节和鞍状关节，运动关节可绕两个运动轴运动。椭圆关节的关节头为椭圆形，关节窝为椭圆形凹面，运动关节可绕额状轴做屈、伸动作，绕矢状轴做外展、内收运动，如桡腕关节。鞍状关节是两骨的关节面均呈鞍状，作"十"字形交叉结合，运动关节可绕额状轴做屈、伸动作，绕矢状轴做外展、内收运动，如第1腕掌关节。

3. 多轴关节 又分为球窝关节和平面关节，运动关节可绕三个运动轴运动。球窝关节的关节头为球状，关节窝与其相适应，运动关节可绕额状轴做屈、伸动作，绕矢状轴做外展、内收运动，绕垂直轴做旋内、旋外运动，如肩关节。平面关节是指连结骨的关节面曲度很小，接近平面，因而活动性极小，又称微动关节，如骶髂关节。

五、关节的功能位

肢体处于某个位置上，能够快速地做出不同动作的体位，这个体位即称为功能位。肢体各个关节都有各自的功能位。当关节功能不能完全恢复时，则必须保证其最有效的、最起码的活动范围，即以各个关节的功能为中心而扩大的活动范围。各关节功能位如下：

肩关节：外展45°，前屈30°，外旋15°。

肘关节：屈曲90°；体力劳动者，可维持在屈曲60°～70°，以便使用劳动工具。

腕关节：背伸20°～30°。

髋关节：前屈曲15°～20°，外展10°～20°，内旋5°～10°。

膝关节：屈曲5°左右。

踝关节：0°。女性的踝关节功能位，可跖屈5°～10°，以适应穿有跟鞋，维持其身体稍前倾的姿态。

六、关节运动幅度及其影响因素

运动幅度是指运动环节绕关节某一运动轴进行转动的最大活动范围。一般来说，运动幅度较大的关节，稳固性较小，而稳固性较大的关节则运动幅度较小。因此，关节的灵活性和稳固性是对立统一的。关节的运动幅度可受下列因素的影响：

1. 构成关节的两关节面面积大小差别　面积差越大，运动幅度越大。相反，则运动幅度越小。

2. 关节囊薄而松弛的程度　韧带少而弱，关节运动幅度就大。相反，则运动幅度小。

3. 关节韧带的多少与强弱　韧带多而强，坚固性大、灵活性小。韧带少而弱，坚固性小，灵活性大。

4. 关节周围肌肉的状况　关节周围肌肉力量弱，伸展性及弹性大，则关节运动幅度大。相反，伸展性及弹性差，则运动幅度小。

5. 关节周围的骨突起　关节周围的骨突起小，关节运动幅度大。反之，则妨碍关节的运动幅度。

第四节　肌肉的结构与功能

除了心肌和平滑肌外，人体绝大多数肌肉附着在骨骼上，故称骨骼肌。人体骨骼肌有 400 多块，多数是呈对称分布的。骨骼肌是运动系统中的动力部分，收缩时牵引骨骼绕关节运动，完成各种动作或保持人体某种姿势。不同年龄，骨骼肌占体重的比重不同，成人肌肉男性约占体重的40%，女性约占体重的35%。四肢肌肉约占肌肉重量的80%。其中，下肢肌约占 50%，上肢肌约占 30%。

一、肌肉的结构

骨骼肌由肌腹和肌腱两部分构成。肌腹主要由肌纤维构成，构成肌腹的肌纤维有上千条。每条肌纤维是一个肌细胞，一些肌纤维集合起来成为肌束，许多肌束合并成整块肌肉。在每条肌纤维、每个肌束和整块肌肉的表面都有疏松结缔组织薄膜包裹，它们分别称作肌内膜、肌束膜和肌外膜。这种疏松结缔组织薄膜不仅使肌肉维持一定的形状，对肌肉起着支持和保护作用，而且也是肌肉收缩和再生时不可缺少的重要结构。

肌腱一般位于肌腹的两端，附着于不同骨的骨面。肌腱由胶原纤维束构成，色白，强韧而乏弹性，不具有收缩能力，但能抵抗较大的张力。分布于四肢上的长肌两端的肌腱较细小而呈索状。分布于胸腔、腹腔和盆腔壁上肌肉的肌腱呈薄片状，该部位的肌腱称为腱膜。

二、肌肉的辅助结构

骨骼肌的辅助结构主要有筋膜、腱鞘和滑膜囊及籽骨，这种结构的存在有利于提高肌肉的工作效率。

1. 筋膜　是包在肌肉外面的结缔组织，可分为浅筋膜和深筋膜两类。

（1）浅筋膜：位于皮肤深面，由含有脂肪成分为主的疏松结缔组织构成。浅筋膜的作用是保护其深部的肌肉、血管和神经，使之不受伤害。

（2）深筋膜：位于浅筋膜的深面，由致密结缔组织构成。深筋膜的作用是伸入肌群和深、浅层肌肉之间形成肌间隔，并附着于骨，以保证每块肌肉的独立工作，并对肌肉起固定、支持和调整牵引方向的作用。深筋膜在体表局部增厚，形成胸腰筋膜和股阔筋膜，扩大了肌肉的附着面积，增大了肌肉的收缩力量。此外，深筋膜还能限制炎症的扩散，具有保护作用。

2. 腱鞘　由结缔组织膜构成，是具有双层密闭结构的筒状长管。通常套在活动性较大的腕、踝、手指、脚趾的肌腱周围，两层之间有滑液，可减少肌腱活动时的摩擦。

3. 滑膜囊　为由结缔组织形成的扁囊。位于肌腱与骨面之间、肌肉与肌腱之间和肌肉与肌肉之间，囊内有滑液。滑膜囊的作用是减少它们之间的摩擦。

4. 籽骨　为由肌腱固化而成的小骨，如髌骨。有消除肌腱与骨面摩擦的作用。

三、骨骼肌的分类

骨骼肌的外形多种多样，大致可分为下列 4 类。其中，长肌的肌纤维束大致与肌长轴平行，收缩时肌腹显著缩短而引起大幅度的运动，多见于四肢。有些长肌的起端有 2 个以上的头，称为二头肌、三头肌和四头肌。有些长肌自肌腹分出几个长腱，止于不同的骨面。有的长肌其肌腹被中间的腱分为两个腹，称为二腹肌；或分为多腹，如腹直肌。短肌多分布于躯干深层，有明显的节段性，收缩时只能引起小幅度的运动。扁（阔）肌的肌形扁薄而宽，多见于胸腹壁，除运动外还兼其保护内脏的作用。轮匝肌的肌纤维束呈环形，位于孔裂的周缘，收缩时可使孔裂关闭。如眼轮匝肌。

四、肌肉的物理特性

1. 伸展性与弹性　骨骼肌酷似有弹性的橡皮带，在外力的作用下，肌肉立即被拉长。这种肌肉的物理特性表现为伸展性、弹性。当去除引起形态变化的外力后，肌肉又能逐渐恢复到原来长度。这种肌肉特性在发展力量和柔韧素质方面有重要意义。在体育活动中，如排球扣球时会表现为爆发弹性。在标枪投掷、足球射门等发力动作中，都必须先拉长有关肌肉，以增大肌肉的收缩力量。

2. 黏滞性　肌肉收缩时，肌纤维之间、肌纤维内部胶体物质分子之间的摩擦产生的阻力表现为黏滞性。肌肉的黏滞性阻碍肌肉的快速缩短和拉长。气候寒冷时，肌肉的黏滞性增大，所以要做好准备活动，使体温升高，减少肌肉的黏滞阻力，提高肌肉的工作能力和防止肌肉拉伤。

五、骨骼肌的起点与止点

骨骼肌的两端通常借肌腱附着于不同的两块或两块以上的骨或软骨，中间跨过一个或多个关节，肌收缩时使两骨彼此接近或远离而产生关节的运动。

大多数情况下，肌的两附着点中，其近正中线或肢体较上（近侧）的附着点称为起点，因运动时起点的骨位置相对固定，故也称定点；较远离正中线或肢体较下（远侧）的附着点称为止点，运动时止点骨相对移动，故也称动点。肌的定点和动点在一定条件下，可以互相置换。肌肉收缩时，若起点相对固定则称为近固定；若止点相对固定则称为远固定。躯干肌（如腹直肌）与人体长轴相平行，这些肌肉收缩时，如上端的附着点相对固定则称上固定，如下端的附着点相对固定则称为下固定。

六、骨骼肌群的配布原则

全身骨骼肌大多配布在关节的周围，配布的方式与关节运动轴有关，每个运动轴的相对侧配布有两作用相反的肌群，互称为拮抗肌。例如，运动时肘关节的肌群，一组在肘关节前面，为屈肌组；另一组在肘关节后方，为伸肌组。这两组肌在作用上是互相对抗，又是互相协调的。

身体各部肌群配布的多少，与该部关节运动轴的多少密切相关，如双轴的桡腕关节配布有屈、伸、收、展四组肌；多轴关节配布有屈、伸、收、展、旋内、旋外六组肌群。在实际情况中，单轴关节互相拮抗的两组肌，其肌纤维束的排列或收缩作用力线，基本与运动轴垂直相交。多轴关节周围的肌，多为起点宽、肌纤维束斜行，以与各轴都呈一定角度相交，从而可完成多种运动。例如，背阔肌可使肩关节做后伸、内收和旋内运动。

在日常生活中，通常完成一个有意义的动作，均有许多骨骼肌参加，各起不同的作用。如屈肘动作，肱二头肌和肱肌是原动力，可称为原动肌；肩带肌等起固定肱骨的作用，以防原动肌引起不必要的运作，这些肌称为固定肌。同一块肌，在不同情况下可以是原动肌，或是协同肌、拮抗肌、固定肌。骨骼肌含有的辅助装置包括筋膜、滑液囊、腱鞘、籽骨。

七、全身主要肌肉组成及功能

（一）头颈肌

1. 头肌 可分为表情肌和咀嚼肌两大功能群，表情肌为扁薄的皮肌，位置浅表，多起自颅骨的不同部位，止于面部皮肤，且多排列在口、眼部和鼻孔的周围，分环形肌和辐射状肌两种，以开大或闭合上述孔裂、牵动面部皮肤显出各种表情。咀嚼肌均配布在颞下颌关节周围。作用于该关节，参加咀嚼运动。

2. 颈肌 分为浅、中、深三层，有胸锁乳突肌等，位于颈部两侧。下固定时，一侧收缩，使头向同侧屈，并转向对侧（如射箭动作）；两侧同时收缩使头前屈（如头顶球动作）。上固定时，上提胸骨助吸气。

（二）躯干肌

躯干肌是附着于躯干骨的肌肉，包括胸肌、腹肌、背肌、膈肌和会阴肌。这些肌肉的功能是使脊柱、胸廓和骨盆运动。

1. 胸肌 位于胸部，可分为胸上肢肌和胸固有肌。胸上肢肌主要有胸大肌、胸小肌和前锯肌，它们都起自胸廓外面，除胸大肌止于肱骨作用于肩关节外，其余都止于上肢带骨作用于胸锁关节。胸固有肌主要是肋间内、外肌，它们参与胸壁的构成和胸廓运动。

（1）胸大肌：位于胸前皮下。起点：锁骨内侧半，胸骨前面，第1～6肋软骨和腹直肌鞘前层。止点：肱骨大结节嵴。功能：近固定时，使上臂屈、内收和内旋。如在投掷标枪，手球空间投球时与背阔肌一起完成对器械出手时的"鞭打"动作。远固定时，拉引躯干向上臂靠拢；在体操"十"字支撑动作中，与背阔肌一起对稳定动作起重要作用。此外，能上提肋骨助吸气。辅助练习：卧推、双杠支撑臂屈伸、引体向上、仰卧"飞鸟"、侧拉橡皮带等。

（2）前锯肌：位于胸廓的外侧皮下，上部为胸大肌和胸小肌所遮盖，将肩胛骨内侧向前拉的胸部肌肉，每组两块的前锯肌从胸前部的肋骨开始，围绕体侧延伸到肩胛骨。前锯肌可将肩胛骨内侧向前拉而外翻，使肩膀抬高，"锯肌"一词描述此肌成锯形的，也就是参差不齐的。前锯肌是块扁肌。

（3）胸小肌：位于胸大肌深层。功能：近固定时，使肩胛骨外展、下降和下回旋。远固定时，上提肋骨助吸气。

（4）肋间外肌：位于各肋间隙浅层。功能：协助吸气。

（5）肋间内肌：位于肋间外肌深面。功能：协助呼气。

2. 腹肌 位于腹部，参与构成腹前壁、腹侧壁和大部分腹后壁。腹肌上附着于胸廓下部，下附着于骨盆。腹肌包括腹直肌、腹外斜肌、腹内斜肌、腹横肌和腰方肌。

（1）腹直肌：位于腹前壁正中线两侧，肌纤维被3或4条腱分隔。该肌发达者，体表一般可见呈对称的块状隆起。起点：第5～7肋软骨前面和胸骨剑突。止点：耻骨上缘和耻骨联合前面。功能：上固定时，两侧同时收缩，参与骨盆后倾或维持水平位。下固定时，一侧收缩，使躯干侧屈；两侧同时收缩，使躯干前屈。辅助练习：仰卧起坐、仰卧举腿、仰卧直角坐和悬垂举腿等（肌力练习）；体操"桥"、伸腰等（伸展性练习）。

（2）腹外斜肌：位于腹壁前外侧面浅层。该肌外上部为肌纤维，前下部为腱膜。功能：下固定时，两侧同时收缩，使躯干前屈；一侧收缩，使躯干向同侧屈和向对侧回旋，如推铅球时的转体动作。上固定时，两侧同时收缩，使骨盆后倾或呈水平位，如双杠直角支撑。

（3）腹内斜肌：位于腹外斜肌深面。功能：下固定时，两侧同时收缩，使躯干前屈；一侧收缩，使躯干向同侧屈和向同侧回旋。所以，躯干向一侧回旋的动作，实际上是同侧的腹内斜肌和对侧的腹外斜肌协同收缩的结果，如排球、羽毛球的跳起扣杀，投掷标枪、手球空间投球的转体动作等。上固定时，两侧同时收缩，使骨盆后倾。腹内、外斜肌的辅助练习：投铅球、负重转体、仰卧起坐、转体等。

（4）腹横肌：位于腹内斜肌深面。功能：该肌肌纤维横行，收缩时能压缩腹腔，增加腹压，协助完成咳嗽、呕吐、排便和分娩等。

（5）腰方肌：位于腹后壁脊柱的两侧。功能：下固定时，一侧收缩，使躯干侧屈。此外，还起稳定脊柱的作用。

3. 背肌 是躯干后面的肌肉，可分浅、深两群。浅肌群主要有斜方肌、背阔肌、肩胛提肌和菱形肌；深肌群主要有竖脊肌，以及椎骨之间的一些短小肌肉，起着协助伸躯干和稳定脊柱的作用。

（1）浅群

1）斜方肌：位于项部和背部皮下，两侧相合成斜方形。每侧分为上部、中部和下部肌束。起点：枕骨后面，项韧带，全部胸椎棘突。止点：锁骨外 1/3 处，肩峰和肩胛冈。功能：近固定时，上部肌束收缩，使肩胛骨上提、上回旋、内收；中部肌束收缩，使肩胛骨内收；下部肌束收缩，使肩胛骨下降、上回旋。远固定时，一侧收缩，使头向同侧屈和向对侧回旋；两侧同时收缩，使头和脊柱伸展。儿童、少年时期，发展该肌，可预防和矫正驼背。辅助练习：提拉杠铃耸肩、持哑铃侧上举、扩胸"飞鸟"等。

2）背阔肌：位于腰背部和胸部后外侧皮下，上部被斜方肌遮盖。起点：第 7 胸椎至第 5 腰椎棘突，骶正中嵴，髂嵴后部和第 10～12 肋骨。止点：肱骨小结节嵴。功能：近固定时，使上臂伸、内收和内旋。远固定时，可拉引躯干向上臂靠拢。辅助练习：下拉弹性胶带、向后拉拉力器、颈后引体向上和提拉杠铃等。

3）肩胛提肌：位于斜方肌深面。功能：近固定时，使肩胛骨上提，下回旋。远固定时，一侧收缩，使头向同侧屈和回旋；两侧同时收缩，使颈后伸。

4）菱形肌：位于斜方肌深面。功能：近固定时，使肩胛骨上提、内收和下回旋。远固定时，两侧同时收缩，使脊柱伸直。

（2）深群：竖脊肌，纵列于脊柱两侧。起点：骶骨背面，髂嵴后部和胸腰筋膜。止点：胸椎棘突、颈椎和胸椎横突，颞骨乳突。功能：下固定时，一侧收缩，使头和脊柱侧屈；两侧同时收缩，使头和脊柱前伸。上固定时，使骨盆前倾，如慢起倒立过程中的吊腰、提髋、翻臀动作。无固定时，肌肉的起止点两端做相向运动。

4. 膈肌 位于胸腹腔之间，封闭胸廓下口，呈穹隆形，周围是肌纤维，中央为中心腱。膈肌上有三个孔，即食管裂孔、主动脉裂孔和下腔静脉孔，分别有食管、降主动脉和下腔静脉等通过。起点：四周肌纤维起自胸廓下口的肋骨、腰椎前面和胸骨剑突后面。止点：四周肌纤维汇合成中心腱。功能：膈肌是人体的主要呼吸肌。收缩时使膈肌顶下降，胸腔容积增大，助吸气；松弛时，膈肌顶上升，恢复原形，胸腔容积减小，助呼气。

5. 会阴肌 是封闭小骨盆下口的肌肉，是构成骨盆底部的重要组成部分。

6. 躯干肌功能综述

（1）躯干（脊柱）屈的肌肉主要有腹直肌，腹内、外斜肌和髂腰肌。

（2）躯干（脊柱）伸的肌肉主要有竖脊肌、斜方肌和臀大肌。

（3）躯干（脊柱）侧屈的肌肉主要有同侧的腹直肌，腹内、外斜肌和竖脊肌。

（4）躯干（脊柱）回旋的肌肉主要有同侧的腹内斜肌和对侧的腹外斜肌。

（5）实现呼吸运动的肌肉有吸气的肌肉，主要有膈肌和肋间外肌；呼气的肌肉主要有肋间内肌和腹肌。

（三）上肢肌

上肢肌是人体运动器官中最灵活的部分。在体育运动中的支撑、悬垂和投掷器械等动作中，上肢肌起着重要作用。上肢肌分为上肢带肌（肩肌）、上臂肌、前臂肌和手肌。

1. 上肢带肌　配布在肩关节周围，包括三角肌、肩胛下肌、冈上肌、冈下肌、小圆肌和大圆肌。

（1）三角肌：位于肩部皮下。起点：锁骨外侧半、肩胛冈和肩峰。止点：肱骨的三角肌粗隆。功能：近固定时，前部收缩使上臂屈和内旋；中部收缩使上臂外展；后部收缩使上臂伸和外旋；三部同时收缩使上臂外展。辅助练习：哑铃屈体俯立侧平举、负重直臂侧举、胸前提拉杠铃。

（2）肩胛下肌：位于肩胛下窝内。功能：使上臂内收和内旋。

（3）冈上肌：位于肩胛骨的冈上窝内，被斜方肌上部所覆盖。功能：使上臂外展。

（4）冈下肌、小圆肌：均位于肩胛冈的下方。功能：都能使上臂外旋、内收和外伸。

（5）大圆肌：位于小圆肌的外下方。功能：使上臂伸、内收和内旋。

2. 上臂肌　包括前群的肱二头肌、肱肌和喙肱肌，后群的肱三头肌和肘肌。

（1）前群

1）肱二头肌：位于上臂前面。起点：有长、短两个头，长头起于肩胛骨的盂上结节；短头起于肩胛骨喙突。止点：长、短头于肱骨中点处合并成一个肌腹，止于桡骨粗隆和前臂筋膜。功能：近固定时，使上臂屈，前臂在肘关节屈和外旋。远固定时，使上臂在肘关节处屈。在屈肘练习中，前臂先外旋再屈，才能发挥最大力量，如反握引体向上比正握省力，原因之一是肱二头肌两个作用点的力量同时作用于屈肘动作。辅助练习：负重弯举、引体向上、持杠铃前平举等。

2）肱肌：位于肱二头肌深面。起点：肱骨体前面下半部。止点：尺骨粗隆。功能：近固定时屈前臂，远固定时使上臂在肘关节处屈。辅助练习：同肱二头肌。

3）喙肱肌：位于肱二头肌内侧。功能：使上臂屈和内收。

（2）后群

1）肱三头肌：位于上臂后面皮下。起点：分为长头、内侧头和外侧头。长头起于肩胛骨的盂下结节，内侧头起于肱骨体后面的内侧下方，外侧头起于肱骨体后面外侧上方。止点：三个头的肌纤维汇合成一个肌腹，其腱止于尺骨鹰嘴。功能：近固定时使上臂和前臂伸，远固定时使上臂在肘关节处伸。肱三头肌是伸肘的有力肌肉，在推铅球和武术冲拳等动作中，都要肱三头肌发挥作用。辅助练习：推手倒立、负重臂后伸等。

2）肘肌：起于肱骨外上髁，尺骨鹰嘴的外侧面。作用：协助肱三头肌伸肘，使肘关节完全伸直。可避免伸肘关节时肘关节囊被挤压于鹰嘴窝。还有外展尺骨和增强关节囊的作用。支配神经：受桡神经支配（C_7/C_8 节段）。血供：主要由中副动脉供应（为肱深动脉的分支）。

3. 前臂肌　分为前、后两群，每群又分为深、浅两层。肌肉名称以位置和功能命名。

（1）前群浅层肌

1）肱桡肌：使前臂屈。

2）旋前圆肌：使前臂屈和内旋。

3）桡侧腕屈肌：使手屈和外展。

4）掌长肌：使手屈。

5）指浅屈肌：可屈手和第2～5指的中节指骨。

6）尺侧腕屈肌：使手屈和内收。

（2）前群深层肌

1）拇长屈肌：屈拇指远节指骨。

2）指深屈肌：屈手和屈指。

3）旋前方肌：使前臂内旋负重腕屈伸，反握负重等辅助练习可以发展前臂前群肌的力量。

（3）后群浅层肌

1）桡侧腕长伸肌：使手伸和外展。

2）桡侧腕短伸肌：使手伸和外展。

3）指伸肌：使手和第2～5指伸。

4）小指伸肌：伸小指。

5）尺侧腕伸肌：使手伸和内收。

（4）后群深层肌

1）旋后肌：使前臂外旋。

2）拇长展肌：外展拇指。

3）拇短伸肌：伸拇指。

4）拇长伸肌：伸拇指，还可使手外展。

5）示指伸肌：伸示指。发展前臂后群肌力量的辅助练习，如正缠重锤、正缠负重腕屈伸。

4. 手肌 仅位于手掌侧面，都是短小肌肉，其功能是使手指运动。因为在拇指和小指部位的肌肉最多，所以两侧手指的动作最灵活。

5. 上肢肌功能综述

（1）运动上肢带肌的肌群：可分为上提、下降、外展、内收、上回旋和下回旋的 6 组功能肌群。

1）肩胛骨上提的肌群：包括斜方肌上部和肩胛提肌。

2）肩胛骨下降的肌群：包括斜方肌下部、前锯肌下部及胸小肌。

3）肩胛骨外展的肌群：包括前锯肌和胸小肌。

4）肩胛骨内收的肌群：包括斜方肌和菱形肌。

5）肩胛骨上回旋的肌群：包括前锯肌、斜方肌上部和下部。

6）肩胛骨下回旋的肌群：包括菱形肌、胸小肌和肩胛提肌。

（2）运动上臂的肌群：可分为使上臂屈、伸、外展、内收、内旋和外旋的6组功能肌群。

1）上臂屈的肌群：包括三角肌前部、胸大肌、喙肱肌和肱二头肌长头。

2）上臂伸的肌群：包括三角肌后部、背阔肌、大圆肌、小圆肌、冈下肌和肱三头肌长头。

3）上臂外展的肌群：包括三角肌和冈上肌。

4）上臂内收的肌群：包括胸大肌、背阔肌、大圆肌、冈下肌、小圆肌和肩胛下肌。

5）上臂内旋的肌群：包括肩胛下肌、三角肌前部、背阔肌和大圆肌。

6）上臂外旋的肌群：包括三角肌后部、冈下肌和小圆肌。

（3）运动前臂的肌群：可分为使前臂屈、伸、内旋和外旋的4组肌群。

1）使前臂屈的肌群：包括肱二头肌、肱肌、肱桡肌和旋前圆肌。

2）使前臂伸的肌群：包括肱三头肌和肘肌。

3）使前臂内旋的肌群：包括旋前圆肌和旋前方肌。

4）使前臂外旋的肌群：包括旋后肌、肱桡肌和肱二头肌。

（4）运动手的肌群：包括屈、伸、外展和内收4组肌群。

1）屈手的肌群：包括桡侧腕屈肌、掌长肌、尺侧腕屈肌、指浅屈肌和指深屈肌。

2）伸手的肌群：包括桡侧腕长伸肌、桡侧腕短伸肌、指伸肌、尺侧腕伸肌、拇短伸肌、示指伸肌和小指伸肌。

3）手外展的肌群：包括桡侧腕屈肌、桡侧腕长伸肌、桡侧腕短伸肌、拇长展肌、拇长伸肌和拇短伸肌。

4）手内收的肌群：包括尺侧腕伸肌和尺侧腕屈肌。

（四）下肢肌

下肢肌最发达，在做支撑、跳跃及摆动等动作时起着重要作用。下肢肌分为下肢带肌（盆带肌）、大腿肌、小腿肌和足肌。

1. 下肢带肌（盆带肌） 主要起自骨盆的内面和外面，跨越髋关节，止于股骨上部，可分为前、后群。前群有髂腰肌和阔筋膜张肌，前者的肌腹大部分位于腰椎体侧面和髂窝内，后者的肌腹位于大腿上部的前外侧，在阔筋膜的两层之间。后群肌主要位于臀部，也称臀肌，包括臀大、中、小肌及经过髋关节后面的梨状肌、闭孔内肌、闭孔外肌。

2. 大腿肌 位于股骨周围，可以分为前群、后群和内侧群。前群有缝匠肌和股四头肌，以股四头肌最为强大，它们都跨过髋关节。内侧群位于大腿内侧，5 块肌分层排列，主要作用为内收髋关节。后群位于大腿后面，共 3 块，都跨越髋关节和膝关节的后面，观察时注意各群肌的位置、层次排列，起止和作用。

（1）前外侧群：主要有股四头肌（股直肌、股中间肌、股外侧肌、股内侧肌）、缝匠肌。

（2）后群：主要有股二头肌、半腱肌和半膜肌，三者合称腘绳肌。

（3）内侧群：有耻骨肌、长收肌、短收肌、大收肌和股薄肌。

3. 小腿肌 分为前群、后群和外侧群三群。前群在小腿骨间膜前面，后群在小腿骨间膜后面，外侧群在腓骨的外侧面。小腿肌数目比前臂肌少，但一般较强大，且各群肌数悬殊颇大，以后群肌的肌数最多，最强大，这与维持人体的直立姿势和行走有关。前群跨越踝关节、距趾关节和趾间关节的背面；外侧群的长腱经外踝后方，跨踝关节的后面。后群分浅、深两层，浅层肌强大，跨膝关节和踝关节的后面；深层多数经内踝后方，跨踝关节、距趾关节和趾间关节的足底面，长肌腱在内踝上方和足底各形成一个交叉，前者为趾长屈肌腱斜跨胫骨后肌腱浅面与之交叉，后者为趾长屈肌腱斜跨长屈肌腱下面与之交叉。

（1）前群：有胫骨前肌、趾长屈肌和蹬长伸肌、腓骨第三肌。

（2）后群：有小腿三头肌（腓肠肌、比目鱼肌）、跖肌、腘肌、趾长屈肌、蹬长屈肌和胫骨后肌。

（3）外侧群：有腓骨长肌和腓骨短肌。

4. 足肌 分为足背肌和足底肌。足背肌较弱小，为伸拇趾和伸第 2～4 趾的小肌。足底肌的分布情况和功能与手掌肌近似。

5. 下肢肌功能综述

（1）运动骨盆的肌群

1）骨盆前倾的肌肉主要有：髂腰肌和股直肌。

2）骨盆后倾的肌肉主要有：臀大肌和大腿后群肌。

3）骨盆侧倾的肌肉主要有：臀中肌和臀小肌。

4）骨盆回旋的肌肉主要有：对侧的臀大肌。

（2）运动大腿的肌群

1）大腿在髋关节处屈的肌肉主要有：髂腰肌和股直肌。

2）大腿在髋关节处伸的肌肉主要有：臀大肌和大腿后群肌。

3）大腿在髋关节处外展的主要肌肉有：臀中肌和臀小肌。

4）大腿在髋关节处内收的主要肌肉有：大收肌和耻骨肌。

5）大腿在髋关节处内旋的肌肉主要有：臀中肌和臀小肌前部肌束。

6）大腿在髋关节处外旋的肌肉主要有：髂腰肌和缝匠肌。

（3）运动小腿的肌群

1）小腿在膝关节处屈的肌肉有：大腿后群肌和腓肠肌。

2）小腿在膝关节处伸的肌肉有：股四头肌。

3）小腿在膝关节处外旋的肌肉有：股二头肌和腓肠肌外侧肌束。

4）小腿在膝关节处内旋的肌肉有：半腱肌、半膜肌和腓肠肌内侧肌束。

（4）运动足的肌群

1）足在踝关节处屈的肌肉主要有：小腿三头肌。

2）足在踝关节处伸的肌肉主要有：胫骨前肌、趾长伸肌和蹬长伸肌。

课后练习题

一、填空题及其答案

1. 运动解剖学是人体解剖学的一个分支，它是在研究正常人体形态结构基础上，重点研究运动对人体形态结构和生长发育的影响，探索（人体机械运动规律）与体育动作技术关系的一门学科。

2. （人体的标准解剖学姿势）是指两眼向前平视，两足并拢，足趾向前，上肢下垂于躯干两侧，手掌朝前的直立姿势。它是准确描述器官位置和分析人体运动的参考体。

3. 人体常用方位术语包括上和下、前和后、内侧和外侧（内和外）、近侧和远侧、尺侧和桡侧、胫侧和腓侧、浅和深。

4. 人体的三个基本面是指矢状面、冠状面、（垂直面）。

5. 人体常用的轴有（矢状轴）、冠状轴、垂直轴。

6. 运动系统主要功能是实现人体的（位移运动），构成人体的基本轮廓，支持体重，维持人体基本姿势，保护体内的重要器官等。

7. 运动系统由骨、关节和（骨骼肌）三部分组成。骨借助关节连成骨骼，是运动的杠杆。关节作为骨运动的支点，是运动的枢纽部分。骨骼肌收缩牵拉骨运动，是运动的动力部分。

8. 骨骼由（有机物）和无机物构成。成人骨的有机物（骨胶原）占 28.2%，无机物（钙盐和水）占 71.8%。

9. 组成成年人的骨骼共有（206）块，分为躯干骨、颅骨及四肢骨。

10. 骨的构造包括（骨膜）、骨质和骨髓三部分。

11. 全身骨按其形态可分为（长骨）、（短骨）、（扁骨）及不规则骨。

12. 骨髓分为红骨髓和（黄骨髓）。

13. 关节的基本结构有（关节面）、关节囊和关节腔。这三个结构是每个关节必须具备的，故称关节的三要素。

14. 关节的辅助结构有关节韧带、关节内软骨、关节唇和（滑膜襞）等辅助结构。

15. 关节的运动类型有（屈与伸）、外展与内收、内旋与外旋、环转。

16. 关节按运动轴数和关节面形状可分为单轴关节、双轴关节、（多轴关节）。

17. 新鲜的骨骼肌主要由肌腹、（肌腱）、血管和神经构成。

18. 骨骼肌中间是（肌腹），伸缩性大，主要由肌细胞构成，一束束的肌细胞外有结缔组织膜包裹，里面分布有血管和神经，起营养和调节作用。

19. （肌腱）呈白色，由结缔组织构成，分别附着在相邻的骨上。

20. 骨骼肌的辅助结构主要有（筋膜）、腱鞘和滑膜囊及籽骨，这种结构有利于提高肌肉工作效率。

二、简答题及其答案

1. 简述运动解剖学。

答：运动解剖学是人体解剖学的一个分支，它是在人体解剖学的基础上研究运动对人体形态结构和生长发育的影响，探索人体机械运动规律与体育运动技术关系的一门学科。

2. 简述骨的功能。

答：（1）支持功能。骨与骨连结构成人体坚固的支架。

（2）保护功能。骨构成体腔的外壁，保护腔内的重要器官。

（3）运动功能。骨是运动的杠杆。骨为肌肉提供附着面，在神经系统作用下，肌肉收缩牵动骨以关节为中心做各种运动。

（4）造血功能。骨是重要的造血器官，红骨髓有制造血细胞的作用。

（5）储存功能。体内大量的钙、磷储存在骨中，并随体内钙、磷代谢状况而储存或释放。

3. 简述关节运动幅度及其影响因素。

答：（1）构成关节的两关节面面积大小差别：面积差越大，运动幅度越大。相反，则运动幅度越小。

（2）关节囊薄而松弛的程度：韧带少而弱，关节运动幅度就大。相反，则运动幅度小。

（3）关节韧带的多少与强弱：韧带多而强，坚固性大、灵活性小。韧带少而弱，坚固性小，灵活性大。

（4）关节周围肌肉的状况：关节周围肌肉力量弱，伸展性及弹性大，则关节运动幅度大。相反，伸展性及弹性差，则运动幅度小。

（5）关节周围的骨突起：关节周围的骨突起小，关节运动幅度大。反之，则妨碍关节的运动幅度。

4. 简述肌肉的物理特性。

答：（1）伸展性与弹性：骨骼肌酷似有弹性的橡皮带，在外力的作用下，肌肉立即被拉长。这种肌肉的物理特性表现为伸展性、弹性。当去除引起形态变化的外力后，肌肉又能逐渐恢复到原来长度。这种肌肉特性在发展力量和柔韧素质方面有重要意义。在体育活动中，如排球扣球时会表现为爆发弹性。在标枪投掷、足球射门等发力动作中，都必须先拉长有关肌肉，以增大肌肉的收缩力量。

（2）黏滞性：肌肉收缩时，肌纤维之间、肌纤维内部胶体物质分子之间的摩擦产生的阻力表现为黏滞性。肌肉的黏滞性阻碍肌肉的快速缩短和拉长。气候寒冷时，肌肉的黏滞性增大，所以要做好准备活动，使体温升高，减少肌肉的黏滞阻力，提高肌肉的工作能力和防止肌肉拉伤。

（胡　青　张明辉）

第三章　运动生理学

学习目标
1. 掌握运动生理学的定义，身体素质的生理基础、训练原则、影响因素及其训练方法。
2. 熟悉生命活动的基本特征，机体的内环境与稳态。
3. 了解人体生理功能活动的调节、自动控制及运动生理学学习方法。

学习运动生理学对人们科学地从事体育运动，或科学地组织运动训练都有着重要的指导意义。学习运动生理学可以使人们有目的地通过相应手段来发展与提高人体各器官和系统的能力，掌握不同年龄、性别的生理特点与体育运动的关系，以便根据不同的人体特点，更加科学地进行运动。人们还可以学习并掌握评定人体机能的基本方法和手段，客观地评价运动康复对恢复身体运动功能和体质的价值与效果。

第一节　运动生理学概述

一、运动生理学的概念

人体生理学是生命科学的一个分支，是研究人体生命活动规律的科学，是医学科学的重要基础理论学科。运动生理学是人体生理学的分支，是专门研究人体的运动能力和对运动的反应与适应过程的科学，是体育科学中一门重要的应用基础理论学科。

二、运动生理学学习方法

（一）研究水平

1. 整体水平研究　研究人体在一定的环境条件下运动时，人体各器官、系统之间的相互关系，以及人体各器官、系统对运动的适应过程。

2. 器官、系统水平研究　常见于离体组织、器官实验法。

3. 细胞、分子水平研究　常见于离体细胞、分子实验室。

（二）研究方法

1. 动物实验法　动物实验一般分为慢性实验和急性实验。

2. 人体实验法　常用的运动生理学人体实验法有运动现场测试法和实验室测试法等。

三、生命活动的五个基本特征

生命活动的基本特征包含新陈代谢、兴奋性、应激性、适应性和生殖五大特征。

1. 新陈代谢　是指机体与外界不断进行物质交换与能量转换的过程。它又包括同化过程和异化过程。同化过程是生物体不断地从体外环境中摄取有用的物质，如糖、脂肪、蛋白质、维生素及无机盐等，使其合成、转化为自身物质或暂时储存的过程。异化过程是生物体不断把体内的自身物质或储存于体内的物质分解并排出体外，同时释放出能量供应机体生命活动需要的过程。

2. 兴奋性　兴奋是指生物体的器官、组织或细胞受到刺激后产生生理反应的过程（即产生动作电位或动作电位本身）。兴奋性是指机体或其组成部分的细胞、组织具有感受刺激产生兴奋的能力。能使兴奋组织（如神经、肌肉和各种腺体）产生兴奋的各种环境变化称为刺激。反应是指产生动作电位过程，表现为兴奋与抑制。

3. 应激性　刺激是指体内外环境的变化。应激性是指机体对刺激发生反应的特性。应激性分成阈刺激、阈下刺激和阈上刺激。刺激引起组织细胞兴奋常采用刺激强度、刺激持续时间及刺激强度对时间的变化率来进行描述。

4. 适应性　是指生物体长期生存在某一特定的环境中，在客观环境的影响下逐渐形成一种与环境相适应的、适合自身生存的反应模式。如长期居住在高原地区的居民，其血液中的红细胞数量远远超过平原地区的居民。运动员经过长期的力量训练可使肌肉的力量和体积增加；长期经过耐力训练可使肌肉耐力、心肺功能得到改善等。这些都是人体对环境变化产生适应的结果。

5. 生殖　生物的生命是有限的，必须通过生殖过程进行自我复制和繁殖，使生命过程得到延续。生物体生长发育到一定阶段后，能够产生与自己相似的子代个体，这种功能叫作生殖。生殖主要是通过两性的交配实现的，是生命的基本活动。但是，近几年由于生物技术的发展，可以通过克隆技术使得生命得到复制，传统的生殖力量和观念受到挑战。

四、机体的内环境与稳态

机体的内环境是指细胞外液。它包括组织液、血液、淋巴液及脑脊液。而体液是指细胞外液和细胞内液的总和，占体重的 60%～70%。内环境的相对稳定，是细胞进行正常新陈代谢、维持细胞正常兴奋性和各器官正常功能活动的必需条件。稳态是指在一定范围内，经过体内复杂的调节机制，使内环境理化性质保持相对动态平衡的状态。稳态是机体进行功能活动的基础。体内稳态平衡受到神经调节、体液调节及自身调节的作用。训练就是不断打破旧的稳态，建立更高层次的新稳态。

五、人体生理功能的调节

调节是指人体对内外环境的各种变化所做的适应性反应过程。人体各种生理功能的完成受到神经、体液和自身及生物节律的调节。

1. 神经调节　是通过神经系统活动对机体功能进行调节，是人体最重要的调节方式。其调节特点是快速、准确、协调。调节的基本方式是反射。调节的结构基础是反射弧。

2. 体液调节　是指机体某些细胞产生特殊的化学物质（激素），对特定器官、组织或细胞引起的特殊反应。其调节特点是缓慢、广泛、持久。其调节方式是靠激素进行。

3. 自身调节　是指组织和细胞在不依赖于外来的神经或体液调节情况下，自身对刺激发生的适应性反应的过程。如脑血液的调节、肾血流量的调节都是自身调节。调节特点是范围较小、灵敏度低。

4. 生物节律调节　生物体在维持生命活动过程中，除了需要进行神经调节、体液调节和自身调节外，各种生理功能活动会按一定的时间顺序发生周期性变化，这种生理功能活动的周期性变化，称为生物节律或称为生物的时间结构。生物节律可按其发生的频率高低分为昼夜节律、短昼夜节律和超昼夜节律三大类。

六、人体生理功能活动调节的自动控制

运用控制论原理分析人体的调节活动时，人体的各种功能调节可分为三类控制系统，即非自动控制系统、反馈控制系统及前馈控制系统。

1. 非自动控制系统　在控制系统中，控制部分不受受控部分的影响，即受控部分不能通过反馈

活动改变控制部分的活动。控制方式属于单向性。控制特点是对受控部分的活动不起调节作用。在人体生理功能调节中，该方式是极少见的，仅在反馈机制受到抑制时，机体的反应表现为非自动控制的方式。

2. 反馈控制系统 在控制系统中，控制部分不断受受控部分的影响，即受控部分不断有反馈信息返回输入给控制部分，并改变它的活动，称为反馈控制系统。反馈控制系统分为比较器、控制部分和受控部分三个主要环节。它的控制方式是双向性，如果反馈信息引起控制系统活动增强，即正反馈；若减弱，即是负反馈。正反馈常见于分娩过程、排尿反射等。负反馈常见于人体的体温调节、血压调节等。

3. 前馈控制系统 输出变量不发出反馈信息，监测装置在监测到干扰信息后发出前馈信息，作用于控制系统，调整控制系统信息以对抗干扰信息对受控系统的作用，从而使输出变量保持稳定。前馈控制系统的作用是预先监测干扰，及时做出适应性反应。如条件反射，动物见到食物（干扰信息）引起唾液腺（受控系统）分泌。但前馈控制引起的反应有时可能是失误，如动物见到食物后并没有吃到食物，则唾液分泌就是一种失误。

第二节 力量素质的运动生理学

一、力量素质的概念

身体素质是指人体在肌肉活动中所表现出来的力量、速度、耐力、灵敏、柔韧及协调等机体能力。良好的身体素质是掌握运动技能和提高运动成绩的基础。力量素质是指肌肉收缩克服阻力或对抗负荷的能力，又称为肌肉力量或力量。力量素质的训练是所有素质训练的重中之重。在很多运动项目中，力量是取得优异成绩的基础。

二、力量素质的生理基础

影响力量素质的生理学因素很多，主要有肌纤维的横断面积、肌纤维类型，肌肉收缩时初长度和肌拉力角度，神经调节、性别、年龄、激素和体重等方面。

（一）肌源性因素

1. 肌肉的生理横断面 生理横断面越大，肌肉收缩产生的力量越大。

2. 肌纤维类型 快肌纤维较慢肌纤维能产生更大的力量。骨骼肌中快肌纤维百分比及其横断面积大的人，其肌肉收缩力量也大，尤以快肌纤维横断面积对力量的影响更大。

3. 肌肉收缩时初长度 在一定范围内，肌肉收缩时初长度越长，收缩时产生的速度和幅度及力量也越大。

4. 肌拉力角度 肌肉力量随肌拉力角度的变化而变化，而肌拉力角度则随关节运动角度的变化而变化。在跨过关节的不同运动角度时肌肉产生的力量不同。

（二）神经源性因素

1. 中枢神经系统的兴奋状态 训练水平低者的肌纤维参与百分比（60%）是明显低于训练水平高者的肌纤维参与百分比（90%）的。也就是说决定力量素质的大小归根结底取决于参与的肌纤维的多少。参与活动肌纤维越多，说明通过中枢神经系统的募集能力越强。提高中枢兴奋程度，可动员尽可能多的肌纤维参加工作。

2. 运动中枢对肌肉活动的协调和控制 神经系统的协调能力越强，改善主动肌、协同肌、对抗肌间的协调关系，特别是对抗肌放松能力越强，可显著地增加肌肉收缩的力量。

三、力量素质训练原则

（一）超负荷原则

超负荷不是指超过本人的最大负荷，而是指训练时所采用的负荷要超过本人已经适应的负荷。由于肌肉内各肌纤维兴奋性不同，当负荷较小时，中枢只能调动兴奋性高的肌纤维参加收缩，随着负荷加大，参与收缩的肌纤维逐渐增多，肌肉表现出更大的肌张力。通常低于最大负荷 80% 的力量训练对提高最大肌力的作用不明显。

（二）专门性原则

专门性原则是指所从事的肌肉力量训练应与相应的运动项目相适应。肌肉力量训练应与专项动作技术紧密结合，分析该专项动作所动用的主要肌群及该肌群完成的动作方向、用力程度和用力类型等。运动技术的专门性有时显得更为重要，如卓越的短跑运动员，往往不是优秀的马拉松运动员。

（三）有序性原则

有序性原则是指力量训练过程中应考虑前后训练动作的科学性和合理性。每一个技术动作都是诸多肌肉群在神经支配下相互配合完成的。在不同的动作时相，用力肌群会发生相应变化。因此，力量训练应由多种练习组成并由多块肌肉完成。在安排力量训练的顺序时应注意：①先训练大肌群，后训练小肌群。大肌群相对不易疲劳，可延长训练时间，而小肌肉训练容易疲劳，将影响大肌肉训练动作的完成。②多关节肌肉训练在前，单关节肌肉训练在后。③训练某块肌肉群时，大强度训练在前，小强度训练在后。大肌肉在训练时运动中枢的兴奋面广，兴奋性高，在提高自身力量的同时，由于兴奋的扩散作用，训练过程对其他肌肉也有良性刺激作用。

（四）合理训练间隔原则

合理训练间隔，又称力量训练频率，是指寻求两次训练之间的适宜间隔时间，使得下次力量训练在上次训练引起的肌肉力量增长期进行，从而使运动训练效果得以积累，使得训练频率符合力量增长规律。如果训练频度过大，在前一次训练引起的肌肉疲劳尚未得到充分消退时进行，容易造成疲劳积累以至于训练效果下降。如果训练频度过小，则训练所引起的肌肉力量增长效应已经消退，也难以取得理想训练效果。较小的力量训练在第二天就会出现超量恢复，中等强度的力量训练应隔天进行，而大强度力量训练一周进行 1~2 次即可。同样，进行力量训练后，高水平者因完成的绝对负荷量大，其超量恢复出现时间晚，超量恢复的幅度较大，持续时间较长，训练间隔时间也长。

四、影响力量素质效果的因素

1. **运动强度** 包括物理负荷强度和生理负荷强度。
2. **重复次数** 力量训练重复次数取决于负荷强度大小。
3. **训练组数** 每组力量训练包括一定的重复次数。
4. **间隔时间、间隔方式**。
5. **运动量** 包括运动强度和运动时间两个因素。

五、力量素质训练方法

力量训练的方法有很多，本节主要介绍动力性训练（等张训练）、静力性训练（等长训练）、等动训练、超等长训练、电刺激等方法。

（一）动力性训练

动力性训练，也称为等张训练，是指肌肉收缩时缩短和放松交替进行力量训练的方法，如推举、卧推、负重下蹲等。推举负荷大而重复次数少的训练，可很快提高力量，但肌肉增粗不明显。负荷中等、重复次数较多的训练，如负重下蹲，可提高力量，也可使肌肉显著增粗。负重极轻，重复次数极多的训练，如空中自行车，对改进动作技能有好处，但对力量和肌肉体积的增加无明显作用。由于等张力量训练是肌肉收缩与放松交替进行，不仅能有效地发展肌肉力量，而且还能改善神经肌肉的协调能力。

（二）静力性训练

静力性训练是指肌肉收缩时长度不变的对抗外界负荷的一种力量训练方法，也称为等长训练。提、拉、推、举重物，虽然肌肉强烈收缩，但不能使负荷移动的训练都属于静力性训练。常见于十字支撑、马步、倒立、悬垂、平衡等。

（三）等动训练

等动训练是指借助于专门的等动训练器进行力量训练的方法。它是一种关节运动速度恒定，而外加负荷呈顺应性变化的动态肌力评价方法。运动中器械产生的阻力始终与用力的大小相适应，也即是在整个训练中，关节运动在各个角度上均能接受同等的较大负荷，从而使肌肉在整个训练过程中均能产生较大的张力，能收到更好的训练效果。

（四）超等长训练

超等长训练是指肌肉在离心收缩之后，紧接着迅速进行向心收缩的力量训练方法，如跳蹦蹦床等训练。超等长训练可产生较大的力量，它对于发展弹跳力和爆发力等有显著效果。

（五）电刺激

电刺激是指利用脉冲电流代替大脑皮质发放神经冲动使得肌肉产生收缩的力量训练方法。如将电极置于肌肉的起止端，电流量以人体不痛苦为宜，隔天一次，开始通电10秒，间隔50秒，做10分钟，40天为一个疗程。14次后，男子增加肌力30%～50%，女子增加25%。它的机制是肌纤维增粗，肌纤维收缩力增强。

第三节 速度素质运动生理学

一、速度素质的概念及分类

速度素质是指人体进行快速运动的能力或在短时间内完成某种运动的能力。按其在运动中的表现，可分为反应速度、动作速度及周期性运动的位移速度。

（一）反应速度

反应速度是指人体对各种刺激发生反应的快慢。反应时间是指从感受器接受刺激产生兴奋，并沿着反射弧传递，到引起效应器发生反应所需要的时间。反应时间越短，反应速度越快。影响因素包括感受器的敏感程度、中枢延搁、效应器的兴奋性。其中中枢延搁又是最重要的，反射活动越复杂、历经的突触越多，反应时间越长。中枢神经系统功能状态越好，反应速度越快。运动条件反射的巩固程度越好，反应速度越快。通过训练，反应速度可以缩短11%～25%。

（二）动作速度

动作速度是指机体完成单个动作时间的长短，即动作时间。动作速度与肌纤维类型有关，快肌纤维占比越高，动作速度越快。肌肉力量越大，动作速度越快。肌肉组织功能状态良好，兴奋性高，动作速度也越快。运动条件反射的巩固程度越高，动作速度越高。此外，动作速度还与神经系统对主动肌、协调肌和对抗肌的调节能力有关，并与肌肉的无氧代谢能力有密切关系。

（三）位移速度

位移速度是指周期性运动（如跑步、游泳）中人体单位时间内通过的距离，或通过一定距离所需要的时间。如跑步过程中，影响跑步速度的因素有步长、协调性及跑步频率。而影响步长的因素又包括肌力、腿长、柔韧性。影响协调性的因素涵盖运动技能的巩固程度、肌肉放松能力等。影响跑步频率的因素涵盖快肌纤维数量及面积，神经过程的灵活性等。

二、速度素质训练方法

（一）提高大脑皮质神经过程的灵活性训练

大脑皮质神经过程的灵活性是影响动作频率的重要因素。通过变换各种信号使训练者迅速作出反应的训练法，也可做各种高频率动作的练习，如牵引跑、在转动跑台上跑和顺风跑等，改善和提高神经过程的灵活性。

（二）发展磷酸原系统供能的能力

速度性训练是强度大、时间短的无氧训练，主要依靠 ATP-CP 系统（又称磷酸原系统）提供能量。因此，在发展速度训练中，应着重发展磷酸原系统供能的能力。一般常用的方法有重复训练法，如短跑运动员常用 10 秒以内的短距离反复疾跑来发展磷酸原系统供能的能力。

（三）提高肌肉的放松能力

采用肌肉放松训练，对力量和速度素质的训练发展都有很好的影响，快速收缩时不仅可以减少肌肉的阻力，而且有利于 ATP 的再合成，使得肌肉收缩速度和力量增加。

（四）发展腿部力量及关节的柔韧性

对短跑运动员来说，腿部力量对增加步长是十分重要的，除了负重训练外，可进行一些超等长训练，如连续单腿跳、蛙跳等训练来发展腿部力量。另外，改善关节柔韧性的训练也有利于速度素质的提升。

第四节　耐力素质的运动生理学

一、耐力素质的概念及分类

耐力素质是指人体长时间进行肌肉活动的能力，也可以看作是对抗疲劳的能力。按照运动时外部表现，耐力素质分为速度耐力、力量耐力和静力耐力等。按照工作涉及的器官分为呼吸和循环系统耐力、肌肉耐力及全身耐力等。按照运动时能量供应的特点分为有氧耐力和无氧耐力。按照运动的性质分为一般耐力和专项耐力等。

二、耐力素质的生理基础

（一）有氧耐力

有氧耐力是指机体依靠糖、脂肪和蛋白质氧化分解供能进行长时间运动的能力。有氧耐力是指人体长时间进行有氧工作的能力。有氧耐力维持的关键因素是充分的氧供应及糖、脂肪的有氧氧化能力。有氧耐力的生理学基础是完善的氧运输系统、肌肉组织利用氧的能力，以及耐高温能力。

1. 氧运输系统　完善的氧运输系统包括呼吸系统、血液系统及循环系统。其中呼吸系统依靠肺通气、肺换气完成氧的摄入。血液系统主要靠血细胞的血红蛋白完成运输氧气的任务。循环系统提供心输出量。

（1）肺通气功能：肺通气量增大，可提高摄入体内的氧气量。此外，摄入体内氧气量的多少还与呼吸频率和呼吸深度的匹配有关。它的计算公式如下所示：

$$生理无效腔=解剖无效腔+肺泡无效腔$$
$$肺泡通气量=（潮气量-无效腔量）×呼吸频率$$

（2）肺换气功能：肺换气是靠物理扩散实现的。其动力是肺泡与血液间的气体分压差。运动时由于深吸气导致肺泡与静脉血液间氧气分压差增大，肺泡膜变薄，肺泡毛细血管大量开放，因而大大促进了气体的扩散过程。

（3）血液运氧能力：血液中红细胞所含的血红蛋白执行着运输氧气的任务。血红蛋白的含量是影响最大摄氧量的一个重要因素，当运动员的血红蛋白含量下降10%以上，往往会引起运动成绩下降；当红细胞、血红蛋白的量适当增多后，机体运输氧气的能力会明显提高。

（4）心输出量：心输出量的多少取决于搏出量[前负荷（异长调节）、后负荷、心肌收缩能力（等长调节）]和心率两个方面。其中，前负荷是指心室舒张末期容积/压力，一定范围内，心舒张末期压力（容积）增加，搏出量也增加；后负荷是指动脉血压。动脉血压增加，后负荷增加，搏出量也增加。心肌具有不依赖于前、后负荷而改变其力学活动的一种内在特性。影响心肌收缩能力因素包括肾上腺素、心力衰竭、钙离子含量及ATP酶的活性。一定范围内，心率增加，则心输出量增加。但当心率大于180次/分，心输出量则下降（舒张期过短）。当心率小于40次/分，心输出量也下降（心室充盈已达极限）。

2. 肌肉组织利用氧的能力　循环系统的慢心肌纤维具有丰富的毛细血管，肌纤维中的线粒体数量多，体积大且氧化酶活性高，心肌收缩能力强，则心输出量增加。心输出量是决定最大摄氧量的中枢机制。心肌纤维类型的百分比及其有氧能力是决定最大摄氧量的外周机制。心肌组织从血液中摄取和利用氧的能力与有氧耐力密切相关。氧的利用率（每100ml动脉血流经组织时组织利用氧的百分率）是评价肌组织利用氧能力的有效指标。

3. 耐高温能力　如果机体体温过高，肌细胞中有氧氧化酶的活性下降，皮肤血流量升高，则肌肉血流量下降。如果大量出汗，则内环境平衡就会被破坏，机体有氧耐力也就下降。

（二）无氧耐力

无氧耐力是指长时间依靠无氧代谢（糖酵解）进行肌肉活动的能力。无氧耐力不是指身体缺氧时进行肌肉运动的能力。机体动员何种代谢途径取决于运动强度、持续时间和机能状态。当运动时的能量需求超过有氧代谢的代谢速率，必然动员无氧代谢以满足能量需要，与供氧情况无关。

无氧耐力的高低主要取决于肌肉内无氧糖酵解能力，缓冲乳酸能力、肌纤维类型及脑细胞对血液pH变化的耐受力。

1. 肌肉内糖无氧酵解能力　主要取决于肌糖原的含量及其无氧酵解酶的活性。

2. 缓冲乳酸的能力　机体缓冲乳酸的能力，主要取决于碳酸氢钠含量与碳酸酐酶（CA）活性、呼吸功能及肾脏的排酸保碱功能等。

3. 脑细胞对酸的耐受力　尽管血液中的缓冲物质中和一部分进入血液的乳酸，减弱其强度，但由于进入血液的乳酸量大，血液的 pH 还会向酸性方向发展，加上因氧供应不足而导致代谢产物的堆积，都将会影响脑细胞的工作能力，促进疲劳的发展。因此，脑细胞对这些不利因素的耐受能力，无疑也是影响无氧耐力的重要因素。经常进行无氧耐力训练的运动员，脑细胞对血液中代谢产物堆积的耐受力提高。如短跑和短游运动员对静脉血乳酸含量增加的耐受力比长跑和长游运动员强，这也是短跑和短游运动员对长期无氧训练产生的适应。

三、耐力素质训练方法

（一）发展有氧耐力的训练法

有氧耐力训练法包括持续训练法、间歇训练法及乳酸阈强度训练法。

1. 持续训练法　是指强度较低，持续时间较长且不间歇的训练方法。主要用于提高心肺功能和发展有氧代谢能力。持续训练法能提高大脑皮质神经过程的均衡性及机能的稳定性，改善运动中枢间的协调性；可诱导运动性心脏肥大，提高心肺功能及最大摄氧量；可引起慢肌纤维的选择性肥大；可引起肌红蛋白含量增加，显著提升肌肉摄取氧和利用氧的能力。为发展有氧代谢能力而进行的训练，最低限度运动时间为 5 分钟，甚至可持续 20～30 分钟。

2. 间歇训练法　是指在两次训练之间有适当的间歇，并在间歇期进行强度较低的训练，而不是完全休息。间歇性训练法完成的总运动量大，对于提高呼吸及循环系统及物质代谢系统的功能具有良好的效果。能引起机体结构、功能及生物化学等方面发生深刻变化。

3. 乳酸阈强度训练法　乳酸阈（lactate threshold，LT）是指人体在递增强度的运动中，由有氧代谢供能转向大量动用无氧代谢供能的临界点（转折点）。通常以 4mmol/L 血乳酸（血乳酸拐点）对应的运动强度（无氧阈强度，%VO$_{2max}$）或功率（无氧阈功率）来表示。个体乳酸阈（ILAT）强度为发展有氧耐力训练的最佳强度。既能使呼吸循环系统功能达到较高水平，最大限度地利用有氧供能，同时又能在能量代谢上使无氧代谢的比例减少到最低限度。正常人的无氧阈为 55%～65% VO$_{2max}$，优秀运动员的无氧阈约为 80% VO$_{2max}$。

（二）发展无氧耐力的训练法

无氧耐力训练法包括间歇性训练法及缺氧训练法或高原训练法。

1. 间歇性训练法　是发展无氧耐力最常用的训练方法。在发展无氧耐力的间歇训练中，要考虑训练强度、训练时间和间歇时间的组合与配合，要以运动中能够产生高浓度的乳酸为依据，因此，训练强度和密度较大，间歇时间较短，训练时间一般应长于 30 秒，以 1～2 分钟为宜。

2. 缺氧训练法或高原训练法　缺氧训练是指在减少吸气或憋气条件下进行的训练，其目的是造成体内缺氧以提高无氧耐力。缺氧训练不仅可以在高原自然环境中进行，而且在平原特定环境条件下模拟高原训练，同样可以获得一定的训练效果，如利用低氧口咀、低氧面罩、低氧屋等。

第五节　灵敏与柔韧素质的运动生理学

一、灵　敏　素　质

（一）灵敏素质的概念

灵敏素质是指人迅速改变体位、转换动作和随机应变的能力。灵敏性是运动员运动技能和各种运动能力在运动过程中的综合表现。灵敏分为一般灵敏性和专项灵敏性，一般灵敏性通常以启动、急停、起跳、躲闪、维持平衡和改变动作姿势等形式表现出来。专项灵敏性，如体操运动员的灵敏主要表现为身体姿势的控制和转换动作的能力，球类运动员的灵敏主要表现为对外界环境变化能及时准确地转换动作，做出反应的能力。

（二）灵敏素质的生理基础

灵敏性的生理基础主要涉及神经、感觉和骨骼肌纤维类型及功能状态。

1. 大脑皮质神经过程的灵活性 是灵敏素质重要的生理基础。神经过程的灵活性好，兴奋与抑制转换得快，才能使机体在内外环境条件发生变化时迅速地做出判断和反应，并根据当时的情况及时调整或修正动作，尤其在对抗性项目中，如球类、击剑和摔跤等，随着运动形式的变化而变化。

2. 感觉器官和效应器官的功能状态 各种分析器和外周神经的功能、本体感觉器的敏感程度、兴奋在神经肌肉的传导速度及肌肉的收缩能力等均可直接影响机体的灵敏性。当它们处于良好的功能状态时，可提高人体在运动过程中空间和时间上的定向、定时能力，使得动作更加准确、变换更加迅速。因此，灵敏的发展与各种感受器、分析器的功能改善密切相关。

3. 运动技能的掌握程度 运动技能掌握得越熟练、越牢固，机体运动时动作会越协调和稳定，灵活而省力。

（三）灵敏素质的训练方法

提高灵敏素质必须提高大脑皮质神经过程的灵活性。如让运动员随各种信号做改变动作训练等；如利用各种性质的刺激，提高感觉器官的功能；熟练掌握多方面的运动技能；加强力量、速度、耐力及柔韧性素质的训练。

二、柔 韧 素 质

（一）柔韧素质的概念

柔韧素质是指运动时关节活动的范围或幅度。

（二）柔韧素质的生理基础

柔韧素质的生理基础来自于关节的结构、关节周围软组织（肌肉、韧带及肌腱）伸展性、关节周围的体积、神经系统对骨骼肌的调节能力等几方面。

（三）柔韧素质的训练方法

柔韧素质训练方法主要有拉长肌肉和结缔组织的训练；提高肌肉的放松能力；柔韧性训练与力量训练相结合的训练；柔韧训练与训练课的准备活动相结合的训练；柔韧训练要注意年龄特征并要持之以恒。

课后练习题

一、填空题及其答案

1. 运动生理学是人体生理学的分支，是专门研究人体的（运动能力）和对运动的反应与适应过程的科学，是体育科学中一门重要的应用基础理论学科。

2. 生命活动的基本特征包含（新陈代谢）、兴奋性、应激性、适应性和生殖五大特征。

3. 机体的内环境是指（细胞外液），它包括组织液、血液、淋巴液及脑脊液。

4. 体液是指细胞外液和（细胞内液）的总和。

5. 人体各种生理功能的完成受到神经、体液和自身及（生物节律）的调节。

6. 神经调节特点是快速、准确、协调。神经调节的基本方式是（反射）。神经调节的基础结构是反射弧。

7. 体液调节特点是缓慢、广泛、持久，体液调节方式是靠（激素）进行。

8. 自身调节是指组织和细胞在不依赖于外来的神经或体液调节情况下，自身对刺激发生的适应性反应的过程，特点是（范围较小）、灵敏度低。

9. 生物体在维持生命活动过程中，除了需要进行神经调节、体液调节和自身调节外，各种生理功能活动会按一定时间顺序发生周期性变化，这种生理功能活动周期性变化，称为生物时间结构，或称为（生物节律）。

10. 生物节律可按其发生的频率高低分为昼夜节律、短昼夜节律和（超昼夜节律）三大类。

11. 运用控制论原理分析人体的调节活动时，人体的各种功能调节可分为三类控制系统，即非自动控制系统、（反馈控制系统）及前馈控制系统。

12. 身体素质是指人体在肌肉活动中所表现出来的（力量）、速度、耐力、协调、柔韧、灵活及平衡等机体能力。

13. 力量是指肌肉（紧张或收缩）时对抗阻力的能力。力量素质的训练是所有素质训练的重中之重。在很多运动项目中，力量是取得优异成绩的基础。

14. 力量训练原则是超负荷原则、专门性原则、有序性原则、（合理训练间隔原则）。

15. 影响力量素质效果的因素有运动强度、（重复次数）、训练组数、间隔时间、运动量。

16. 速度素质的影响因素有反应速度、动作速度、周期性运动的（位移速度）。

17. 耐力是指人体长时间进行肌肉活动的能力，也可以看作是对抗（疲劳）的能力。

18. 有氧耐力是指机体依靠糖、脂肪和蛋白质（氧化分解供能）进行长时间运动的能力。有氧耐力维持的关键因素是充分的氧供应及糖、脂肪的有氧氧化能力。

19. 有氧耐力的生理学基础是完善的氧运输系统、（肌肉组织利用氧的能力），以及耐高温能力。

20. 无氧耐力是指长时间依靠无氧代谢（糖酵解）进行肌肉活动的能力。当运动时的能量需求超过有氧代谢的代谢速率，必然动员无氧代谢以满足能量需要，与供氧情况无关。

二、简答题及其答案

1. 力量素质训练方法有哪些？

答：力量素质训练方法有动力性训练（等张训练）、静力性训练（等长训练）、等动训练、超等长训练、电刺激等方法。

2. 速度素质训练方法有哪些？

答：提高大脑皮质神经过程的灵活性训练、发展磷酸原系统供能的能力、提高肌肉的放松能力、发展腿部力量及关节的柔韧性。

3. 耐力素质训练方法有哪些？

答：（1）发展有氧耐力的训练法有持续训练法、间歇训练法、乳酸阈强度训练法。

（2）发展无氧耐力的训练法有间歇性训练法、缺氧训练法或高原训练法。

4. 灵敏素质的训练方法有哪些？

答：提高灵敏素质必须提高大脑皮质神经过程的灵活性，如让运动员随各种信号做改变动作训练等；利用各种性质刺激，提高感觉器官功能；熟练掌握多方面的运动技能；加强力量、速度、耐力及柔韧性素质的训练。

5. 柔韧素质的训练方法有哪些？

答：柔韧素质训练方法主要有拉长肌肉和结缔组织的训练；提高肌肉的放松能力；柔韧性训练与力量训练相结合的训练；柔韧训练与训练课的准备活动相结合的训练；柔韧训练要注意年龄特征并要持之以恒。

（杜学礼 谢冰嫣）

第四章 运动生物化学

学习目标

1. 掌握提升磷酸原代谢供能能力的训练方法、糖酵解代谢供能能力的训练方法以及有氧代谢供能能力的训练方法。

2. 熟悉无氧代谢供能系统、有氧代谢供能系统以及体能训练的能源基础。

3. 了解人体体能与体内代谢供能能力密切相关、运动时能量连续释放过程与运动强度的关系以及不同运动项目的物质代谢和能量代谢。

运动生物化学是从分子水平上研究运动人体的变化规律，是体育科学中一门重要的应用基础理论课，是体育及健康服务与管理等专业学生必须掌握的重要知识。

第一节 运动生物化学概述

一、运动生物化学的概念

1. 生物分子的概念 生物分子是生物体和生命现象的结构基础和功能基础，是生物化学研究的基本对象。主要类型包括糖、脂肪、核酸和蛋白质等生物大分子，以及水、无机盐、维生素、辅酶、激素、核苷酸和氨基酸等。

2. 生物化学的概念 生物化学是从分子水平上研究生物体化学组成和生命过程化学变化特点与规律，从而阐明生命现象本质的一门科学。

3. 运动生物化学的概念 运动生物化学是生物化学的分支，是从分子水平研究人体化学组成对运动的适应，揭示运动过程中人体物质、能量代谢及调节规律的学科。它是体育科学中一门重要的基础理论课。

二、运动生物化学研究内容

（一）人体化学组成对运动的适应

糖类、蛋白质、脂类、核酸、维生素、激素、水及无机盐是人体最基本的化学成分。运动训练中，各种化学成分均会由于运动负荷的影响发生适应性变化，人体运动能力的提高是多因素的综合反映，可表现为能源物质储量增加、代谢调节功能改善。运动生物化学要研究各种不同运动中人体化学组成适应变化的特点和规律。

（二）运动时物质、能量代谢的特点和规律

运动中能量消耗的速率及总量取决于运动负荷强度及运动持续时间。因此，机体可通过对无氧或有氧代谢方式的选择、对不同供能物质的选择，适应不同运动对能量输出的要求。运动生物化学要研究各种不同运动中物质、能量代谢的特点和规律，为科学运动训练及全民健身活动的开展提供理论依据。

（三）运动训练的生物化学分析

运动训练是除遗传因素外提高人体运动能力的决定因素。运动训练必然引起人体对物质、能量代谢调节及化学组成的有规律的改变。运动能力的提高是在上述改变不断积累的基础上实现的。因此，通过对相关化学物质进行定量分析，成为科学训练方法研究的重要依据。

近年来，运动生物化学的研究已深入到分子水平并广泛渗透到多个学科，通过对某些结构蛋白、醇蛋白或多肽类基因表达的研究，将从本质上揭示体育运动与训练的实质及规律，使人们对体育运动与训练的作用与机制有更深层次的认识。

三、运动生物化学研究方法

运动生物化学研究方法有以下几类。

按实验对象分类：人体实验、动物实验。

按实验场所分类：实验室研究、现场研究。

按研究时间分类：横向研究、纵向研究。

按实验设计方法分类：定性、定量、模拟对照、方法学的研究。

四、运动生物化学的研究任务

1. 研究运动与身体的化学组成（各营养素）之间的相互适应。

2. 研究运动过程中机体内物质和能量代谢的过程及神经和内分泌调节过程的规律。

3. 利用运动时的生物化学规律，为增强体质和促进健康服务（如运动性疲劳的消除和体力的恢复，反兴奋剂，机能监测和评定，制定运动处方等）。

第二节　运动时物质能量代谢规律

人体运动时物质与能量代谢基本规律主要由体内三大供能物质——糖、脂肪、蛋白质通过无氧代谢、有氧代谢途径合成三磷酸腺苷（ATP），ATP 是人体内直接供能物质。糖是人体运动的重要供能物质。肌糖原是骨骼肌运动的主要能量来源；血糖是肌肉和中枢神经系统供能物质；肝糖原是维持运动时血糖稳定的重要保障。乳酸是糖无氧代谢的重要产物，乳酸产生与消除对运动有重要影响。脂肪是人体内最大的储能库，是有氧代谢运动中的重要能量来源。人体不同部位脂肪供能能力、调节和影响因素不同。蛋白质作为人体主要的结构物质，在运动中参与能量代谢的量很少，运动对于蛋白质合成代谢的影响是提高运动能力的重要因素。

一、能量代谢相关的概念

物质代谢是生物体内各种化学反应过程的总称，包括分解代谢和合成代谢，是实现各种生命活动的基础。伴随物质代谢过程所发生的能量的释放、转移、储存和利用，称为能量代谢。能量代谢的核心是三磷酸腺苷（ATP）-二磷酸腺苷（ADP）循环。运动时，ATP 消耗速率提高，糖、脂肪、蛋白质分解代谢加强。

高能化合物是指水解时释放的标准自由能高于 20.9kJ/mol（5kcal/mol）的化合物。自由能是指反应体系中能够做功的那一部分能量。多数高能化合物含有可水解的高能磷酸基团，被称为高能磷酸化合物，如 ATP、磷酸肌酸（CP 或 P_{Cr}）及 ADP。

二、生物氧化相关概念

1. 生物氧化　有机物在生物体细胞内氧化分解成 H_2O 和 CO_2 或其他产物，并释放出能量生成 ATP 的过程称生物氧化，又称细胞呼吸或组织呼吸，包括物质分解和产能两个部分。生物氧化产生的能量近 40% 用于 ADP 磷酸化再合成 ATP，其余 60% 则以热能形式散发。ATP 是肌肉活动唯一的一种直接能量来源。

2. 无氧代谢与有氧代谢（有氧氧化） 糖、脂肪、蛋白质是人体的三大细胞燃料，它们经过生物氧化将分子内储存的能量释放出来，并转化成 ATP。在缺氧状态下，体内能源物质的代谢、释放能量的过程，称为无氧代谢，包括磷酸原供能系统和糖酵解系统。在氧气充足的条件下，经过三羧酸循环，将糖、脂肪、蛋白质彻底氧化分解，生成 CO_2 和 H_2O 并释放能量，称为有氧代谢，或有氧氧化。

3. 呼吸链或电子传递链 生物氧化过程中，代谢物上的氢原子被脱氢酶激活脱落后，经过一系列的传递链，最后与激活的氧结合生成水的全部体系，此过程与细胞呼吸有关，将此传递链称为呼吸链或电子传递链。

4. 氧化磷酸化 代谢物在生物氧化过程中释放出的自由能用于合成 ATP（即 ADP+Pi→ATP），这种氧化放能和 ATP 生成（磷酸化）相偶联的过程称氧化磷酸化。氧化磷酸化分为代谢物连接的磷酸化（底物水平磷酸化）、呼吸链连接的磷酸化（电子传递水平磷酸化）两种类型。

5. ATP

（1）ATP 的分子结构：ATP 是由一个腺嘌呤、一个核糖和三个磷酸单位组成的核苷酸，也可以说 ATP 是由一个大分子的腺苷和三个磷酸根组成，故称三磷酸腺苷。ATP 的活化形式通常是 ATP 与镁离子或锰离子的结合物。在 ATP 分子结构中的三个磷酸根之间的结合键中蕴含着大量的化学能，故称为高能磷酸键（A—P～P～P）。

（2）ATP 的水解反应：肌肉活动时，储存在肌纤维中的 ATP 在 ATP 酶的作用下水解最外侧端的高能磷酸键，生成 ADP 和磷酸，并释放大量的能量使肌纤维缩短，完成机械功。但在某些情况下，ATP 末端的两个磷酸基团一起去除，生成 AMP 和焦磷酸（PPi），无机物焦磷酸可进一步水解形成两分子无机磷。ATP、ADP、AMP 在适当的条件下，可以互相转变。

（3）ATP 生物学功能

1）生命活动的直接能源：ATP 是生物体系中能量的直接供体，是代谢反应中能量转移的重要载体，起着能量携带和转运者作用，满足生命活动所需的肌肉收缩所做的机械功、合成细胞分子的化学能、神经传导所需的电能、维持体温的热能等各种能量消耗。因此，常常被称为"通用能量供体"或"能量通用货币"。

2）参与细胞内磷酸肌酸、糖、脂肪、蛋白质等物质的代谢反应：运动后恢复期，当机体中 ATP 合成量达到一定浓度时，ATP 分子内的高能磷酸基团可以转移给肌酸，合成磷酸肌酸（CP）。此外，机体内还有其他的高能磷酸化合物，如三磷酸胞苷（CTP）、三磷酸鸟苷（GTP）、三磷酸尿苷（UTP）等，也是在许多物质代谢过程中起重要作用的能源物质，而且也都是从 ATP 中获得高能磷酸键分别转移给 CDP、GDP、UDP 而合成的。ATP 还作为磷酸的供体，参与糖、脂肪等分解代谢起始阶段耗能的磷酸化（活化）反应。

（4）ATP 的储量及供能能力：人体内 ATP 总量为 80～100g，在任何时刻总量均不超过 100g。生物学家估计，一个静卧的人 24 小时内消耗约 40kg ATP，久坐的人每天消耗 ATP 的重量相当于自身体重的 75%。肌肉中 ATP 储量不超过 5mmol/kg 湿肌，仅能维持全力爆发性运动 1～2 秒。肌细胞也不能直接吸收血液或邻近细胞的 ATP，即使是长期运动训练也不能明显增加肌肉中 ATP 的储备。因此，运动时，骨骼肌消耗的 ATP 必须随时得到补足，才能维持肌肉的持续运动。

人体细胞每天的能量需要水解 200～300mol 的 ATP，体内 ATP 不断水解又不断再合成，每个 ATP 分子每天要被重复利用 2000～3000 次，ATP 的分解与再合成，即高能磷酸键的断裂与再连接在活细胞中永不停息地进行着。为了维持这极少量的 ATP 的储存量，其浓度和相应的 ADP 浓度随细胞内能量需要发生快速变化。运动时 ATP/ADP 的浓度比的变化迅速激活其他能源物质分解再合成 ATP。不同强度运动时 ATP 的消耗速率不同，需要与其匹配的再合成 ATP 的能源物质和代谢途径。

（5）ATP 的再合成原料及途径：肌细胞中可用于合成 ATP 的能源物质包括肌细胞内储存的三酰甘油和糖原、血糖、游离脂肪酸。肌肉中 ATP 的储存量甚少，仅为 5mmol/kg 湿肌左右，必须边分解边再合成，才能不断供应肌肉的需要。而 ATP 的再合成途径包括磷酸肌酸的分解供能、糖原酵解供能及糖和脂肪的氧化供能。

三、无氧代谢供能系统

大强度剧烈运动时,骨骼肌可利用磷酸肌酸、糖酵解释放能量合成 ATP,并分别构成磷酸原供能系统和糖酵解供能系统。虽然不利用氧无法完成能源物质的彻底氧化而使 ATP 的合成数量减少,但却提高了 ATP 的合成速率。

(一)磷酸原供能系统(ATP-CP 或非乳酸能系统)

磷酸原供能系统是由三磷酸腺苷(ATP)和磷酸肌酸(CP)构成的能量系统,也称 ATP-CP 系统或非乳酸能系统。ATP、CP 分子内均含有高能磷酸键,在供能代谢中均能通过转移磷酸基团释放能量,所以将 ATP、CP 合称为磷酸原。而将 ATP、CP 分解反应组成的供能系统称作磷酸原供能系统。

1. 肌酸与磷酸肌酸 磷酸肌酸(CP)是肌酸(C)的磷酸化形式。肌酸由精氨酸、甘氨酸、甲硫氨酸合成。人体肌酸总量约 120g,其中 98%存在于肌肉中。肌酸可接受 ATP 分子中的高能磷酸键生成磷酸肌酸。

CP 是在肌肉或其他兴奋组织(脑和神经)中的一种高能磷酸化合物,是高能磷酸基团的储存库。CP 分子内高能磷酸键水解释放的能量为 43.1kJ/mol,比 ATP 分子内高能磷酸键释放的能量(30.6kJ/mol)要多。CP 和 ATP 同为高能磷酸化合物,但骨骼肌收缩蛋白不能直接利用 CP 分解释放的能量。所以,CP 是储存于细胞内首先供应 ATP 再合成的能量物质。

2. 磷酸原系统供能过程 ATP 是肌肉收缩时将化学能转变为机械能的唯一直接能源。虽然肌细胞内 ATP 储量有限,但 ATP 有极高的转换率,据 Newsholme(1983)报道,进行 100m 短跑时,ATP 转换率可以提高 1000 倍之多。短时间极量运动时,ATP 水解释放能量的同时生成 ADP。肌质中的肌酸激酶(CK)对 ADP 浓度变化极为敏感,几乎与 ATP 水解同步作用,催化磷酸肌酸分解,将高能磷酸基团转移至 ADP,快速合成 ATP。同时,在肌原纤维附近的腺苷酸激酶(又称肌激酶)也会因肌质内 ADP 浓度的升高而增强活性,催化两分子 ADP 反应合成 ATP。但 AK 催化的反应在肌肉 ATP 转换的总量中占相对小的比例。

3. 运动时磷酸原供能特点

(1)不需氧气。

(2)快速供能,输出功率最高,大约为 50W/kg 体重。

(3)供能时间最短,供能时间约 7.5 秒(6~8 秒)。

(4)不产乳酸。

(5)磷酸原供能系统是速度、爆发力项目的代谢基础。主要为短时间高功率项目供能,如短跑、投掷、跳跃、举重及柔道等项目的运动。要注意加强磷酸原供能能力的训练。

(6)在食物中增加肌酸,一定程度上可提高肌肉中磷酸肌酸的储备,有助于提高磷酸原系统的能量储备和功率输出,是力量和速度项目运动员补充肌酸的原因。

4. 运动训练对磷酸原系统的影响表现

(1)运动训练可以明显提高 ATP 酶的活性。这对加快运动时 ATP 利用和再合成的速度以提高肌肉最大做功能力具有重要作用。

(2)速度训练可以提高肌酸激酶 CK 的活性,从而提高 ATP 的转换速率,即提高肌肉的最大功率输出以提高速度素质。

(3)运动训练使骨骼肌 CP 储量明显增多,从而提高磷酸原供能能力。

(4)运动训练对骨骼肌内 ATP 储量影响不明显。

（二）糖酵解供能系统（乳酸能系统）

人体组织均能对糖进行分解，主要分解途径有无氧条件下的无氧糖酵解，有氧条件下的有氧氧化及生成磷酸戊糖中间代谢产物的磷酸戊糖途径。我们这里主要介绍无氧条件下的糖酵解。

1. 糖的化学组成 大部分但不是全部的糖类物质可用 $C_n(H_2O)_n$ 表示。糖类物质是多羟基的醛或酮的化合物及它们的衍生物。糖类通常又称为醛糖、酮糖或碳水化合物。根据糖分子中所含的碳原子数，可以将糖类分为丙糖（甘油醛和二羟丙酮）、丁糖、戊糖（核糖、脱氧核糖）及己糖（葡萄糖）等。根据糖类水解时分解出最小分子的糖的情况，将糖类分成单糖、低聚糖或寡糖（蔗糖、乳糖、麦芽糖）和多糖（淀粉、糖原）三类。

2. 糖的功能

（1）组成身体成分：人体各组织、器官均含有糖类。糖是组织、细胞的重要组成成分。如核糖和脱氧核糖是细胞中核酸成分。糖与脂类形成糖脂，是神经组织和细胞膜的重要组成成分。糖和蛋白质形成糖蛋白，是骨骼肌肌腱、黏液、眼球玻璃体和角膜的重要成分。

（2）提供身体所需能量：70%的人体所需能量是由糖类物质提供的。人体糖类存在有三种形式，血糖、肝糖原和肌糖原。其中血糖是糖的运输形式，肝糖原和肌糖原是储存形式。正常人空腹时血糖浓度为 80～120mg/dl，血糖相对稳定是血糖来源和去路维持动态平衡的结果。短时间剧烈运动，血糖浓度升高，是机体由安静状态进入运动状态时，交感-肾上腺系统兴奋增强的结果。在长时间运动时，能量消耗很大，血糖浓度降低；肝脏中的糖原便转变为葡萄糖进入血液，供肌肉活动利用。

（3）调节脂肪和蛋白质代谢：运动时机体储存的糖首先被动用，可以减少蛋白质和脂肪的分解。

3. 糖酵解 糖原或葡萄糖在无氧条件下生成乳酸，并合成少量 ATP 的过程为糖的无氧代谢，又称为糖酵解。运动时，由肌糖原或葡萄糖通过酵解生成乳酸，伴随能量释放，并合成 ATP 的途径称为糖酵解供能系统（乳酸能系统），是机体进行大强度、短时间剧烈运动时的主要能量来源。

4. 糖酵解过程 糖酵解分为两个阶段，共 10 个反应。第一阶段是 1 分子葡萄糖酵解过程，共 5 个反应（葡萄糖的磷酸化、6-磷酸葡萄糖的异构反应、6-磷酸果糖的磷酸化、1,6-二磷酸果糖裂解反应、磷酸二羟丙酮的异构反应），消耗 2 分子 ATP，为耗能过程；第二阶段共 5 个反应（3-磷酸甘油醛氧化反应、1,3 二磷酸甘油酸的高能磷酸键转移反应、3-磷酸甘油酸的变位反应、2-磷酸甘油酸的脱水反应、磷酸烯醇式丙酮酸的磷酸转移），生成 4 分子 ATP，为释放能量过程。

5. 运动时糖酵解供能特点

（1）输出功率为磷酸原供能系统的一半，但比有氧氧化大一倍。

（2）供能时间：30 秒达到最大，可以维持 2～3 分钟。

（3）产生乳酸致机体疲劳。

（4）在供氧不足时快速供能，以应对急需。

（5）是速度耐力性项目的代谢基础。如短距离速滑、摔跤、柔道、拳击、武术等项目中，糖酵解供能能力对运动成绩有决定性作用。

6. 乳酸供能特点 在少数组织细胞，如视网膜、睾丸、肾髓质和红细胞等，即使在有氧条件下，仍需要从糖酵解获得能量，所以血液中含有一定量的乳酸，其浓度大约是 1mmol/L，骨骼肌释放入血的乳酸约占血乳酸的 35%。在 45 秒至 2 分钟最大强度运动时，血乳酸浓度可达 15mmol/L，这是极量运动型疲劳的主要因素之一。提高耐受乳酸最大浓度的能力，就可抗疲劳，提高运动能力。

7. 乳酸的消除 机体将乳酸消除的生物化学过程称为乳酸代谢。消除乳酸有三个途径：一是在心肌和骨骼肌内氧化成二氧化碳和水，它是乳酸消除的主要途径，占 55%～70%；二是在肝脏、肾脏经糖异生作用转变为肝糖原和肌糖原，占比<20%，转变为蛋白质的占 5%～10%，转变为葡萄糖和血乳酸的占比<2%，其他占比<10%（氨基酸、三羧酸循环中间产物）；三是经汗液、尿液排出体外。

人体活动后乳酸的主要去路是氧化，糖异生作用是次要的。乳酸代谢可防止乳酸过多而引起代谢性酸中毒，对维持机体酸碱平衡有积极作用。乳酸消除使得酵解产物不断移去，有利于糖酵解继续进行，以维持糖酵解的供能速率。

四、有氧代谢供能系统

当运动时间延长，随着氧的运输和利用能力的提高，糖、脂肪和蛋白质有氧代谢供能成为肌肉活动的重要能量来源。

（一）糖的有氧氧化

糖原或葡萄糖在有氧条件下彻底氧化生成二氧化碳和水，并合成大量 ATP 的过程称糖的有氧氧化。有氧氧化系统是指糖、脂肪和蛋白质在细胞内（主要是线粒体内）彻底氧化成二氧化碳和水的过程中，再合成 ATP 的能量系统。

1. 糖的有氧氧化过程 糖的有氧氧化分两个阶段：第一阶段是指在细胞质由葡萄糖生成丙酮酸的过程；第二阶段是丙酮酸在有氧状态下进入线粒体，丙酮酸脱羧生成乙酰辅酶 A（CoA），进入三羧酸循环，进而氧化成二氧化碳和水，同时 NADH+H$^+$等可经呼吸链传递，伴随氧化磷酸化过程生成水和 ATP。糖有氧氧化时，1mol 葡萄糖生成 38mol ATP。

2. 糖的供能特点
（1）有氧供能。
（2）输出功率低。
（3）能生成大量 ATP，储能多。
（4）不产生致疲劳物质，供能持久。
（5）供能项目主要是长时间的耐力性项目。
（6）是人体最重要的供能系统。

3. 三羧酸循环 在糖有氧氧化的第二阶段中，丙酮酸转化为乙酰 CoA，进入由一连串反应构成的循环体系，被氧化生成二氧化碳和水，由于这个循环开始于乙酰 CoA 与草酰乙酸缩合生成的含有三个羧基的柠檬酸，因此，称为三羧酸循环或柠檬酸循环。

（二）脂肪有氧氧化

脂肪又称甘油三酯或三酰甘油。由 1 分子甘油和 3 分子脂肪酸组成。动物脂肪称为脂，植物脂肪称为油。含不饱和脂肪酸多的食物价值高。脂肪主要分布在皮下结缔组织、大网膜、肠系膜、内脏周围等脂肪组织，又称为脂库、储存脂、可变脂。

1. 脂肪的有氧氧化过程 人体的脂肪来源于食物和自身合成两个途径。脂肪主要储存于皮下及腹腔等脂肪组织中，需要时分解为脂肪酸和甘油，再由血液运送到身体的各个部位。人体大多数组织均能氧化脂肪酸，但脑组织例外，因为脂肪酸不能通过血脑屏障。在氧供应充足的条件下，脂肪酸可分解为乙酰 CoA，彻底氧化成二氧化碳和水，并释放出大量能量。脂肪酸氧化分解时，由于其碳链的断裂是在一个结构上称为β位的碳原子处发生的，所以就把脂肪酸的氧化分解称为β氧化。骨骼肌利用甘油的能力很低，运动中主要涉及的是脂肪酸分解供能。

2. 脂肪供能的特点
（1）脂肪酸氧化过程也是脂肪酸改造过程，可将长链脂肪酸改造成长度适宜的脂肪酸供机体代谢所需。
（2）储存能量多。
（3）供能效率高。
（4）占据空间少。

（三）蛋白质有氧氧化

1. 蛋白质的基本组成单位——氨基酸 人体内大约含有 30 万种蛋白质。蛋白质是细胞的基本结构物质。蛋白质的种类不同，其功能也不同。蛋白质分子结构是指蛋白质分子中各种氨基酸的连接方式、排列顺序和蛋白质的空间结构。人体对蛋白质的需要实际是对氨基酸的需要。

氨基酸是蛋白质的基本组成单位。从细菌到人类，所有蛋白质都由 20 种标准氨基酸组成。不同的蛋白质中，20 种氨基酸的排列组合不同，中间靠肽键连接，形成多肽或蛋白质。氨基酸是指含有氨基的羧酸，在自然界中，参与蛋白质组成的 20 种氨基酸都是α-氨基酸，它是指在紧连羧基的碳原子上同时连有一个氨基酸，而 20 种氨基酸的差别是"R"基团的不同。

2. 氨基酸的代谢过程　蛋白质的代谢体现于体内氨基酸库的动态变化。体内氨基酸的来源有内源性氨基酸（体内组织蛋白质降解产生的氨基酸）和外源性氨基酸（经食物消化、吸收的氨基酸）。氨基酸主要用于合成蛋白质、合成含氮的功能性物质及分解代谢。氨基酸通常以转氨基和（或）氧化脱氨基的方式脱去α-氨基，生成相应的α-酮酸。而α-氨基及其他来源氨进入血液后形成血氨。血氨主要以丙氨酸和谷氨酰胺两种形式运输，α-酮酸可经不同环节进入三羧酸循环，进而彻底氧化成二氧化碳和水，同时合成 ATP。另外，α-酮酸还可沿转氨基作用的逆反应再与氨基化合成非必需氨基酸，或者是转变成脂肪和糖。

耐力运动时蛋白质分解代谢增强，分解产物氨基酸一方面作为底物供能，另一方面经葡萄糖-丙氨酸循环进行糖异生，以维持血糖恒定。运动参与氧化供能的氨基酸主要有两大类：一类包括丙氨酸、谷氨酸、天冬氨酸；另一类是支链氨基酸。

3. 蛋白质供能的特点

（1）提供能量并不是蛋白质的主要作用，只是作为糖与脂肪供能的补充，人体每天消耗的能量中仅有约 17%来自蛋白质。

（2）无氧代谢中蛋白质几乎不参与供能，长时间有氧代谢可参与供能。

（3）蛋白质氧化的最终产物对人体内环境有不良影响。

4. 蛋白质的生物学功能

（1）构成机体的结构成分：几乎所有组织、器官都有蛋白质，占人体固体成分的 45%，占细胞中干成分的 70%以上，人体内大约含有 30 万种蛋白质。

（2）体内绝大多数酶都是蛋白质。

（3）许多激素是由多肽和蛋白质组成。

（4）转运与储存作用：血红蛋白在红细胞中运载氧，肌红蛋白在肌肉中运输和储存氧。

（5）收缩和运动作用：肌细胞中肌球蛋白和肌动蛋白组成的粗肌丝、细肌丝，在神经的调节下，相互滑行实现肌肉的收缩和舒张。

（6）免疫防御作用：抗体和免疫球蛋白是机体受外来抗原的刺激而产生的蛋白质。

（7）参与代谢供能：蛋白质是机体三大能源之一，一般情况下，蛋白质产能主要用于机体组织的自我更新，不参与供能。但在饥饿、长时间大强度运动时，体内糖储备大量消耗，蛋白质供能作用明显加强。

第三节　体能训练的机体能量供应

怎样运用合理的、有针对性的体能训练，合适的生化指标监控来提高运动员的成绩？不合理的运动训练会对运动员造成哪些影响？为什么在竞技运动中专门的体能训练更有价值？如何进行有针对性的体能训练，有效地提高运动成绩，而又不出现过度训练呢？

一、体能训练的能源基础

体能是指人体通过先天遗传和后天训练获得的在形态结构方面、功能调节方面及物质能量的储存和转移方面所表现出来的综合运动能力。体能训练是运动训练的重要组成部分，是结合专项需要并通过合理负荷的动作练习，改善运动员身体形态，提高机体各器官系统功能，充分发展运动素质，促进运动成绩提高的训练过程。

体能训练的内容包含身体形态（高度、长度、围度、宽度），身体功能（心血管、呼吸、神经、内分泌，即机体各器官系统的功能），身体素质（力量、速度、耐力、灵敏性，即在运动时所表现出来的运动能力）。体能系统结构要素间的相互关系如图4-1：

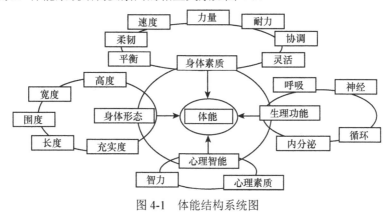

图 4-1　体能结构系统图

二、体能与体内代谢供能能力密切相关

体能的好坏直接与体内代谢供能能力密切相关。根据机体在产能的过程中是否有氧参与和维持供能时间的长短，机体的能量供给可分为两个过程（无氧代谢和有氧代谢）和四个系统（磷酸原供能系统、糖酵解供能系统、糖有氧代谢供能系统及脂肪和蛋白质有氧代谢供能系统）。

人体内的这4个供能系统的输出功率不同，选择燃料不同，在不同运动项目中参与供能的比例也不相同。但是在任何一个项目的运动过程中，将所占供能比例最大的供能系统养护好，并保证其超常运转将提高有效的运动能力。因此，体能训练的主要目的就是要通过运动训练对特定运动项目中所占供能比例最大的那个供能系统实施良性刺激，以提高代谢供能能力，并最终提高体能。如何最大限度地提高运动中主要代谢供能系统的代谢供能能力，是运动生物化学研究的一个核心问题。

三、运动时能量连续释放过程与运动强度的关系

人体无论是安静状态还是运动状态，能量供给都是维持和保障人体所处状态的基础，而且能量供给是一个连续释放的统一过程。不同类型的运动项目的能量供给途径之间及各供能系统之间相互联系，形成一个能量连续释放过程。而不同供能系统的参与程度，主要取决于运动强度。

第一个转折区——糖阈。处于安静或轻度活动时，人体主要依靠游离脂肪酸氧化供能，当运动时需要大于游离脂肪酸氧化输出的最大功率，即运动负荷超过30%～50%最大摄氧量，糖氧化供能明显增加，这一转折点叫作糖阈。当运动强度在糖阈之下时，部分脂肪和糖都能氧化供能。如慢跑、超长距离跑或长时间极限运动等，供能比例取决于负荷强度和肝糖原、肌糖原水平及血液中的游离脂肪酸浓度。

第二转折区——乳酸阈或无氧阈。当运动负荷强度达55%～75%最大摄氧量时，糖通过酵解生成乳酸途径参与供能比例迅速增加形成一个转折点，称为乳酸阈或无氧阈。这时运动肌肉糖原储量减少，会影响机体维持某个运动强度的持续时间；另一方面当肌肉中提供能量生成乳酸时，乳酸浓度可比安静时升高20～30倍，肌肉中由乳酸释放的氢离子（H^+）可使肌肉 pH 下降0.4～0.5，肌肉酸性化而影响肌肉本身的收缩过程，使得运动能力下降，这种代谢过程只能提供2～3分钟最大强度的运动。科学的训练可以提高肌肉缓冲 H^+ 能力，增加糖储量及糖酵解生成乳酸的能力。

第三转折区——磷酸肌酸阈。当进行 80%～95%最大摄氧量运动时，乳酸生产大于其转运，使 H^+升高，肌肉中 H^+升高可以抑制磷酸果糖激酶活性，使糖酵解减弱、乳酸生成减少，来自糖酵解的供能会减少。然而，H^+升高直接影响肌酸激酶，有利于 H^++ADP+CP→ATP+C 反应进行。此时，肌肉中磷酸肌酸分解产生 ATP 供能会明显增加，以维持肌肉收缩和适应高强度运动时能量供应的量和功率的需求。

对于人体来说，四个供能系统都有各自特定的最大输出功率和理想供能时间，并以此保障运动中 ATP 再合成需要。不同强度、时间的运动项目中，有氧代谢和无氧代谢的参与程度是不一样的，有明显的项目特征，如果以最大强度运动时，机体能够以最大输出功率和最短持续时间运动。

四、不同运动项目的物质代谢和能量代谢

运动训练和体育锻炼的目的是不同的，但是物质代谢和能量代谢的途径与调控方式是一致的，不会因为是运动训练而不是体育锻炼就会造成糖的有氧氧化途径发生改变。两者导致机体适应性变化的差异主要是程度的不同。即机体能源储备数量、机体自身调节控制能力、机体耐受内环境的变化能力等，经过专业训练的人要高于一般参与锻炼的人。因此，在制定运动训练计划和体育锻炼方案时依据的物质代谢和能量代谢的基础是一样的，但是在实施时需要遵循的原则是有差别的。

（一）运动项目代谢类型的分类

根据运动时运动负荷和运动时间的特征，进一步把机体物质和能量代谢的类型细分，并且将运动项目与之对应，这是制定运动训练计划的重要依据。

（二）在运动过程中代谢规律应用的基本思路

运动训练的效果与内容的针对性紧密相关，在不同运动中起主导作用的能量系统是不一样的，这是在了解运动项目与供能关系之后需要进一步了解的地方。与此同时，在发展既定供能系统能力的过程中，严格控制运动强度和运动时间是最为关键的手段，因为不同时间最大强度运动时，供能代谢的分布是不一样的。

运动训练是提高运动能力的基本途径，因此，运动训练的方法从内容到方式都是随着训练实践的需求不断发生变化，进一步完善和创新的。

了解运动项目的特点和规律是制定训练计划的前提，了解运动项目与能量供给系统的关系是制定训练方式、方法的依据。不同运动项目供能系统参与比例具有明显的项目特征，我们通过控制运动训练的强度和运动时间，制定出符合项目特点的具体训练方法和手段，可以达到满足发展专业素质的供能系统能力。

在选定具体运动训练方法的基础上，根据既定目标，充分利用评估手段检查和修正运动训练方法的落实，是保障训练效果的重要环节。在实际的操作中，可以根据生理、生物化学指标和测试方法来判断、分析、评价训练的效果，制定训练方案和修订训练计划。

第四节　提高代谢供能能力的训练方法

一、提升磷酸原代谢供能能力的训练方法

在任何形式的运动中，磷酸原代谢供能系统都是最早、最快进行供能的系统。供能快，输出功率最大、供能时间短（6～8 秒）。能够对该代谢供能系统产生最大刺激的训练内容是以短时间爆发力运动为主导的训练内容和方法。

（一）力量训练方法

1. 发展最大力量训练方法

（1）重复力量训练法：是采用负荷强度达到最大负荷强度的 75%～90%进行练习，每项练习中完成组数 6～8 组，每组 3～6 次，组间歇 2～3 分钟。例如，股四头肌最大收缩力量训练可采用杠铃负重蹲起的重复训练方法。

（2）阶梯负荷式极限力量训练法：正金字塔式训练是指一次课的训练从较低的负荷开始，逐渐加大负荷而减少训练次数；逆金字塔式训练与正金字塔的运动负荷安排正好相反，是由较高的负荷开始，逐渐减少负荷而增加训练次数。逆金字塔式训练法对力量的提升效果最好，但运动性损伤发生率较高；双向金字塔式训练是由较低负荷开始，逐渐增加负荷而减少训练次数，当负荷增加到最大，再减少负荷增加次数，整个练习过程会造成肌肉相当程度疲劳。例如，发展胸大肌力量可以采用阶梯负荷式极限力量训练法。

（3）静力量训练法：静力力量也称为等长收缩。通过最大强度的静力性训练可以发展最大力量。训练的负荷强度为 70%～100%最大力量强度。每次持续时间为 3～6 秒，训练 4 次，组间间隔 3～4 分钟，如髋关节周围肌群力量训练等，用静力训练法十分有效。

2. 发展快速力量的训练方法

（1）负重力量训练：在运动实践中有各种各样通过负重方式发展速度力量的训练方法。根据方法中负重是否变化，可分为恒定负重负荷训练方法和变动负重负荷训练方法两种。

恒定负重负荷训练方法：一般多采用本人最大负重的 40%～80%的强度，训练中要求运动员尽量体会最大用力和最大速度感；一般每组重复 5～8 次，完成 3～6 组，训练组数的确定应以运动员不降低完成动作的速度为准，如果动作速度明显下降，则应停止训练；组间间歇时间应该充分，但不宜过长，一般为 2～3 分钟。组间间歇时间过长可导致中枢神经系统兴奋性下降，影响后续的训练。

变动负重负荷训练方法：是在恒定负重负荷训练方法基础上，运动员在力量训练过程中所承受负荷可以由小到大地变动，或者由大到小、两者结合，甚至负重负荷可以模拟比赛负荷，循环变动等。

（2）不负重力量训练：是采用各种形式和要求克服自身体重的跳跃训练。例如，各种形式的台阶跳、跨步跳、纵跳、蛙跳等训练。上肢快速力量训练多采用与专项运动相结合的各种击打、挥摆、投掷和快速鞭打训练。

（二）速度训练方法

1. 非周期性移动速度训练　柔道或者摔跤运动中背摔运动过程、投掷铅球或者链球最后出手前的身体移动等，以最大或接近最大的运动速度完成移动过程，具体运动持续时间和组数可以按照如下组合：

（1）5～6 组，5～10 秒/组。

（2）3～4 组，10～20 秒/组。

（3）2～3 组，20～30 秒/组。

其中各次训练之间休息 30～120 秒，组间休息 2～5 分钟。

2. 周期性移动速度训练　周期性移动包括跑步、游泳或者速度滑冰等运动形式。其中跑步可以采用 30～60m、60～100m，或者 100～200m 最大速度，或者 100%～120%最大强度重复进行冲刺跑；游泳运动可以采用 15～25m、25～50m 最大强度或者超最大强度冲刺游泳；速度滑冰可以采用 150～200m 最大速度或者超最大速度滑冰。每次运动可以持续 1～15 秒，反复进行 6～12 组，各次训练之间休息 3～5 分钟，组间休息 10～20 分钟，具体训练负荷要根据运动员的实际情况确定。

二、提升糖酵解代谢供能能力的训练方法

提高糖酵解代谢供能能力的最有效方法是高强度运动，保证运动中主要由糖酵解供能，运动机体内有明显的乳酸积累。提高糖酵解代谢供能能力的训练，目前常采用最大乳酸训练和乳酸耐受力训练两种方法。

（一）最大乳酸浓度能力的训练方法

乳酸是糖酵解的最终产物。运动中乳酸生成量越大，说明糖酵解供能的比例越大，无氧耐力素质越好，所以最大乳酸训练的目的是使糖酵解供能能力达到最高水平。

最大乳酸间歇训练法采用持续 1 分钟左右最大强度运动，血乳酸最高可达 15mmol/L，如 400～500m 跑步、100～200m 游泳或者 500m 速度滑冰；休息间歇大约 4 分钟。随着间歇跑步重复次数的增加，血乳酸水平不断积累增加，在第 4 次跑步后将可以达到 32mmol/L 水平。可刺激机体产生更强的抗酸、耐酸能力，提高抗疲劳能力。间歇训练法可以使血乳酸水平超出一次 1 分钟极量运动后水平的 1 倍左右，有利于提升糖酵解代谢供能系统的供能能力，间歇训练方法的关键是负荷强度和间歇时间的把握。

（二）乳酸浓度的耐受能力训练方法

乳酸耐受力训练常采用超量负荷的方法。在第一次练习后使血乳酸达到较高水平，目前认为以 12mmol/L 的血乳酸浓度为宜，但体内血乳酸水平未达到峰值，然后选择适当的休息间歇，使血乳酸水平保持在这一水平，使机体在训练中忍受较长时间的刺激，从而产生生理上的适应和提高耐受力。在训练中可采用 1～1.5 分钟运动和 4～5 分钟休息的多次重复的间歇训练方法。

三、提升有氧代谢供能能力的训练方法

有氧代谢供能系统是长时间耐力运动能量的主要来源。通过有氧氧化能力的训练，可以改善机体氧运输和利用能力，从而提高有氧耐力素质。有氧代谢供能是在有氧条件下能源物质氧化分解，而运动时机体只有在中、低强度状态时才能获得充足的氧气。所以，在进行有氧代谢能力训练时，除要求运动时间长以外，还要求降低运动强度，间歇时间也需延长。也即要遵循量大、时间长、强度相对较小的原则。提高有氧代谢能力训练方法常有间歇训练、乳酸阈训练和最大乳酸稳态（持续耐力）训练及高原训练。

（一）糖的有氧代谢供能系统的训练方法

提高糖的有氧代谢供能能力的训练方法常有乳酸阈强度训练和最大乳酸稳态强度（持续耐力）训练。

1. 乳酸阈强度训练 在递增负荷强度运动时，血乳酸浓度随运动强度增加而变化，开始阶段缓慢上升，经过一段时间过渡而转变为急促上升，在 4mmol/L 左右的急促上升点或区域（拐点），称为乳酸阈。

在递增负荷运动过程中，血乳酸水平反映了人体内代谢供能系统的参与供能情况，当血乳酸水平达到 4mmol/L 左右时，使人体内代谢供能系统由主要依靠碳水化合物有氧代谢供能系统提供能量向主要依靠无氧代谢糖酵解供能系统供能转变的一个分水岭，因此，血乳酸浓度值 4mmol/L 被称为乳酸阈值。而血乳酸浓度为 4mmol/L 对应的运动强度，如跑速、游泳速度或速滑速度被称为乳酸阈强度。采用乳酸阈强度，如运动速度、功率等负荷强度进行训练称为乳酸阈强度训练。

乳酸阈强度是对有氧代谢供能系统供能能力最大的一个刺激，如果运动强度在此基础上再稍微增加一点，可能导致代谢供能系统方法较大的转变，因此，乳酸阈强度训练是对有氧代谢供能系统

供能能力的高强度训练。在田径、游泳、自行车、划船、滑雪等运动项目中，乳酸阈强度训练方法广泛应用。这是提高有氧代谢供能能力最大负荷强度和量度最适宜的训练法，其训练的强度可用接近比赛的强度。

2. 最大乳酸稳态强度训练 在马拉松或 100km 自行车比赛中，能量供给几乎完全依靠有氧代谢供能系统供应，但是血乳酸水平低于乳酸阈水平，运动强度也低于乳酸阈强度，但可以持续运动更长时间，使血乳酸达到一个最大的稳态水平。

（二）脂肪的有氧代谢供能系统的训练方法

持续长时间的有氧代谢供能系统训练。脂肪是人体内能量的最佳储存形式，但要作为燃料燃烧，脂肪只能够进行有氧代谢，而且供能最大，功率较低。最大乳酸稳态强度训练和乳酸阈强度训练都或多或少地刺激了人体内脂肪的有氧代谢供能。将血乳酸水平控制在 2mmol/L 以内的超长时间的耐力运动将极大地刺激人体内脂肪的有氧代谢供能系统的供能能力，同时这一运动也将对心肺功能产生良好的刺激作用。

课后练习题

一、填空题及其答案

1. （生物分子）是生物体和生命现象的结构基础和功能基础，是生物化学研究的基本对象。它主要包括糖、脂肪、核酸和蛋白质等生物大分子，以及水、无机盐、维生素、辅酶、激素、核苷酸和氨基酸等。

2. 运动生物化学是生物化学的分支，是从（分子水平）研究人体化学组成对运动的适应，揭示运动过程中人体物质、能量代谢及调节规律的学科。它是体育科学中一门重要的基础理论课。

3. 物质代谢是生物体内各种（化学反应）过程的总称，包括分解代谢和合成代谢，是实现各种生命活动基础。

4. 能量代谢是指伴随物质代谢过程所发生的能量的释放、转移、储存和（利用）。

5. 高能化合物是指水解时释放的（标准自由能）高于 20.9kJ/mol 的化合物。

6. 高能磷酸化合物是指体内多数高能化合物含有可水解的（高能磷酸基团），如 ATP、CP。

7. 有机物在生物体细胞内氧化分解成 H_2O 和 CO_2 或其他产物，并释放出能量生成 ATP 的过程称生物氧化，又称（细胞呼吸）或组织呼吸，包括物质分解和产能两个部分。

8. 在缺氧状态下，体内能源物质的代谢、释放能量的过程，称为无氧代谢，包括（磷酸原供能系统）和糖酵解系统。

9. 在氧气充足的条件下，经过三羧酸循环，将糖、脂肪、蛋白质彻底氧化分解，生成 CO_2 和 H_2O 并释放能量，称为（有氧代谢）或有氧氧化。

10. 生物氧化过程中，代谢物上的氢原子被脱氢酶激活脱落后，经过一系列的传递体，最后与激活的氧结合生成水的全部体系，此过程与细胞呼吸有关，将此传递链称为（呼吸链）或电子传递链。

11. 代谢物在生物氧化过程中释放出的自由能用于合成 ATP，这种氧化放能和 ATP 生成相偶联的过程称（氧化磷酸化）。

12. ATP 是由一个腺嘌呤、一个核糖和三个磷酸单位组成的核苷酸，也可以说 ATP 是由一个大分子的（腺苷）和三个磷酸根组成，故称三磷酸腺苷。

13. 磷酸原系统是由三磷酸腺苷（ATP）和磷酸肌酸（CP）构成的能量系统，也称 ATP-CP 系统或（非乳酸能系统）。ATP、CP 分子内均含有高能磷酸键，在供能代谢中均能通过转移磷酸基团释放能量，所以将 ATP、CP 合称为磷酸原。而将 ATP、CP 分解反应组成的供能系统称作磷酸原供能系统。

14. 糖类物质是（多羟基）的醛或酮的化合物及它们的衍生物。糖类通常又称为醛糖、酮糖或碳水化合物。

15. 运动时由肌糖原或葡萄糖通过酵解生成乳酸，伴随释放能量，并合成 ATP 的途径被称为糖酵解供能系统（乳酸能系统），是机体进行大强度短时间剧烈运动时的主要能量来源。

16. 糖原或葡萄糖在有氧条件下彻底氧化生成二氧化碳和水，并合成大量 ATP 的过程称糖的（有氧氧化）。

17. 有氧氧化供能系统是指糖、脂肪和蛋白质在细胞内彻底氧化成 H_2O 和 CO_2 的过程中，再合成 ATP 的（能量系统）。

18. 脂肪又称甘油三酯或三酰甘油。由 1 分子甘油和 3 分子（脂肪酸）组成。动物脂肪称为脂，植物脂肪称为油。含不饱和脂肪酸多的食物价值高。

19. 脂肪主要分布在皮下结缔组织、大网膜、肠系膜、内脏周围等脂肪组织，又称为脂库、储存脂、可变脂。

20. 蛋白质分子结构是指蛋白质分子中各种（氨基酸）的连接方式、排列顺序和蛋白质的空间结构。人体对蛋白质的需要实际是对氨基酸的需要。

二、简答题及其答案

1. 为什么说运动时骨骼肌必须随时补足 ATP 才能维持肌肉的持续运动？

答：人体内 ATP 总量在 80～100g，在任何时刻总量均不超过 100g。肌肉中 ATP 储量不超过 5mmol/kg湿肌，仅能维持全力爆发性运动 1～2 秒。肌细胞也不能直接吸收血液或邻近细胞的 ATP，即使是长期运动训练也不能明显增加肌肉中 ATP 的储备。因此，运动时，骨骼肌消耗的 ATP 必须随时得到补足，才能维持肌肉的持续运动。

2. 运动时磷酸原供能特点有哪些？

答：（1）不需氧气。

（2）快速供能，输出功率最高，大约为 50W/kg 体重。

（3）供能时间最短，供能时间约 7.5 秒（6～8 秒）。

（4）不产乳酸。

（5）磷酸原供能系统是速度、爆发力项目的代谢基础。主要为短时间高功率项目供能，如短跑、投掷、跳跃、举重及柔道等项目的运动。

（6）在食物中增加肌酸，一定程度上可提高肌肉中磷酸肌酸的储备，有助于提高磷酸原系统的能量储备和功率输出，是力量和速度项目运动员补充肌酸的原因。

3. 运动时糖酵解供能特点有哪些？

答：（1）输出功率为磷酸原供能系统的一半，但比有氧氧化大一倍。

（2）供能时间：30 秒达到最大，可以维持 2～3 分钟。

（3）产生乳酸致机体疲劳。

（4）在供氧不足时快速供能，以应对急需。

（5）是速度耐力性项目的代谢基础。如短距离速滑、摔跤、柔道、拳击、武术等项目中，糖酵解供能能力对运动成绩有决定性作用。

4. 糖的供能特点有哪些？

答：（1）有氧供能。

（2）输出功率低。

（3）能生成大量 ATP，储能多。

（4）不产生致疲劳物质，供能持久。

（5）供能项目主要是长时间的耐力性项目。

（6）是人体最重要的供能系统。

5. 脂肪的供能特点有哪些？

答：（1）脂肪酸氧化过程也是脂肪酸改造过程，可将长链脂肪酸改造成长度适宜的脂肪酸供机体代谢所需。

（2）储存能量多。

（3）供能效率高。

（4）占据空间少。

（郭丽君　郗月明）

第五章 运动生物力学

学习目标
1. 掌握运动生物力学的相关概念、人体动作结构、动作系统及人体基本运动形式。
2. 熟悉运动生物力学的任务、人体运动器官、系统的功能特征、人体惯性参数。
3. 了解运动生物力学的发展史、人体动作技术分析。

通过本章学习，使学生了解运动生物力学的相关概念与任务，熟悉运动生物力学的测试方法及数据分析方法，掌握动作技术的生物力学基本原理，以及进行技术动作的分析与诊断。

第一节 运动生物力学概述

一、运动生物力学相关的概念

生物学是研究生物体生命现象规律的科学，它研究生物体形态、结构、功能及其统一。力学是研究物体机械运动规律的科学。它所研究的客体是物体的空间位置随时间变化的规律及变化原因，几乎在物质的一切运动中都包含有这种最基本、最简单的运动形式。生物力学是研究生物体的机械运动规律的科学。运动生物力学是生物力学的一个分支。运动生物力学是研究体育运动中人体（包括器械）机械运动规律及其应用的科学。运动生物力学是以经典的力学的理论和方法为主要工具，研究体育运动中的各种力学现象。它是体育科学的重要组成部分。

二、运动生物力学的任务

运动生物力学的任务极为广泛，对促进全民健身科学化、提高运动员竞技运动水平都具有重要指导意义。运动生物力学主要承担以下几项研究任务：

（一）研究人体形态结构和机能的力学特性

运动生物力学主要任务之一就是揭示人体结构、机能的力学特点。认识运动训练对人体结构、机能和生物力学特性的反作用，通过符合生物力学原理的运动训练，使身体某些方面的运动能力得到充分发展，从而不断提高运动技术水平。

（二）研究运动技术，确立动作技术原理

动作技术原理是指完成某项动作技术的力学规律。动作技术的形成有两个途径：一是通过长期运动实践，另一个是利用运动生物力学理论揭示运动技术的原理及创造新的技术动作。

提高运动成绩常用的方法就是改进运动员的技术动作。由于运动生物力学不仅要研究人体运动的表现形式和产生运动的原理，同时也要研究影响人体运动的外界条件与运动技术的关系。运动生物力学根据人体形态功能特点结合对运动场地、器材的改进，研究最合理、最有效的运动技术。以求达到最好的运动成绩。动作技术改进最常见的一种表现形式是教练员利用生物力学的定性分析方法来改进运动技术。另一方面是研究人员发现新的或更先进的技术来提高运动水平。

运动技术分析是竞技运动的生物力学主要研究任务之一，对运动技术进行分析步骤：第一，确

定所要分析动作技术的目标；第二，确定影响这一目标的生物力学因素有哪些；第三，确定这些因素与技术动作目标之间的关系及影响因素。例如，标枪投掷项目的目标就是要投得远，通过对该项运动特征的分析，了解到影响标枪投掷成绩的直接因素包括标枪飞行的初始条件、标枪的参数和天气因素；深层间接影响因素包括身体素质、形态学、技术等多重因素；第四，通过实验手段测定影响动作技术分析目标的因素，以寻求改善动作技术的方法及手段。

（三）进行运动技术诊断，研究适合个人的最佳运动技术

运动生物力学主要内容涉及动作技术的分析与诊断。通过进行动作技术诊断，结合个人身体形态、功能和身体素养等特点，以及一般动作技术原理，可以制订适合个人最佳的动作技术方案，为取得理想的运动成绩奠定基础。从而提高动作训练的科学性和运动水平。

（四）探索预防运动创伤和康复手段的力学依据

体育运动中的损伤一般都是机械损伤，如骨折、软组织拉伤等。运动创伤的发生往往与不科学的动作技术有关。通过对人体结构和功能的生物力学研究和对动作技术的生物力学分析，一方面可以揭示运动器官的形态结构和运动功能统一性和相互制约性，使得人们知道什么样的动作对健康无害，什么样的动作易引起机体损伤，从而建立合理的动作技术，以防止运动器官发生损伤。另一方面，可以揭示不同运动动作对人体局部载荷的影响，通过研究不同的动作对人体局部力量负荷的特点，找出运动器官发生损伤的力学原因和生物学原因，从而采取预防措施，一旦发生运动器官损伤，可以选择合理的生物力学康复手段。

（五）为设计和改进运动器械提供力学依据

体育运动都是人体与运动器械相互作用的结果。当今体育成绩的刷新与运动器材的发展密切相关。历届奥运会金牌之争，在某种意义上说就是高科技之战，而运动生物力学理论与方法的运用在这一方面同样起着举足轻重的作用，它可以通过改良各项运动器材来帮助运动员实现运动成绩的提高。一个经典例证就是撑杆跳高的变迁。当竹杆、金属杆取代坚硬沉重、没有弹性的木竿后，撑杆跳高的成绩节节攀升。待到轻巧而富有弹性的玻璃纤维、碳纤维竿问世后，由于助跑速度的增加和动能、势能转换效率的大幅度提高，带来了撑杆跳高成绩飞跃性的突破。自行车、赛艇、雪橇、滑雪板等运动器械也为之面目一新。运用运动生物力学的原理，加上新材料、新工艺的不断创新，经过改革后的运动器材，给体育运动带来了翻天覆地的变化。

（六）为运动员选材提供依据

研究各项运动技术的生物力学特征，提出完成动作时人体应具备的形态、功能素质的条件，为不同项目的选材提供生物力学理论依据。例如，优秀体操运动员身体相对比较轻、矮，下肢长和躯干长的比值较小；游泳运动员身材比较高大、上部躯干长、脚大；投掷运动员在技术素质相同情况下，若有长而强壮的双臂，则会有助于投掷出更远的距离。所以，可以针对不同的运动项目，选取不同身体形态的运动员。

（七）为改进训练方案提供依据

运动生物力学通过改善训练手段可增加运动训练的适用性，并提高运动成绩。实践中要求首先对运动员的动作技术进行分析，通过测试找出影响动作技术的因素，并协助教练员等判断改善运动技术所需要的训练手段种类。例如，体操选手要做出漂亮合格的吊环十字悬垂动作，通过分析该动作的力学特征可以了解到必须要具有强壮的肩关节内收肌力，教练员在训练中应采用合理的训练方法增强这一肌肉的力量，以便更好地完成动作。

三、运动生物力学的研究方法

运动生物力学的研究方法可分为测量方法和分析方法两部分。其中，测量方法可分为运动学测量、动力学测量、人体测量及肌电图测量。运动学测量的参数主要包括肢体的（角）位移、（角）速度、（角）加速度等。动力学的测量参数主要界定在力的测量方法。人体测量是用来测量人体环节长度、围度及惯性参数（如质量、转动惯量）。肌电图测量实际上是测量肌肉收缩时的神经支配特性。利用这些测量方法并将其结果进行分析整理，以建立它们之间关系的方法，又称为分析方法。由于目前研究方法的限制，很难使用直接的方法测量控制人体运动的内力（包括关节间的作用力，单一肌肉力量等）与内力矩，所以目前想要了解有关人体运动过程中的内力与内力矩，使用最多的方法还是力学模型的方法。它是利用建立肢体运动的生物力学模型来计算、评估引起人体运动的内力与内力矩。

四、运动生物力学发展简史

人们在很早以前就想知道活的有机体的运动。早在公元前，古希腊被称为"运动学之父"的哲学家和自然科学家亚里士多德（公元前 384～前 322 年）就对生物体的运动产生了兴趣，在日常生活中观察人和动物运动的力学问题。他第一时间分析了人类行走的全过程，并开始认识了人体重心的作用和杠杆原理。

文艺复兴前，意大利著名医生盖伦（公元 131～201 年）通过对动物解剖的实验证明来自大脑的运动冲动沿神经传导至肌肉，使肌肉产生收缩而引起关节运动，并区分了原动肌和多抗肌。他还首先使用了动关节和不动关节的机能解剖学术语。

15 世纪末意大利科学家达·芬奇（1452～1519 年）对人体运动产生了浓厚的兴趣。他认为力学之所以比其他科学更为重要和实用，那是因为所有一切能够运动的生物体都遵循力学的定律。

17 世纪意大利医生、解剖学家阿·鲍列里（1608～1679 年）进一步把力学和解剖学结合起来研究人体运动，他在 1679 年完成的《论动物的运动》一书，可谓是第一部生物力学著作。

1877 年美国摄影师麦布里奇（1830～1904 年）第一次用 24 部照相机排成一列，按顺序拍摄了骑马奔跑的连续动作照片，这是影片分析的萌芽。

20 世纪 30 年代，著名的英国生理学家希尔对肌肉力学的研究获得诺贝尔奖，他用青蛙的离体缝匠肌进行实验得出著名的希尔方程，即肌肉收缩的力速方程。

1967 年在瑞士的苏黎世召开第 1 届国际生物力学讨论会，后来每两年举行一次，到 1987 年共召开了 11 届国际生物力学大会。1973 年第 4 届国际生物力学大会上正式成立了国际生物力学学会（International Society of Biomechanics, ISB）。1982 年又成立了国际运动生物力学学会，简称为 ISBS。

中华人民共和国成立之前，有些师范院校体育系开设过"人体机动学"课程，如吴蕴瑞教授就讲授过"运动学"课程。中华人民共和国成立之后，1956～1958 年苏联专家尼·米·贝柯夫在北京体育学院讲授过有关人体重心的计算及有关运动技术分析的机能解剖学内容。1959 年开始引进苏联顿斯柯依的《运动生物力学》教材，同年暑假在北京体育学院举办了第一期运动生物力学教师进修班。此后，我国大多数高等体育院校开始开设运动生物力学课程。

1976 年以后，国家体育运动委员会采取"走出去，请进来"的办法，一方面派出专家到国外考察，另一方面请外国专家来华讲学。1980 年 12 月我国成立了中国体育科学学会，同时成立了中国运动生物力学学会。1984 年和 1985 年中国运动生物力学学会分别以集体会员的名义参加了国际生物力学学会及国际运动生物力学学会。

1997 年举行了第五届全国体育科学大会，这是一次体育科技界的"全运会"，出席人数最多、规模最大、成果质量较以往更高的体育科研学术交流，也是我国 20 世纪末最后一次全国最大规模的体育学术盛会。1998 年 11 月举行了第九届全国运动生物力学学术研讨会，除了专题报告外，还进行了学术论文交流，这些学术交流将对运动生物力学学科的发展和教学质量的提高起到积极的推动作用。2005 年 8 月第 22 届国际生物力学学术年会在北京召开，这是中国第一次承办国际运动生物力学学术年会，也是亚洲承办的第二次国际生物力学学术会议。

第二节 人体动作结构基本形式

一、人体动作结构

人体的运动是复杂多层次的。运动生物力学所研究的人体运动主要指人体机械运动，即在神经系统的调控下运动器官所完成的运动。人体运动可分为先天性运动（非条件反射性）和获得性运动（条件反射性）。动作则属于获得性运动。

（一）动作结构的概念

运动时所组成的各动作间相互联系、相互作用的方式或顺序称为动作结构，即完成运动时各动作所表现出的时空及受力特征，每个动作都有各自的结构特征。因此，动作结构是借以区别不同动作及正确动作和错误动作的依据。

（二）动作结构的特征

动作结构的特征主要表现在运动学和动力学两个方面。动作结构的运动学特征是指完成动作时的时间、空间和时空方面表现出来的形式或外貌上的特征，即完成动作过程中人体各关节、各环节随时间变化所表现出来的空间差异；动作结构的动力学特征则是决定动作形式的各种力（力矩）相互作用的形式和特点，包括力、惯性和能量特征 3 个方面。

1. 运动学特征

（1）时间特征反映的是人体运动动作与时间的关系，不同动作的开始时间与结束时间、动作的持续时间及动作各阶段所占用的时间比例不同。例如，半蹲起立和深蹲起立两个动作，在完成时间上前者要少于后者。

（2）空间特征是指人体完成运动动作时人体各环节随时间变化所产生的空间位置改变状况，不同动作的人体各部分运动轨迹不同。在上述的两个动作中，下肢和躯干等的空间移动轨迹有明显的差别。

（3）时空特征是指人体完成运动动作时人体位置变化的快慢情况，全面展示了动作的时间和空间特征，不同动作的时空特征不同，也就决定了动作形式外貌的差异。运动实践中经常用"快"和"慢"等词汇描述两个动作的不同。

2. 动力学特征 不同的动作结构具有不同的动力学特征，这是由于运动时各种力的作用结果，无论是在静止还是在运动中，人体都处于很多力的作用下。力使人体和器械的运动状态发生变化，于是表现出形形色色的动力学特征。动力学特征包括力的特征、能量特征和惯性特征。

（1）力的特征：人体运动是通过人体与环境的相互作用实现的，因此，制约动作的诸力相互作用及其相互关系是十分复杂的。人体动作的实现是内外力共同作用的结果，外力表现在外部介质的作用，制约动作的多种特征；内力接受大脑皮质的控制，保证正确的动作表现形式。内力主要是肌肉力，是人体完成动作时唯一可控的主动力。没有肌肉的适时收缩和舒张就不可能产生任何人体的主动动作。可以说，动作结构的力的特征决定了其他特征的表现方式。常见的力有重力、支撑反作用力（各种跳跃运动中的摆臂、摆腿运动）、弹性力（人体运动时跳水踏板变形）、摩擦力（跑鞋上装钉子、体操项目中使用镁粉、棒球投手用松香改善对球的抓握）、流体作用力（游泳时身体与水的接触、铁饼出手后逆风使器械获得升力）、向心力（田径场的跑道呈外高内低的倾斜状）。

（2）能量特征：人体运动时完成的功、能（动能、重力势能、弹性势能）和功率方面的表现形式。

（3）惯性特征：人体运动中人的整体环节及运动器械的质量、转动惯性对运动动作所具有的影响（转动惯量）。常见的转动动作类型有有支点的实体轴转动（体操单杠上的大回环）、有支点无实体轴的转动（花样滑冰运动员在冰面上做的单脚旋转、投铁饼、链球等也属于有支点无实体轴）及无支点无实体轴的转动（体操项目中各种翻腾动作，跳水运动员在腾空阶段的转体动作）。

总之，人体每个动作在空间和时间上都有自己的特征，各力的相互作用特征又决定着动作的形式上的差异。从而构成了人体动作形式的千差万别。

每个完整动作的各个阶段、各个细节都有固定的联系，各力的相互作用都有固定的规律，这些因素构成了所谓的动作结构。例如，跑步的前支撑和后支撑阶段，在动作的形式上前者主要是下肢髋关节、膝关节的屈曲和踝关节的背屈，而后者主要是下肢髋关节、膝关节的伸展和踝关节的背伸；在肌肉用力方式上前者主要是各关节伸肌拉长收缩（离心收缩），同时屈肌收缩协助固定关节，通过肌肉用力缓冲地面作用力，而后者主要是各关节伸肌缩短（向心收缩）屈肌舒张，产生力作用于地面。前者肌肉做负功或多或少地使得人体减速，而后者肌肉做正功则使得人体加速向前。

二、人体动作系统

人体动作是服从于一定目的的运动。以其目的若干动作可聚类而连接为动作技术和动作系统，以完成人体的各项体育运动和生产活动。

（一）动作系统的概念及内涵

不同运动项目的动作技术，都是由若干单一动作组成的。大量单一动作按照一定规律组成为成套的动作技术，这些成套的动作技术就叫动作系统。

1. 动作系统与运动行为　动作系统构成了人体整体的运动行为。一方面，人所完成的运动不单纯是动作，而是有目的的运动行为；另一方面，为了达到最佳运动效果，又必须选择最合理的动作。因此，动作系统的合理性与运动行为的目的性是一致的。动作系统中的每个动作都在整体的运动行为中起着一定的作用，各自适应着运动行为的总目的。

2. 动作系统的组成方式　根据运动技术项目的不同而有严格的规定，并遵循着一定的原则。田径运动动作系统的组成是按照最合理的原则加以选择的。体操运动系统中的动作系统一般是按照比赛要求所规定的。在具有对抗行为的球类运动中，动作系统通常是不固定的。

（二）动作系统的分类及特点

体育运动中的动作系统大体可分为 4 类：

1. 周期性动作系统　是指周期循环的规律出现的动作组合的成套连续动作。例如，竞走、赛跑、游泳及速度滑冰等运动项目。其动作系统结构特点如下：

（1）动作具有反复性和连贯性：动作周而复始地多次反复进行，其中每个动作周期所包括的动作数量、性质和排列顺序都是一样的，这表明了每个动作周期的空间特征相同。

（2）动作具有节律性：动作系统中，每个动作周期所占的时间比较固定，同时每个动作周期中的各个动作阶段的时间比例也比较固定，这反映了周期性动作系统的时间特征。

（3）动作具有交互性：交互性表现为对侧肢体动作的互换或上下肢体动作的互换，前者如赛跑、速度滑冰等，后者如蛙泳等。

（4）动作具有惯性作用：除了生物运动摆的惯性作用，人体在获得一定速度后可保持一定的惯性运动。这是周期性动作系统中动作比较连贯而有节律的原因之一。

2. 非周期性动作系统　是指由各不相同的单一动作组成的成套连续动作。例如，器械体操中的成套动作，田径中的推铅球、投掷铁饼等运动项目。其动作系统结构特点如下：

（1）动作具有相对的独立性。动作系统中的每一个动作都有明显的开始和终止，并且一般是在很短的时间内完成。

（2）动作具有复杂性和稳定性。动作系统由许多性质不同的单一动作组成，体现了其复杂性，而动作系统中的动作及动作阶段所包含的数量、性质、排列顺序和相隔时间都是固定的，显示了其稳定性。

（3）各单一动作之间的联系性质具有明显差别，单一动作中的各动作阶段的联系一般以自然动作为主；而各个单一动作之间的联系，往往是人为的。因此，在单一动作的结合上容易出现错误。

3. 混合性动作系统　如在动作系统中既有周期性动作成分，又有非周期性动作成分，这种动作组成称为混合性动作系统。其动作系统结构特点如下：

两种动作成分具有相互制约性。如跳高，助跑为周期性动作，跳跃为非周期性动作，前者为前屈动作，是为后者创造一定的动力条件，并直接影响和决定着跳跃动作的最大功率效率。为实现动作系统的总目的，两者密切联系在一起。

两种动作的组合部分（也称为转换部分）是动作系统中的关键部分。混合性动作系统中两种动作的组合部分的完成比较困难并且容易出现错误。因为在组合的瞬间，不但要保持前屈动作获得的速度，而且还要为主要动作的肌肉爆发工作做好准备。

4. 不固定动作系统　既包含了周期性动作，又含有了非周期性动作，是一种复杂的组合。不固定动作系统与混合式动作系统不同的是，两种动作的组合是复杂多变的。其动作系统结构特点为：①动作系统具有复杂多变性。例如，一些球类项目中环境条件复杂多变，运动行为目的要求运动员在完成动作系统时必须随机应变。②固定和不固定相结合。动作系统中的一些基本动作比较固定，而由基本动作组成的动作系统不固定。

（三）动作系统中肌肉力的表现形式

动作系统中无论是周期性动作，还是非周期性动作；无论是混合性动作系统，还是不固定动作系统，肌肉力的表现形式一般为两种，一种是克服身体重力和惯性力，另一种是克服外界负荷阻力。

（四）动作系统结构的发展

任何一个体育项目的动作系统结构都是在不断地变化和发展的。动作系统结构的发展是提高运动技术和改善运动效果的需要。如前所述，运动行为的目的性与动作系统的合理性应当是一致的。然而动作系统结构的合理性是相对的，动作系统中各个动作之间既存在相互促进作用，也存在着一定的相互干扰作用。但是动作之间的相互促进作用是主要的。提高技术增强动作之间的相互促进作用，减少动作之间的相互干扰是动作系统结构发展的内在动力，在动作系统结构的发展中，运动行为的目的性始终起着主导作用。随着科技的发展，运动器械的改进，以及运动员素质的提高，动作系统结构将会不断地发展创新。

三、人体基本运动动作形式

人类在漫长进化过程中实现了上、下肢活动的分工，加上躯干的活动，使人体的运动千姿百态。这种肢体运动外在表现的形状姿态称为运动的动作形式。人体基本运动动作形式可主要归纳为推与拉动作、鞭打动作、缓冲与蹬伸动作、摆动和相向运动等动作形式。

（一）上肢的基本运动动作及其特点

上肢的各种基本运动动作形式是由上肢各环节共同参与完成的。上肢基本运动动作可归纳为3种。

1. 推 是上肢活动的主要动作形式，是上肢各环节伸肌克服阻力，以及各关节由屈曲状态转为伸展状态的动作过程。例如，推铅球、举重、推杠铃、俯卧撑、跳马推手及篮球胸前传球等动作，都属于推的动作形式。

在人体运动活动中，推的动作形式表现为单手推和双手推两种。体育运动中最常见的单手推动作形式是推铅球和单手投篮，前者的运动目的是远度，后者的运动目的是准确度。由于推铅球对速度有要求，因而在完成推动作时，腿和躯干均需联动参与完成其动作以便将铅球推得更远；篮球投篮考虑的是准确性，身体和腿的运动参与相对较协调，以保证上肢肌肉完成推动作时用力方向性的准确性。双手推在体育运动中常见的动作形式是俯卧撑、上举杠铃、跳马推手、篮球传球和排球二传等。在双手推中，主要运动的肩关节屈、肘关节伸、腕关节屈和指屈。

推动作一般由下肢和躯干开始发力，推的动作根据所需完成的任务的活动过程、用力方式等方面有所区别。如同样是篮球胸前传球，长传球时，首先是下肢、躯干肌肉发力，然后是肩带肌肉发力，肩关节、肘关节、腕关节运动幅度较大，上肢几乎完全伸直；而短传球时，下肢和躯干肌肉用力较小，肩关节、肘关节运动幅度较小，主要靠快速"抖腕"完成。

2. 拉 是上肢屈肌克服阻力，以及各关节由伸展转变为屈曲状态的动作过程。在人体运动中动作形式表现为将器械拉近人体或人体拉近握点。例如，攀岩、引体向上、撑杆跳高引体、游泳划水、划船和爬绳等动作。

某些动作技术中，往往还包含了上肢的拉与推相结合的运动形式，如撑杆跳高中的引体动作，以及随后支撑倒立推杆动作，举重的提铃与上挺动作也是如此。

3. 鞭打动作 是指人体上肢开放运动链中各环节由近端至远端依次发力和制动，即像鞭子一样活动的动作过程。在人体运动中，鞭打动作形式主要目的是使末端环节（手或手持的器械）产生较大的速度或动量，如排球的大力跳发球及大力口球、掷标枪、羽毛球扣杀等动作。

在完成鞭打动作时，上肢首先向鞭打动作的相反方向挥动，并处于相对屈曲状态，然后上肢运动链的近端环节首先加速转动，带动上肢各环节依次加速和转动，形成类似于鞭打的动作形式，并使末端环节产生较大的运动速度或动量。上肢的鞭打动作往往由躯干开始用力，依次至腕关节活动结束。需要强调的是在完成鞭打动作时，身体的另外一些部分的支撑和固定很重要，只有这样，才能提高鞭打动作角动量传递的效率。例如，投掷标枪的最后用力动作中，依次是下肢和躯干的用力、肩关节的用力、肘关节的用力和腕关节的用力，下肢的左侧支撑（右手投掷标枪）和上肢用力使躯干适度紧张，是完成鞭打动作的重要条件。

（二）下肢的基本运动动作及其特点

相对上肢，下肢主要完成支撑、移动身体的功能。下肢的基本运动动作形式是由下肢环节共同参与完成的。下肢基本运动动作可归纳为以下3种。

1. 缓冲动作 是人体在与外界物体接触时，下肢各关节伸肌（踝关节屈肌）作离心收缩，完成退让工作的动作过程。例如，体操运动中的落地缓冲动作。

缓冲动作可以减少外界物体对人体的冲力作用，当人体在空中完成动作落地时，冲击力往往是人体体重的若干倍，缓冲动作和人体足弓及骨盆的拱形结构可以大大减缓冲击力，避免人体的损伤。如人体从空中落地时动作通过前脚掌过渡到全脚掌，屈踝（背屈）、屈膝、屈髋，以减少地面对人体的冲击力，防止下肢腰椎损伤，减少对人体内脏和脑等重要器官的震荡。

在某些运动技术中，下肢的缓冲动作主要是减少人体与动作物体间的作用力，以利于人体对物体的控制。如足球中的停球动作，通过脚的主动迎球、后撤，以减少足与球间的相互作用，从而使球在脚下。在上肢动作技术中也有类似的缓冲动作技术。如篮球的双手接球，通过双手迎球、接球的后肩关节和肘关节屈，以减少双手与篮球间的作用力，便于双手控制篮球。

运动技术中还有一些特别的缓冲动作，如跳远、跳高起跳前的踏跳动作，其动作结构与缓冲动作一样。这些动作的主要目的不仅是可减少对人体的冲力作用，而且也可为后续蹬伸动作的完成提供空间、时间。同时使伸肌适度拉长，储存一定的弹性势能，为伸肌的收缩提供更强的刺激，增强肌肉收缩时的做功效率。

2. 蹬伸动作　是下肢的主要动作之一，是下肢各关节伸肌（踝关节屈肌）做向心收缩，完成下肢各关节伸展，同时对地面产生作用力的动作过程，如运动员跳远、跳高踏跳的蹬伸阶段，下肢依次伸髋、伸膝及屈踝（背伸），在伸展各关节的同时不断增加对地面的作用力，从而使地面对人体的作用力不断增加，使人体腾空跳起。

蹬伸动作应根据不同运动技术的总目的需要，选择适宜的蹬离角度。蹬离角度是支撑腿离开地面瞬间人体重心至支撑点的连线与地面间的夹角。蹬离角度越小，蹬伸获得的水平分力就越大，而垂直分力就越小。另外，蹬伸用力方向与重心的关系是决定人体进入空中整体转动是否的主要因素。蹬伸时力的方向通过重心，人体不旋转；反之，则产生向前或向后的转动。

3. 鞭打动作　下肢的鞭打动作，如自由泳的打水动作、大力踢球动作和体操摆动的振浪动作等。下肢鞭打动作的运动形式类似于上肢，是下肢开放运动链从近端向远端的依次发力和制动。在运动技术中，下肢鞭打动作往往也是由躯干开始用力，依次至踝关节活动结束。

（三）全身及躯干的运动动作形式及其特点

在完成运动动作时身体不同部位所起的作用及活动方式不同，既有工作部分和配合部分，也有主次之分。如跳高的起跳动作，主要由起跳腿的蹬伸动作完成，但同时身体的其他部分，如两臂及摆动腿则以摆动动作，躯干则以扭转动作配合起跳完成起跳动作。因此，人体在完成运动动作时全身各部分的协调，必须有躯干的参与才能顺利地完成各项运动技术动作。全身及躯干的运动动作可分为以下 3 种。

1. 摆动动作　是通过上下肢和躯干向上的加速活动实现的，包括上肢绕肩关节的摆动和下肢、躯干绕髋关节的摆动 3 种形式。摆动动作在运动中的作用主要有提高人体重心的相对高度、向上加速时增加对地面的作用力及向上减速（即制动）时减少下肢关节承受负荷 3 个方面。例如，在背越式跳高起跳中上肢和摆动腿的加速摆动，一方面增加了起跳时的重心高度，另一方面增加了起跳力。当加速摆动制动时，可使下肢各关节蹬伸的负荷相对减少，从而有利于发挥蹬伸的速度。

2. 扭转动作　是躯干运动动作的主要表现形式。扭转是躯干的肩横轴与髋横轴绕身体纵轴（垂直轴）的转动，有时包括上下肢的同时运动。

躯干转动动作在运动中主要作用是使身体保持平衡，以及加大肢体运动的速度和幅度。如在跑步时躯干配合四肢的扭转，使人体保持在运动方向上的平衡，为下一个动作储存肌肉的弹性势能。又如在投掷标枪最后用力前，躯干的扭转拉长腰腹部肌肉的长度，可增大最后用力时投掷臂的转动速度和幅度。

3. 相向运动动作　是指身体一部分向某一方法运动时，身体的另一部分会同时产生反方向的运动（转动）。人体完成相向运动动作时，身体的两个部分相互接近（或远离），如仰卧起坐，跳水中的屈体。在动作技术中利用人体相向运动规律，可以加强动作效果。例如，跳远落地前躯干上部的主动下压，可以较为轻松地收腹举腿，延长脚接触地面或沙面距离。

第三节　人体运动的复杂性

人体是一个不连续的多界面、多细胞结构、多功能的复杂神经反馈作用，以及情感意识的复杂生物系统。人体运动是在内外因作用下由神经系统协调、通过运动器官系统活动直接完成的各类运动动作。人的意识参与人体运动的控制，使人体运动动作成为自觉的、有目的的、有意识的行为活动，通过人体神经系统的不断正、负反馈使动作达到准确、精细的程度。

一、人体运动器官、系统的机能特征

（一）环节

相邻关节之间的部分称环节。人体运动器官、系统是由若干可以相对运动的部分组合而成的整体。例如，整个人可分为头部、颈部、躯干及四肢。如果进一步细化，躯干可分为上肢躯干和下肢躯干两部分；四肢可分为上肢和下肢；上肢又可分为上臂、前臂和手；下肢又可分为大腿、小腿和足；手还分为手掌、手指。手指还可继续细分为若干更小的节段。人体的运动系统就是由多个环节组成的多环节系统，这种多环节结构使得人体运动系统能够灵活而自如地运动。

人体的运动是由运动系统的机能特征所决定的。即以关节为支点，以骨为杠杆，在肌肉力的牵拉下绕支点转动，各肢体环节运动的不同组合使人完成千变万化的动作。

（二）生物运动链

1. 单生物运动链　两个相邻骨环节及其之间的可动连结构成了单生物运动链，包括相邻的两个环节和连结在这两个环节之间的关节，如上肢的上臂、肘关节和前臂构成一个单生物运动链；下肢的大腿、膝关节和腿也构成了一个单生物运动链。

2. 双生物运动链（多生物运动链）　是两个或两个以上生物运动链串联而成的。例如，上肢多生物运动链由上臂、肘关节、前臂、腕关节及手构成。其中，上臂、肘关节和前臂为一个单生物运动链，与腕关节和手构成多生物运动链。

生物运动链根据其结构特点可以分为开放链和闭合链，末端为自由环节的生物运动链，称为开放链，该自由环节又称为终末环节。无自由环节的生物运动链称为闭合链。

开放链中，每个环节都能发生独立运动，当然开放链中的各环节也可以同时运动，也可以按一定顺序依次运动，但这并不排除每个环节独立运动的可能性。

闭合链中，一个环节不可能独立运动，即环节的运动是互相牵连的，一个环节的运动必然引起链中其他环节的联动。

开放链的终末环节如果受到其他物体的约束即变成闭合链。例如，双手握单杠悬垂时两手受单杠约束，即变为闭合链，此时不能发生单个环节的独立运动，只能多个环节同时运动。

3. 生物运动链运动的特点　关节的构造特点决定环节不能做单方向无限制的转动，而只能做往复转动或以关节为中心的圆锥形运动。生物运动链中各环节绕关节轴转动可使末端环节做圆弧运动或平动。平动是生物运动链中几个环节绕相应轴转动合成的结果。例如，拳击的直拳动作，手是末端环节的平动，它是上臂绕肩关节、前臂绕肘关节和手绕腕关节3个转动的合成。在生物运动链中，运动可以由一个环节向另一个环节传递，链中几个环节的运动合成为末端环节的合运动。例如，肢体的摆动动作和鞭打动作都属于这类动作。

4. 运动链中环节的自由度　物体在空间运动，描述物体运动状态的独立变量的个数称其为物体运动的自由度。自由刚体有6个自由度，即在空间直角坐标系中沿着3个坐标轴方向的直线运动和绕这3个轴的转动，如果物体的运动受到约束，自由度将减少。人体四肢的环节，可以看作一点被固定失去3个方向上平动自由度的刚体，只能做旋转运动。环节的自由度取决于连结它的关节的构造，与三轴关节相连，有3个自由度；与二轴关节相连，有2个自由度；与单轴关节相连，只有一个自由度。环节自由度是环节运动能力的量度。在开放式生物运动链中，末端环节的自由度等于运动中各关节自由度的叠加，如果叠加起来超过6个自由度，就相当于自由刚体。例如，肩关节有3个自由度，肘关节有2个自由度，腕关节有2个自由度，手作为上肢生物运动链的末端，其自由度有 6 个，相当于自由刚体。

（三）骨杠杆

骨骼是生物运动链的刚性环节，它们的可动连结构成了生物运动链的基础。在生物运动链中环节绕关节轴转动，其功能与杠杆相同，称作骨杠杆。同机械杠杆相同，骨杠杆也有支点和杠杆臂。关节转动瞬时中心（有时是地面支撑点）为骨杠杆的支点，肌肉力作用点到支点的距离为一个杠杆臂，环节重心到支点的距离为另一个杠杆臂（如有负荷时，阻力作用点到支点的距离为另一个杠杆臂）。力矩是使杠杆产生运动的原因，力矩大小等于力与力臂的乘积，力臂与杠杆臂不同，它是支点到力作用线的垂直距离。骨杠杆平衡时，肌力产生的力矩与环节的重力矩及负荷产生的力矩之和为零。根据力对杠杆的作用，同杠杆转动方向（即环节转动方向）一致的力为动力。同杠杆转动方向相反的力为制动力。根据这两种力的配布位置而分为双臂杠杆和单臂杠杆。双臂杠杆支点居中，力点和阻力点（或重力点）分别在支点的两侧。单臂杠杆支点在一侧，力点和阻力点（或重力点）在支点的同侧。

生物运动链中的骨杠杆同机械杠杆一样也分为平衡杠杆、省力杠杆和速度杠杆。平衡杠杆的支点在阻力点与动力点之间，人体直立行走时，头的支点（A）在寰枕关节处，力点（V）在枕骨处，阻力点（R）是在头的重心；阻力点在支点和动力点之间的杠杆为省力杠杆，如提踵足尖站立时足构成的杠杆；动力点在支点与阻力点之间的杠杆为速度杠杆，这类杠杆在人体投掷动作和踢腿动作中常见，人体能够获得较大肢体末端速度，但需要较大的肌力。

二、骨、关节、肌肉的相互作用

在生物运动链中骨骼是环节的基础，关节是运动的枢纽，肌肉收缩为环节绕关节轴转动提供动力。

（一）生物运动链的动力学

肌肉跨越关节收缩时肌力作用线不通过关节点，肌力可分解为沿着环节纵轴方向的法向分力和垂直于环节纵轴方向的切向分力。法向分力起着加固关节的作用，而切向分力对关节点产生力矩。环节的重力矩和外界阻力也对关节产生力矩，一般跨越同一关节的有多块肌肉，这些肌肉收缩时的力矩与环节的重力矩和阻力矩的合力决定着关节的运动状态，使环节转动的角速度发生变化，或保持一定的关节角度。

（二）生物运动链的运动能力

生物运动链的运动能力取决于关节的构造和肌肉的控制作用。在肌肉力的作用下，相邻两关节可绕关节轴转动。关节的构造及生物运动链的连结方式基本决定了生物运动链的运动能力，但是并不能完全决定其运动方向和运动幅度，因为肌肉参与对动作的控制从而构成了运动的多样性。

（三）生物运动链中肌群的工作

生物运动链中有的肌肉只作用于一个关节，有的肌肉可以作用于两个或两个以上的关节。每块肌肉并非单独作用，肌肉总是以肌群的形式参与运动。在肌群之内、各块肌肉之间及肌群之间都存在复杂的相互作用，这种相互作用既包含着相互协同，也包含着相互对抗。这种相互协同对抗的作用使生物运动链的运动更协调、更完善。

生物运动链中关节周围的肌肉共同组成功能群而发挥功能作用。肌肉对关节的固定和解除固定，使生物运动链中活动环节的数量发生变化。整个生物运动链有时可以固定一个关节，有时也可以发生于部分环节乃至生物运动链的所有环节。

肌群的协调工作可保证生物运动链中各环节的运动方向，控制运动速度，通过制动限制运动幅度，并在这个过程中实现了力学量的传递。

第四节　人体简化模型与惯性参数

人体惯性参数是指人体整体及环节质量、质心位置、转动惯量及转动半径。人体环节惯性参数是建立人体模型及进行人体运动技术影像解析的基础数据，其准确程度直接影响着影像解析结果的精度。因此，对人体环节惯性参数的测量研究一直是运动生物力学学科中的一个重大的基础性课题，同时也是工效学、人类学及人体科学研究的重要组成部分，具有重要的学术价值和应用背景。

一、人体简化模型

人体是一个十分复杂的生物体系统，人体运动是在神经系统控制下的非常复杂的运动。人体从外形上可分为头、颈、躯干、上肢、下肢等局部环节。上肢又分为上臂、前臂和手，下肢又分为大腿、小腿和足，而人体在运动过程中这些环节必须在神经系统的控制下协调、有序地进行。因此，要研究人体的运动就必须首先对人体进行必要的简化和抽象，建立人体在各种运动中能够代表其力学本质的人体模型。

（一）质点模型

质点是具有一定质量而几何形状和尺寸大小可以忽略不计的物体，是一个理想的物理模型。人体是有一定质量、一定大小和形状的有机体，一般来说，如果不涉及人体的转动和形变，只研究人体平动部分，就可忽略人体的形状、大小和内部结构，把人体简化为质点。例如，研究人体跑100m运动轨迹时，从运动方面忽略人体的形变与上下肢围绕各关节中心的转动状况，把人体简化为质点，把质点在一定时间内用坐标轴确定的空间位置点依次连接起来就是质点的运动轨迹，它代表了人体的运动轨迹。在研究人体完成单杠大回环的运动轨迹和运动规律时，如果不考虑整个人体形态的变化，不考虑人体各个环节的相对运动，也可把人体看成是一个质点，人体重心运动轨迹即视为人体运动轨迹，是一条近视圆周的曲线。当研究人体的手或足等肢体运动情况时，有时可以把人体的肢体（环节）看作质点。例如，研究单杠大回环过程中手或足的运动轨迹，就可以把手或足看成是质点。推铅球中铅球重心的运动轨迹和跳高中人体重心的运动轨迹。

（二）刚体与多刚体模型

刚体是理想模型，即在外力作用下，物体的形状和大小均保持不变，并且内部各部分相对位置也保持恒定（即没有形变）。如果研究人体运动涉及转动运动，就不能不考虑人体的大小和形状，不能再将人体抽象为质点。在运动中人体形状与大小是变化的，人体各部分形变很小或虽有形变但是不影响整体运动，如仅仅研究人体整体运动，可以忽略其形状的变化，这时把人体抽象为刚体。刚体可划分为许多极小的部分，而每个极小部分又可看作许多质点，因为刚体就是由许多质点组成的，是一质点系，只是质点系内任意两质点间的距离都保持不变，即刚体由相互间距离始终保持不变的许多质点组成的连续体。

当研究内容涉及环节的转动时就不能不考虑环节的形状和大小。因此，可以把人体的环节简化为刚体。由于人体由多个环节构成，如把各个环节简化为刚体，那么人体模型可视为多刚体系模型。刚体具有6个自由度，即3个平动自由度和3个转动自由度。

人体多刚体系模型的主要特点是：人体各环节均由具有相同的密度及简单几何形状的刚体构成；刚体之间由铰链相连接；不考虑组织变形及器官的不对称性。

不同国家人体多刚体模型因人体惯性参数不同而不同。最为著名的多刚体系模型是1964年汉纳范在前人研究基础上提出的，由头、上下躯干、左右大腿、左右小腿、左右足、左右上臂、左右前臂、左右手 15 个环节组成。通过球铰连接的人体模型，称为汉纳范人体模型。其中头模型为一个正椭圆球，上下躯干模型为正椭圆柱，手模型为球体，大腿、小腿、上臂、前臂、足模型为平截头正圆锥体。环节尺寸包括体重、身高、坐高、肩高、胸骨下缘高、转子高、胫骨高、内踝高、上臂长、前臂长、足长、头围、腋下臂围、肘围、腕围、拳围、大腿围、膝围、踝围、胸宽、胸厚、腰宽、腰厚、髋宽、臀厚 25 项人体体态参数。各环节质量分配依据（美）巴特 1957 年发表的回归方程计算。经与 66 名男性受试者用巨型复摆测出的实值比较，证明该模型具有良好的个性化特征。

1978 年扎齐奥尔斯基和谢鲁杨诺夫将人体分为由头、上中下躯干、左右大腿、左右小腿、左右足、左右上臂、左右前臂、左右手 16 个环节，运用γ射线扫描法对 100 名受试者进行了人体惯性参数测试，得出了根据体重（W）和身高（H）预测人体各环节质量和转动惯性量的二元回归方程。

纵观国外学者研究成果，人体惯性参数数学表达式的自变量以体重或体重和身高为主，为了体现人体的个体差异，有的学者还考虑其他体态参数，如围度、长度及脂肪厚度等。弥勒和莫里斯在汉纳范 25 个体态参数基础上增加到 32 个，而克劳塞 1969 年建立的计算环节质量的多元回归方程，只采用了 16 个体态参数。扎齐奥尔斯基等 1978 年除建立身高和体重为自变量的回归方程外，又将自变量扩大到 40 个体态参数及脂肪厚度。

中国人体惯性参数模型应采用哪种的几何体，如何确定各环节的尺寸，环节质量的分配以何种回归方程反映，从而使参数模型能更为准确地反映中国人的基本特征。清华大学郑秀媛等用实测的各环节回转半径研究后认为，男性除上躯干外，其他环节对以质心为坐标原点的额状轴与矢状轴的转动惯量及回转半径没有显著性差异，所以在设计大部分环节模型的形状时，采用截圆锥形，而头可视为椭圆形。中国人体惯性参数模型应由头、颈、上下躯干、左右大腿、左右小腿、左右足、左右上臂、左右前臂、左右手 16 个环节组成。环节模型头为椭球形，断面为圆形；颈为圆柱形；上躯干为圆截锥形，断面为椭圆形，下躯干为圆截锥形，断面为圆形；大腿、小腿、上臂、前臂为圆截锥形，断面为圆形；手、足为球形。各环节尺寸依 1988 年建成的我国目前最为完整的人体尺寸库（该库数据量在 300 万个以上），采用分层，整体随机抽样法，抽样测量遍及全国 16 个省市，建库人数为男（16～60 岁）11 164 名，女（18～55 岁）11 150 名。环节质量分配采用两组回归方程，一组以体重和身高作为自变量的二元回归方程，一组从 74 个体态参数中筛选出 29 个体态参数作为自变量的逐步回归方程。

（三）人体简化模型的实用性和局限性

人体运动的复杂性给研究带来了困难，将人体简化为物理模型进行力学研究，不仅使研究具有很大方便性，而且可以取得定量数据和资料进行分析，揭示人体运动的生物力学原理，揭示动作技术结构的规律性和合理性。然而复杂人体简化为质点或刚体后，所得到数据与材料再反馈到复杂人体应用时还存在着较大的差距，因为人体活动受多种因素影响，包括内在和外在因素，把多因素的问题简化为单因素处理，因而有其局限性，其数据资料反馈用于复杂人体时需持谨慎态度。

人体是一个复杂的开放的系统，正确地反映出对人体运动时起主要作用的力学因素，建立人体的实体模型，是运动生物力学研究的方向。同一个实际对象，在研究不同物理现象时，很可能用不同模型代替，有生命的人体，尤其是处于运动状态的人体更为复杂。根据研究问题不同，需要采用不同的模型，需要依靠多学科的综合研究逐步建立人体实体模型。这是运动生物力学工作中努力的目标。人体实体模型建立，必须掌握人体运动中诸因素之间的关系及其规律。例如，研究基本的动作之一起跳动作，必须解析诸因素之间的关系，跳起高度与大腿、小腿长度之间的关系，与大腿、小腿围度之间的关系，与大小腿肌肉发力强度的关系，与足的长短、高度的关系，与肌纤维成分、类型的关系，与膝关节角度的关系，以及与生理、生化、力学等的关系。这就需要进行大量的多学科的调查、测试、统计，探索其规律性，建立经验公式，再反馈到运动实践去验证，从而确定公理。

人体实体模型的建立是在上述基础上确立物理模型，而后确立多种数学方程，如一个人体器官就需列出数十个甚至更多的数学方程，数学方程的确立通过计算机运算获得定量数据，这些数据再反馈到人体运动实践，验证和指导运动实践。

二、人 体 质 心

（一）人体环节的划分

人体环节包括头、躯干、四肢等。由于这些环节在人体运动过程中相互间位置不断地调整和改变，这些调整和改变直接影响了环节质心和人体质心的位置，因此，确定环节的划分方法就显得十分重要。

目前划分人体环节的方法概括起来有两种：一种是以人体的结构功能为依据，分割环节的切面通过关节转动中心，并以关节中心间的连线作为环节的长度；另一种是以人体体表骨性标志点作为划分环节的参考标志，并以此确定环节长度。前一种划分方法与人体结构功能相适应，在影像解析时更符合运动规律，可减少测量误差，但在人体测量时不易准确确定划分点；后一种划分方法尽管易于测量，但在模型个体化时不如前者能更好地满足运动生物力学研究的基本要求，会给影像分析结果带来一定的误差。

在影像解析中需要根据受试者的性别、种族等实际情况来选择不同的人体惯性参数。由于不同国家研究者提供的人体惯性参数所采用的环节划分方法不同，因而在研究时了解各种参数的环节划分方法是非常必要的。

德国、美国的数据基本上是采用以人体结构功能为依据划分环节的方法；中国、日本的数据基本上是采用以人体体表骨性标志点为依据划分环节的方法。

（二）人体环节关节点的判定

1. 确定人体环节关节点的基础 运动解剖学、运动生物力学、运动技术原理、人体惯性参数模型及影像分析模型的知识理论是确定人体环节关节点原则与方法的理论基础。其方法首先是在标准的人体骨架图上标出关节转动中心的位置，并找出与骨性标志的关系。然后在人体体表轮廓图上相应位置标出关节转动中心位置，并找出其位置与体表及骨性标志的关系。最后依据体表图谱上各关节转动中心（人体环节关节点）的标志点，确定其与周围解剖结构、形态学标志的关系，并由此归纳出人体环节关节点位置，并以此作为运动生物力学分析确定人体环节关节点的依据。

2. 确定关节转动中心的原则和方法 运动生物力学分析时，首先确定关节转动中心的基本原则及参考标志，以便为确定环节长度提供依据。

（1）确定关节转动中心的原则：关节点应是关节瞬间转动中心；关节中心应位于两环节纵轴的交叉点处，使环节两端与关节纵轴连接；参照骨性体表标志；关节点的位置应与所引用的环节惯性参数测量方法相一致。

（2）关节转动中心位置的确定方法：根据运动生物力学原理，关节转动中心即为关节转动的瞬时中心（也可称为瞬心），由于关节形状复杂性和运动的复杂性，其位置确定的计算方法较繁杂，故在图片解析的实际应用中，将各关节转动中心位置的具体确定方法简化如下：

腕关节：尺骨茎突高度水平线中点或腕横纹的中点。

肘关节：肘横纹中心（前面观），尺骨鹰嘴隆起中心（背面观）。

肩关节：根据组成肩关节的两个环节的特殊连结形式，在实际操作过程中可将上臂上端（包括肩峰）看成是球形几何体，肩关节转动中心位于球心（若三角肌发达，明显隆起，关节中心确定在球心；若三角肌不发达，隆起不明显，则关节中心确定在球心稍上位置）。

髋关节：转动中心位于大转子顶的高度。侧面观位于大转子顶点，或位于棘结间线（髂前上棘至坐骨结节连线）中点附件；正面观位于腹股沟线（相当于髂前上棘至耻骨结节的连线）中点附件。

膝关节：股骨外上髁（或内上髁），或髌骨中点。

踝关节：腓骨外踝隆起处（外侧观），胫骨内踝下缘（内侧观）。

（三）人体环节质量及环节质心

人体环节的质量是环节含有物质多少的量度。人体各环节的质量为各环节的绝对质量，各环节绝对质量与人体质量之比称作各环节相对质量。环节相对质量并不恒定，躯干的质量最易发生变化。例如，饮食、喝水可在短时间内使躯干质量发生变化；而四肢质量发生变化较慢，但经过长期的运动训练不同项目的运动员之间，以及运动员与普通人群之间，四肢的相对质量会有差异的。

中国人体环节质量分布与外国人存在着明显的差别，中国男性的特点是头颈环节相对质量较大，而躯干、上肢及小腿相对质量较小。中国女性与欧美人相比，除大腿外，其他肢体均小。

环节质心即是环节的质量中心。人体各环节质心在各环节中都有相对固定的位置，纵长环节的质心大致位于其纵轴上，靠近近侧端关节。人体环节质心相对位置是指该环节质心上部尺寸占本环节全长的百分比。

中国人体环节质心相对位置与外国人有明显差异，质心位置可反映出种族的差异。

著名的加拿大生物力学专家戴维·温特在《人体活动的生物力学与运动控制》书中曾论述过质心和重心这两个名词的区别：重心只能使用在一个坐标轴的情况下，这个坐标轴取决于重力的方向，当设计另外两个轴时则使用质心的概念。

（四）人体质心和人体重心的测量与应用

1. 人体总质心位置　保持基本立姿（解剖姿势）的人体，其质心位置位于第2~3骶椎所在的水平面上。卧姿人体质心向头部移动约1%，人体立姿和卧姿质心的差异是受内脏器官及肌肉质量位移，以及血液重新分配等因素的影响。女子质心的相对高度比男子低0.5%~2%；婴儿早年质心的相对高度比成年人高10%~15%，5岁儿童质心的相对高度已与成年人相等，随后直到老年人的质心位置几乎不变。仅当衰老时质心高度才略有变化；体型及运动专项对人体质心的高度有一定的影响。人体姿势改变时，身体总质心位置会随之改变。

2. 人体重心　评定一个体育动作完成的质量，分析其技术特征和纠正错误动作等，都需要从运动时人体重心的变化规律去分析。因此，人体重心的问题在体育动作分析中占有很重要的地位。地球上的物体无不受地心引力的作用，每个物体都是由无数微小的物质（分子、原子等）组成，这些微小物质也均受到重力的作用，人体也不例外，每个细胞也都受到地心引力的作用。地心引力即重力，重力的大小就是物体的重量，重力的作用方向始终垂直向下指向地心，重力的作用点就是物体的重心。

由于组成物质的每个微小部分都受到重力的作用，所以每部分都有一个重心，整个物体的重心就是各部分重力的合力作用点。人体是由头、躯干、上臂、前臂、手、大腿、小腿、足等多个环节组成，每个环节都是受到重力的作用，各有自己的重心，这些环节的重心是组成这些环节的每一微小部分的重力合力的作用点，如头重心、躯干重心、上臂重心等。人体全部环节所受到重力的合力的作用点就是人体总重心。由此可知，重心是重力的作用点。它在物体上仅仅是一个几何点，几何形状固定的物体，其重心位置是固定不变的。例如，铁饼、标枪、铅球等物体的重心位置是固定的，而人体重心不像物体那样恒定在一个点上。

人体重心并不特指身体上某一固定点，它的位置是可变的，是随着呼吸、消化、血液循环等生理过程的进行在一定范围内移动。在相对静止的状态下，其变化范围一般在1.5~2cm。根据站立时测定，人体重心一般在身体正中面第3骶椎上缘前方7cm处。由于性别、年龄、体型不同，人体重心位置略有不同。一般男子重心位置的相对高度比女子高，自然站立时男子重心高度大约是身高的56%，女子大约是身高的55%，这是由于女子的骨盆带较大，以及肩带发育弱于男性的缘故。

儿童的头和躯干的质量相对大一些，身体重心相对高度比成年人高些。在体育运动中由于身体姿势的变化，重心位置也随之变化，这种变化对运动技术动作的影响较大。例如，手臂上举，重心升高；体后伸，重心后移；下推，重心下降；向左体侧屈，重心左移。做大幅度的体前屈动作或体操"桥"动作时，人体重心可以移出体外，重心移动的方向总是与环节移动方向一致，并且重心移动的幅度取决于环节移动的幅度，环节运动的幅度大，重心移动的幅度也就大；移动环节的质量越大，则重心移动幅度也越大。

3. 人体重心测量原理与方法　测量人体重心对于分析、评价体育运动技术动作的合理性、可能性、稳定性、实效性都是十分重要的。

直接测量法是通过一定的测量仪器（如重心板）对人体不同姿势的重心位置进行直接测量，直接测量法可测量人体一维或二维的重心位置，对人体三维空间的重心位置尚无法测量。具体方法主要有两支点磅秤显示一维重心测量法（平衡板法）；三支点磅秤显示二维重心测量法（三角板法）；三支点电子秤显示二维重心测量法；四支点电子秤显示一维或二维重心测量法。直接测量法的力学原理主要依据合力矩原理，即一个系统各部分重心力矩之和等于系统重力合力的力矩。

间接测算法是通过一定的方法对人体进行实测，测试数据经统计学处理得出人体环节相对质量、环节质心相对位置等人体惯性参数及相关回归方程，利用这些参数及方程，用相应方法对人体重心位置进行推算。目前间接测算法主要应用于影片解析系统中。

三、人体转动惯量

（一）质量与转动惯量

平动的物体具有惯性，用物体的质量来量度；转定物体同样也具有惯性，用转动惯量来量度。

1. 质量　是指物体含有物质的多少，是物体的固有属性。它是只有大小而无方向的标量，是量度平动物质惯性大小的物理量，用以描述物体保持原有运动状态的能力。物体质量越大，保持原有运动状态的能力也越大；反之，物体质量越小，保持原有运动状态的能力越小。

2. 转动惯量　是量度转动物体惯性大小的物理量，用以描述物体保持原有转动状态的能力。转动惯量越大，转动状态越不容易改变。例如，对不同的刚体要得到同样的角速度，则转动惯量越大的刚体所需的外力矩越大。直体后空翻比团身后空翻难度大，其原因就是，直体时身体质量分布离转轴较远，转动惯量较大；团身时身体质量分布较集中，离转轴较近，转动惯量较小。单杠大回环的难度比腹回环大，是因二者转动轴的位置不同。单杠大回环时人体的转轴在身体的一端（手部），身体展开时质量分布离转轴较远，转动惯量较大；当屈体向上时身体质量分布离转轴较近，转动惯量较小。

理论上，对于质量为 m 的质点，如果其离转轴的距离为 r，那么这个质点的转动惯量等于这个质点的质量与其至转动轴距离的平方的乘积。即：

$$I=m \times r^2$$

一般物体可视为质点的集合，那么这个物体的转动惯量就等于各质点对转轴转动惯量的总和：

$$I=m_1 \times r_1^2 + m_1 \times r_1^2 + m_2 \times r_2^2 + \cdots + m_i \times r_i^2$$

$$I=\sum_{i=1}^{n} m_i r_i^2$$

若转动轴已确定，组成该物体的各质点到转动轴的距离 r 就已确定，组成该物质的质点数也不增减，因此，$I=\sum_{i=1}^{n} m_i r_i^2$ 也就是不再改变的某一定值。所以，在指出物体转动惯量的大小时，须同时指明是相对哪一转动轴而言，因此，物体对转动轴的取向不同时，其转动惯量会发生改变。

对于一般的刚体，如果转动轴确定，转动惯量也就不会改变。对于形状规则的物体，可通过积分计算转动惯量的大小。把物体想象成由很多体积元组成，每一体积元的质量也为 Δm，到某一固定转动轴的距离为 r，整个物体各体积元的 Δm^2 总和值即为转动惯量，可写成：

$$I = \lim_{\Delta m \to 0} \sum \Delta m r^2 = \int r^2 dm$$

如果物体的密度为 p，所取 Δm 质量的体积为 Δv，则：$\Delta m = p \times \Delta v$，取得的体积元可写作 $dm = p \times dv$，则转动惯量的积分表达式：

$$I = \int r^2 p dv = p \int r^2 dm$$

在研究人体转动问题时，转动惯量是一个必测的基本参数。由于人体并非规则的几何体，很难列出相对于某转动轴的数学表达式。此外，人体虽是连续分布的介质，但质量分布不均匀（骨、肌肉、脏器的密度互不相等），直接按定义应用积分计算人体相对于某转轴的转动惯量是相当困难的，一般采用实验法来测算人体各环节的转动惯量。

（二）人体转动惯量的特点

人体转动惯量可以运用刚体转动惯量的定义和公式，但要考虑其可变性。虽然组成人体或环节的质量不会改变，但由于人体的质量分布因呼吸、血液循环等因素影响而随时都在变化，尤其是人体在运动过程中受中枢神经的控制，经常需要根据体育动作的目的性而改变身体姿势，造成人体或环节的质量对转动轴分布状态的改变，远离或向转动轴集中。因此，对人体某一姿势转动惯量的计算或测量，只能说明某一瞬间的情况。正因为人体转动惯量这种可变性，使人体可以根据不同的动作目的，调节身体姿势，改变转动惯量，达到自我控制动作的目的。

（三）人体转动惯量的测量原理与方法

因密度不均匀，呼吸、血液循环及体液的变化，特别是复杂而不规则的人体外形，使得人转动惯量难以用简单的公式加以计算。一般人体的转动惯量可采用物理摆法、双悬点扭摆法、三悬点扭摆法、四悬点扭摆法、旋转法、振动法、图片计算法、数学模型法等方法测算。

扭摆法测量人体转动惯量的原理与方法是先测出测量板的扭摆周期，推算出测量板转动惯量，然后受试者位于板上呈所测量的姿势，使受试者和测量板一同扭摆，测出其扭摆周期。依受试者体重、测试板重量、测量板扭摆周期，受试者和测量板扭摆周期、测量板转动惯量等指标，运用相应公式测算人体转动惯量。

由于人体的个体差异及体育运动动作的多样性，在实际操作过程中很难对每个人、每一种姿势的转动惯量进行实测。图片计算法是依据运动生物力学分析拍摄的图片，将人体抽象成由若干规则形态的刚体环节组成的理想模型，运用有规则形态刚体转动惯量公式及相关人体惯性参数，对图片上人体整体或环节的转动惯量进行计算。

运用图片计算法测算人体整体或环节转动惯量，首先在图片上确定相应关节中心点，测量环节长度，确定环节质心位置，然后将环节抽象成相应的理想模型，运用理想模型转动惯量计算公式，求出环节相对某一转动轴的转动惯量，最后合成环节转动惯量，求环节（肢体）或整体绕该轴的转动惯量。在运动生物力学影像分析中，这些大量的烦琐计算已有成熟的软件程序，可由影片分析仪操作进行，从而提高了计算的速度和精度。

第五节　运动技术分析

一、运动技术概述

（一）运动技术

运动技术是人们完成体育运动时肢体动作的方法。运动技术是一个结构复杂的整体，它一般是由若干相互联系和相互影响的动作组成的。

（二）最佳运动技术

最佳运动技术是指与个人特点相适应的运动技术。在最佳运动技术的定义中暗含三层意思：

其一，运动技术形式的多样性。即体育运动项目中的同一项运动技术，在动作形式上不是唯一的，往往会在动作的幅度、速度、发力方式等方面形成差异，表现出技术动作形式的多样性。

其二，个人特点的多样性。即每个人在体形、肢体结构、各种身体素质，以及已经形成的技术习惯等方面的差异，构成了每个人的不同特点。

其三，不同技术形式与个人特点之间存在相互配置问题。即只有选用与个人特点相适应的运动技术形式才是最佳运动技术。由此可见，最佳运动技术是因人而异的，是相对的，没有绝对的最佳技术，在运动技术形式的选择上不应该盲目模仿。

（三）运动技术生物力学的基本要素

1. 运动技术生物力学的基本要素　运动技术要素是指能够描述运动技术状况的基本数据元素。

（1）身体姿势，关节角度。

（2）身体及肢体的位移、时间、速度、加速度。

（3）用力大小、方向，稳定性及动态力的变化速率（力的梯度）。

（4）人体各个环节的相互配合形式及方法。

（5）增大动力的利用率及减小阻力技巧。

2. 运动技术生物力学原理的各要素意义

（1）身体姿势，关节角度：决定整体动作和用力状态，直接影响动作效果。

（2）身体及肢体的位移、时间、速度、加速度：衡量动作技术质量和成绩的指标。

（3）用力大小、方向，稳定性及动态的变化速率（力的梯度）：决定上述两个因素。

（4）人体各个环节的相互配合形式及方法：协调动作技术，增加动作效果，如摆动的作用、根据动作目的的关节活动顺序原理等。

（5）增大动力的利用率及减小阻力技巧：利用肌肉的生物力学特性。

（四）运动要素的组合与匹配

（1）依据运动技术特征及其任务要求选择要素：短跑中的步长和步频关系，投掷的鞭打和关节活动顺序等。

（2）突出"主要"要素，发挥"次要"要素作用。

（3）各个要素组合力求到达"最佳化"。

二、运动技术分析（诊断）

（一）运动技术分析（诊断）概述

运动技术分析（诊断），是根据体育运动参加者的个人特点，研究他所应采用的最佳运动技术（或运动动作），并为其改进或优化运动技术提供解决方案。

（二）运动技术分析（诊断）的基本工作步骤

步骤一：确定需要进行运动技术分析（诊断）的对象。

运动技术分析（诊断）是针对特定目标进行的，即运动技术诊断是以特定的运动员个体为工作目标，属于个体研究而非群体研究。因此，首先应该确定进行运动技术诊断的对象。这个步骤要解决的问题是"我们应该研究谁？"，或者是"谁的运动技术需要被诊断？"。

步骤二：数据采集（即了解情况过程）。

数据采集是通过某种方法获得与运动技术相关的一些数据，它们是进行运动技术改进和训练的依据。

采集数据的方法有以下两种：通过肉眼观察，获取与运动技术相关的"定性数据"，包括关节角度大、小；动作速度快、慢；动作幅度高、低；肢体配合协调、不协调；以及其他诸如多、少、长、短等形式的数据。

通过科学仪器测量，获取与运动技术相关的"定量数据"。主要有两大类：其一是运动学数据，包括关节的位置、角度、角位移、角速度等，它们包含了动作的姿态及其变化等运动技术信息；还包括人体环节重心的位置、位移、速度、加速度等，它们包含了动作的运动状况及其变化等运动技术信息。其二是动力学数据，包括动力曲线、冲量等，它们包含了动作完成过程中人体用力状况及其变化等运动技术信息。

步骤三： 评价被分析（诊断）对象当前的运动技术，为其提出最佳运动技术设想。

从获得运动员的运动技术数据中解读出运动技术的信息，然后根据所掌握的运动技术信息回答这样的问题：被分析（诊断）对象当前的运动技术怎么样？是否有缺陷？或者是否不合理？如果有缺陷，其缺陷的程度如何？如果不合理，其合理的技术又应该是什么样？

步骤四： 设计辅助训练手段（即提出解决问题办法）。

运动员存在运动技术问题，无非包括：一是某方面身体素质的薄弱，达不到该项运动技术对身体素质的要求；二是对该项运动技术的理解存在偏差，不能正确地把握这项技术。不论哪种情况，都可以通过设计有针对性的辅助训练手段进行弥补和引导，帮助运动员逐渐完善和优化自己的技术。

步骤五： 监控被分析（诊断）对象运动技术的改变情况，及时发现问题和修正辅助训练手段（即有效性监控）。

运动员完成运动技术是一个复杂的过程。运动员在完善运动技术的过程中，需要打破原有的技术平衡，重建新技术的神经通道。因此，技术出现反复或引发其他问题是正常现象，教练员和运动生物力学工作人员既要对制订的解决方案有信心和耐心，又需要认真分析和处理出现的新问题。

三、运动技术数据

（一）运动技术数据采集

运动技术数据是指从人体运动过程中采集到的能够准确描述其运动状态的相关信息。人体运动与空间、时间相关的信息称为运动学数据；人体运动与作用力、时间相关的信息称为动力学数据。这些数据包含了运动技术的信息、采集和分析，这些数据对于准确地分析评价运动技术具有重要意义。

（二）运动技术数据采集种类

1. 运动学数据　包括关节位置和关节角度、位移和角位移、速度和角速度、加速度和角加速度等。

（1）关节位置和关节角度：人体关节位置和关节角度数据可以准确描述人体运动的姿态（姿势）。评价运动技术优劣的一个重要信息就是动作姿态（姿势）。

（2）位移和角位移：人体动态运动过程可以看成是由一系列有序的静态姿势所组成。当人体从一个姿势连续变化到另一个姿势时，肢体各部位的位置也会发生一系列的连续变化，位置变化的距离称为位移。与此同时，各个关节角度的大小也会发生相应变化，关节角度变化的幅度称为角位移。位移和角位移同样是分析评价运动技术的重要指标。

（3）速度和角速度：速度是指位移量与时间的比值。速度反映了在单位时间内肢体某点位置移动距离的大小；角速度是指角位移量与时间的比值。角速度反映了在单位时间内肢体转动幅度的大小。速度和角速度都是衡量运动员肢体动作快慢的指标。

（4）加速度和角加速度：加速度（α）和角加速度（ε）等数据主要反映人体运动过程中某个点的速度变化快慢，或某个肢体的角速度变化快慢。

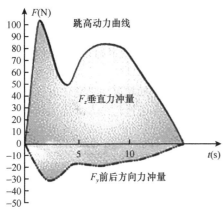

图 5-1 冲量-动力曲线下所围面积示意图

加速度计算公式：$\alpha = \dfrac{v_2 - v_1}{t}$

角加速度计算公式：$\varepsilon = \dfrac{\omega_2 - \omega_1}{t}$

2. 动力学数据 在使用动力学数据分析评价运动技术时，最常用的是动力曲线和冲量两种数据形式。

（1）动力曲线：又称为"力-时间"曲线，动力曲线是以时间数据和力值数据为坐标描绘出的一条曲线，它是一种图形类数据的表现形式，反映了力值大小随时间变化的状况。

（2）冲量：人体完成动作时对外界施力的目的是改变自身的运动状态（加速、减速、保持静止或匀速）。运动状况效果的大小是由施力的大小与时间的乘积（冲量）决定的。动力曲线下所围面积代表冲量的大小，如图 5-1 所示。

课后练习题

一、填空题及其答案

1. 运动生物力学是（生物力学）的一个分支，是研究体育运动中人体机械运动规律及其应用的科学，是以力学的理论和方法为主要工具，研究体育运动中的各种力学现象，是体育科学的重要组成部分。

2. 运动时所组成的各动作间相互联系、相互作用的方式或顺序称为（动作结构），即为完成运动时各动作所表现出的时空及受力特征，每个动作都有各自的结构特征。

3. 不同运动项目的动作技术，都是由若干单一动作组成的。大量单一动作按照一定规律组成为成套的动作技术，这些成套的动作技术就称为（动作系统）。

4. 相邻关节之间的部分称（环节）。人体的运动系统就是由多个环节组成的多环节系统，这种多环节结构使得人体运动系统能够灵活而自如地运动。

5. 两个相邻骨环节及其之间的（可动连结）构成了单生物运动链，包括相邻的两个环节和连结在这两个环节之间的关节，如上肢的上臂、肘关节和前臂构成一个单生物运动链；下肢的大腿、膝关节和腿也构成了一个单生物运动链。

6. 双生物运动链是两个或两个以上生物运动链（串联而成的）。例如，上肢多生物运动链由上臂、肘关节、前臂、腕关节及手构成。其中，上臂、肘关节和前臂为一个单生物运动链，与腕关节和手构成了多生物运动链。

7. 生物运动链根据其结构特点可以分为（开放链）和闭合链，末端为自由环节的生物运动链，称为开放链，该自由环节又称为终末环节。无自由环节的生物运动链称为闭合链。

8. 关节构造特点决定环节不能做单方向无限制的转动，而只能做往复转动或以关节为中心的圆锥形运动。生物运动链中各环节绕关节轴转动可使末端环节做（圆弧运动或平动）。

9. 物体在空间运动，描述物体运动状态的独立变量的（个数）称其为物体运动的自由度。

10. 人体四肢的环节，可看作一点被固定、失去 3 个方向上平动自由度的刚体，只能做（旋转运动）。

11. 在生物运动链中环节绕关节轴转动，其功能与杠杆相同，称作（骨杠杆）。

12. 根据力对杠杆的作用，同杠杆转动方向一致的力为（动力）。同杠杆转动方向相反的力为制动力。根据这两种力的配布位置，杠杆可分为双臂杠杆和单臂杠杆。双臂杠杆支点居中，力点和阻力点分别在支点的两侧。单臂杠杆支点在一侧，力点和阻力点在支点的同侧。

13. 生物运动链中的骨杠杆同机械杠杆一样也分为（平衡杠杆）、省力杠杆和速度杠杆。

14. 肌肉跨越关节收缩时肌力作用线不通过关节点，肌力可分解为沿着环节纵轴方向的法向分力和垂直于环节纵轴方向的切向分力。法向分力起着（加固关节）的作用，而切向分力对关节点产生力矩。

15. 生物运动链的运动能力取决于关节的构造和（肌肉的控制作用）。在肌肉力的作用下，相邻两关节可绕关节轴转动。

16. 人体惯性参数涵盖人体整体及环节质量、质心位置、（转动惯量）及转动半径。

17. 人体是有一定质量、一定大小和形状的有机体，一般来说，如果不涉及人体的转动和形变，只研究人体平动部分，就可忽略人体的形状、大小和内部结构，把人体简化为（质点）。

18. 在运动中人体形状与大小是变化的，人体各部分形变很小或虽有形变但是不影响整体运动，如仅仅研究人体整体运动，可以忽略其形状的变化，这时把人体抽象为（刚体）。

19. 不同国家人体多刚体模型因人体惯性参数不同而不同。最为著名的多刚体系模型是 1964 年汉纳范在前人研究基础上提出的，由头、上下躯干、左右大腿、左右小腿、左右足、左右上臂、左右前臂、左右手（15 个环节）组成。

20. 中国人体惯性参数模型应有头、颈、上下躯干、左右大腿、左右小腿、左右足、左右上臂、左右前臂、左右手（16 个环节）。

二、简答题及其答案

1. 人体动作系统可分为几大类？

答：体育运动中的动作系统大体可分为 4 类：

（1）周期性动作系统。

（2）非周期性动作系统。

（3）混合性动作系统。

（4）不固定动作系统。

2. 人体基本运动动作形式包括哪些？

答：（1）上肢的基本运动动作形式有推、拉及鞭打动作。

（2）下肢的基本运动动作形式有缓冲动作、蹬伸动作及鞭打动作。

（3）全身及躯干的运动动作形式有摆动动作、扭转动作及相向运动动作。

3. 运动技术基本要素包括哪些？

答：运动技术要素是指能够描述运动技术状况的基本数据元素。

（1）身体姿势，关节角度。

（2）身体及肢体的位移、时间、速度、加速度。

（3）用力大小、方向，稳定性及动态力的变化速率（力的梯度）。

（4）人体各个环节的相互配合形式及方法。

（5）增大动力的利用率及减小阻力技巧。

4. 运动技术分析的基本工作步骤包括哪些？

答：步骤一：确定需要进行运动技术分析（诊断）的对象。

步骤二：数据采集（即了解情况过程）。

步骤三：评价被分析（诊断）对象当前的运动技术，为其提出最佳运动技术设想。

步骤四：设计辅助训练手段（即提出解决问题办法）。

步骤五：监控被分析（诊断）对象运动技术的改变情况，及时发现问题和修正辅助训练手段（即有效性监控）。

（杜学礼 卢 朔）

第六章 运动社会心理学

学习目标
1. 掌握运动社会心理学的概念、运动中归因及运动中亲社会行为的相关概念。
2. 熟悉体育对人的社会化的作用。
3. 了解运动中培养青少年亲社会行为的策略。

本章分别从运动社会心理学的概念、研究对象、研究任务、研究原则与方法等方面，重点阐释运动社会心理学的基本知识、基本理论及基本方法，使学生初步了解运动社会心理学常见的运动中归因、运动社会化及运动中亲社会行为的基本概念和原理。

第一节 运动社会心理学概述

一、运动社会心理学的概念

社会心理是社会刺激与社会行为的中介。社会心理具有内隐性、主观性及不能直接观察性。而社会行为具有外显性、客观性及易观察性。

社会心理学是研究个体与群体在与他人或其他群体以及社会的交互作用中的社会心理现象及其从属的社会行为。社会心理学的研究对象和任务是指社会情境中的人的心理过程及其行为规律的科学，如在社会认知方面，研究我们对他人的想法、判断、分析；在社会影响方面，研究他人对我们的影响；在社会关系方面，研究我们对来自不同团队的他人的看法等；在文化方面，研究文化传统对我们的行为、感情、思想的影响。社会心理学的研究领域及范围，在个体层面，表现为个体社会化、自我意识、社会知觉、态度、社会动机、社会学系等；在人际层面，表现为人际沟通、人际关系等。在群体层面，表现为群体凝聚力、士气、社会影响等；在社会层面，表现为文化、风俗、时尚、民族、国民性、流行、阶层等。社会心理学的主要理论流派包括社会学习论、社会交换论、符号互动论及精神分析论等。

运动社会心理学是社会心理学的一个分支，是从社会心理学的视角出发，以社会学和文化学为基础，以个体为基点，研究运动活动背景下，个体、群体和社会之间相互影响和相互作用的学科。

二、运动社会心理学的研究对象

国内学术界对于运动社会心理学的研究对象有三种观点：第一种观点是研究体育运动中的个体与个体之间、个体与群体之间、群体与群体之间交互作用的科学。第二种观点是研究运动群体中成员在交往、相互作用中产生的心理现象及个体与群体之间的相互关系的科学。第三种观点是在体育这一领域中从个体的社会心理层次、群体行为层次和社会文化层次来研究人的心理和行为的活动规律的科学。

三、运动社会心理学的研究任务

体育社会心理学的任务是揭示体育运动中各种社会心理现象的发生、形成和发展的规律，在丰富社会心理学和体育人文社会学的有关理论与方法的基础上，完善自己的学科体系建设，并在实践中为描述、解释、预测和控制体育运动中人的行为、社会心理问题提供方法和依据，促进体育、人和社会三者的和谐发展。

四、运动社会心理学的研究原则与方法

由于体育社会心理来源于心理学、体育科学和社会学，这几门学科所要遵循的原则与研究方法都可以应用于社会心理学的研究。

（一）主要遵循的原则

1. 客观原则　也称实事求是原则，即按照事物的实际表现来揭示其内在的本来面目（本质、结构、联系与规律等），而不加任何主观臆断或歪曲。所谓不加主观臆断，并非指研究者不要有主观活动和设想，而是指不要在毫无依据或缺乏足够依据之前轻率地得出武断性结论，应当力求主观认识与客观事实相一致。

2. 宏观与微观相统一原则　宏观与微观相统一原则主要指和运动社会心理有关的两种社会生活领域：一个是广大社会（如民族、国家乃至全世界等）的经济、政治、文化、心理、环境等诸因素对个体从事运动的影响；另一个是个体从事运动时所属的具体社会小群体（如某一运动队或某一俱乐部等）中人际互动对个体及体育小群体运动表现的影响。前者对后者有决定性影响，但后者又不等同于前者。前者是运动社会研究的主要领域，后者是运动社会心理学的主要领域。在研究运动社会心理学现象时，既要着眼于微观的小群体的作用，又要注意到宏观社会的某些影响。

3. 交往原则　交往在狭义上仅指信息沟通，而广义上是指人际或群体间由于社会生活的需要发生直接或间接的相互接触、来往、联系，因而出现信息及情绪沟通以及行为调节等复杂现象的过程。交往原则中个体与环境相互作用是通过活动来实现的。因此在研究任何一种运动社会心理学现象时，必须保持"交往与活动统一"的意识与设计思想，要在运动过程中对人的社会心理学进行动态的研究。

4. 人道（伦理）原则　指的是运动社会心理学工作者在进行有关研究时，不能为了自己的目的而采用不择手段、不计后果的研究设计，从而做出损害被研究者身心的事情。例如，为了研究运动中的攻击性问题，有意提供某些诱发球场暴力的条件，或公布通过不正当手段谋取的被研究者的隐私等。具体来说，运动社会心理学的研究应遵循下列伦理原则：

（1）实验知情权：让被研究者自己决定是否参加研究。不过有时被研究者知道了研究的真实目的，可能做出一些不真实的反应，比如为迎合研究者的需要而装好或掩饰自己。因此，为保证研究的真实性，研究者需要隐瞒自己的真实研究目的，这与知情权不矛盾。

（2）诚信：只有当实验中有绝对必要和保证足够的实验干预后才可使用欺骗的手段。

（3）拒绝权：被研究者可以自由地拒绝实验、中断实验而不用承担实验的负面影响。

（4）保护被研究者：要保护被研究者不受身心的伤害，如被研究者不会因为参加实验而使其个人利益受损，或自尊与社会评价的降低。

（5）保密性：首先，对被研究者提供的个人信息要进行保密；其次，研究过程与研究工具也需要保密，否则会影响研究结果的信效度。

（6）尊重：如果被研究者要求在研究发布时公布其个人信息，则要尊重满足被研究者的这些要求。

（7）干预：被研究者完成实验后进行干预，研究者应解释研究的所有方面，努力回答所有相关问题，保证被研究者对实验有更科学的理解。如发现实验对被研究者产生了消极影响，应力求通过心理辅导等手段干预，尽早消除或减轻因实验对被研究者的负面影响。

（二）研究方法

1. 观察法　是有目的、有计划地观察被研究者在一定条件下言行的变化，并做出详尽的记录，然后进行分析处理，从而判断他们心理活动的一种方法。观察法常常伴随着细致而准确的测量，如运用录音、录像、摄像头、视频、单向透光玻璃监控等方法。根据研究目的的不同，观察可有下列不同的种类：

（1）根据时间可以分为长期系统观察和定期观察。

（2）根据内容可以分为全面观察和重点观察。

（3）根据观察方式可以分为直接观察和间接观察。

（4）根据事先有无制订观察计划可以分为结构化观察和非结构化观察。

（5）根据观察地点和组织条件可以分为实地观察和实验观察。

（6）根据观察者的介入程度可以分为参与观察和非参与观察。

观察法的主要优点是可以在自然的情况下获得真实的材料，消除大部分主观安排的影响，得出的结论比较符合实际。它的主要缺点是：不是所有的行为和情况都可以观察；由于对自变量缺乏控制，所以难以得出因果关系的结论；任何被观察的运动社会群体都有一定的特殊性，因而研究成果的推广有一定的困难；观察的效果受观察者的主观意愿、受训练的背景和研究经验，以及被观察者是否意识到正在受到观察等多方面因素的影响。

2. 调查法 是运用各种数据或事实搜集方法，对所关心的现象进行研究的一类方法的总称。通常有问卷法、测量法和访谈法等。

（1）问卷法：是通过书面形式，以严格的心理测量项目或问题，向研究对象收集研究资料和数据的一种方法。问卷法有结构化问卷和非结构化问卷之分。

问卷法的主要优点：①可以以群体方式进行调查，效率较高；结果处理高度数量化、规范化；②对研究人员的要求相对较低，费用较少；③问卷可采用匿名的形式，更能真实反映答卷人的真实观点或想法。

问卷法的不足之处：①不够灵活，多数问卷要求以结构方式回答问卷，让人感到不能充分说明自己的态度，有时由于不回答的项目偏多而导致答卷作废；②对人的文化水平有一定要求，因而使得其应用范围受到一定的限制；③问卷回收、组织作答等环节容易出现一些预先难以控制的问题，答卷人随意作答或回答时间偏长都将使研究结果的精确性受到影响。

（2）测量法：与问卷法相同，只是心理测验法使用的是心理工作者已经编制好的标准化测量工具来进行研究的方法。运动社会心理测验常常测量人们在体育运动情境中的典型行为或感受。例如，个体的运动动机、兴趣与态度，运动中个体的情绪反应、人格特征、运动表现的最优化等。

在采用心理测验法进行运动社会心理测量时，对研究人员有较高的专业要求。要根据研究的目的和任务，正确地选择测量工具，测量过程需要有严格的程序，以防止误用和滥用。由于国情不同，国外的心理量表中的内容或表述形式可能不为我国接受，故不宜照搬国外的量表。因为不同文化环境下心理测验的结果可作不同的解释。研究者最好根据研究课题的要求自行制定量表，或修订他人的量表。

（3）访谈法：是通过与研究对象的交谈来收集有关对方心理特征与行为的数据的研究方法。根据提问和反应的结构方式，可以将访谈分为结构访谈、无结构访谈和半结构访谈三种类型。结构访谈是一种非指导性的、正式的、事先决定了问题项目和反应可能性的访谈形式；无结构访谈是一种非指导性的、非正式的、自由提问和自由作答的访谈形式；半结构访谈又可分为两种情况：一种要求被访谈者自由地回答预定问题或用讨论方式回答，另一种是按照有结构的方式回答无结构问题。

访谈法的主要优点：①灵活，谈话双方可以随时改变谈话的内容与形式，以便于研究者及时捕捉和了解新的或更深层次的东西；②适用面广，可用于各种年龄、文化层次的人了解多方面的问题；③在比较有效相关资料的同时，能够了解被访谈者的动机、个性和对特定问题的情绪反应；④容易建立访谈者与被访谈者的融洽关系，使被访谈者消除顾虑，坦率直言，从而提高研究结果的可靠性。

访谈法的不足之处是：①对访谈结果的处理和分析比较复杂，需要研究者有良好的系统训练和专业素养；②访谈者自己的价值观、信念和偏向有可能会影响被访谈者的反应；③要花费较多时间和精力，不适合于大范围的调查研究；④要完全取得被访谈者的配合，有一定难度。

3. 实验法　实验研究方法是指有目的地严格控制或创造一定条件，主动地引起所要考察的对象的注意以对其进行观察的研究方法。它的特点是：①能隔绝实验者难于控制的外部影响，人为地创造出自然情况下极少产生的情境或条件，因而能精确地测定条件和心理现象之间的关系；②能安排相关因素的有组织的变化；③能为验证假说提供适当的条件；④在相同条件下可重复实验。实验研究方法可分为实验室实验、自然实验和准实验3种。

（1）实验室实验：是借助专门的实验设备，在对实验条件严加控制的情况下进行的实验。其优点是研究者能够有效地控制实验中的各种变量，缺点是人为的痕迹过多，而且需要昂贵的实验仪器，以及大量的时间和人力。

（2）自然实验：是指由实验者有目的地创造一些条件，在比较自然的情况下进行实验。其优点是被试者的反应比较真实自然，缺点是无关变量难以控制。

（3）准实验：又称类似实验或半实验。它是指在某些自然情境下，将实验室实验做一些变通处理，但仍然利用真正的实验设计的某些方法来搜集形成的实验。其优点是使用起来有一定的灵活性。缺点是变量的操纵控制具有一定的局限性。

实验研究法是心理学研究最常用的方法之一。它是揭示心理和行为规律性的重要手段，在运动社会心理学的研究中占有相当重要的地位。因为利用这种方法，可以在任意时间内进行周密的观察，而且别人可以验证，具有科学研究所要求的高度公认的客观性。尤其是实验室实验法，特定的刺激（变量）与反应之间的因素关系可以直接得到证明。

（三）其他研究方法

1. 档案研究　是指依据一定的目的收集大量现有资料，通过分析看出某些现象（如球场暴力与观众心理）之间关系的一种方法。档案不限于个案资料，它包括作品、报刊、书籍、音响资料及各种事件记录和文献等。

档案法的优点：①不存在被研究者意识到自己正被研究而产生的心理干扰；②它使一段时期内心理趋势的估计成为可能；③它有助于某些假说的检验，有时也能提供因果关系的线索。

档案法的不足之处：①难以得到充分而足以检验假设的客观资料；②工作量大，耗时、耗资多；③分析有赖于抽样的方法和抽象、概括及发现的能力，否则难以得到一般性结论；④只能表明两种现象有无关联，却不能说明它们是否为因果关系。

2. 模拟研究　指人为地创造模拟运动社会的情境，而后考察被研究者在其中所引起的心态和行为变化，并找到某些规律的方法。例如，为了提高运动比赛适应性、抗干扰能力和备战的针对性，运动员往往在赛前要接受一系列的模拟训练。根据被模拟系统的不同，可将模拟训练分为比赛对手、比赛状态和比赛环境的模拟训练。在实施过程中，具体包括对对手、裁判、场地器材、关键情境、地理气候、时差等的模拟。科研人员可以借助心理学的手段与工具动态地监测运动在各种模拟状态下的心理状态和行为表现，并适时地采取相应的干预策略。

模拟研究最大的优点是：①对客观环境中难以参与控制或操纵的运动社会现象，通过巧妙的模拟使研究成为可能，并对其中的心理与行为机制获得更多的理解；②如果模拟情境逼真，不被人识破，则被研究者的反应是真实的，因而，所获得的结果也是可信的。其不足之处是：①在实践中，很难模拟出完全逼真的运动情境；②它对变量的控制与操纵并不十分严格，因此所得的结果只能说明相关关系，而不能说明因果关系。

3. 个案研究　是一种搜集特定个体的各种有关资料，并在此基础上得出心理学结论的方法（《中国大百科全书·心理学》，1991）。个案研究收集资料的内容是由研究问题决定的。一般包括当事人从出生到现在的生活史、家庭关系、生活环境和人际关系的特点。根据研究的需要，也常对当事人作智力、人格等测验，或向熟悉当事人的亲人、教师、教练作调查。

个案研究是对传统的运动社会心理学研究方法（实验研究方法）的一种有效补充。它特别适合于对优秀运动员心理特征的探索。因为对大样本运动群体的心理特征进行研究虽具有普遍的意义与价值，但是，像刘翔、邓亚萍这样的优秀运动员人数极少，只能采用个案研究的方法探索他们的成长历程，所获得经验对培养青少年运动员具有重要的借鉴意义。

个案研究方法在运动社会心理学研究中虽有一定的作用，但存在着某些为实验法和相关法所没有的不足：①个案研究通常很难把握个体的全部有关事实，同时收集到的资料也往往真假难分。因此，对个案研究获得的资料进行分析时应特别小心谨慎。②研究者通常是根据自己特殊的兴趣选择研究的个案。由于不是随机选择的，这些个案常没有可供比较的对象，因此，其研究结果的推论具有很大的局限性。

4. 跨文化研究　所谓跨文化，就是对两种或两种以上的文化进行比较、分析，从而获得研究结论的方法。跨文化研究的目的在于：①检验已有的心理学知识和理论在其他文化背景下的普适性；②寻找由于文化背景所导致的人类行为上的不同之处；③在实现上述两个目的的过程中，尝试将两者结合起来，发展一种适应多元文化、具有普适性的心理学。当代运动心理学的跨文化研究主要涉及不同（国家）文化背景下运动员的成就动机及教练-运动员的关系，不同运动制度下高水平运动员的生涯转折，不同（国家）文化的优秀运动员的心理品质与心理机能的比较等方面。

跨文化研究主要依赖纸笔调查和行为测量，但是，反应时、感知反应等方法也可能将被应用于跨文化研究领域中。从发展趋势而言，研究者将更多地使用多个文化维度机构、多种汇聚的方法来加强研究结果的解释力，这些方法包括使用多种因变量指标、引入多个协变量、进行新的数据分析方法（如多层线性模型、多层结构方程模型）等。

跨文化研究的不足：首先，跨文化研究设计概念和测量对等性问题；其次，跨文化研究需要将文化作为自变量来解释因变量上的变异。但由于研究者无法通过随机分组的方法来进行操纵、排除可能的混淆变量的影响，因此，跨文化研究只能被视为准实验研究，其内在效度低于严格的实验研究，难以有力地论证文化与效应之间的因果关系。

以上介绍的集中研究方法都各有利弊，很难说哪一种方法最好。研究者应该根据研究课题的性质，拥有的人力、物力与条件，有选择地采用某种方法。总体而言，对运动社会心理学研究方法的掌握与应用最好是能把宏观研究和微观研究、实验研究和社会研究、定量研究和定性研究结合起来，而不能有所偏颇。多种方法的共同使用，可以弥补单个方法使用的不足。同时，也有利于从不同角度探索同一类问题，以达到揭示运动社会心理现象的本质或规律的目标。

五、运动社会心理效应

（一）运动的积极心理效应

1. 改善认知活动　认知活动是个体重要的心理品质之一，良好的认知功能是个体顺利从事一切活动的基本保证。国外学者关于运动与认知活动之间关系的研究主要得出以下较为有影响的结论：是否积极参与运动与智力、记忆能力间存在着高度的正相关；无论是哪一个年龄段的人，健康的被试者智力的分数比不健康的被试者高（通常人们都认为运动有助于身体健康）；运动对复杂的认知任务有积极的影响；短期的中等强度的训练可以在短时期内改善认知活动，长期的锻炼可以使个体由于随着年龄增大而导致的认知功能下降得到缓解；对老年人与精神疾病的患者而言，运动对其认知功能的改善有益。国内学者进行的有关研究也同样证实，运动有助于改善人的认知功能，特别是有助于提高中老年人的认知功能；即使很大年龄参加运动，同样可以提高信息加工的速度。当然由于研究的方法与具体领域的不同，不同学者所得结论可能会有一些差别。

运动之所以能产生上述效应是因为体育活动可能对大脑的氧供应、氧利用、神经递质的功能和大脑本身的结构产生积极的影响。经常参加体育活动能提高大脑皮质兴奋和抑制的协调作用，使神经系统兴奋和抑制的交替转移过程得到加强，从而提高脑细胞工作的耐受能力，改善大脑皮质神经系统的均衡性和准确性，使得大脑的灵活性、协调性、反应速度等得以改善和提高。

2. 改善情绪状态　运动对心理健康影响的最主要指标是情绪状态的改善。

（1）运动的短期情绪效应：是指一次性运动或即刻的情绪变化。研究发现，运动对人的情绪状态具有显著的短期效应。例如，1993 年麦克英曼等对运动后的被试者立即进行测量，结果发现他们的状态，如焦虑、抑郁、紧张和心理紊乱等水平显著降低，而精力和愉快程度则显著提高。还有研究指出，仅一次自行车练习就使大学生焦虑程度下降，或是 5 分钟的步行也有助于提高心境状态。当然，运动之后情绪的即刻变化可能与个体的健康状况、活动形式、活动强度，以及活动与情绪测量之间的间隔时间有关。然而，也有少数研究结果显示了相反的结果。例如，金等 1989 年的研究指出，被试者在体育锻炼后的焦虑、紧张和抑郁情绪没有任何显著的变化。但是，普兰特则认为，这些没有发现体育锻炼具有短期情绪效应的研究可能存在着方法学上的缺陷。

（2）运动的长期情绪效应：是指长期有规律地进行体育活动，并且每次活动持续一定时间所产生的情绪变化。与运动的短期情绪效应研究相比，运动对个体情绪的长期效应方面的研究相对较少，有限的研究结果也不尽相同。这是因为大多数研究在实验设计上多选择较长的运动时间周期，通常为 8～10 周，每周 2～4 次的体育锻炼，有时也会进行更长时间的追踪研究，因而难以对实验过程进行严格的控制。但也有研究显示，体育活动对个体情绪的长期效应是存在的。例如，海顿等 1984 年的研究发现，有规律的活动者比不活动者在较长的时期内产生焦虑和抑郁情绪的可能性要小。

3. 改善人际关系　人际关系是心理环境中最敏感、最具有影响力的因素，它在很大程度上能够影响个体的心理健康水平。在日常生活中，人际关系好的个体总是表现出心情愉快、精神饱满，主观幸福感指数强烈；反之，人际关系不良的个体可能会有一些负面的情绪、情感表现，主观幸福感差。通过运动，个体可以结交更多的朋友，增加与社会的联系。运动是一项既有竞争，又有合作的社会活动，它要求参加的个体既要接受一定的规则约束，又要学会人际沟通的技巧。而这一切都有利于个体人际交往能力的培养。改善了的人际关系将令人心情舒畅、精神振奋。

4. 完善个性　运动和个性之间的关系，是一个引人注目的研究领域，尽管现有的研究未有统一的结论，但是，大多数研究还是表明，与一般运动员相比，优秀运动员往往表现出更多良好的个性特征。例如，摩根的研究表明，与普通人相比，成功的运动员有更多的积极心理特征、更少的消极心理特征；欧文德的研究指出，优秀运动员具有以下特征：更有信心、在比赛前和比赛期间较少焦虑、于比赛过程中注意力高度集中、面对比赛中的落后和失败有其他的应对策略、积极思维。我国学者的研究则表明，世界冠军获得者或世界纪录创造者具有独立性好、自信心强、理智、顽强、有耐心、情绪愉快而又稳定、自控能力强等个性心理特征。不过，值得一提的是，现有的研究只能表明个性与运动之间是相关关系，而不是因果关系。

在非竞技领域，运动对个性的影响也是显著的。个体通过参与自己所喜爱的运动项目，可以使其在性格、气质、能力等方面产生相应的变化。例如，经常参加球类活动，有助于个体机智、勇敢、灵活、顽强和集体精神的个性心理品质的形成和发展；经常参加长跑锻炼，有助于个体坚忍不拔、吃苦耐劳、自强、自制等个性心理品质的形成与发展。

5. 运动有助于坚强意志品质的形成　良好的意志品质对于个体的活动效果具有重要的意义，而坚强的意志品质又可以通过运动来获得。为了实现运动的目的，个体就必须发挥意志的作用，克服运动中不断面临的各种客观因素（如气候或环境条件的变化、身体素质与能力的限制或者意外）和主观因素（如紧张、畏惧、失意、疲劳等）引起的困难。

经过较长时间的运动锻炼和磨炼后，个体不仅能增强体质，而且还能够培养勇敢顽强、勇于战胜一切的良好意志品质。并且从体育活动中培养起来的坚强意志品质往往可以迁移到日常学习、生活和工作中去，这对青少年情感的陶冶、人格的塑造、人生观和价值观的确立起到了积极的促进作用。

6. 运动有助于消除心理障碍　现代社会人们体力劳动的机会越来越少，休闲时间越来越多，从而带来一系列现代文明病：肥胖、心血管疾病和癌症。同时，现代社会又是一个充满竞争的社会。激烈的社会竞争，对个体心理品质提出了严峻的考验。不少个体，由于不适应这种竞争而患上了心理疾病，其最经典的表现是紧张、愤怒、抑郁、慌乱、压抑、精力下降、自我否定、悲观、低自尊、社交回避等。虽然针对心理疾病可以采用传统的药物治疗与心理治疗的方法，但是，这些方法有费时、费用高的特点，并且，许多药物干预还会产生令人不适的副作用。而运动作为一种无副作用、低花费的治疗手段，其价值越来越多地受到人们的推崇，特别是对轻度心理疾病者，它的效果更为显著。

（二）运动的消极心理效应

科学的、适度的运动锻炼能够促进身心健康，但是锻炼成瘾、运动过度，不仅会危害身体健康，而且还会给心理健康带来不良的影响。运动可能带来的消极心理效应主要表现为消极锻炼成瘾和心理疲劳。

1. 消极锻炼成瘾

（1）锻炼成瘾的含义：锻炼成瘾是指对有规律的锻炼生活方式的一种心理、生理依赖。它有积极和消极之分。从归因的角度进行分析，前者能控制锻炼行为，而后者反受锻炼行为的控制。总的来说，错过一次身体练习时机就会体验到消极情绪的人，或在身体疼痛和受伤的情况下也坚持锻炼的人可以被定义为锻炼成瘾。消极成瘾发展的高峰是锻炼依赖性，锻炼者对体育活动产生了类似于酒精、药物和赌博的精神依赖并难以摆脱。不过，目前学术界并不将此种现象视为变态现象。

个体之所以产生锻炼成瘾，是因为个体在运动时大脑会释放一种能引起精神愉快的化学物质，脑内啡肽就是其中之一。一旦终止运动，个体就会因为内啡肽水平降低而焦虑不安。

（2）消极锻炼成瘾的危害：锻炼成瘾的个体往往过于迷恋某一运动项目，锻炼的时间和运动量常常越过自己所能承受的负荷界限，日积月累，便会自食超负荷运动的苦果——精神紧张、人际关系障碍、免疫功能下降、运动性损伤、身体多处器官受损等。

（3）消极锻炼成瘾的预防：目前为止，有关锻炼成瘾应对策略或防治方法的研究还比较少见。费思哲和斯特森等从治疗和预防反复的角度对锻炼成瘾进行研究，建议从天气、合理安排时间、防止独处、避免负性情绪和疲劳等方面来防治锻炼成瘾。此外，有科学家提出四项自我帮助策略来调整运动习惯：①采用不同形式的运动来满足运动需求，避免一直从事同一种运动；②在两次运动之间安排合理的休息期，以避免心理和身体的疲劳；③参与心理和社会的活动以减低焦虑和提升自尊；④尝试学习压力管理技巧，如放松、瑜伽、太极或冥想等。

此外，也有人提出下列几种预防手段：①选择的运动项目最好带有一些技术和难度，需要一定努力才能完成；②选择的项目最好具有竞争性，并且需要与别人合作才能完成；③要努力培养对其他活动的兴趣，使自己除了运动，还有其他更重要、更有意义的事情去做。

2. 运动性心理疲劳　"心理疲劳"一词出现于20世纪70年代，最初用于描述服务行业工作者，由于情绪和精神压力而形成的一种心理现象。80年代后期，该词开始用于那些由于应激和需要竭尽全力工作的领域，如竞技体育和商业领域。关于心理疲劳的定义，目前为止，学术界没有统一的看法。一种比较有代表性的观点认为，心理疲劳是一种由于过度压力和长期不满足，而对先前喜欢的活动（在心理上、情绪上、有时是实际行动上）产生退缩的现象。它是一种精疲力竭的心理与生理反应，是由于极端地为应付过度训练和比赛要求而付出努力，但又没有收到效果所引起的。许多学者对心理疲劳的看法基本达成下列共识：

（1）心理疲劳中包含一种耗竭感，包括身体的、心理的及情感的。

（2）这种耗竭感会导致个体对他人反应的消极变化，乏人性化，缺乏精力和同情心等。

（3）心理耗竭具有成就感降低的特点，这会导致与运动成绩下降之间的恶性循环，并使自尊降低进而产生退出念头。

（4）心理耗竭是对持续压力的慢性反应，这与强烈压力下的偶然应激状态不同。

六、运动促进社会心理健康的机制

（一）生理学机制

1. 胺假说 该假说认为，神经递质类化学物质分泌量的变化与个体心理健康状况有关。研究表明，运动可以加强脑内单胺类（其中包括去甲肾上腺素、肾上腺素、5-羟色胺和多巴胺等神经递质）化学物质的传递，而这些物质的传递可以影响机体的觉醒、注意力和情绪等心理活动状态。例如，抑郁的个体常出现胺分泌量减少的情况，而体育活动后，他们体内胺的代谢产物明显增多。从理论上讲，运动刺激了神经递质的分泌，从而对心理健康起了促进作用。

2. 内啡肽假说 该假说认为运动可导致内啡肽的释放，使个体提高情绪水平。内啡肽是由脑垂体、下丘脑等分泌和释放的一种激素，它具有类似吗啡麻醉剂一样的效应，可使人愉快和减少疼痛。有研究指出：个体在进行长时间运动时（60 分钟以上），体内内啡肽能保持在较高水平；有氧运动可以引起内啡肽的释放，从而能缓解精神疾病的某些症状；许多人能够忍受精神紧张和来自各方面的有害刺激，坚持以饱满的精神状态和生活的信心参加体育活动与激烈的比赛，可能都与内啡肽的效应有关。

3. 心血管功能假说 该假说认为心境状态的改善与心血管功能的提高相关。运动能够加强心血管系统的功能——加强血管的收缩性和渗透性。健康的血液循环可以使体温恒定，有助于保持神经纤维的正常传导性，从而有利于心理健康。

（二）心理学机制

1. 转移注意力假说 该假说认为运动给个体提供了一个机会，使他们能够转移对自己不合理思维与消极情绪及不良行为反应的注意。由于个体生活在错综复杂的社会中，经常会产生烦恼和忧愁，运动具有使个体忘掉这些不愉快的事情，从痛苦的体验中摆脱出来的作用。例如，慢跑、游泳等活动能使运动参与者进入自由联想状态，在单调重复性的技术动作中，通过冥想、思考等思维活动，可能促进思维的反省和脑力的恢复。这种对注意力的有效集中和（或）转移，可以达到调节情绪的目的，从而有利于运动参与者的心理健康。

有研究表明，冥想或安静地休息与运动一样，都可以降低人的焦虑水平，但是长期的运动在减少消极情绪方面比放松练习或其他转移注意力且令人感到愉快的活动更有效。

2. 认知行为假说 该假说认为运动能够诱发积极的思维和情感，而积极的思维和情感对焦虑感、抑郁等消极的情绪状态具有一定的抵抗作用。运动给个体提供了体验控制的情境，也可以使个体从中更多地获得竞争感和成功感，从而使自我效能得到提高。焦虑、抑郁等消极的情绪状态往往是由于个体多次感受到对生活中所发生的事件无法控制，并将失败归因于内部因素。因此，在体育活动中体验到的成功感和控制感，有助于打破与焦虑、抑郁等消极的情绪状态相关的恶性循环，改善情绪状态，增强对个体影响心理健康事件的处理能力。

3. 社会交互作用假说 该假说认为运动中与他人积极、愉快的社会交往有助于提高个体的心理健康水平。运动是人际交往的重要形式之一。不同的个体，可以突破地域、政治、经济、教育、文化背景乃至生理与心理特征上的差异，平等地一起从事体育活动，在这个过程中，相互交流，建立一种正常的社会关系，获得更多的社会支持，使个体能够更好地适应社会。与日常生活中的其他交往形式相比，体育活动中的人际交往更为自然，更易克服人际交往中的身心障碍，更易化解不良的情绪状态。

4. 运动愉快感假说 该假说认为运动之所以说能够调节情绪，预防和治疗心理疾病、增进心理健康，其中最重要的原因之一是个体在运动中能够体验到运动愉快感。运动愉快感本身是一种积极的情绪状态，它似乎是使运动的心理健康效应达到最大值的一个重要的中间变量，也被认为是坚持运动的主要动力。运动所产生的运动愉快感对个体的情绪和情感影响很大，主要表现为满足、愉悦、舒畅、能力感增强、积极参与活动等。如果个体不能从运动中获得乐趣，那么，其活动后的心理状态可能不良，这可能导致其从运动中退出。

七、运动社会心理学研究的理论基础

（一）行为主义理论

1. 刺激-反应理论 该理论也被称为联结理论，最初由桑代克（E.Thorndike）、斯金纳（B.F.Skinner）等提出与发展起来的一种理论。该理论认为动物与人的大部分行为都是后天学习的结果，都是有机体在遇到某种刺激，引起某种行为反应受到强化而构成联结的结构；而复杂的行为选择是一系列简单的刺激-反应联系单位的联合。利用这个理论可以解释与探讨社会学习与社会行为的发生。下面介绍的社会学习理论和社会交换理论都是以它为基础的。

2. 社会学习理论 该理论由班杜拉（A.Bandura）等提出与发展起来的。他们认为个体的一切社会行为都是在社会环境影响下，通过示范行为的观察学习而得以形成、提高或改变的。替代性强化和自我强化比外部强化的作用更大。班杜拉还提出了个体、环境和行为三者交互决定论。他认为，个体的社会行为是其内部因素（主要是认知）与环境因素（主要是社会因素）相互作用的信息加工活动的结果；个体的认知不仅会影响行为的组织，而且行为的反馈又会使个体产生结果的认知与调节功能的提高，个体的行为不仅改变着环境，环境也制约着个体的行为。总之，个体、环境和行为三者构成了一种三角互动的关系。

3. 社会交换理论 该理论由霍曼斯（G.C.Homans）等提出，它是采用经济学概念来解释社会行为有赖于相互强化而得以持续的一种理论。其主要观点如下：

（1）客观上存在着适合于有机体的规律，如动物与人有寻求最大奖赏、快乐与少量付出代价、避免痛苦的倾向。

（2）个体的社会行为服从社会交换规律。这里的社会交换是指存在于人际关系中的社会心理、社会行为方面的交换。如果个体以行动带给他人好处，并迫使对方做出互惠的行为，造成一种公平的关系和相互获益，那么这种相互作用的行为与关系就会得到继续与发展，否则，就会减少、疏远或停止。

（3）分配公平原则。根据这个原则，每个个体所得到收益与其投入遵循一定的比例，即收益越多，投入也越高。在人际交往中，个体若发现自己的收益与投入之比与对方两者之比大致相同，则会认为实现了公平分配，心理上就比较平衡，交往也会继续。反之，交往将会终止。

（二）认知学派的理论

1. 格式塔学派 格式塔学派的社会心理观认为，个体的行为不是对外界刺激的一种孤立、简单的反应，它是通过心理物理场特别是认知活动的整合而作出的。心理物理场包括环境与自我两个方面。环境又可分为地理环境与行为环境。前者是实际的环境，后者是指臆想中的环境，两者可能一致，也可能不一致。不同的个体在同一地理环境中往往采取不同的行动，这取决于其行为环境与自我两方面力量的交互作用。

2. 场论和群体动力学理论 德国心理学家勒温（K.Z.Lewin）认为个体是一个复杂的能量系统，它在外部环境的包围与影响下存在着一个由心理环境和自我状态构成的心理生活空间。自我状态包括需要、欲望、意图等内部个人区域和知觉运动区域两个部分。心理生活空间是一个心理动力场。个体的各种行为都是外部环境通过其自我状态和心理环境两种力量相互作用所构成的心理动力场而发生。

由于群体内不同个体之间存在相互影响、相互渗透的交互作用，群体为满足共同的需要也在寻求与确定各种准社会的目标，于是便会出现各种能量的汇聚、冲突、平衡与失衡及群体行为的倾向和拒斥等现象，即群体的心理动力场。个体在群体中生活，其行为不仅取决于个体的生活空间，而且也受群体心理动力场（如人际关系、群体决策、舆论、气氛等）的制约。群体作为一种由内在关系组成的系统，其影响力或作用远远大于互不相干的个体。

3. 认知相符理论 是以认知倾向一致的状态或倾向性来解释个体心理活动和外部行为变化的社会心理学理论。美国心理学家麦克盖尔（W.J.McGuire）首先认为，人有一种动力倾向性，其信念、观点或态度如果与其他观点或行为有矛盾，只要他意识到，他就会自发地去调整自己原来的观点，去与正常逻辑关系相符。这种观点将人看成理智的人。其后，许多社会心理学家作了大量的研究，并形成了自己的理论。例如，费斯延格的（L.Festinger）"认知失调理论"，海德（F.Heider）等的"平衡理论"，海德和凯利（H.H.Kelley）等的"归因理论"。由于这些理论有共同的思想基础，所以，它们统称为认知相符理论。

（三）精神分析学派理论

1. 弗洛伊德的人格结构理论 精神分析大师弗洛伊德（S.Freud）认为人的人格是由本我、自我和超我三部分组成。本我是人格结构中最原始的部分，其构成成分是人类的基本需求，如饥、渴和性等。本我中的基本需求为生本能（促使个体生命的生长和增进的内在动力）和死本能（由攻击性和破坏两种原始冲动所促动的内在力量）。支配本我的是快乐原则。

自我是在现实环境中由本我分化发展而产生的。由本我而来的这种需求，如不能在现实中立即获得满足，它就必须迁就现实的原则，并学习到如何在现实中获得需求的满足。支配自我的是现实原则。此外，自我介于本我与超我之间，对本我的冲动与超我的统治具有缓冲与调节作用。

超我是人格结构中处于统治地位的最高部分，是由于个体在生活中，接受文化道德规范的教养而逐渐形成的。它由两个部分组成：一为自我理想，要求自己行为符合自己理想的标准；二为良心，规定自己的行为免于犯错的限制。如个体所作所为符合他的自我理想时，就会感到骄傲；反之，则会感到愧疚。超我是人格结构中的道德部分。支配超我的是完美原则。

弗洛伊德将人格结构分为两个意识境界。居上者为意识境界，包括自我与超我；居下者为潜意识境界，本我即在其中。本我、自我和超我三者，如能彼此交互调节，和谐运作，就会形成一个发展正常、适应良好的人。如果三者失去平衡，或彼此长期冲突，就难免会导致个体适应生活困难，甚至演变成心理异常。

2. 心理防御机制理论 心理防御的概念是精神分析学的最伟大发现之一。心理防御机制是自我的一种防卫功能，在很多情况下，本我和超我之间经常会处于矛盾和冲突之中，这时个体会感到痛苦和焦虑，而自我可以在无意识之中，以某种方式，调整冲突双方的关系，即使超我的监察可以被接受，同时又使本我的欲望可以得到某种形式的满足，从而减缓焦虑，消除痛苦。心理防御机制包括压抑、否认、投射、退化、隔离、抵消转化、合理化、补偿、升华、幽默、反向形成等多种形式。如果运用得当，心理防御机制有助于个体防御紧张、焦虑、忧愁、恐惧、嫉妒等消极情感的伤害，维持情感或心理平衡，而且，即使在个体不能有效地控制情境时，它也能把焦虑减少到最低限度。但是不管怎样，所有心理防御机制都不是对付焦虑、紧张、内疚、恐惧等痛苦体验的理想手段。如果过多运用，它往往是有害的，主要表现为有意或无意地歪曲、掩盖或否认现实，阻碍个体心理健康的发展，减少解决实际问题的机会，使心理问题日益严重化。最初，弗洛伊德认为心理防御机制只能在无意识的水平上进行。后来，随着有关研究的深入，人们发现心理防御机制也能在有意识的水平上进行。

3. 人际行为的三维理论 该理论认为个体存在三种基本的人际需要：包容、支配和感情。这三种需要具有相对的继承性与连续性。依据三种需要的相对强度又可以分出六种基本人际关系取向：主动包容型、被动包容型、主动支配型、被动支配型、主动感性型、被动感性型。相同类型者在一起，大部分能很好地相容，相同需要的主动表现者与被动期待者在一起也常起弥补作用，但同属主动支配者在一起就不易相容。所谓相容，就是指不同的个体在一起，或个体在群体中能协调地工作或生活。与不相容的群体相比，相容的群体有更强的凝聚力，并能更有效地达到目标。

（四）符号相互作用学派

符号相互作用理论强调事物的意义、符号在社会过程及在社会心理、社会行为中的作用，它是带有社会学特色的社会心理学理论。

1. 符号相互作用理论基本思想　心理、自我、社会是密切联系的三种结构和现象。它们的形成、维持和发展，以及它们之间的相互联系、制约和关联，依靠符号（特别是言语活动）及符号相互作用来实现。心理活动是个体在社会相互作用过程中掌握与运用符号并通过符号相互作用而产生与发展起来的。它既是社会课题向主观领域过渡的内化过程，也是大脑赋予课题的外化过程。个体的自我由主我和客我组成。任何行为，都是由主我的冲动引起的，而受到客我的控制；前者是行为的动力，后者是行为的方向，自我就是主我与客我的相互作用。主我、客我、自我组成了个性结构，正因为有主我，才会产生角色行为的变化或偏离；正是因为有客我，才会导引行为去适合社会相互作用中的角色期望。

2. 角色理论　角色是指个体在群体及社会中由于占据一定的地位而显示的态度与行为模式的总和，或所应履行的职责。而角色理论是试图按照个体所处的不同角色地位或身份去解释其行为，并揭示其中的规律。角色理论现在被广泛地应用到许多领域，如解决运动群体中的人际关系和在运动中培养青少年健全的人格等问题。

3. 参照群体理论　参照群体，是指个体从心理上把自己列入，与之对照，并在评价、态度、行为上和在规范与价值观形成上接受其影响的群体。参照群体有下列分类：①行为或思想上的参照群体；②会员或外部群体；③大的或小的参照群体；④肯定性或否定性参照群体。参照群体有规范和比较评价的作用。

个体选择参照群体所依赖的条件，一般有下列特点：①如果群体对自己的成员没有充分的威信，那么其成员将倾向于挑选外部的、非会员的群体作为参照群体。因为在他们看来，后者更有威信。②个体在自己群体中越是孤立，地位越高，那么就越有可能把外部群体当作参照群体，期望在那里占有较高的地位。③社会流动性越大，个体改变群体从属性的可能性就越大。④个体对参照群体的选择，也依赖于个性特征。

八、运动社会心理学的发展概况

（一）国外运动社会心理学发展概况

1. 起源阶段（19 世纪～20 世纪 50 年代前）　虽然在古代，中外哲学家不乏有关心理学方面的论述，但现代科学心理学的诞生则是 19 世纪后半叶的事情。科学社会心理是科学心理学的一个分支，以 19 世纪末美国学者特里普利特（N.Triplett，1897）做的关于"在定速和竞赛中的动力因素"的实验研究为正式诞生的标志。特里普利特发现单个人骑自行车比群体骑自行车的速度慢 20%，因此，认为共同活动比单独活动能促进工作效率（即观众效应，或社会促进、社会助长）。这个研究的划时代意义在于它将实验方法引入到社会心理学的研究中。由于这个研究设计运动领域中的社会心理学问题，所以，现代运动心理学、现代运动社会心理的起源也追溯到这个研究。

20 世纪 50 年代以前，社会心理学在实验研究、研究技术及面向社会实际的应用方面均取得了一些研究进展。但这些研究鲜有涉及运动领域中的有关问题。

2. 初步发展阶段（20 世纪 50～60 年代）　随着科研方法的改进和科研人员对于体育运动中个体社会行为问题研究的深入，国外从 20 世纪 50 年代开始了运动社会心理学方面的正式研究。这个阶段有三个标志性事件。

（1）1964 年，在国际运动社会学研究会召开的第一次会议，以及随后在科隆、日内瓦和莫斯科等地召开的研讨会上，科研人员均提出，对于运动社会学的研究有必要考察主题活动的心理活动维度，这样才能更好地反映个体的社会行为活动。在这一时期，一些运动心理学的研究加入了社会心理学研究的内容。

（2）1967 年，美国学者克拉帝（B.J.Cratty）论述体育活动中的社会心理学问题的专著《体育运动的社会方面》（*Social Dimensions of Physical Activity*）正式出版。

（3）1968 年，在美国举行的第二届国际运动心理学会议上，科研人员正式提出要研究运动、观众和选手行为的交互作用。这意味着体育运动心理学研究中已将社会心理方面的研究作为一个主要的议题。

3. 迅速发展阶段（20 世纪 70 年代至今） 从 20 世纪 70 年代至今，该领域的研究有了快速发展。在 20 世纪 70 年代，国外的科研人员开始尝试建立运动社会心理学的研究模式，并从事了一些具体的研究工作。进入 20 世纪 80 年代后，国际运动社会心理学方面的研究的课题范围不断扩大，研究也不断深入。运动社会心理学是运动心理学的一个分支，因此，在某种程度上，从国际运动心理学会议研究主题的不断变化中也可以反映这种趋势。

（二）我国运动社会心理学发展概况

我国运动社会心理学方面的研究起步很晚，直到 20 世纪 90 年代才出现有关研究文献。总体而言，中国运动社会心理学的发展是一个不断学习、移植西方的运动心理学的过程；同时，在此基础上，也在不断探索运动社会心理学研究中的"中国化"与"本土化"问题，并由此引发了一系列富有中国特色的运动心理学研究成果。如王润平、阿卜杜的"中国-加拿大国家级体操教练员社会心理构成的比较研究"，张社平的"我国足球甲级队主教练员的领导行为对其队员影响力的研究"，周成林、陈立新的"奥运会对提升国民凝聚力心理因素的分析"，苏庆富、杨维琴的"我国体育社会心理学学科研究及其发展态势"等。

第二节　运动中的归因分析

归因是指个体对自我或他人行为结果的原因进行分析、解释和推测的认识过程。归因理论是对动机进行认知分析的理论。体育运动中的归因主要涉及内部/外部归因、稳定性和可控性三个方面。

一、内部/外部归因

（一）内外源

在体育运动情境中，倾向于内部归因的人常常将自己体育运动成绩好归因于自己运动能力强或努力；反之，倾向于外部归因的人则常常把失败看作是任务太难、自己的运气不佳、教练员不好、裁判员不公平等外部原因。

一般来说，内部归因的个体的成绩要比外部归因的个体成绩好，内部归因比外部归因有更为成熟的归因指向。因此，教练或体育教师应该鼓励运动员或学生通过建立运动自信心和在合适的时候对运动表现进行内部归因而变得更具有内部归因的倾向。

然而，个体的归因方式不是一成不变的。它与个体的体育运动成绩之间存在项目影响的关系。例如，一个总是把自己体育成绩差归因于外部因素的学生，如果长期地、反复多次地得到较差的体育成绩，他就可能会逐渐地由外部归因转为内部归因，认为自己的体育成绩差是由自己的体育能力弱所导致。

在体育教学与运动训练过程中，体育教师与教练员要通过各种手段了解学生或运动员的归因情况，并根据归因变化的规律，调节对学生或运动员体育运动成绩的反馈信息，以使学生或运动员能利用这些反馈信息获得最大的动机量值。

（二）协变性原则

个体对成功与失败的归因常常根据别人完成同一项任务时的成绩来解释或预测，即当别人的成绩与他们相一致时，会把它归于外部的原因；当别人的成绩与他们不相一致时，会把它归于内部的原因，这种现象就被称作协变性原则。比如，当某个运动员打败了一个在网球比赛中每个人都输给他的人时，他肯定会把自己的胜利归于能力、水平高等内部的原因。而一个人在某次测验中得了满分，并了解到每个人都能得到满分时，就会把它归于外部原因（如一次容易的测验），这是进行归因的逻辑模式。而且，这个协变性原则已被有关实验所证实。

二、稳　定　性

维纳等 1973 年研究表明，当个体目前的成败与自己过去的成败不一致，且与别人的成败也有所不同时，一般的归因大多数都是不稳定的内在因素；当个体目前的成败与自己过去的成败相一致，且与别人的成败一样时，任务的难度往往是归因所在；当个体目前的成败与自己过去的成败相类似，但与别人的成败不同时，能力便成为归因所在。

下面以一个体育系学生考试成绩的好坏来说明归因的稳定性维度。如果某学生以前体育考试都得高分，这次体育考试又得高分，但其他学生这次都没考好，那么，人们趋向于认为这个学生一定是体育能力很强；如果其他学生也都考得很好，那么，人们会趋向于认为一定是体育考试所要求的技术动作简单。反之，如果这个学生以前体育考试总考得不好，这次体育考试却得高分，而其他学生都没考好，那么，人们会趋向于认为这个学生得高分一定是运气好，侥幸而得。如果这个学生以前体育考试成绩不行，这次也没考好，而别人也一样没考好，那么，人们会趋向于认为一定是体育考试所要求的技术动作难度太大。如果这个学生以前体育考试都考得很好，这次却没考好，而其他人都考得不错，这时，人们会趋向于认为他努力不够或身体状况欠佳等不稳定的因素。

研究已经表明，运动员把成功或失败归于稳定的原因还是归于不稳定的原因，与期望和习得性无助感有关。根据维纳的观点，把某一行为的结果归于稳定原因的个体比归于不稳定原因的个体更期望该行为再次发生。例如，如果一个运动员把"输"归因于运气不好，就说明他认为下一次可能不会输。但是，如果他把"输"归因于缺乏能力，则说明他认为下一次还会有同样的结果。

三、可　控　性

可控性是指行动者行为的动因是否能为自己所控制。如果是可控的，则意味着行动者可以通过自己的主观努力改变行为及其后果。具有内、外控归因倾向的运动员在体育运动中存在着以下差异。

1. 具有内控归因倾向的运动员更相信自己在体育运动中所起的主导作用，认为体育运动的结果是由自身的因素（如体育能力或努力）所决定；而具有外控归因倾向的运动员则往往看不到努力与体育成就之间的积极因果关系，喜欢将自己的成败归因于比赛场馆、天气、观众、裁判、抽签决定的比赛出场顺序等外部不可控制的因素。

2. 具有内控归因倾向的运动员自信心强、成就动机较高、焦虑水平更低，面对体育运动中的失败、挫折时，能做出更为艰苦的努力；而具有外控归因倾向的运动员则自信心较弱、成就动机较低、焦虑水平更高，对自己的体育能力和努力都失去信心，面对体育运动中的失败、挫折时，常常是将责任外推，不愿花时间探索解决问题的有效途径。

3. 无论体育运动的结果如何，具有内控归因倾向的运动员都会促使自己投入更多的精力，显示出对所从事的体育运动的更高的积极性；而具有外控归因倾向的运动员则表现出对所从事的体育运动缺乏兴趣，不愿投入更多的精力和做出更多的努力。

由于与其他因素相比，自身的努力具有可控制性，因此鼓励年轻的运动员把失败归因于"努力不够"是明智之举。

四、运动中的典型归因

在归因过程中较极端、绝对的例子不多见，大部分运动员的归因倾向，都可以在内部-外部和稳定-不稳定的维度上找到自己的位置，极端的内控或外控归因倾向的运动员也较为罕见。

吉尔等利用开放式归因问卷对女子排球运动员（排球比赛之后）和男女运动系学生（完成运动迷宫之后）的研究指出：运动中基本的归因类型应当是内部、稳定和可控的。赢的队员比输的队员更倾向于作内部、稳定和可控的归因。即使是对一个群体进行归因，赢者比输者归于稳定的原因的分数也要高得多。可控性是赢者的一个重要的归因，项目合作则通常是运动队的一种重要的归因。

五、影响运动归因的因素

（一）内部因素

1. 个性特征 不同的个性特征会导致不同的归因倾向。有研究指出，具有外向性特质的运动员（他们往往是低特质焦虑者）面对成功或失败时倾向于内部归因；具有内向性特质的运动员（他们往往是高特质焦虑者）在获得成功或遭遇失败时倾向于外部归因。这主要是因为前者比较乐观、随和、渴望幸福的事，倾向进攻，相信自己的能力，对自己充满自信，故而面对成功或失败时会尽力从自己身上找原因；而后者比较安静，做事瞻前顾后，遇事缺少主见，对自己信心不足，在获得成功或遭遇失败时会努力从外部寻找原因。

2. 成就动机 个体的成就动机将影响其对成功和失败的归因。越来越多的运动心理学家的研究支持这一观点：高成就动机者倾向于将成功归因于能力，将失败归因于缺乏努力；而低成就动机者则把成功归因于运气，把失败归因于缺乏能力。田宝在运动领域的研究也证实了上述观点。此外，在研究成就动机与归因的关系时，要结合文化背景、运动队和不同个体的特点来进行。

3. 情绪 维纳在对归因的研究中区别了两类主要情绪：结果依赖情绪和归因依赖情绪。前者属于对结果的"自然反应"，情绪反应中没有归因的成分，运动员对成功的最初反应是愉悦或高兴，对失败的最初反应是失望或悲伤。后者则与认识到的结果的起因或理由相联系，它能够有效地帮助教练或运动心理学家了解运动员的认知活动过程。如果一个运动员把自己的情绪掩饰得很好，那么通过让他回答什么原因导致他的赢或者输，人们可能能够判断出他当时的感觉如何。同样地，如果一个运动员不想解释他对成败的归因，那么人们也可以通过他对成败的情绪反应而推断出他潜在的归因。在成就情境中，将行为结果归于不同的原因维度，会使个体产生不同的情感反应（表 6-1）。

表 6-1　与不同的结果和归因组合有关的情感

归因类型		结果	
		成功	失败
内外源	内部	自豪	自豪减少
		自尊	自尊减少
		满意	满意减少
	外部	没有关于自我的情感	没有关于自我的情感

续表

归因类型		结果	
		成功	失败
可控性	可控的	自信	羞辱
		胜任	负罪
			沮丧
	不可控的	感激	愤怒
		同情对手	诧异
			惊讶
稳定性	稳定的	满怀希望	没有希望
	不稳定的	不确定	满怀希望

4. 自我效能感　高自我效能者倾向于把失败归因为努力不够，而低自我效能者把失败归因为能力低。同样，如果把成功归因于内部的或可以控制的原因，如能力或努力，则自我效能感将会提高。

5. 运动能力知觉　王树明、张静利用拉塞尔（R.Rusell）的归因维度量表等问卷对大学生的运动能力知觉、归因和坚持性进行了实验研究。结果表明：体育优、差生无论在运动能力知觉还是在以后的坚持性方面都存在着显著性差异；高运动能力知觉的大学生更倾向于内部、稳定、自我可控性归因，锻炼更具坚持性；运动能力知觉和对运动结果的归因与运动坚持性有显著性相关。

6. 年龄　一般认为，随着被试者年龄的增大，其归因逐渐定性并内化，要使之改变是比较困难的。此外，成年被试者对于实验者所做的理想归因模式训练会产生怀疑，这将直接影响到归因训练的效果。

（二）外部因素

1. 社会文化背景特征　有研究指出，由于文化背景不同，西方国家的人倾向于用个体因素来解释事件，而亚洲国家的人多使用情境来归因。在不同的文化中，成功与失败可能有着不同的含义。因此，对成败的归因也可能随着文化的不同而有所不同。例如，伊朗的孩子倾向于认为能力，而美国的孩子则倾向于认为努力和意志力是成败的关键。运动员的归因方式也受其所处的社会文化背景特征的影响。例如，达德（J.L. Duda）的研究显示，一方面，与美国西南部的印第安裔大学男女运动员相比，英裔运动员（尤其是男运动员）更可能采用社会比较法来评价运动中的成功与失败，且以成败来衡量自己能力的大小，他们将获胜看成是自己已达到的目标；另一方面，美国西南部印第安裔运动员则根据个人控制能力与活动过程来评价目标的完成情况。进一步研究还发现，付出努力而不是为了显示自己的能力是评价目标完成的重要指标。

2. 运动项目特征　国内外研究表明，在运动情境中，从事集体项目和个人项目的运动员所报告的内外源没有区别。但是，也有大量的研究证明，集体项目中的个体与个人项目中的个体归因方式存有差别。例如，吉尔等的研究表明，集体项目中的运动员更可能进行可控的或不可控的归因。罗斯的研究更深入一些，他发现某些特定项目的运动员，其归因方式会受到专项性质与结构的影响。例如，跳水、体操、花样滑冰等由裁判评分决定竞赛结果的项目，运动员往往将运动成败归于外部、不稳定和不可控的因素，而田径、游泳等依据客观标准决定比赛结果的项目，运动员则往往将成败归因于内部、稳定和可控的因素。此外，吉尔的研究还发现，在双人项目中，运动员更可能将失败归因于自我因素，而不是因失败而责备同伴。

3. 训练年限　训练年限不同，归因稳定性维度存在着差异。我国学者盛绍增的研究发现，训练时间在 5 年以上的运动员的稳定性归因明显高于训练年限不足 5 年的运动员。造成这种差异的原因可能是随着年龄和训练年限的增长、经验的积累，运动员越来越趋于成熟。

4. 比赛结果　由于受现代体育市场化的影响，运动员对比赛结果看得较重，运动员总是自发地对运动结果进行归因。一般来说，失败的结果比成功的结果更可能引起归因，尤其是出乎意料的失败比预料到的失败更趋向原因探究。虽然胜负是运动归因的一个重要原因，但是归因也和其他方面有关。例如，胜方也许对自己的表现不满意，负方也可能对自己的全场表现较为满意。有研究表明，满意的胜者比不满意的胜者的内部归因更高。

5. 运动队的凝聚力　一些研究表明，运动队的凝聚力也影响队员对成功和失败的归因方式。凝聚力高的篮球队，其队员之间的归因方式非常相似。当失败时，队员们更可能将失败归因于外部和不稳定的因素（如运气、对手令人意外的高度发挥等），而不是归因于内部和不可控的因素；相反，凝聚力低的队员在失败时可能谴责整个团队，而不是考虑个人的责任。此外，主力队员和非主力队员在归因的自我可控方面也存在着显著的差异，家庭背景等因素也是影响运动员归因的因素。

六、体育运动中归因的测量

（一）汉拉汉"运动归因方式量表"（SASS）

该量表设置八个积极事件、八个消极事件，对体育运动中的成功与失败进行主观解释，在五个维度上进行评估。

（二）温格特"运动成就归因量表"（WSARS）

该量表有两个版本：集体项目、个人项目。11 个成功事件，11 个不成功事件，评估运动员归因中稳定的态度和期望。

第三节　运动与人的社会化

一、社会化的定义

目前学术界对"社会化"这一术语有不同的解读。在心理学界比较有代表性的观点认为：社会化是指在特定的社会与文化环境中，个体形成了适应于该社会与文化的人格，掌握了该社会所公认的行为方式。

二、运动对人的社会化的作用

运动是社会发展的产物，又对社会的发展起着积极的推动作用。运动从它诞生之日起，就是与人的社会化密切联系在一起，成为实现人的社会化的一种重要手段。运动对人的社会化的作用具体表现在以下几个方面：

（一）完善身体机能、促进生活技能的掌握

活动是人的天性。个体只要生存着，就必须运动。体育运动是增强身体素质的各种活动。体育运动的基本手段是身体练习。各种身体练习，都是人类生活、劳动、军事等技术的锻炼和综合，它们源于生活、高于生活。受身心发展特点的制约，个体在生命发展的不同阶段，其身体练习的重点有所不同。例如，在婴幼儿期，个体主要是学会坐、爬、站、走、跑等基本身体活动技能；在少儿期，个体通过身体练习，学会跑、跳、投掷、负重、支撑、悬垂、攀登等技能；在老年期，个体则通过健身活动使肢体保持良好的活动能力，从而推迟和延缓身体的衰老。可以说，体育能对个体的

一生产生重要的影响。

总之，运动可以增强人的体质，促进个体的正常生长发育和机能发展，完善其身体生理机能的协调，使个体对来自身体内外部刺激的反应更加迅速、正确，而这不仅有利于建立和巩固各种条件反射，促进身体素质和基本活动能力的全面发展，提高机体对自然环境的适应能力，而且还有利于个体学习、掌握基本生活技能和知识，并为其社会发展奠定良好的基础。

（二）提供社会规范教育的场所

运动提供了人际交往的多种范式。运动中必须确立各种行为规范，如奥林匹克精神与原则、体育道德、运动员作风、比赛规则、竞赛规程等，并通过裁判、仲裁、公众舆论、大众传播媒介等进行监督和实施。由于运动具有娱乐性的特点，故运动规范虽也具有强制性，但不会给人造成精神压力，个体也容易接受。

对青少年进行体育规范训练是一种可以经常重复和加以控制的社会过程，它不会给社会造成任何损失。这一过程可以在体育教师、教练、家长或其他人员指导下进行，也可以由青少年自己内化完成。青少年在参与体育运动的过程中，逐渐学会认识并遵循体育运动特定的规划和公平竞争原则——违反规范者受罚，创造良好运动成绩者得到奖励。因此，这一过程可以视为对社会法规和伦理道德学习的模拟过程。体育运动中的每个项目均有特定的规则，不同项目有不同的规划，酷似一个"法治社会"。在某种意义上，青少年参与体育运动就是一种良好的社会适应性学习过程。

（三）确立生活目标、建立价值观念

运动的竞争性特点有助于成为一种激发儿童与青少年积极向上、不断进取，不断战胜自我、超越自我的动力。如果他们经常处在这样一种积极的心理状态之中，并能将其移植到其他活动当中去，那么，就将有利于他们树立正确的生活目标，建立正确的价值观念。

运动是许多儿童和青少年追求的生活目标。不少人把能够进入运动员行列作为一个中短期的生活目标。对有运动天赋的孩子来说，这是他们应该珍惜的权利。社会要尊重他们的这一权利，也有义务在他们结束运动生涯前及时引导他们选择新的生活目标。儿童和青少年体育目标的确立有助于他们今后职业的选择、家庭的建立和积极人生态度的培养。这是因为运动过程能训练孩子们更高的独立性和自立能力。

（四）培养社会角色

所谓体育运动中的角色，也就是指个体在由体育而结成的社会关系中所处的地位。这种地位有其权利、义务和相应的行为要求。任何一种体育活动，尤其是集体项目的运动或游戏，往往都是由一定的活动或游戏角色，以及角色之间的相互作用所构成，这些角色除了体育活动或游戏中本身特定的意义外，还有某种社会角色的符号或模拟意义。比如，棒球运动中处于投手位置的人，有向击球者投球的权利与义务，而游击手则有处理从中央飞过来的球的权利和义务。游击手只要不与投手交换位置，就没有向击球者投球的权利和义务。集体运动项目中的角色通常是以复式角色的形式存在。比如，张某既是后卫又是主力队员；李某既是足球前锋，又是队长。

有意识地让某个学生扮演超出他本人的能力与特性界限的角色，如让替补队员担当主力队员的工作，能够提高他的自豪感和自觉性，刺激他通过加倍努力去获得成功。通过运动角色的学习，可以使学生体会到个人努力是可以成功扮演各种角色的，从而体验出人的主观努力是改变社会地位的重要途径。

（五）促进良好个性的形成和发展

参加运动需要较强的自发性和反复进行练习的耐心，所以对个性的影响很大。国外很多有关研究表明，个体幼小时期所获得的户外游戏的经验，长大以后能够促使他积极参加体育活动，而且运

动中不可缺少的体力、技能、勇敢、果断、灵敏及聪明机智等品质，与同辈群体相比，会得到较高的评价。一般来说，能力强的人都比较有人缘、快活、亲切、有创造性和适应性。运动能力出色的人也同样如此。对于儿童和青少年来说，参加体育运动并使之成为其生活的一个组成部分，对促进他们的体力与技能是十分明显的。由此给他们带来的成功喜悦和满足感，以及来自伙伴的赞誉和肯定，更可以促进他们良好个性的形成和发展。

三、运动促进人社会化的途径

运动促进人社会化的途径主要有运动文化、家庭、学校、同辈群体、社区和大众传播工具的影响。

（一）运动文化的影响

运动文化，是关于人类体育运动的物质、制度、精神文化的总和。它包括运动认识、运动情感、运动价值、运动理想、运动道德、运动制度和运动的物质条件等。运动文化可以分为主流运动文化和亚运动文化两种。前者是在运动文化竞争中形成的，具有高度融合力、较强大传播力，受到社会广泛认同的体育文化；而后者是指那种在一定历史时期内处于非主导地位或具有地域性定义的体育文化。如现在世界主流体育文化是奥林匹克文化，而一些民间传统运动则属于亚运动文化范畴。当然，主流运动文化和亚运动文化之间的关系也不是绝对的，在一定的条件下，它们的地位也可能互相转化。由于体育文化影响着个体的生活方式，其中包括思考方式和行为方式，所以，从文化的角度来看，运动在自然人向社会人的人类转化过程中起了重要的作用。

（二）家庭的影响

个体一降临于世，其社会化进程便开始了。家庭是社会的最小细胞，是个体最早接触到的外部社会环境，也是个体社会化的第一场所，更是他们习得社会规则的重要来源。父母教育观念和教养方式直接影响着父母对儿童的态度，对儿童进行教育的期望、目标、途径、策略及行为，是影响儿童社会化的重要因素。

家庭成员的运动兴趣与爱好、运动态度与信念、运动行为与习惯、参与运动的频率、角色模式、对运动的重视程度，以及家庭所处的社会阶层、结构和活动模式，都影响着儿童广义的社会化和体育运动领域中的社会化。

例如，家庭成员可以有意识地引导儿童学习一些特定的运动技能，儿童也可以模仿家庭成员参加运动的行为。许多著名的运动员在退役后，他们的子女也相继踏入运动领域，其中主要的原因在于父母为子女提供了可模仿的角色；从社会阶层的角度进行分析，在国外，一般来说，高尔夫球、网球的参与者来自较高的阶层，而足球、篮球、拳击、棒球等运动则吸引着较低社会阶层的参与者。

（三）学校的影响

学校是社会正式规定的负责使年轻人社会化、学习特定本领和价值标准的机构。学校里的社会化可以通过各种正规的课程和有组织的课外活动进行。学校的作用主要是通过教材、教育组织形成、考试与考核等把社会规范、道德准则及历代所积累的知识技能传授给下一代。我国的各级、各类学校都开设体育课。与其他的社会系统一样，运动教育在学生社会化的过程中也起到了重要作用，并且这种作用也随运动项目、运动角色、学生性别差异和身心发展阶段不同而有所变化。体育教学的主要任务是通过学生直接的身心活动，实现人类运动方式及蕴含在这些运动方式里面的人类运动文化的传递。学校运动的各个环节上均可突出教育的内容和因素，把社会主流价值观、社会崇尚的道德规范与信仰等贯穿其中，寓教于体、寓教于乐、寓教于苦之中。

（四）同辈群体的影响

同辈群体又称同龄群体，是由一些年龄、兴趣、爱好、态度、价值观、社会地位等方面较为接近的人所组成的一种非正式初级群体。由于它具有平等性、自发性、开放性、领袖人物的自然特点，更能够满足儿童，特别是青少年的心理、社会需求，因而也更容易赢得他们的认同。同辈群体在青少年中普遍存在，随着青少年年龄的增长，同辈群体对他们的吸引力和影响力逐渐增加，而父母和教师的吸引力和影响力逐渐减少。同辈的群体规范和价值往往被个体作为社会化过程中的重要参照体系，而成为个体社会化的一个重要环境因素。

同辈群体对个体影响的大小主要取决于群体和个体之间本质上的对应程度，以及个体社会化阶段的身心发展水平。它们对青少年成长发展的影响既有积极的一面，又有消极的一面；积极的影响主要是提供最初的比较正式的角色承担的机会和提供人际交往的机会；消极的影响主要是背离主流文化。由于同辈群体在青少年社会化过程中能够发生重要作用，所以父母与教师必须对青少年的同辈群体要多加关心与引导，使之健康发展。

（五）社区的影响

随着世界各国经济、文化、科技的迅速发展和人民生活水平的日益提高，运动已逐渐进入社会的每一个角落，成为人们日常生活中一个不可缺少的重要组成部分。在社区的每一个角落，凡有人群的地方，无论是在体育场馆、公园绿地，还是在高山草原、江河湖海；也无论是在厂矿机关，还是街道、乡村，到处可以看到人们健身的身影。许多社区能够为个体提供参与运动的机会，在一些发达国家，社区甚至能够为儿童青少年提供体育锻炼的计划，因此，社区是个体习得运动角色的重要场所。

（六）大众传播工具的影响

大众传播工具是指多种不同的媒介形式，如报纸、杂志、图书、电视、网络、电影、广播、唱片等。它们通过新闻报道、舆论宣传、知识教育、生活娱乐方式，为广大社会成员理解和接受社会所倡导的价值观念、奋斗目标、社会规范和行为方式等，提供了一个广泛的社会环境条件。在现代社会中，随着大众传播的日益发达，它对人们社会化方面的影响显得日益重要。

20世纪70年代以来，大众传媒的深度参与，使现代运动发生了深刻的变革，它们成为体育发展的重要推动力量之一，而运动也成为最受媒介欢迎的传播客体。大众传媒对青少年逐步形成的深化运动意识，建立正确的运动价值观具有重要的意义。许多青少年正是借助于大众传播了解、喜欢上体育运动，懂得体育运动的规范。由于大众传媒的广泛宣传，一批体育明星成为青少年崇拜的偶像和模仿的角色榜样之一。

第四节　运动中的亲社会行为及培养策略

一、亲社会行为概述

（一）亲社会行为定义

亲社会行为（prosocial behavior）泛指一切符合社会期望而对他人、群体或社会有益的行为。它主要包括分享、合作、助人、捐献、安慰、同情、谦让等行为。亲社会行为对行为本身可能并无明显的好处，有时为了给行为的受体带来利益，行为者本身利益作出的一些自我牺牲。

（二）亲社会行为的特征

亲社会行为的特征有以下几点：

1. 高社会称许性　亲社会行为被特定社会或群体认同并获得高评价。

2. 社交性　亲社会行为是社会互动过程中的交往行为，它具体表现为下列行为：某些习俗性的行为，微笑、问好、和颜悦色等礼貌行为；包容性的行为，团结他人、邀请他人参加群体活动等吸纳性的行为；公正性的行为，主持正义、见义勇为、在朋友遇到麻烦时挺身而出等支持行为；某些控制性的行为，终止他人的打架、谩骂等不友好或攻击性的行为等。

3. 自利性　人们做亲社会行为的本意不是要伤害自己，而是获得自我或他人的肯定。

4. 互惠性　亲社会行为对他人有好处，常常也对行动者有好处。

5. 利他性　有下列行为表现：某些调节性的行为，利用谦让、幽默、鼓励、赞美等方式调节他人情绪，使之改变不良状态的安慰行为；帮助性的行为，捐赠、合作、紧急或非紧急情况下的物资、体力等的援助行为；分享性的行为，将属于自己的物品、机会等给予他人的共享行为；完全利他性的行为，只顾他人利益、不考虑行为代价、不图任何回报的无私行为。其中，利他性与社交性是亲社会行为的两个最主要特征。

（三）运动中的亲社会行为

在竞技运动领域，亲社会行为时常发生。例如，在足球比赛中，当进攻队员和守门员近距离对垒的时候，如果时机合适，守门员时常会勇敢地扑向进攻队员脚下控制的足球，而当守门员首先控制足球后，进攻队员都会为了避免守门员受伤而控制好身体重心，并通过收脚等方式采取避让措施。足球比赛争抢激烈，足球运动员身体素质好，因合理冲撞和合理对抗造成的伤害也是难以避免的，但是一旦出现运动员受伤的情况，另一方队员就会把球踢出界，让对方获得治疗时间。

大型比赛的组织筹备，需要大量的人力物力，不能仅靠赛事组委会的成员组织、运作，而赛事的志愿者则可以弥补这方面的不足，在这方面发挥重要的作用。体育运动领域的"志愿者""义工"所呈现的行为均属于亲社会行为范畴。

在群众运动领域，也有大量的志愿者发挥了重大的作用。在一些运动社团中，往往有一些热爱体育运动、拥有一技之长的志愿者为其他体育运动爱好者提供羽毛球、拳击、瑜伽、拉丁舞、健美、肚皮舞、乒乓球、踏板操、跆拳道等各种运动项目的培训。

二、运动中培养青少年亲社会行为的策略

（一）价值观教育

人的价值观不仅是为人处世的定向工具，也是道德行为的定向工具。价值观教育有利于青少年亲社会行为的培养。价值观教育的主要方法有价值澄清法和榜样教育法。

1. 价值澄清法　所谓价值澄清法主要是青少年借助环境的影响和成人的启发与帮助，通过理性思维与情绪体验，检查自己的行为模式，辨认出支配自己行为的价值观，并与他人的价值观进行比较，发现与解决价值观的冲突，对自己的价值观逐步进行澄清，然后依据自己选择的价值观行事。

体育工作者可以设计相应的体育活动进行价值观教育。其中，主题讨论就是一种比较好的价值观教育方法。在价值观教育中，体育工作者提出自己对青少年的期望，鼓励他们自由地表达，并根据他们的发言进行总结和主题扩展。价值观教育主题讨论的形式见图6-1。

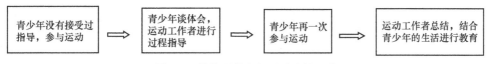

图6-1　价值观教育主题讨论的形式

2. 榜样教育法　青少年具有很强的模仿性，父母、体育教师、教练、同伴等都是青少年学习模仿的对象。青少年通过多次观看他人在运动中的亲社会行为，有助于培养他们自己的亲社会行为。父母、体育教师、教练既是青少年直接模仿的榜样，又是他们选择模仿榜样的控制者。因此，父母、体育教师、教练必须时时注意在青少年面前保持良好的形象，包括待人接物的态度和方式。同时，

还要注意引导、帮助他们对媒体信息、伙伴的选择，以便对他们进行正面的道德教育。

（二）自我概念训练

有研究指出，社会喜好与身体自我呈负相关。其原因在于，如果一个人过分关注身体自我，希望借自己漂亮的衣着打扮来吸引他人，维持自己在群体中的地位，则这种过分展现自我的倾向会使其失去对别人需要、兴趣、感受的敏感性，因而，使其亲社会行为减弱。因此，体育运动中，运动工作者要通过引导帮助青少年形成积极的身体自我概念，使他们将更多的注意力放在提高自己的身体健康水平和运动技能上，而不是放在身体外貌上。

（三）建立良好的人际关系

体育教师、教练、家长和同伴的帮助、接纳和信任，有助于青少年品德的发展和亲社会价值观念的形成。因此，体育教师、教练和家长应该敏感地把握青少年的感受和需要，尊重他们的人格，给他们适当的独立和自由，坚持民主、平等的原则，对他们的言行保持友好、理解的态度，采取和平、说理的方式处理他们在运动乃至生活中发生的各种争端。

良好人际关系的建立，可使青少年与他人进行良好的情感交流，获得安全感和信任感，减轻外界造成的压力和焦虑，形成愉快的心境。而青少年在愉快的情绪下，更乐于做出亲社会的行为。

（四）责任心的培养

社会责任心是个体亲社会行为的动因，因此，通过责任心的培养可以促进个体的亲社会行为。在体育活动中，运动工作者可以安排每位青少年轮流当运动干部，使他们体验到担当运动干部的责任，让他们学会协助教师、教练员负责管理、组织运动。例如，在运动课分组练习时，让小组长负责该组的练习，安排其他同学轮流负责运动器材，监督合理使用和负责器材回收等。在体育活动中，特别是在做一定难度的动作时，运动工作者要强调青少年之间要学会相互保护和帮助，并教给他们有关的方法。总之，运动工作者应该充分利用现有的活动资源，设置责任岗位，及时明确每位青少年的角色，强化他们的责任意识。

（五）移情训练

首先，运动中可以通过角色扮演的方式来提高青少年的移情能力。所谓角色扮演是让人暂时扮演他人的社会角色，并按照这一社会角色要求的方式和态度行事，以增进人们对他人角色及自身原有角色的理解，从而更有效地履行自己的角色。例如，体育教师可以设计下列教案：两人三足接力赛。在这个活动中，两位学生组成一组，要求一个学生"搀扶"着一个只能用单脚跳的"残疾"学生进行比赛，两位学生的角色可以互换。在教学过程中体育教师通过让学生体会单肢行走的不便，并努力帮助行动不便者行走，教育他们要关心、尊重和帮助身体残障者或其他弱势群体。

其次，通过创设一定的运动情境，可以提高青少年的移情能力。例如，开展机体定向越野或登山运动，教师可以要求学生按照身体强弱或性别不同搭配组合，分成人数相等的若干小组，以小组为单位向目的地出发，到达目的地才算完成任务。这个活动要求小组成员相互帮助，尤其是对体弱多病者的帮助，让学生从中体会到帮助人的乐趣，培养学生助人的品质。再如，在体育课上，教师让学生分组进行篮球比赛，指导他们进行分工、合作，在比赛过程中他们自己就会感受到集体的力量，不知不觉地提高了自己的合作意识。

（六）利用行为强化的手段促进体育规范的内化

亲社会行为是社会规范所要求的行为，遵从社会规范可以获得社会的正面评价，遵从社会规范的行为可能是因为规范内化为个人的需要而产生，也可能是外部强化的结果。一般而言，规范没有达到内化，在外部控制放松或取消的情况下，人们的遵从行为就有可能消失。

通过行为强化的方法有助于青少年内化体育规则，以指导自己的体育行为。常用的强化手段有口头表扬、物质奖励、发代金券、忽视、暂停、惩罚等。

尤为值得一提的是，体育工作者要给予青少年足够的理解与尊重，可以通过协商手段制定有关体育活动的规则。只有这样制定的规则才更容易获得大多数青少年的支持。反之，如果在体育活动中通过"控制"的手段约束青少年，则容易引起他们的逆反心理，从而容易引起一些不良的反社会行为。此外，一旦制定有关体育行为准则，体育工作者自己首先要严格遵守，言传身教，在青少年中起榜样、模范的作用。

（七）设置良好的体育活动环境

体育活动环境的设置包括软环境和硬环境两部分。体育活动的软环境主要指体育道德环境、体育社会舆论和体育道德评价体系。体育工作者的体育道德观念与行为、对待青少年的公正态度，以及同伴之间的团结友爱、互助和谐的气氛、正直向上的价值标准等都会对青少年产生潜移默化的影响；体育活动的硬环境是指体育活动场所的客观环境及体育活动的安排方式。优美、干净、整洁、宽阔的体育活动场所、适当的体育活动安排不仅能够使得青少年心境愉悦，而且还能制约他们不良体育行为的发生。

（八）组织集体性体育活动

青少年在集体活动中可以获得许多与社交能力有关的技巧，从而发展理解他人意图的技能，这种技能是亲社会行为的基础。由于参与的人数更多，所以气氛更为热烈的集体性体育活动，如集体跳绳、集体赛跑、打排球、踢足球等能够为青少年设立共同的认知目标，并且这样的活动是对同伴群体进行裁决，而不是简单地对个体行为作评判，所以有利于合作、互助等亲社会行为的培养。体育工作者要帮助青少年正确对待体育活动中出现的矛盾与冲突，引导他们采取合理的方法解决问题。

课后练习题

一、填空题及其答案

1. 运动社会心理学是社会心理学的一个分支，是从（社会心理学）的视角出发，以社会学和文化学为基础，以个体为基点，研究运动活动背景下，个体、群体和社会之间相互影响和相互作用的学科。

2. 观察法是有目的、有计划地观察被试者在一定条件下（言行）的变化，做出详尽的记录，然后进行分析处理，从而判断他们的心理活动的一种方法。观察法常常伴随着细致而准确的测量，如运用录音、录像、摄像头、视频、单向透光玻璃监控等方法。

3. 调查法是运用各种数据或事实搜集方法，对所关心的现象进行研究的一类方法的总称。通常有（问卷法）、测量法和访谈法等。

4. 实验研究方法是指有目的地严格控制或创造（一定条件），主动地引起所要考察的对象的注意以对其进行观察的研究方法。实验研究方法可分为实验室实验、自然实验和准实验3种。

5. 准实验又称（类似实验）或半实验。它是指在某些自然情境下，将实验室实验做一些变通处理，但仍然利用真正的实验设计的某些方法来搜集形成的实验。

6. 模拟研究指人为地创造模拟（运动社会的情境），而后考察被研究者在其中所引起的心态和行为变化，并找到某些规律的方法。

7. 个案研究方法是一种搜集特定个体的各种有关资料，并在此基础上得出（心理学结论）的方法。个案研究收集资料的内容一般包括当事人从出生到现在的生活史、家庭关系、生活环境和人际关系的特点。根据研究的需要，也常对当事人作智力、人格等测验，或向熟悉当事人的亲人、教师、教练作调查。

8. 归因是指个体对自我或他人（行为结果）的原因进行分析、解释和推测的认识过程。归因理论是对动机进行认知分析的理论。体育运动中的归因主要涉及内部/外部归因、稳定性和可控性三个方面。

9. 社会化是指在特定的社会与文化环境中，个体形成了适应于该社会与文化的（人格），掌握了该社会所公认的行为方式。

10. 亲社会行为泛指一切符合社会期望而对他人、群体或社会有益的（行为）。它主要包括分享、合作、助人、捐献、安慰、同情、谦让等行为。

二、简答题及其答案

1. 体育对人的社会化的作用有哪些？

答：（1）完善身体机能、促进生活技能的掌握。

（2）提供社会规范教育的场所。

（3）确立生活目标、建立价值观念。

（4）培养社会角色。

（5）促进良好个性的形成和发展。

2. 举例说明体育运动中的亲社会行为。

答：在竞技运动领域，亲社会行为时常发生。例如，在足球比赛中，当进攻队员和守门员近距离对垒的时候，如果时机合适，守门员时常会勇敢地扑向进攻队员脚下控制的足球，而当守门员首先控制足球后，进攻队员都会为了避免守门员受伤而控制好身体重心，并通过收脚等方式采取避让措施。足球比赛争抢激烈，足球运动员身体素质好，因合理冲撞和合理对抗造成的伤害也是难以避免，但是一旦出现运动员受伤的情况，另一方队员就会把球踢出界，让对方获得治疗时间。

大型比赛的组织筹备，需要大量的人力物力，不能仅靠赛事组委会的成员组织、运作，而赛事的志愿者则可以弥补这方面的不足，在这方面发挥重要的作用。体育运动领域的"志愿者""义工"所呈现的行为均属于亲社会行为范畴。

在群众运动领域，也有大量的志愿者发挥了重大的作用。在一些运动社团中，往往有一些热爱体育运动、拥有一技之长的志愿者为其他体育运动爱好者提供羽毛球、拳击、瑜伽、拉丁舞、健美、肚皮舞、乒乓球、踏板操、跆拳道等各种运动项目的培训。

3. 运动中培养青少年亲社会行为的策略有哪些？

（1）价值观教育。

（2）自我概念训练。

（3）建立良好的人际关系。

（4）责任心的培养。

（5）移情训练。

（6）利用行为强化的手段促进体育规范的内化。

（7）设置良好的体育活动环境。

（8）组织集体性体育活动。

（卜　佳）

第七章　健康节律运动学

学习目标

1. 掌握健康节律运动学相关概念及运动适宜度测量方法。
2. 熟悉健康平衡状态的运动处方。
3. 了解运动适宜度的理论基础。

第一节　健康节律运动学概述

一、概　　念

1. 生物节律的概念　在生物体内的各个层次，从微观的脱氧核糖核酸（DNA）复制和转录、酶催化的生物化学反应，到细胞、组织、器官的生长与修复及人体的机能活动，都表现出明显的周期性变化规律。我们将生物体的这种周期性变化特性称为生物节律性，简称为"生物节律"（biorhythm）或"生物节奏"。

2. 生物时间结构的分类　节律周期（cycle）是指完成一个节律循环所需的时间。通常可分为昼夜节律、短昼夜节律、超昼夜节律。

（1）昼夜节律（circadian rhythm，CR）：是描述生物变化或节律的周期在 24 小时或大约 24 小时的生物节律，如体核温度、激素浓度等。

（2）短昼夜节律（ultradian rhythm，UR）：指其周期小于 24 小时的生物节律，如心率、脑电波、呼吸频率等节律。

（3）超昼夜节律（infradian rhythm，IR）：指周期大于 24 小时的生物节律，如女性的月经周期等。亚日节律可进一步细分为近似周、月、年节律。

3. 常见的节律性体育运动　包括竞走、跑步、健美操、游泳、跳绳、有氧体操等。

4. 节律运动　就是有时间规律的运动。节律性是生命的一种基本特征。生物体的各种运动是以节律性为基础的。人体动作的节奏和力度，能够提高练习者动作的协调性，可以对多种感官提供强有力的影响和刺激。

节律运动简称律动，是一种有节奏、有规律的运动。节律运动是动作有节奏、重复、周而复始循环的运动。节律运动是一种科学的健身形式。

5. 健康节律运动学概念　健康节律运动学是研究人体健康节律运动的原理，是探讨节律运动的适宜度，是指导疾病康复方法的一门新兴应用学科。

二、健康节律运动的特点

（一）节律运动的运动特点

1. 重复性　动作的周而复始呈现出重复性。
2. 周期性　动作的重复呈现时间上的周期性。
3. 协调性　动作的协调性与动作的认知过程相关。
4. 调控性　运动的个性化调控速度、力量等标准因人而异。

5. 方向性　运动的效果与关节重复运动量及方向有关。

6. 时效性　运动的效果与训练时间长短（分钟）及阶段（月、年）有关。

（二）节律运动的认知特点

节律运动的认知过程是一个动作习惯建立的过程，一般分为3个阶段。

1. 动作定向阶段　这一阶段主要是感知节奏，掌握简单的有节奏的动作，训练肢体的协调性，锻炼模仿能力，激发练习兴趣。本阶段的基本任务是对动作有初步的系统认识，在头脑中形成动作表象，并以此来调节活动。此阶段是认知和掌握局部一个接一个分解动作的阶段。在这个阶段中，往往肌肉紧张，多余动作多；动作主要靠视觉来调节，视觉和动觉不协调；需要高度的注意力，容易产生疲劳；动作之间连续性差，易出现差错。

2. 动作联系阶段　这一阶段是在理解体会动作要领的基础上，进行节奏、节拍的训练。感知节律，以达到强化动作的律动感，培养协调性和表现能力。通过练习使动作联系起来，构成一个完整的动作系统过程。在这个阶段中，动作信息的反馈，即动作内导对于动作的联系和调节具有积极的促进作用。此阶段是把个别动作联合成一个完整连贯的动作过程，即通过一定周期的节律运动练习使神经系统的视、听分析器和运动分析器之间，以及运动分析器中的动觉细胞和运动细胞建立起暂时联系的过程。随着个别动作向完整动作的转化，动作的姿势逐步端正，肌肉紧张度和多余动作相对减少，肌肉运动感觉的自控作用逐步增强，逐步能保持动作之间的连续性和有效性。

3. 自动表达阶段　这一阶段主要是运用大脑中储存的整体印象进行演示，通过自己的肢体语言表述出律动的节拍，使大脑在同一时间内，对手与脚的活动进行调节与控制，使其按照预定的方案"手舞足蹈"。此阶段各个动作相互协调，能按照一定的程序自动地进行连锁反应。在这个阶段中，动觉控制的训练占据着重要地位。由于练习在头脑中建立了巩固的暂时神经联系，即实现了动力定型。只要有一个启动的信息就能自动产生一系列连锁反应，表现为完善化的复杂动作。在这种情况下，由于意识调节作用降到了最低限度，因而会扩大注意范围，消除多余动作和紧张情绪，并能根据情况的变化，适当地协调和调整动作技能。锻炼效果随之逐步显现。

三、健康节律运动的测量指标

健康节律运动从物理学上观察，即是运动质点经过每次运动后，动作又恢复到原来的状态，即原来的位置、速度、位移、加速度等大小和方向都相同的状态。节律运动的测量指标包括顺序、振幅、周期、频率、力度、能量消耗、累计时长等。

四、健康节律运动的分类

健康节律运动按照运动目的、方式、方法不同，可以分为基础性节律运动、调节性节律运动、针对性节律运动、混合性节律运动。

（一）基础性节律运动

基础性节律运动的健身效能主要在于利用安全、有序的运动模式，提高人体新陈代谢率，提高心肺功能，提高人体基本素质，以全面维护人体机能，如走、跑、游泳等。基础性节律运动对人体健康素质、运动素质的提高作用极大。

1. 基础性节律运动改善人体机能的生理机制　持续的基础性节律运动能够有效提高人群糖、脂肪、蛋白质的基础代谢能力；改善心、肺的摄氧及供血功能；促进血液、淋巴循环；增加人体骨骼肌比例；减少脂肪储备；促进均衡发育；提高抗衰老及损伤修复能力；强化神经-内分泌-免疫网络调节能力；预防骨质疏松等，实现健康改善。

2. 日常生活中常见基础性节律运动形式 在日常生活中，大多数的持续运动锻炼形式都可以归于基础性节律运动的范畴。例如，在室内进行锻炼，如小范围有氧跑步、原地踏步、原地跑、原地高抬腿、原地颤抖、健身房部分器械锻炼等；在室外可进行的锻炼，如有氧跑步、快步走、太极拳、广场舞、滑冰、滑雪等；在场地进行的锻炼项目，如游泳、羽毛球、网球、乒乓球等；节奏欢快的锻炼项目，如韵律操、舞蹈、广场舞等。

（二）调节性节律运动

调节性节律运动是通过调节自主神经的活性间接地调节人体脏腑、经络的运动。练习此类运动有助于加强自主神经，有双向调节作用，可以提高该部位血液循环，促进该部位组织损伤修复，缓解某些疾病给我们造成的痛苦。

调节性节律运动是通过特定部位的节律运动方式，给予人心、肝、脾、肺、泌尿等器官或系统以良性的刺激。通过对应组织、器官、系统及神经、微循环、淋巴循环等施加良性刺激，达到调节改善相应脏器代谢功能的目的。这些节律运动是指人体五个主要（部位）关节的活动，即颈椎、肩部、肘部、髋部、膝部的节律运动。

调节性节律运动尤其适合亚健康和疾病康复等人群，对神经、内分泌、免疫和特定器官的综合性代谢疾病（如糖尿病、高血压、高血脂等代谢综合征）的骨质疏松及消化功能减退等的调节改善具有意义。进行调节性节律运动前，应该增加基础性节律运动或针对性节律运动的辅助。

（三）针对性节律运动

针对性节律运动主要针对具体关节部位（如颈关节、肩关节、肘关节、腕关节、腰关节、髋关节、膝关节、踝关节等部位）及其周围附属结构（如肌肉）所采取的具有关节针对性的康复运动。通过具体关节的节律运动对关节及周围血液循环、物质代谢交换、关节及周围组织温度提升、提高酶活性有积极的帮助。从而提高局部关节及周围组织的抗炎、修复、免疫等能力。针对性节律运动的干预已广泛地运用于医疗治疗、康复训练、大众保健等方面。针对性节律运动可分为颈部、肩部、肘部、腰部、髋部、膝部、踝部几种形式。

针对性节律运动优点是对特定关节部位的疾病具有改善效果，动作具有准确的关节针对性。不足之处是需专门学习，对动作的完成有一定的标准及要求。针对性节律运动适合于明确的退行性关节炎、关节肌劳损、关节及其附属结构发生疾病的人群。进行针对性节律运动前，应该增加基础性节律运动或调节性节律运动的辅助。

（四）混合性节律运动

人体是由不同器官、系统构成的集合体，各个系统之间存在着一定的相互关联，并保持动态平衡。这些平衡是由整体的功能、结构及特定系统功能与结果来维持的。一旦这些平衡被打破，人体就有出现疾病或亚健康的风险，即一个或多个系统出现功能异常。不同的节律运动对人体不同的组织、器官、关节等的干预程度不同。因此，针对个性化的健康问题，必须制订个性化的运动干预方案，才能获得好的干预结果。

节律运动作为一种科学有效的干预方式越来越受到人们重视。不同节律运动组合有自己适宜的干预对象，常常也有各自的优点和不足。随着研究中心对节律运动研究的不断深化，越来越多的实验证实多种节律运动形式的优化组合，对疾病或亚健康风险的干预效果远远优于单一类型的节律运动。即应该根据健康目的进行节律运动组合，即所谓运动处方化。个性化的节律运动处方，就是指在充分评估身体状态的基础上，根据不同类别节律运动的特点在适宜度的范围内进行优化组合，从而达到最佳目的。

五、健康节律运动的原则

1. 安全性原则　首先，要考虑运动过程中的安全问题，综合各类指标分析在确定运动处方时，不能为了单纯地寻找运动适宜度，而忽略了运动的安全问题。人的实际生理状态与运动方案目标始终会存在一个动态的差距，一定要防止目标差距过大出现的运动损害。

2. 循序渐进原则　确定一个人的运动适宜度要经过多次测试，反复调整。较复杂情况要经过 8 次左右才能逐步接近个人的运动适宜度范围，切忌操之过急。

3. 优化取舍原则　面对多个测试指标，一定要有一个主次、取舍的过程，不能面面俱到。如果几个指标可以相互印证，则保留同一指向的指标，舍去不能相互印证的指标，把相互并不支持的指标作为下一步的工作继续查证，不能马上应用。

4. 重视主观反应原则　运动锻炼不是为了指标的正确，不是落实冰冷的测试指标。而是通过运动给参与者带来精神上的快乐。因此，应首先考虑个人的主观感受，主观反应度指标需要高度重视。

5. 可监控原则　寻找个人运动适宜度的范围，应进行全程运动强度、时间、频率的监控督促，提醒个人完成锻炼任务，最终使其形成锻炼习惯。

6. 个性化原则　不同个体的运动适宜度常常是不同的。达到运动适宜度的方式、时间也因人而异，不能将某人的运动适宜度进行复制应用，应按照运动适宜度的基础方法寻找方案。

第二节　健康节律运动适宜度

一、运动适宜度的概念

1. 概念　运动适宜度是指适合某一类人群或某一个人运动强弱的量度，包括适宜运动项目、适宜运动时间、适宜运动频率、适宜运动强度、适宜运动负荷等指标。其中运动强度是适宜运动定量化与科学化的核心问题，是取得锻炼效果的关键。

2. 个性化　运动强度的适宜度问题是一个非常个性化的问题，不同个体、不同生理状态下所进行的运动，其适宜度是不同的。因此，运动适宜度是一个相对的概念，没有一个统一的标准。

3. 运动过度的危害与表现　运动过度可使机体免疫功能受到损害，影响健康，比不运动带来的危害更大；运动过度可能会导致神经症，使人的反应能力下降，平衡感降低，肌肉的弹性减小。当人在运动后出现反应能力下降、平衡感降低、肌肉的弹性减小等症状后，一到运动场地就出现头晕、恶心、吃不香、睡不好，抑郁、易怒、便秘、腹泻，易感冒等状态时，就要小心了，这很有可能是人整体运动过度后疲劳造成的。

4. 运动不足与慢性病　大多数慢性病与运动不足和营养不合理有关。慢性病主要指以心脑血管疾病（高血压、冠心病、脑卒中等）、糖尿病、恶性肿瘤、慢性阻塞性肺疾病（慢性气管炎、肺气肿等）、精神异常和精神病等为代表的一组疾病，具有病程长、病因复杂、健康损害和社会危害严重等特点。

二、运动适宜度的工作步骤

1. 初始数据采集　采集记录客户原始基本健康数据信息（身体成分、热代谢、生物电、动脉状态、精神压力等）。

2. 适应性运动指导　按计划分阶段指导监督客户执行适应性运动营养干预方案，并根据锻炼者主观描述，对运动不适应及时进行调整。

3. 运动项目指导　分阶段指导监控体重及体脂变化，利用设备监督客户完成运动营养干预，并根据锻炼者主观描述改进干预方案。

4. 初步效果评估　分阶段评价干预效果，确认结果（身体成分、热代谢、生物电、动脉状态、精神压力等），巩固客户信心。

5. 生活化干预　利用运动记录仪及评价设备，定期监督并多次调整运动方案，评价体重及身体成分改善情况，使客户培养健康生活的运动及营养习惯。

6. 针对性干预　针对客户个性化问题完善运动方案，利用运动监测设备及评价设备，指导锻炼者个性化问题的改善。

7. 强化干预　固化锻炼者自我保持运动的习惯，自主地调整运动与饮食习惯，自觉地记录运动及关注健康的习惯。

8. 最终效果评估　对比初始数据，评价干预效果客户确认结果（身体成分、热代谢、生物电、动脉状态、精神压力等）。

三、运动适宜度的工作流程

1. 第一阶段（3～5 天）　收集受试人群基本数据信息（身高、身体成分、组织器官功能、血压、动脉弹性、营养代谢状态、精神压力及身体疲劳程度、生活习惯）。佩戴运动能耗记录仪 1 周，完成基本数据采集并上传数据。

2. 第二阶段（7 天）　对受试人群基本数据进行分析，设计干预方案并按照第二阶段干预方案进行生活锻炼。

3. 第三阶段（15 天）　对第二阶段干预方案评估，调整并设计第三阶段干预方案，按照第三阶段干预方案进行生活锻炼，上传受试人群佩戴运动能耗记录仪 15 天的数据。

4. 第四阶段（30 天）　对 1 个月干预方案进行效果评估，包括主观评价和客观测评分析，设计第四阶段干预方案，并按照第四阶段干预方案进行生活锻炼。上传受试人群佩戴运动能耗记录仪 30 天数据。

5. 第五阶段（45 天）　对第四阶段干预方案进行效果评估，设计第五阶段干预方案，并按照第五阶段干预方案进行生活锻炼。使受试人群养成健康生活的运动及膳食营养习惯，增强体质训练。上传受试人群佩戴运动能耗记录仪 45 天的数据。

6. 第六阶段（60 天）　对第五阶段干预方案进行效果评估，设计第六阶段干预方案，按照第六阶段干预方案进行生活锻炼，使受试人群养成健康生活的运动及膳食营养习惯，增强体质训练。上传受试人群佩戴运动能耗记录仪 60 天数据。

7. 第七阶段（90 天）　固化受试人群健康生活的运动及膳食营养习惯，按照第七阶段干预方案进行生活锻炼。上传受试人群佩戴运动能耗记录仪 90 天数据。

8. 第八阶段（120 天）　上传受试人群必须佩戴运动能耗记录仪 120 天数据。对受试人群进行主观评价和客观测评分析，确认结果。

四、运动适宜度的测试项目

（一）体质测试项目

体质测试项目包括心肺功能、耐力、反应时间、平衡能力、握力、柔韧性等。以此确定大概的运动幅度、频率。

（二）身体成分测试项目

观察运动适宜度开展前后，肌肉、脂肪、BMI（体重指数）指标变化。

（三）能耗仪测试项目

观察运动适宜度开展前后，运动频率、强度、时间的变化规律。

（四）热辐射测试项目

观察运动适宜度开展前后，运动系统、消化系统、心肺部位热代谢的变化。

（五）生物电测试项目

观察运动适宜度开展前后，各系统活性是否向中心值靠近（$-X<$组织$<+X$）。

（六）动脉弹性测试项目

观察运动适宜度开展前后的血压、动脉弹性的变化情况。

（七）精神压力测试项目

观察运动适宜度开展前后的精神状态、自主神经系统平衡状态、身体疲劳程度状况的变化。

（八）主观感觉度评价项目

是否能够承受该运动处方的幅度、强度等，是否感到运动愉快。

根据以上指标的变化来确定节律运动的幅度、力度、速度、运动周期、休息间歇等。通过测试数据分析结合前述工作步骤、工作流程等，对上一次运动处方的适宜度进行评价，并调整设计下一阶段运动方案。按照边运动、边调整的方法，经过约 8 次的反复调整，受试人群的运动就会逐渐接近其体质、生活品质所对应的最适宜的运动度。

第三节 运动适宜度的测量方法

运动适宜度建立的核心是对运动强度的把控。运动强度的适宜度可以分为主观指标和客观指标，两类指标需要结合起来使用才能够体现运动适宜度的科学性和适用性。

一、主观指标测定运动适宜度

1. 情志状态 主观情志状态是自我评价身体疲劳的重要依据。运动锻炼后自我感觉身体轻松、舒畅，并有继续运动的愿望，说明这种疲劳是体育锻炼的正常反应。如果运动后，感到头晕、恶心、厌恶运动，则可能是身体疲劳程度较深，超过身体的承受能力。

2. 体力状态 人体运动时的主观体力感觉与工作负荷、心功能、耗氧量、代谢物堆积等因素密切相关。因此，运动时的自我体力感觉是判断运动性疲劳的重要指标。瑞典生理学家冈奈尔·鲍格（Guenzel Borg）为此制订了判断运动过程中疲劳的主观感觉等级表（RPE）。

3. 精神状态 运动后可以让他人观察测试者的表观反应，若面色苍白、眼神无光、反应迟钝、情绪低落，说明锻炼者的疲劳较重，运动强度不适宜。

4. 睡眠状态 运动后睡眠表现为入睡快、睡得深，醒后精神良好，则说明运动适宜。若是运动后，有失眠、易醒、睡眠不稳、多梦和清醒后精神不佳等，表示运动负荷不适宜。

5. 食欲状态 在一次大运动量运动后即刻出现的食欲下降现象是暂时的或正常的，不适症状很快会消失。如果休息一段时间后仍不想进食或食量减少，并在一定时期内不能恢复食欲，则可能与运动负荷过大有关。

6. 排汗状态 在客观条件相同的情况下，若大量出汗，甚至安静时也出汗或夜间盗汗表示身体功能状况不良，运动强度可能不适宜。运动时身体适度出汗的运动强度为最佳。

二、生化指标测定运动适宜度

1. 血液指标

（1）血乳酸：乳酸是糖酵解供能时产生的终产物。个体运动锻炼后血乳酸升高的同时其清除时间延长，是运动强度过大的征象之一。

（2）血尿素：尿素是人体内蛋白质和氨基酸代谢的终产物。当运动负荷量增大时，血尿素增加将明显。血尿素运动后上升程度及次日晨起的恢复程度为疲劳评价的重要依据。一次运动后，次日清晨的血尿素超过 8.0mmol/L 时，表明运动不适宜。

（3）血清肌酸激酶：剧烈运动时骨骼肌局部缺氧，代谢产物堆积，细胞膜损伤和通透性增加，肌细胞内的血清肌酸激酶透过细胞膜进入血液循环，导致运动后升高，因此血清肌酸激酶是评定疲劳程度和恢复过程的重要指标。机体疲劳后，血清肌酸激酶上升，在安静时可高达 300～500U/L，但目前尚无量化评价标准。使用血清肌酸激酶作评价时，需做同工酶的测定，同时测血清肌红蛋白，并同其他诊断相结合，以区别心肌炎时血清肌酸激酶的上升。

（4）血清睾酮/皮质醇比值（TC）：睾酮有助于加速体内合成代谢，皮质醇可加速分解代谢，维持体内糖代谢的正常进行，保持血糖浓度的相对稳定。测定恢复期血清睾酮/皮质醇比值，可了解体内合成代谢和分解代谢平衡的状态。比值高时，是合成代谢过程占优势；比值下降，是分解代谢大于合成代谢，机体仍处于消耗占主导地位的状态，疲劳不能有效恢复。目前认为，此比值变化大于原值 30%时是运动强度过大的警戒值。由于血清睾酮和皮质醇水平存在个体差异性，使用该指标判断疲劳程度时，最好进行自身对照，建立机体的个人标准值。

2. 尿液指标

（1）尿蛋白：运动造成的尿中蛋白质排出量增加呈阳性，称为运动性尿蛋白。运动性尿蛋白属于功能性尿蛋白，一般在 24 小时内可自行消失。运动后尿中蛋白质的排泄量因机体功能状态运动负荷的不同而不同。因此，可根据运动后尿蛋白排泄量来评定身体功能状态或其适应情况。一般以运动后和次日晨尿检来评定其疲劳和恢复程度。如果晨尿中蛋白质含量较高或超过正常值，可能是运动强度过大造成了过度疲劳的表现。运动性尿蛋白存在很大的个体差异性，但个体本身具有相对稳定性，所以应用尿蛋白指标时应注意个体指标对照。

（2）尿胆原：是血红蛋白分解的代谢产物。在大运动负荷时，体内溶血增多，尿胆原排出量增加。血红蛋白下降，尿胆原增加是功能水平下降的表现。若连续 2～3 天安静状态下尿胆原仍高于 2%，可以判断是疲劳的表现，应调整运动强度。

3. 唾液　由于长时间剧烈运动后，乳酸生成增多，血液 pH 下降，致使唾液 pH 也下降。因此，测定唾液 pH 可用于判断运动性疲劳。让受试者将口腔中的唾液清除掉，然后使新产生的唾液沿口唇流出，用镊子把测试唾液 pH 的试纸贴在舌尖，待其充分吸湿后取出，立即与运动前比色对照。运动后唾液 pH 较运动前降低，表示机体可能疲劳。

三、生理指标测定运动适宜度

1. 肌围　长时间奔跑、行走等移动或原地静止的站立运动，使下肢血液回流受阻、下肢血液滞留及组织液增多，可引起下肢围度增加，在一次长时间工作和锻炼后，下肢围度的增加与疲劳程度成正比。

2. 心率　能反映机体对即时运动量的承受情况，也是评定运动性疲劳最简易的指标。若锻炼后安静时脉搏比平时有明显增加或不稳定，并长时间不能恢复，表明前期的运动强度可能不适宜。

（1）基础心率：是基础状态下的心率，即清晨、清醒、起床前、静卧时的心率，一般用脉搏表示，机体功能正常时基础心率相对稳定。如果大负荷运动后，经过一夜的休息，基础心率较平时增加 5 次/分以上，则认为有疲劳累积现象。如果连续几天心率不能恢复，则应调整运动负荷。在选用基础心率作为评定疲劳指标时，应排除惊吓、噩梦、睡眠等因素的影响。

（2）运动中心率：可采用遥测心率方法测定运动中的心率变化，或用运动后即刻心率代替运动中的心率。按照训练-适应理论，随着运动水平的提高，完成同样运动负荷时，心率有逐渐减少的趋势。一般情况下，如果从事同样强度的定量负荷，运动中心率增加，则表示身体功能状态不佳。

（3）运动后心率：人体进行一定强度运动后，经过一段时间休息，心率可恢复到运动前状态，身体疲劳时，心血管系统功能下降，可使运动后心率恢复时间延长。因此，可将定量负荷后的心率恢复时间作为疲劳诊断指标。

3. 血压体位反射 大负荷运动后，自主性神经系统调节功能因疲劳而下降，使血管运动的调节发生障碍。血压体位反射主要是测定心血管系统调节功能。

（1）测试方法：①受试者取坐位，安静 5 分钟后测量血压；②受试者随即仰卧并保持卧姿 3 分钟；③使受试者恢复坐姿（推受试者背部使其被动坐起，不能让其自己坐起）；④立即测量血压，并每隔 30 秒测一次，共测 2 分钟。

（2）评价方法：①2 分钟内血压完全恢复为正常，没有疲劳；②2 分钟内恢复一半以上为调节功能欠佳，轻度疲劳；③2 分钟内完全不能恢复为调节功能不良，疲劳较深。

4. 皮肤空间阈 是指能引起皮肤产生两点感觉的两点刺激间的最小距离。疲劳时受试者辨别皮肤两点最小距离的能力下降。

（1）测试方法：①受试者仰卧，裸露被测部位，闭眼；②实验者持触觉计（或用圆规代替），拉开一定幅度，将其两端以同样的力轻触受试者皮肤；③受试者如实地回答自己的感觉是"两点"还是"一点"；④将受试者回答是两点的最小距离作为皮肤空间阈值；⑤在运动前后各测一次，然后比较两次的结果。注意：要测定同一部位。

（2）评价方法：①运动后的该阈值较运动前大 1.5 倍以上者为轻度疲劳；②运动后的该阈值较运动前大 2.0 倍以上者为重度疲劳。

5. 闪光融合频率 闪烁光源融合成一个连续光源感觉的最低频率称为闪光融合频率。疲劳时视觉功能下降，可根据闪光频率融合的阈值评价疲劳。

测试方法：①实验者调节光源的闪光频率至合适的频率；②受试者看测定器显现的光源；③以不出现闪光作为标志时，旋转调节闪光频率的旋钮，由低向高，当受试者不可以辨别闪光时，记录该闪光频率，实验重复做 3 次；④以出现闪光作为标志时，由高向低调节旋钮，当受试者可以辨别闪光信号时，记录闪光频率。实验重复做 3 次；⑤求出 6 次实验的平均值。

6. 肌电图 可反映肌肉的疲劳程度，因此经常被用来评定神经肌肉系统功能状态。目前用于评价疲劳的肌电图指标主要包括 SEMG 信号线性分析中时域分析的振幅、积分肌电值（IEMG）、均方根值（RMS）和频域分析的肌电功率谱、平均功率频率（MPF）和中位频率（MF）等。

疲劳时肌电图一般特征为：SEMG 积分肌电图下降（腰背肌）或上升（四肢肌）；SEMG 傅立叶频谱曲线左移，MPF 和 MF 线性下降；EMG 信号的复杂性下降，熵值减小；功能性电刺激诱发的 EMG 峰值（peak to peak，PTP）下降。

7. 脑电图 是通过电极对大脑皮质神经细胞集团自发性电活动的头皮体表记录，是记录头皮两点间的电位差，或者是头皮与无关电极或特殊电极之间的电位差。其将脑细胞电活动的电位作为纵轴，时间作为横轴，描述电位与时间的相互关系，包括周期、振幅、位相和波形四个基本特征。国际上常用的 Walter 分类法依据频率将其分为：δ 波（0.5～3.5Hz）、θ 波（4～7Hz）、α 波（8～13Hz）、β 波（14～26Hz）和 γ 波（26Hz 以上）。

脑电图可反映中枢神经系统功能状态。大脑的疲劳状态与 α、θ 波密切相关，随着工作时间增加、疲劳程度加深，脑电相关能量参数（θ+α）/β 呈上升趋势，α 和 θ 波段的相对能量增加，β 波段的相对能量减少。在剧烈运动后的疲劳状态时，慢波明显增多，α 波节律变为不均衡，时慢、时快、波幅降低，可出现 1.5～6Hz 的慢波且其周期和波幅极易变化，表明大脑皮质抑制过程占优势。过度运动时脑电图对光刺激无节律同步化反应，在定量运动负荷试验后波幅降低，一般脑电图作为综合功能检查中的一个指标，结合其他检查结果综合评定。

四、体质指标测定运动适宜度

体质测试评价可以全面地评价人体形态、素质、功能情况，借助仪器设备可以对人体的体质做出定量的评估。在锻炼前、后进行体质测试，然后比较两次测试的结果，可以间接地评价运动适宜度。

1. 身体形态指标——体重　开始运动阶段体重下降，但1～2天后能恢复正常。如果体重持续下降，并伴有其他异常现象，表示健康状况不良或运动强度过大。

2. 身体功能指标——肺活量

（1）肺活量的测定：①连续测定5次肺活量（每隔15秒测量一次）；②将5次测量值描记在坐标纸上；③运动前、后各测1组，进行比较。

（2）评价方法：如果没有其他特殊原因，运动后肺活量平均值低于运动前水平，或几次测定值连续下降，即为运动不适宜；如果运动后肺活量平均值逐渐高于运动前水平，或几次测定值连续升高，即为运动适宜。

3. 身体素质指标——反应时　反应时是指刺激信号（光、声音等）出现后，机体迅速作出反应的最短时间，分为简单反应时和选择反应时。疲劳时反应时明显延长，特别是选择反应时延长更明显，表明大脑皮质分析功能下降。

评定标准：体质测试评分是采用单项评分和综合评级进行评定。单项评分包括身高、标准体重评分和其他单项指标评分，采用5分制。综合评级评分是根据受试者各单项得分之和确定，共分四个等级：一级（优秀）、二级（良好）、三级（合格）、四级（不合格）。任意一项指标无分者，不进行综合评级。

如果在按某一种练习方法、练习强度、练习次数、练习节律进行锻炼，经过一段时间后进行体质评估，其体质得分提高，则视为该运动处方是合乎该锻炼者的需要，达到或向着运动适宜度方向发展；反之，则认为该运动处方没有向着运动适宜度的方向发展。

五、人体热辐射测定运动适宜度

人体内部的细胞在进行新陈代谢的过程中产生热量，形成自身的红外线热辐射。不同细胞产生的热量不同，热量由体内向体表传递，不同细胞的热量传递均有一定的规律。正常人体是一个代谢基本平衡的热辐射体，若某一区域的新陈代谢出现代谢异常活跃或减低，则提示该部位组织细胞发生了异常，可能出现病理性改变。

热扫描成像系统的工作原理是利用红外热辐射接收器接收人体细胞新陈代谢过程中的红外线辐射信号，经计算机处理、分析，基于特定规律和算法重建出对应于人体所检查部位的细胞相对新陈代谢强度分布图，并加以断层，测量出热辐射源的深度和数值，依据正常与异常组织区域的热辐射差值来诊断身体变化情况。

运动是一个能量消耗并产生热量的过程。在运动前后，通过热扫描成像系统进行扫描可判定身体局部区域代谢热的变化情况，作为对运动项目、运动强度、运动幅度、运动频率进行评估的依据，以了解该项运动对于人体代谢的影响。从而选择出有针对性的运动项目，适宜的运动节律、运动幅度，最终获得有针对性的适宜的运动处方。

六、生物电反馈技术测定运动适宜度

生物电是生物的器官、组织和细胞在生命活动过程中发生的电位和极性变化，是生命活动过程中的一类物理-化学变化，是生物正常生理活动的表现，也是生物活组织的一个基本特征。

生物体内广泛、繁杂的电现象是正常生理活动的反映。从统计意义上说，生物电是有规律的。

在一定条件下，一定的生理过程对应着一定的电反应。因此，依据生物电的变化，可以探知生理过程是否处于正常状态，如心电图、脑电图、肌电图等生物电信息的检测等。因此，当把一定强度、频率的电信号输到特定的组织部位，根据生物电反馈信号，则又可以快速、无创地了解其生理状态。

1. 生物电反馈之一：生物电扫描系统测定运动适宜度 生物电扫描系统采用低压直流电刺激感应技术，激活人体各脏器的间质细胞的电生理活性，依据该电信号在人体组织内反馈信号的单向导通性，进行即时电流分析法分析，以数字化形式采集人体机能的信息，通过数字模型对数据进行3D重建，对人体整个机体的各组织、各器官进行全面的扫描及功能评估。

2. 生物电反馈之二：反射区生物电反馈系统测定运动适宜度 反射区生物电反馈能够反映机体、器官的能量状态和发展趋势。该方法通过手传感器将手部机体反射区的状态以不同表现形式反映出来，如不同器官的实时反馈图、机体整体动态能量光环图、器官光环图、能量轮（能量环）活动等。通过人体能量监测的形式，对器官能量的即时状况如能量充盈或是缺失、稳定或是失稳进行描述。

把反射区生物电反馈应用于运动适宜度的研究，则需要对运动前后的效果进行评估与比较，一次运动前后可以进行测试比较，一段时间运动前后也可以进行测试比较，综合分析结果可以确定运动的效果与质量，间接地确定运动适宜度的范围。

目前，主流的亚健康测试是人体能量（亚健康）监测系统，可同时对143个生物反馈点进行低频电流扫描，快速获取身体50个器官的能量数据，是人体能量监测系统及测试报告。

3. 生物电反馈之三：生物电阻系统测试运动适宜度 生物电阻抗分析法是进行人体成分（体脂肪量、肌肉等）分析的一种方法。通过测量脂肪与肌肉的变化情况，可直观反映一段时间运动是否对机体产生了预期的效果，是人体成分测试仪及测试报告。

七、运动能耗仪测定运动适宜度

运动不足是导致慢性病发生、发展、转化的重要危险因素。而运动不足的一个重要评价指标就是能量消耗的合理性。因此，对运动量化监督，包括将日常生活中的运动量化、数据化，对于建立个体化的运动适宜度意义十分重大。如果不能定量精确地监测人体运动能量消耗的情况，运动指导将如盲人摸象。但人体的运动是一个包括频率、强度、运动类型、运动时间和个体差异性很大的多维变量，所以运动能耗是一个随运动类型和运动时间变化的不稳定数值，其大小与人的体重和运动能力有关，这也为能耗的监测增加了很多困难。在单独使用心率、计步器和三维加速度计测量人体运动能耗时，三维加速度计法是最理想的一种方式，三维加速度计测量运动能耗方法的研究，由于可以获得身体活动的频率和强度，并可以进行持续的测量，进而受到大家的关注。

八、肌肉检测技术探索运动适宜度

运动中的肌肉和血管在肌肉收缩时被机械地压缩，当肌肉有节律地工作时，流经血管的血流量会在肌肉收缩时下降、在肌肉放松时上升。骨骼肌的张力是肌肉收缩时的机械应力。肌张力有助于确保身体平衡，维持身体各部分的相对位置，给肌肉活动提供必要的背景应力。为了避免过度训练及其引发的运动伤害，监控运动者的肌肉状况显得非常重要。

肌肉检测技术的工作原理是采用轻微的机械冲击力来唤起肌肉的自由振荡。通过加速度探头来记录肌肉的自由振荡状态，得到反映肌肉机械力学特性的振荡曲线。根据该振荡曲线计算出相应的参数：振荡频率（肌张力）、弹性、硬度等生物机械力学特性参数。这些参数可以帮助描述肌肉的功能状况和血流在肌肉中的供给情况。从而，客观地反映肌肉的功能状态及疲劳风险程度，以便适当地调整运动和放松，控制恢复过程。这对运动适宜度的建立具有重要的实际意义。

肌肉检测指标有：

（1）伸缩性（以频率伸缩性来表达）：是指存在于放松状态下的肌肉的机械张力。单位：Hz，它用来描述肌肉在动作和放松之间的恢复状况。伸缩性高于正常值将会扰乱肌肉中的血流状况。因为肌肉中的血管越收缩，越少血液能流通到肌肉。肌肉伸缩性的升高导致疼痛、运动能力下降、过载和其他现象。但较低伸缩性又会显示较低的运动能力和肌肉疲软无力。

（2）硬度：是指肌肉抵抗外力使其形变的能力。单位：N/m，根据运动性能，硬度与拮抗肌在运动中的阻力相关联。较硬的肌肉需要更大的努力才能使拮抗肌伸展开，这就导致较低的运动效率。身体两边硬度的不对称性（不平衡）会扰乱运动的节奏。

（3）弹性（以对数衰减值来表达）：是指肌肉产生收缩形变后恢复到原始状态的能力。它描述了在运动中肌肉血流的供给状况，以及提高运动速度的能力。

九、精神压力检测技术探索运动适宜度

精神压力检测技术是依据心率变异的相关因素来评估分析自主神经系统的平衡。精神压力检测技术是基于心率变异性理论等建立的。

1. 心率变异性理论　心率变异性是指逐次心搏间期的微小差异，它产生于自主神经系统对心脏窦房结的调制。随着体内外环境的变化而时刻变化，使得心搏间期一般存在几十毫秒的差异和波动。这种变化在体表记录的常规心电图上常难以测出或因微小而忽略不计，这种心搏的周期性变化叫作心率变异性（HRV）。HRV分析被认为是目前一种无创性检测与评价心脏自主神经功能及其动态活动变化的最好方法。

2. 精神压力检测技术在运动适宜度建立过程中的作用　精神压力检测技术对运动中的自主神经监测在运动适宜度的建立过程中发挥着重要的作用，通过结合诸如主观感觉、生理指标等其他方式共同监控运动适宜度。

（1）自主神经系统平衡检查（HRV）：通过对运动前、中、后的自主神经系统平衡性进行持续检测，可评估自主神经系统在运动全过程的变化发展趋势，这对判定和摸索运动适宜度具有重要的指导意义。

（2）对精神压力、身体疲劳度的检测：利用精神压力检测技术，可评估运动前、中、后的精神状态和身体疲劳程度，这对评估参与者的精神状态和运动强度的适宜性具有重要的参考价值。

十、动脉柔韧度检测技术探索运动适宜度

动脉僵硬度的改变早于结构的改变，是各种心血管事件发生、发展的生理及病理基础，动脉的脉搏波传导速度和踝臂血压指数可作为评估动脉僵硬度的重要指标，动脉僵硬度的改变可作为运动是否适宜的重要参考依据。

1. 技术原理　心脏每次向大动脉搏出血液的过程中，主动脉壁产生脉搏波，并以一定的速度沿血管壁向末梢传播，这种波动即脉搏波，脉搏波在动脉的传导速度即脉搏波传导速度（PWV），可通过测量两个动脉记录部位之间的脉搏波传导时间（PTT）和距离（L）求得，计算公式为：PWV（cm/s）=L/PTT。通常情况下数值越大，反映血管壁越硬。

踝臂血压指数（ABI）是指胫后动脉或足背动脉的收缩压与肱动脉收缩压的比值。ABI主要用于评估下肢动脉血管狭窄、阻塞情况。

2. 应用现状　Blacher等在对530名高血压患者所作的研究发现，PWV与动脉粥样硬化存在显著相关性，并且PWV≥1400cm/s作为心血管疾病发生危险性的强预测因子具有很高的应用价值。

研究证实，ABI异常是心脑血管事件和死亡率的独立预测因子。一项对2615名40岁以上高血压患者进行ABI测试的研究表明，高危高血压患者的冠心病危险度越高，发生ABI异常的可能性越大。该正相关效应在大于60岁及大于70岁年龄段的高危高血压患者中尤为明显。ABI的临床应

用价值在国内外已得到广泛认可。

3. 评估指标

（1）PWV：如不考虑年龄因素，PWV 的基准值为 1400cm/s，PWV 增大，表示动脉硬度增高，顺应性差，心脑血管疾病的发病风险越大。反之，则血管硬度低，顺应性好。

判断标准：①PWV 高出正常值的 20%以下属于正常；②PWV 高出正常值的 20%～30%属于轻度硬化；③PWV 高出正常值的 30%～50%属于中度硬化；④PWV 高出正常值的 50%以上属于重度硬化。⑤当 ABI 值小于 0.9 时，PWV 值仅供临床参考，不作诊断标准使用。

（2）ABI：作为诊断闭塞性动脉硬化的指标被普遍使用，其判断标准是由美国心脏学会（AHA）1993 年制定的。正常范围是 0.9～1.4。①ABI＜0.9：有动脉闭塞的可能性；②ABI＜0.8：动脉闭塞的可能性较高；③0.5＜ABI＜0.8：有一处存在动脉闭塞；④ABI＜0.5：有多处存在动脉闭塞；⑤0.9＜ABI＜1.0：动脉有闭塞的趋势；⑥1.3＜ABI＜1.4：动脉有硬化的趋势。

第四节　健康节律运动处方

一、健康平衡状态的营养运动处方

健康人群应该具有吃得下、睡得香、排得畅、精力旺盛、性格健康、对社会和自然适应能力强等基本素质状态。应保持已有健康的生活、工作状态。

运动方式：选择基础性节律运动、调节性节律运动。青少年可继续按习惯积极参加各种令其身心愉悦的活动，保持身体健康。适宜的广泛运动，如快步走、有氧跑步、中长跑、力量锻炼、球类（乒乓球、羽毛球、篮球、网球等）、游泳、节律运动舞等。中老年可继续按习惯积极参加各种令其身心愉悦的活动，预防运动性损伤及推迟衰老。适宜的运动要随着年龄的增长，逐渐加大基础性节律运动，如散步、快步走、有氧跑步、健身操与力量锻炼的比例。

关注指标：体重指数（BMI）、肌肉量、体脂率、脏器功能状态、精神压力和身体疲劳状态。

二、亚健康状态的运动处方

1. 亚健康状态一：营养不良型——BMI 不达标　营养不良型亚健康状态属于营养供给或吸收不足等营养获得能力不足导致的营养缺乏。表现为色黄、精力不济，身体乏力，易出虚汗，口唇色淡，毛发干枯，头晕、贫血，经常感冒、口腔溃疡，感染性疾病病程迁延难以痊愈等。应采用少食多餐及食物多样化的进餐模式。饮食宜软烂、容易消化，改善胃肠消化吸收功能。

运动方式：选择基础性节律运动及肩部、髋部节律运动。轻松运动、逐步加强，以第二天体感不疲劳为准；每天 2 次，每次 30 分钟，稍有手脚发热为宜；基础性节律运动以有氧跑步、快步走、太极拳等为主，调节性节律运动以肩、髋部节律运动为主。

关注指标：日常关注运动频率、时间、强度，体感运动适宜度，心率，每日总能量消耗；阶段性关注 BMR、BMI、肌肉量、体脂率。营养运动合理性还会在消化系统生物活性值及体内维生素、微量元素、常量元素、全身热代谢平均值等检测指标中体现。

2. 亚健康状态二：肥胖超重型——BMI 超标　肥胖超重型亚健康状态中，糖、油脂类能量性营养摄入过剩或不均衡，以及运动不足是主要问题。表现为面部油亮、易生粉疵、口腔异味、排便黏稠、易困慵懒、免疫力下降、体重超重及代谢血生化指标偏离正常值。

运动方式：选择基础性节律运动及肩部节律运动。轻松运动、逐步加强，以第二天体感不疲劳为准；每天 1～2 次，每次 40～60 分钟微微出汗的运动为宜；基础性节律运动增加消耗、促进代谢。适合耐力性的有氧跑步、中长跑、游泳、爬山、各种球类、武术等运动。同时结合肩部节律运动。

关注指标：日常关注运动频率、时间、强度，体感运动适宜度，心率，每日总能量消耗；阶段性关注 BMR、BMI、肌肉量、体脂率。营养运动合理性还会在消化系统生物活性值及体内维生素、微量元素、常量元素、全身热代谢平均值等检测指标中体现。

3. 亚健康状态三：生理代谢偏离，内分泌疾病影响下的营养素代谢过快型——脂肪比例下降
内分泌疾病影响下的能量高代谢或营养素代谢不均衡。以能量代谢亢进、生理性消耗加快导致的脂肪营养素缺乏为主要特征，如内分泌功能紊乱（甲状腺功能亢进、青春期、更年期）、感染（细菌、病毒感染、体温偏高）、器官功能异常（呼吸局促、心功能异常、肝功能异常等）引起的脂肪、蛋白质、维生素、微量元素等在非正常状态下消耗过快的营养缺乏。表现为呼吸局促、脉搏加快、体温上升、眼干眼湿、怕热上火、皮肤干燥、口腔溃疡、大便干结、困倦无力等症状。

运动方式：忌剧烈运动。选择基础性节律运动及调节性节律运动。基础性节律运动以轻缓运动（散步、太极拳）为主；调节性节律运动以肩部、髋部节律运动联合为主。控制运动强度，控制锻炼时微微发热即可，及时补充水分。

关注指标：日常关注心率、体温、体感运动适宜度，运动频率、时间、强度，每日总能量消耗；阶段性关注 BMR、BMI、体水分含量、血糖。营养运动合理性还会在各系统能量值、消化系统生物活性值、内分泌系统生物活性值、间质激素值、全身热代谢平均值等指标中体现。

4. 亚健康状态四：生理代谢偏离，内分泌、疾病影响下的营养素代谢过慢型——肌肉比例减少
内分泌、疾病影响下的代谢过慢或各代谢间不均衡性。以蛋白质及能量营养代谢低下或生理调节性营养素缺乏，维生素、微量元素不足，甲状腺功能减退等为常见问题。以基础体温偏低为主要特征，如内分泌功能紊乱（如甲状腺功能减退、发育不良、早衰）、感染（免疫力下降、伤口愈合困难）、器官功能异常（呼吸无力、脉搏迟缓、肝功能异常等）引起的蛋白质、能量、维生素、微量元素等利用与合成速度过慢的营养问题。表现为消化不良、易疲劳、免疫力低下、怕冷、乏力、性格多沉静等。

运动方式：选择基础性节律运动及调节性节律运动。每天 2 次，每次 30 分钟；基础性节律运动以有氧跑步、快步走、慢节奏舞蹈、游泳、太极拳等，运动至手脚发热。调节性节律运动以肩部、髋部节律运动为主。

关注指标：日常关注运动频率、时间、强度，体感运动适宜度，心率，每日总能量消耗；阶段性关注 BMR、肌肉量、体脂率。营养运动合理性会在消化系统生物活性值及体内维生素、微量元素、常量元素、全身热代谢平均值等检测指标中体现。

5. 亚健康状态五：精神敏感、忧郁型　以神经功能紊乱或障碍为主要问题（生理性、心理学、营养性）。营养与运动问题常常成为诱发及改善因素。表现为多愁善感，忧郁脆弱，闷闷不乐，无故叹气，通常较消瘦，易心慌、失眠等。

运动方式：选择基础性节律运动。每天 2 次，每次 30 分钟。基础性节律运动以群体锻炼项目为宜，如有氧跑步、太极拳、参与公众活动、舞蹈、打乒乓球、打羽毛球等。

关注指标：日常关注心率，运动频率、时间、强度，体感运动适宜度，每日总能量消耗；阶段性关注 BMR、BMI、精神压力。营养运动合理性会在自主神经系统平衡性及活性、身体疲劳程度、每日总能量消耗、各系统能量值、神经系统生物活性值、内分泌系统生物活性值、间质激素生物活性值等检测指标中体现。

6. 亚健康状态六：免疫功能失调型　生理性、病理性、营养性免疫功能失调。营养与运动问题常常成为诱发及改善主要因素。表现为易感染、病程迁延、代谢失调、早衰、健忘、过敏等。

运动方式：选择基础性节律运动及调节性节律运动。每天 2 次，每次 30～45 分钟；基础性节律运动以室内多种节律运动（如有氧跑步、原地跑步），结合调节性节律运动（如肩部、髋部、膝部节律运动和沙袋操）。

关注指标：日常关注心率，体温，运动频率、时间、强度，体感运动适宜度，每日总能量消耗；阶段性关注 BMR、BMI、肌肉量、体脂率、营养运动合理性还会在消化系统生物活性值、体内维生素、微量元素、常量元素、全身热代谢平均值等检测指标中体现。

7. 亚健康状态七：代谢综合征或潜在人群 饮食营养摄入与运动消耗不平衡导致的。营养与运动问题常常成为诱发及改善的主要因素。表现为体脂肪成分比例上升，单项或多项血生化指标偏离。常伴有高血脂、高血糖、高尿酸、高血压及中心性肥胖。多数人出现腹部松软肥胖，面部油腻，眼睛水肿及安静时易困倦等症状。

运动方式：选择基础性节律运动（以有氧跑步、快步走、游泳、球类），以及肩部、肘部、髋部、膝部为主的调节性节律运动，每天 2 次，每次 30~40 分钟。

关注指标：日常关注心率，体温，运动频率、时间、强度，体感运动适宜度，每日总能量消耗；阶段性关注 BMR、BMI、体脂率、心肺功能、肌肉比例、全身热代谢平均值、体适能。营养运动合理性还会在各生理系统能量值、消化系统生物活性值等检测指标中体现。

8. 亚健康状态八：疲劳体质 精神紧张、睡眠不足、锻炼能力不足等为主要问题。营养与运动常常成为改善的主要手段。表现为牙龈出血，眼伴红丝，皮肤干燥，不明原因疼痛，烦躁易怒，失眠、健忘等。

运动方式：选择基础性节律运动，以及肩部、肘部、髋部、膝部为主的调节性节律运动。每天 2 次，每次 30~45 分钟。基础性节律运动可选择室内节律运动、有氧跑步、快步走等。

关注指标：日常关注心率，运动频率、时间、强度，体感运动适宜度，每日总能量消耗；阶段性关注 BMR、BMI、精神压力状态、自主神经系统平衡。营养运动合理性会在各生理系统能量值、神经系统生物活性值、内分泌系统生物活性值、免疫系统生物活性值、间质氧化压力生物活性值、间质 pH 等检测中体现。

课后练习题

一、填空题及其答案

1. 将生物体的（周期性）变化特性称为生物节律性，简称为"生物节律"或"生物节奏"。

2. 昼夜节律是描述生物变化或节律的周期在（24）小时区间内的生物节律，如体核温度、激素浓度等。

3. 短昼夜节律指其周期小于（24 小时）的生物节律，如心率、脑电波、呼吸频率等节律。

4. 超昼夜节律指周期大于（24 小时）的生物节律，如女性的月经周期等。超昼夜节律可进一步细分为近似周、月、年节律。

5. 健康节律运动学是研究人体健康节律运动的原理，探讨节律运动的（适宜度），指导疾病康复方法的一门新兴应用学科。

6. 节律运动的运动特点为重复性、（周期性）、协调性、调控性、方向性、时效性。

7. 节律运动的认知过程是一个动作习惯建立的过程，一般分为 3 个阶段，即动作定向阶段、动作联系阶段、（自动表达阶段）。

8. 健康节律运动可以分为（基础性节律运动）、调节性节律运动、针对性节律运动、混合性节律运动。

9. 运动适宜度是指适合某一类人群或某一个人运动强弱的量度，包括适宜运动项目、适宜运动时间、适宜运动频率、适宜运动强度、适宜运动负荷等指标。其中（运动强度）是适宜运动定量化与科学化的核心问题，是取得锻炼效果的关键。

10. 运动适宜度建立的核心是对运动强度的把控。运动强度的适宜度可以分为主观指标和客观指标，其中，客观指标涵盖生化、生理、体质、人体热辐射、生物电反馈、（运动能耗）、肌肉检测、精神压力检测、动脉柔韧度检测。

二、简答题及其答案

1. 简述健康平衡状态的运动处方及关注指标。

答：运动方式：青少年可继续按习惯积极参加各种令其身心愉悦的活动，保持促进身体健康。

适宜的运动广泛，如快步走、有氧跑步、慢跑、中长跑、力量锻炼、球类（乒乓球、羽毛球、篮球、网球等）、游泳、节律运动舞等。中老年可继续按习惯积极参加各种令其身心愉悦的活动，预防运动性损伤及推迟衰老。适宜的运动要随着年龄的增长，逐渐加大基础性节律运动，如散步、快步走、有氧跑步、健身操与力量锻炼的比例。

关注指标：BMI、肌肉量、体脂率、脏器功能状态、精神压力和身体疲劳状态。

2. 简述肥胖超重型的运动处方及关注指标。

答：运动方式：选择基础性节律运动及肩部节律运动。轻松运动、逐步加强，以第二天体感不疲劳为准；每天 1～2 次，每次 40～60 分钟微微出汗的运动为宜；基础性节律运动增加消耗、促进代谢。适合耐力性的有氧跑步、中长跑、游泳、爬山、各种球类、武术等运动。同时结合肩部节律运动。

关注指标：日常关注运动频率、时间、强度，体感运动适宜度，心率，每日总能量消耗；阶段性关注 BMR、BMI、肌肉量、体脂肪率。

3. 简述肌肉比例减少运动处方及关注指标。

答：运动方式：选择基础性节律运动及调节性节律运动。每天 2 次，每次 30 分钟；基础性节律运动以有氧跑步、快步走、慢节奏舞蹈、游泳、太极拳等，运动至手脚发热。调节性节律运动以肩部、髋部节律运动为主。

关注指标：日常关注运动频率、时间、强度，体感运动适宜度，心率，每日总能量消耗；阶段性关注 BMR、肌肉量、体脂率。营养运动合理性会在消化系统生物活性值、体内维生素、微量元素、常量元素、全身热代谢平均值等检测指标中体现。

4. 简述精神敏感、忧郁型的运动处方及关注指标。

答：运动方式：选择基础性节律运动。每天 2 次，每次 30 分钟。以群体锻炼项目为宜，如有氧跑步、太极拳、参与公众活动、舞蹈、打乒乓球、打羽毛球等。

关注指标：日常关注心率，运动频率、时间、强度，体感运动适宜度，每日总能量消耗；阶段性关注 BMR、BMI、精神压力。

5. 简述疲劳体质的运动处方及关注指标。

答：运动方式：选择基础性节律运动，以及肩部、肘部、髋部、膝部为主的调节性节律运动。每天 2 次，每次 30～45 分钟。可选择室内节律运动、有氧跑步、快步走等。

关注指标：日常关注心率，运动频率，时间、强度，体感运动适宜度，每日总能量消耗；阶段性关注 BMR、BMI、精神压力状态、自主神经系统平衡。

（徐　婷　钱咏雯　芦凯玥）

第八章　功能运动学

学习目标

1. 掌握身体功能运动的基本概念和常用器材名称及用途。
2. 熟悉功能动作筛查的方法及其原理。
3. 了解身体功能运动的基本方法和手段。

本章分别从功能运动的概念、起源与发展、人体运动的四大支柱等方面重点阐释功能运动的基本知识、基本理论及基本方法，有助于提高体能水平、功能动作能力和健康水平。

第一节　功能运动概述

一、功能运动的概念

功能基本含义是指一个人或事物的具体用途或一种事物存在的目的。因此，功能性可以被定义为：完成某项功能；人或物按预期履行责任；事物的特征行为，用于某项责任、用途或目的。而绝对力量是人们所说的最常见的一种力量。绝对力量就是一名运动员能举起的最大重量。相对力量是用运动员的绝对力量除以其体重得出的值，也是一种常见的力量形式。功能性力量是指运动员在赛场上可用的力量总和。除举重相关之外的运动，其是最重要的力量。功能运动的重点在于增强功能性力量，但功能运动不等同于专项运动训练。

二、功能运动的发展史

功能运动训练是为了适应职业体育日益激烈的竞争而创立的理论体系和方法体系，它与传统的以身体素质练习为主的体能练习存在着本质差异。

（一）国外功能运动训练起源与发展

最早为职业运动员提供功能运动训练服务的是美国运动员训练基地（Athletes Performance Institute，API）的创始人马克·沃斯特根（Mark Verstegen），他将最新的体育科学知识和技术应用到职业体育中去，并利用最先进的仪器和设施培养出许多世界顶尖运动员。

从训练组织结构上来看，美国不仅有体能协会和训练基地，还有很多高水平体能训练中心，它们形成多学科交叉的训练团队模式，团队成员包括医生、运动防护师、运动矫正师、物理治疗师、运动营养师、心理咨询师、体能训练师、按摩师等专业工作者，具有很强的研发能力，而且从高中到大学、职业俱乐部、国家队都配有体能教练员。尤其是以美国 EXOS（由 AP 和 CP 合并）为代表的身体运动功能训练具有世界性影响。它们为德国，日本足球、职业网球、棒垒球、篮球及多个国家的高水平运动队服务。

美国是世界上体能发展较好的国家，不仅建立了多种类型的协会组织，而且建立了不同层次的体能教练员培训机构和认证体系，极大地保障了体能训练员的培养数量。

1. 美国国家体能协会（National Strength & Conditioning Association，NSCA）　是一家致力于体能方面的研发、教育和培训的非营利、非政府组织机构，也是全球体能领域中最具权威的专业组织。其颁发的资格证书得到了全球 54 个国家的认可。NSCA 的会员来自于运动、医疗领域的专家，包括医生、大学教授、科研人员、运动学专家、康复治疗师、运动训练师等。

2. 美国运动医学会（American College of Sports Medicine，ACSM） 是一家专业运动医学行业协会，也是世界公认的在运动医学、体适能训练、运动性损伤与康复、特殊人群训练、健康关爱等领域中的行业权威。ACSM 传授的是最权威、最专业的运动科学知识，它是健康运动乃至体育产业中运动科学的方向标。ACSM 建立了所有其他健康培训机构用来做测试等使用的锻炼方法和运动处方依据。

3. 美国运动训练治疗师协会（National Athletic Trainers Association，NATA） 是一所专门为运动者训练进行资格认证和培训的老牌机构。世界上许多运动员和教练都选择来此协会进修和培训。美国运动训练治疗师协会授予的证书是 ATC（Athletic Trainer Certification）。

（二）我国身体运动功能训练发展史

我国身体训练理论与方法研究成果主要集中于专项身体素质训练原理和训练方法。20 世纪 80 年代，我国开始引入美国的体能训练体系，但训练内容过于重视身体素质训练而忽视身体的系统训练，常常把提高肌肉力量尤其是大肌肉群力量训练和局部力量训练作为提高专项能力的关键，更没有重视神经对肌肉控制的训练，从而导致维持平衡稳定的小肌肉群力量和神经-肌肉协调运动的功能未得到有效发展，这种训练模式也使得局部肌肉负荷量和强度过高，容易出现动作代偿和技术动作效益低。加之缺乏主动的和系统的再生与恢复训练，使练习者容易出现一些运动性损伤。

最早将美国高水平运动员身体运动功能训练引入我国高水平运动员训练领域的是国家体育总局竞体司前副司长刘爱杰博士，早在 2007 年他就与袁守龙博士、陈小平博士等合作，对身体运动功能训练的理念、核心概念、内容体系、方法体系等方面进行了探索，并在 2010 年组织国内一批专家和学者翻译了教练员岗位培训教材《动作训练》《快速伸缩复合练习》《跑得更快》《划得更快》《运动生理学》等共 14 部，这些译著为我国学者和教练员深入探索身体运动功能训练奠定了坚实的理论基础。

三、功能运动训练与专项运动训练的区别

专项运动训练包括很多适用于训练后期，需要增强专项力量而进行的训练。人们通过施加轻度阻力训练运动技巧。常见的专项运动训练包括拿着弹力带跑步、推阻力撬、挥动加重的球拍等。与之相反，功能运动专注于将功能性力量应用到运动技巧中（如多个肌群的互相协调），而不是运动技巧本身。例如，在稳定球（即瑞士球）上做单腿臀桥动作可以加强髋部伸展，从而提高奔跑速度，而不是像拿弹力带跑步一样，需要真的去跑步。与之类似，做弹力带或阻力带推举，可以提高拦网动作的相关肌群的力量，而不需要真的击打网球训练器。最后，做短弹力带转体动作及高低绳索削砍动作，可以发展髋部的力量和核心肌群的力量，这对于提高挥拍速度十分必要，只不过运动员并不需要做出完整的击球动作。从本质上讲，功能性力量能令运动员将力量运用到运动技能中。这是提高运动成绩，而不需要实际做某个特定运动或训练的最好、最先进的方法。

功能性力量的运动是以运动质量来衡量的，而不是以负重或数字来衡量的。而举重（如仰卧推举）可以通过具体的负重进行训练，并且可以通过数字评估强度。一个单腿对侧手臂前伸（CLA），可使用特定运动质量和轻负重运动来开发和评估单腿稳定性。

四、功能运动训练与传统体能训练的差异

功能运动将哲学、方法学、战术训练等融合在一起，从而形成了一个整体，在各训练系统内实现了整合与协调。功能训练方法的设计是从人的生长发育阶段规律出发，按照人体机能解剖的结构

理论和运动生物力学原理，通过一系列的动作模式训练提高神经系统对身体稳定性、灵活性的控制能力。

功能运动训练将运动解剖学、运动生理学、运动生物力学、运动医学和运动技能学等学科融为一体。从生理学角度强调神经对肌肉的支配作用，强调动作的稳定性和关节运动的灵活性，更强调辅助肌群的固定作用和拮抗肌的适宜对抗作用；从解剖学角度强调通过大肌群率先发力带动小肌群的用力，即发挥臀大肌的发动机作用；从运动生物力学角度强调躯干的支柱作用和动力链的传递速度与功率。功能运动强调的力量属于"柔性力量"，它并不直接提高单块肌肉的收缩速度或力值，而是通过肢体稳定性的加强，主动肌与辅助肌、拮抗肌之间协作能力的提高，以及神经-肌肉支配能力的改善，提高一个动作不同环节之间的衔接，动作与动作之间的配合，以及整套技术动作的节奏感和流畅程度，最终达到提高多块肌肉参与完成的整体力量的目标。

功能运动包括物理治疗（physical therapy）和功能训练（functional training）两个方面。其中，物理治疗主要是用于训练之前的运动功能障碍诊断，并根据诊断结果进行有针对性的运动功能障碍矫正，目的是通过系统的矫正训练来消除运动功能障碍，消除动作代偿，为下一步实施运动功能训练奠定物质基础。

功能运动是针对无运动障碍练习者进行运动能力提升。从身体运动功能训练的方法体系来看，包含肌肉动员、神经系统激活、动态拉伸、动作整合、躯干支柱准备、上肢力量、下肢力量、躯干支柱力量、旋转爆发力、最大速度、多方向移动、协调性、平衡性、能量系统发展、恢复练习 15个模块进行。功能运动训练是围绕多维度、多关节、无轨迹、无序的场上所需动作设计动作模式的，它强调的是动作质量而不是肌肉力量，目的是使运动者在比赛时能够有效地展现运动技能。

传统体能训练是进行单方向、单关节、实效性较低、有序的训练过程。

传统体能训练与功能运动训练的训练重点比较见表 8-1。

表 8-1 传统体能训练与功能运动训练的训练重点比较

传统体能训练	功能运动训练
单关节、单一肌肉的单一化练习	多关节、大小肌群的多维度练习
重量训练	重量减轻（关节减速）
使用稳定的健身器械	募集身体更多的控制稳定和平衡的肌肉
重点加强发达肌肉的训练	重点促进动作技能学习、神经肌肉适应、核心稳定和关节的连结
对身体综合动力链的关注不够	重视能量传递效果，注重提高神经-肌肉的协同工作能力

传统体能训练则是高度重视提高身体素质，尤其是高度重视肌肉力量的增长。这种训练模式有其优点，但同时也会出现有些运动者尽管身体素质发展得很好，而且身体外形也很强壮，但就是在场上跑不快、跳不高、停不住、转不动，比赛场上所需的专门动作做不出来（表 8-2）。

表 8-2 传统体能训练与功能运动训练的差异

传统体能训练	功能运动训练
多即好	强调运动质量
大运动量、大强度	系统解决方案
过度训练	较小运动量、高质量
运动性损伤（70%）	减少运动性损伤（70%）
缩短运动寿命	更长运动生涯

续表

传统体能训练	功能运动训练
一般化、非针对性训练	个性化
方法来自举重、田径等	方法来自专项"运动模式"
通过比赛进行检验	定期进行测试和评价
自我恢复	能量再生与恢复
大-中-小周期训练计划	每天都完美——1日计划

传统体能训练仅重视了肌肉训练，而没有重视动作训练。因为肌肉训练未必能提高运动者的动作质量和场上动作表现能力，而功能运动训练能把专项动作所需的肌肉力量发展起来，并能提高运动者的动作质量和场上动作表现能力（表8-3）。

表8-3　传统力量训练与功能力量训练的动作比较

传统力量训练方式与特点	功能力量训练方式与特点
重量训练和次数	重量减轻（关节减速）
单关节单轨迹的练习动作	多关节多维化的练习动作
经常用稳定的外部支撑	募集身体更多控制稳定和平衡肌肉参与运动

从训练方法上看，功能训练基本上是按照解剖学的关节运动面，将训练方法划分为不同部位和不同类型。其基本思路是按照如下步骤设计的：

第一步：根据各个主要关节进行动作模式的划分。人体运动是通过关节运动和肌肉收缩来实现的，不同的关节分别起着稳定性和灵活性作用（表8-4）。因此，要按照人体解剖特点有针对性地设计提高关节稳定性和灵活性的练习方法。

表8-4　各关节主要功能动作

关节	主要功能动作
踝关节	灵活性（矢状面）
膝关节	稳定性（额状面和水平面）
髋关节	灵活性（多平面）
腰椎	稳定性
胸椎	灵活性
肩胛骨	稳定性
盂肱关节	灵活性（多平面）
肘关节	稳定性

矢状面是将身体分成左右两个部分且贯穿身体前后的垂直面，在这个平面上必须分辨的动作包括弯曲、伸展、前向拉伸及后向拉伸；冠状面是将身体分成前后两个部分且贯穿身体左右两侧的垂直面，身体外展、内收、侧屈等动作都在这个平面上发生；水平面将身体分成上下两部分，这个平面里动作包括外旋、内旋、旋前及旋后（图8-1）。

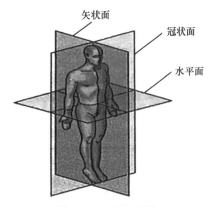

矢状面
冠状面
水平面

图 8-1 人体运动面

第二步：将各个关节进行优化组合，分别形成上肢动作练习方法、躯干动作练习方法和下肢动作练习方法。

第三步：将上肢、躯干、下肢动作练习方法再次进行整合，形成上肢躯干组合动作练习方法、下肢躯干组合动作练习方法及上肢下肢组合动作练习方法。

第四步：将上肢动作练习方法、躯干动作练习方法、下肢动作练习方法进行最后的整合，形成全身动作练习方法。

功能运动训练强调竞技就是动作（sport is movement），是在严密的科学逻辑基础上提出准备体系和动作训练，通过 FMS 测试和评估分层分类设计出力量训练的动作模式；按关节解剖矢状面、冠状面、水平面为前后推或拉、垂直推或拉、水平推或拉；按练习部位分为上肢与下肢的推或拉、全身力量练习；按运动方向分为线性速度、多方向加速动作训练；按动作结构和速度分为起动速度、加速度、最大速度训练等。

五、功能运动的必要性

1. 功能运动的空间更小，器材更少，时间更短 功能运动无处不在。几乎所有的传统健身房都占地数千平方米，里面放置了数百种器材。与之形成鲜明对比的是，许多普通场所都可以改造成功能性训练场馆，且只需配备一些基本器材。功能运动的关键是运动本身，而不是器材。因此，一副哑铃、一些药球、几组跨栏、一些弹力带和一些平衡球，可以让任何人把普通房间、停车场或运动场改造成功能运动场。低成本的器材是功能性训练的另一大优势。只需几百块钱和一个行李袋，教练就可以随时随地训练单个运动员或整体团队。无论个人还是团队，都可以在白天或晚上的任何时间，花上 15～20 分钟在停车场、宿舍走廊、健身房或酒店的房间里进行训练。

2. 健身而不增重 神经-肌肉适用性的一大特点是人们可以变得更强壮，同时又不变得块头更大或更重。运动员参加有重量级别的运动项目，体重的增加可能会变成一个巨大的劣势。肌肉和肌肉系统之间的协调也可以让身体通过多个肌肉系统分散负载。这种分布能够降低单个肌肉承担的应力，减少使用特定肌肉的情况，使单块肌肉不至于变得过大。通过功能运动减少了单块肌肉的劳损，增加了全身肌肉的协调性。

3. 运动表现优势 功能运动可重点提高和改进运动技能。单腿臀桥运动能够锻炼髋部肌肉和臀大肌，伸展髋部，稳定身体，提高场上跑步速度和推进速度，同时能够提高在场上的单腿跳跃能力，从而提高双腿垂直起跳高度及提高起跳能力。推和拉的运动训练能够提高拳击、举重、游泳和投掷能力。转体运动能够提高身体摆动、转向能力，并且帮助身体增加旋转爆发力。

第二节 功能运动的基础

人体运动可以划分为四大类：运动位移、水平改变（重心改变）、推和拉、旋转（方向改变）。这些是人体运动的四大支柱。四大支柱模型组成了人体每天所需的基本动作。

一、运 动 位 移

位移是交替使用双腿，从 A 点到 B 点移动身体的任何动作。移动时，一只脚在地上保持不动，通过地面接触点传递能量，向目的方向移动髋部。髋部越过不动的那只脚，然后另一只脚放在地面不动，如此循环。不论运动员是跑步到一垒，悄悄走到篮球防守位置，还是在网球场上改变方向，运动移动最终都要将身体的重量放在一条腿上，这是我们需要看到和理解的，也是训练的基本特点之一。通过一条腿传递高推动力是第一支柱和所有运动移动的关键特点。

提高跑步成绩最传统的方法是使用一些双腿力量训练形式，如下蹲、硬拉和蹬腿练习。尽管这些练习可以改善位移，却并非运动技能提升的特效药。当进行双腿力量训练时，运动员使用的是 A 型框架。在建筑学上，A 型框架是一种结构，建筑物层层堆叠进行构造。因为其稳定性，推举最重的重量时，通常使用 A 型框架姿势，如下蹲姿势（图 8-2a）。尽管下蹲是一种很好的一般性练习，但是相比单腿练习，如单腿下蹲，双腿下蹲并非跑步的最佳训练。与双腿下蹲使用 A 型框架不同，单腿下蹲使用的是 7 型框架（图 8-2b）。

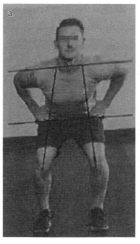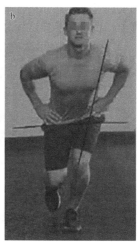

相比 A 型框架，7 型框架要求髋部具有稳定性。髋部的任何不稳定性都会导致抑制反应，关闭身体产生力的能力（即力量），将不稳定的髋部置于危险中。很明显，使用抑制反应保护

图 8-2　两个下蹲版本

a. 双腿下蹲使用 A 型框架姿势；b. 单腿下蹲使用 7 型框架姿势

髋部的消极方面，就是削减了髋部提供的力，并且减慢了移动进程。因此，训练 7 型框架并非仅仅能增强髋部的稳定性，还能减少力量弱的髋部可能产生的抑制反应。

位移的附加功能还包括协调对侧的上半身及下半身肢体。很多受欢迎的针对位移的功能运动练习，都是高回报的简单运动，如单腿对侧手臂前伸、单腿下蹲和单腿 SB 臀桥。这三个练习是跑步训练方案的必要组成部分。2 个额外的练习是单腿横向扶墙侧滑和扶墙军步。这 5 个练习组成了一个很棒的居家跑步训练方案。如表 8-5 所示，说明了如何在家或在健身房发展运动移动能力。

表 8-5　在家或健身房针对跑步的功能性训练方案

星期一和星期四		星期二和星期五	
练习	组数和重复次数	练习	组数和重复次数
单腿对侧手臂前伸	2 或 3 组×10 次	单腿下蹲	2 或 3 组×10 次
SB 单腿扶墙滑动（内侧腿）	2 或 3 组×10 次	SB 臀桥（单腿）	2 或 3 组×10 次
45°扶墙侧军步或跑步练习	2 或 3 组×10~20 次或（10~20 秒）	SB 单腿扶墙滑动（外侧腿）	2 或 3 组×10 次

二、水平改变（重心改变）

水平改变发生在运动执行跳跃、落下及起身前的反向运动中，比如追逐一个接近地面的球，举起对手或物体，在任何格斗运动中改变水平位置，或仅仅是改变方向。这是一种决定性的运动技能，可以在所有的地面运动中看到，这就是为什么水平改变是人体运动的第二个支柱。

水平改变要求弯曲腿部、髋部甚至脊柱，使身体部位的角度多样化，从而降低身体的重心。如果涉及很重要的膝盖弯曲、髋部（即后部分核心的中心）在运动中承担了大部分控制水平改变的工作。依赖后部分核心来做重型推举是有道理的。因为这涉及后腿肌腱、臀肌及脊椎旁肌肉等巨大的肌肉群。运动中大部分的受伤情况都通过一种或多种方式涉及这些肌肉，所以训练这些肌肉并非仅仅是为了提高运动表现，还能防止受伤。

在大部分运动中，水平改变需要用到运动的两个基础位置（图8-3）：平行站立和交错站立。在从地面起身时，使用这两个基础支持动作，降低身体接近物体，然后抬高身体或物体。一名篮球运动员通过平行站立执行所需的水平改变，以便创建一个跳投。棒球接球手还可能平行站立于固定位置上，在跑垒手尝试偷垒前，接球手可以通过这个动作获得反应跑垒手所需的稳定性。

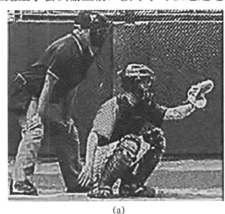 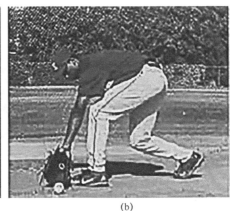

(a)　　　　　　　　　　　　　　　　(b)

图8-3　两个基础支撑的水平改变

在棒球运动中，（a）接球手平行站立，获得反应投球手偷垒时所需要的稳定性，但是（b）内野手交错站立以便迅速接防并投掷一个低位滚动球

交错站立执行的水平改变与平行站立相比非常不同，这些运动更加要求精确性，需要更多的如外科医生般的精准度。网球中的低位截击，就是这种水平改变的完美示例，此时需要将接球动作和减速动作相结合，棒球中的内野手还需要接防快速移动的低位滚动球，此时需要交错站立。交错站立的水平改变不仅能提供快速水平改变，还能提供快速改变方向的能力，所以一个运动员可以借此重心回到比赛中或继续比赛。

忽略上半身及下半身使用的时间，我们观察交错站立的水平改变时，会发现一件事情：使用7型框架的时候，单腿和单个髋部是主导。尽管两只脚交错站立在地上，但是减速或改变方向时，只有一侧腿或髋部承担大部分负重。单侧主导和非对称负重伴随发生，这不是传统的双腿训练方法能解决的问题。但是其非常符合功能运动的特征，所以此时使用功能运动效果更好。

分析大部分运动中水平改变所使用的两个姿势，我们可以使用专项原则进行训练。传统的力量训练着重使用A型框架，平行站立，对称负重。硬拉、俯卧挺身，下蹲及奥林匹克举重等练习，都适合于平行站立的水平改变。这些传统的练习在开发基础力量时是有效果的，可以作为年度力量及体能综合训练方案的一部分。而功能运动也可完成同样的效果，如壶铃摆臂、劈砍动作。平行站立复合划船，以及SB反向腹背伸展都是开发后链肌肉系统的不错选择，并且能够提升平行站立的水平改变能力。

运动中虽然经常出现交错站立，但是对于很多人来说，交错站立水平改变中的单腿支配动作不再是训练的重点，也不需要频繁地训练。很多人通常使用双腿的、对称的负重练习训练所有的水平改变。这使得功能运动成了替代训练体系。其实在功能运动中，交错站立占据了很显著的位置，单腿训练及交错站立练习非常注重髋部连接。充分关注这种生物力学特异性，在短时间内通过简单练习，无须使用昂贵的、笨重的设备，就能产生令人难以置信的结果。例如，BP交错站立、CLA复合划船、CLA硬拉和单腿45°向后伸展的练习，都是开发交错站立的快速水平改变的最有效的练习。如表8-6所示，展示了简单的水平改变训练方案实力，可以每周练习2次，每小节30分钟。

表 8-6　家里或健身房的水平改变功能性训练方案

平行站立		交错站立	
练习	组数和重复次数	练习	组数和重复次数
杠铃硬拉	3 组×10 次	BP 交错站立、CLA 复合划船	3 组×每侧腿 10 次
BP 复合划船	3 组×10 次	BP 交错站立、CLA 硬拉	3 组×每侧腿 10 次
SB 反向腹背伸展	3 组×10 次	单腿 45°向后伸展	3 组×每侧腿 10 次

三、推和拉（投掷）

我们观察投球手怎样投出一个时速 100 英里（161km）的快速球，我们会看到他先弯曲一条腿，再弯曲另一条腿，改变他的水平位置，先收回再推出手臂，然后旋转身体。四大支柱的接合在很多运动的动作中很常见，因此，投掷是分析练习设计的绝佳模型。

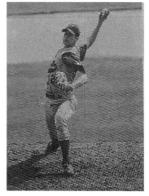

图 8-4　投球加速

右手投球手使用对角线模式向前猛推，力量贯穿身体后部肌肉系统，从右侧髋部至左侧肩膀，加速是通过对角线模式由前部分身体肌肉完成的，从右侧肩膀至左侧髋部的肌肉有右侧前锯肌、右侧腹外斜肌、左侧腹内斜肌、左侧髋部屈曲肌和内收肌

投掷的力量产生模式与跑步相似，力量通过对角线模式产生，也通过对角线模式改变方向。对角线就好像力的高速通道。如图 8-4 所示，投球手投出一个球，飞向接球手，力量通过对角线模式产生，交叉穿过后部分身体（即在蓄势及缩回阶段，从右侧髋部至左侧肩膀），交叉穿过前部分身体（即在加速阶段，从右侧肩膀至左侧髋部）。投球手使用移动动作离开原位，在缩回阶段之后迈步回到本垒板。投球手在开放式站位中使用了水平改变，然后推和拉结合，最终投出棒球。在加速及扬球阶段都使用了旋转动作，这就是投球时运用四大支柱动作的过程。

在涉及向前推进物体的大部分动作中，我们都将发现相似的四大支柱动作集成。一旦球被投出，相似的对角线模式就穿过后侧身体使投球动作减速（图 8-5）。投球手的减速由后部分身体的肌肉以对角线方式完成，从左侧髋部至右侧肩膀的肌肉有左侧腘绳肌、左侧臀大肌和右侧背阔肌。如果我们仔细看任何动作的图片，我们都将看到衣服向力量产生的方向生长。这是用来决定某个动作应该使用哪些肌肉的很棒的一种判断方法。

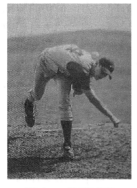

图 8-5　投球减速

在投掷或发球动作中，是什么在给肩膀提供加速度或减速度？并不是肩膀，而是核心。身体像弓一样强有力，位于右侧中间（核心），产生力量。此区域必须通过大幅度动作训练，这样前部分身体可以学习如何加速投掷动作，后部分身体可以学习如何减速动作。

为了用更加功能性的方式训练投掷加速及减速的构成要素，我们需要考虑两个投掷阶段。多数运动员及教练很关心加速的构成要素，但是这就像为一辆车增加马力，却安装了一个很弱的刹车。BP 交错站立、CLA 推举和 X 形举腿都是容易练习的示例，提供改善投掷控制及防止受伤所需的对角线核心训练。

这些练习使核心部位学会承担大部分重要工作，所以减轻了肩膀及腰的负担。这种方法不仅能提供更多的力量和速度，还能保护小的关节，并降低肌肉受伤的风险。

投掷的减速阶段可能比加速阶段更加重要。大部分在投掷中发生的受伤位于身体后侧。投掷动作中的减速与位移及水平改变相关，如 SB 反向腹背伸展练习及 KB 单臂摆动练习都是开发减速能力的最佳策略。还可用单腿对侧手臂前伸、BP 交错站立推举、CLA 复合划船，以及 DB 或 KB 前弓步摸脚。

在家或在健身房使用简单、便宜的器材，进行一周的投掷类功能运动计划见表 8-7。

表 8-7　在家或健身房的投掷功能性训练方案

星期一和星期四（加速日）		星期二和星期五（减速日）	
练习	组数和重复次数	练习	组数和重复次数
平面支撑	2 或 3 组×10 次	BP 交错站立推举	2 或 3 组×每侧手臂 10 次
X 型举腿	2 或 3 组×10 次	CLA 复合划船	2 或 3 组×10 次
单腿对侧手臂前伸	2 或 3 组×10 次	DB 或 KB 前弓步摸脚	2 或 3 组×每侧腿 10 次

四、旋转（方向改变）

旋转（方向改变）是四大支柱里最重要的运动技能。改变方向，包括摆动工具，是几乎所有运动的特点，在运动场看录制回访时可以看到很多方向的改变。无论是跑锋对后卫的假动作，还是击球手击中一个本垒打，都需要旋转力从一个方向加载身体爆发性地改变方向，而这经常是比赛中的决定性时刻。

改变方法及旋转构成要素是人体运动的基础，尤其是爆发力产生的基础。旋转的构成要素有很多。如果分析人体移动，我们很快能发现上半身移动方向与下半身相反，也就是说，右臂伸出的同时左腿也会伸出。如果我们研究一个右手投球手的投球动作，我们将看到左腿及右侧手臂在挥臂发球时靠拢，然后再从本垒到击发的投球迈步（跨步）阶段里分离。髋部转向本垒开始给球加速，在跟进阶段，右侧手臂向左侧腿再次靠拢。与之相似，在挥杆及跨步阶段，手握球拍的运动员或高尔夫球手将右侧肩膀与左侧腿分离（图 8-6）。然后旋转髋部，球拍或球棒通过碰撞区，右侧肩膀向左侧髋部靠拢。

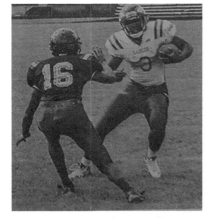

图 8-6　跑锋做出假动作晃过后卫
改变方向主要是通过对角线的后部肌肉系统而
加载：大的背阔肌和对侧臀大肌以及腘绳肌

所有这些示例都有一些共同点：大部分的方向改变发生于地面的固定点上；需要一个与地面接触的关键控制点（通常由单腿主导）以便向一个方向发力；最初的腿部驱动之后，所有方向改变都是由旋转髋部的运动所引起的，旋转髋部运动紧随肩膀运动之后；在这些方向改变中，力量产生模式是对角线模式，通过身体前部及后部，连接髋部和对侧肩膀；改变方向涉及力量减速及另一个方向的另一力量的瞬间加速；在方向改变中，核心（胸部和大腿的区域）是传递力量的桥梁。

关于改变方向，从我们关于对角线及旋转本质的讨论中看到，很明显为了用功能性方式训练这种普通的动作，我们需要训练旋转及对角线运动甚至具备旋转构成要素的单侧肢体负重运动（如单臂推举、单臂划船），来针对改变方向提供一系列内容丰富的功能性训练。许多下半部身体的练习已经讲过，例如，单腿对侧手臂前伸和弓步摸脚，也能为方向改变提供优秀的训练。但是，如果我们考虑特异性原则，针对运动特点是横向改变的运动，我们可以很容易地看到增加更多侧向及旋转训练在很大程度上可改善功能性训练。例如，横向侧弓步、MB 对角线砍削、BP 短距离旋转，以及对角线 BP 砍削等练习可提供更加有针对性的旋转训练，使我们速度更快，在涉及挥摆类的运动中增加旋转力技能（图 8-7）。如表 8-8 所示，提供了一个确定有效的可以改善移动方向，同时也可以改善挥摆运动概念力量的方法。

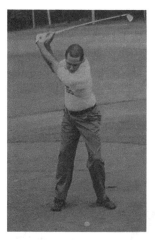

图 8-7 高尔夫挥杆

右手高尔夫挥杆由身体后部分的对角线肌肉系统（即右侧腘绳肌、右侧臀大肌、左侧背阔肌）和身体前部分的
对侧肌肉系统负重（即左侧髋部屈肌和内收肌，左侧内斜肌，右侧外斜肌和右侧前锯肌）

表 8-8 改变方向（包括挥摆动作）的支持性练习

移动方向改变		挥摆	
练习	组数和重复次数	练习	组数和重复次数
DB 或 KB 侧弓步	3 组×10 次	BP 短距离旋转（10 点至 2 点钟方向）	3 组×每侧腿 10 次
SB 单腿扶墙滑动	3 组×10 次	BP 低至高砍削	3 组×每侧腿 10 次
BP 交错站立推举	3 组×10 次	BP 高至低砍削	3 组×每侧腿 10 次

第三节 功能动作测试

功能动作测试目前常用的方法有功能性动作筛查（functional movement screen，FMS）、选择性功能动作评估（selective functional movement assessment，SFMA）和 Y-平衡测试三种。其为科学、准确地判断个体的运动功能障碍提供了条件，也为制订个性化健身计划提供了依据。

一、功能性动作筛查

功能性动作筛查分为 7 个动作模式，即深蹲、过栏步、直线分腿蹲、肩部灵活性、直腿上抬、躯干稳定性俯卧撑和身体旋转稳定性。深蹲和躯干稳定性俯卧撑是对称性动作。过栏步、直线分腿蹲、肩部灵活性、直腿上抬、身体旋转稳定性是非对称性动作，需要左右测试。肩部灵活性、躯干稳定性俯卧撑和身体旋转稳定性有 3 个伤病排除动作模式。

（一）深蹲

1. 测试目的 深蹲可以检测身体两侧的对称性，身体后链的紧张度，髋部、膝盖及脚踝的灵活性。双手上举木杆可以检测身体两侧的对称性及肩部和胸椎的灵活性和对称性。

2. 所需器材 FMS 套装 1 套。

3. 动作说明 站立开始，双脚开立与肩同宽，双手头上举杆，屈肘90°，大臂和木杆与地面平行（图 8-8A）；双手抓木杆在头后最大限度地伸直手臂（图 8-8B）；慢慢做下蹲姿势，下蹲过程中，脚后跟不要离地（如果无法实现，可在脚跟下垫一块木板），抬头挺胸向前，木杆始终在头后（图 8-8C～H）。有 3 次机会完成测试动作。

4. 评分标准 3 分是指躯干与胫骨平行或接近垂直，股骨低于水平线，与脚成一条直线，圆棍在脚的正上方（图 8-8C、D）；2 分是指不能完全满足以上条件，但仍能完成动作，或在足跟下加垫木板的前提下能完成动作（图 8-8E、F）；1 分是指躯干与胫骨不平行，股骨没有低于身体水平线，膝与脚不成一条直线，腰部明显弯曲（图 8-8G、H）；0 分是指测试过程中身体任何部位出现疼痛。

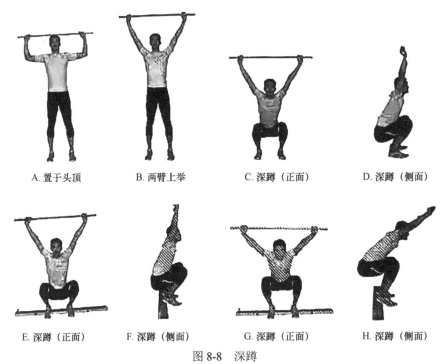

A. 置于头顶　　　B. 两臂上举　　　C. 深蹲（正面）　　　D. 深蹲（侧面）

E. 深蹲（正面）　　　F. 深蹲（侧面）　　　G. 深蹲（正面）　　　H. 深蹲（侧面）

图 8-8　深蹲

（二）过栏步

1. 测试目的 过栏步可以检测髋、膝、踝的对称性、灵活性和稳定性，以及其两侧的对称性。

2. 所需器材 FMS 套装 1 套。

3. 动作说明 站立开始，双腿开立与肩同宽，栏杆高度与受试者的小腿胫骨粗隆齐平，木杆放于颈后肩上，双脚平行站于栏架下，脚趾处于栏架正下方（图 8-9A、B）；受试者单腿跨过栏杆，腿伸直，脚后跟着地，重心在支撑腿上，支撑腿不能弯曲，然后回到起始姿势（图 8-9C～F）；动作过程要尽量慢，两侧交替进行测试，每边做 3 次；记录单侧完成情况并比较两侧之间的差异。

4. 评分标准 3 分是指髋、膝、踝在矢状面上呈一条直线，腰部没有明显移动，木杆与栏架保持平行（图 8-9C～F）；2 分是指髋、膝、踝在矢状面上不呈一条直线，腰部有移动，木杆与栏架不平行（图 8-9G～J）；1 分是指脚碰到栏板，身体失去平衡（图 8-9K、L）；0 分是指测试过程中身体任何部位出现疼痛。

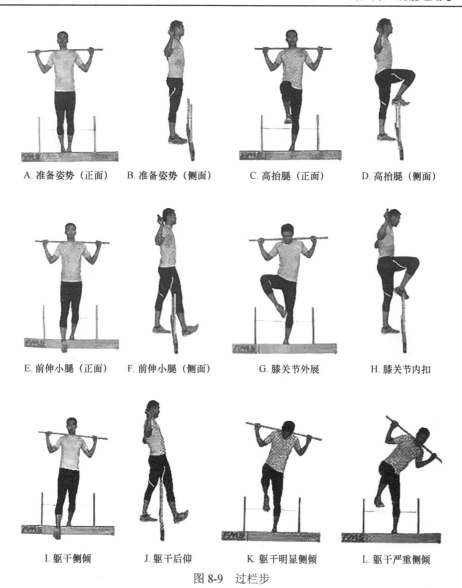

A. 准备姿势（正面）　　B. 准备姿势（侧面）　　C. 高抬腿（正面）　　D. 高抬腿（侧面）

E. 前伸小腿（正面）　　F. 前伸小腿（侧面）　　G. 膝关节外展　　H. 膝关节内扣

I. 躯干侧倾　　J. 躯干后仰　　K. 躯干明显侧倾　　L. 躯干严重侧倾

图 8-9　过栏步

（三）直线分腿蹲

1. 测试目的　直线分腿蹲可以检测身体两侧的灵活性和稳定性，以及踝关节和膝关节的稳定性。

2. 所需器材　FMS 套装 1 套。

3. 动作说明　首先测量受试者胫骨的长度。受试者将右脚放在宽 15cm、长 150cm 的测试板最后端，将木杆放在背后，并始终保持与头、胸椎和骶骨接触，右手抓住木杆的上方，左手抓住木杆的底部（图 8-10A、B）；测试者在受试者右脚趾头处开始测量其胫骨长度，并在木板上做个标记；受试者左脚向前迈一步，将脚后跟放在记号处，然后慢慢下蹲，右脚碰触左脚后的木板（前腿膝关节不可主动前倾）（图 8-10C、D）；在测试过程中双脚必须在一条直线上，脚尖指向运动方向。每侧有控制地练习 3 次，比较单侧完成情况及两侧间差异。

4. 评分标准　3 分是指木杆仍保持与头、腰椎或骶骨接触，躯干没有明显移动，木杆和双脚仍处于同一矢状面，膝盖接触木板（图 8-10C、D）；2 分是指木杆不能保持与头、腰椎或骶骨接触，躯干有移动，两脚没有处于同一矢状面，膝盖不能接触木板（图 8-10E、F）；1 分是指身体失去平衡（图 8-10G）；0 分是指测试过程中身体任何部位出现疼痛。

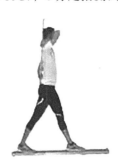
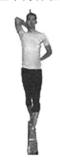
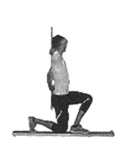
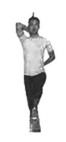

A. 准备姿势（侧面）　　B. 准备姿势（正面）　　C. 跪步下蹲（侧面）　　D. 跪步下蹲（正面）

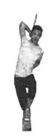
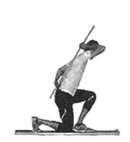
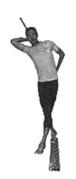

E. 身体侧倾　　　　　　F. 躯干前倾　　　　　　G. 战立姿势不稳

图 8-10　直线分腿蹲

（四）肩部灵活性

1. 测试目的　主要是检测肩关节内收、内旋和外展、外旋能力，以及肩关节两侧的对称性。

2. 所需器材　FMS 套装 1 套。

3. 动作说明　首先测量受试者手腕最远端折线到中指指尖的距离（图 8-11A）；受试者双手始终握拳（大拇指在内），肩部最大限度地外展内旋在后，一手从颈后、一手从腰部，相向靠近，测量受试者双拳之间的距离（图 8-11B、C）。每侧各做 3 次，比较单侧完成情况及两侧间差异。

4. 评分标准　3 分就是距离在 1 掌长以内（图 8-11C）；2 分是指距离在 1～1.5 掌长（图 8-11D）；1 分是指距离超出 1.5 掌长，但小于 2 掌长（图 8-11E）；0 分是指测试过程中身体任何部位出现疼痛（图 8-11F）。

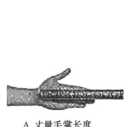
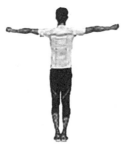
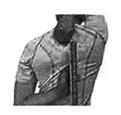

A. 丈量手掌长度　　　　　B. 两臂侧平举　　　　　C. 少于1掌长度

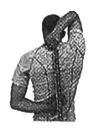
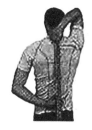
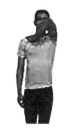

| D. 少于1.5掌长度 | E. 少于2掌长度 | F. 肩部排除性测试 |

图 8-11　肩部灵活性

（五）直腿上抬

1. 测试目的　主动抬腿测试是当骨盆保持在固定位置时,检测腘绳肌的主动收缩能力和小腿肌肉的柔韧性。

2. 所需器材　FMS 套装 1 套。

3. 动作说明　测试者仰卧开始，手放在身体两侧，掌心向上，在受试者膝盖下放置宽 15cm、长 150cm 的测试板，测试者首先确定受试者髂前上棘到膝盖骨的中点（图 8-12A）；受试者抬起左腿，伸直膝盖，勾脚尖（图 8-12B）。在测试过程中，一侧腿膝盖保持在杆上，双肩保持在垫子上。当受试者测试动作到最大限度时，穿过踝关节中点与地面作垂线，记录垂线在地面上的位置。每侧做 3 次，比较单侧完成情况及两侧间差异。

4. 评分标准　3 分是指标记点位于大腿中点与髂前上棘间（图 8-12B）；2 分是指标记点位于大腿中点于膝关节中点间（图 8-12C）；1 分是指标记点在膝关节以下（图 8-12D）；0 分是指测试过程中身体任何部位出现疼痛。

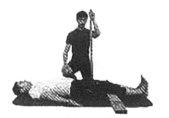
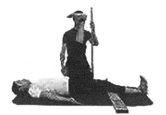

| A. 准备姿势 | B. 单腿直膝上举 |

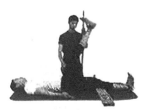
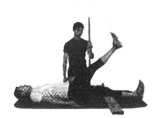

| C. 未超过标志线 | D. 未达膝关节标志线 |

图 8-12　直腿上抬

（六）躯干稳定性俯卧撑

1. 测试目的　躯干稳定性俯卧撑测试是上肢在做俯卧撑时躯干在矢状面的稳定性。

2. 所需器材　练习垫。

3. 动作说明　受试者由俯卧位开始，双手打开与肩同宽放于适当位置,膝盖充分伸直(图 8-13A);受试者做一次标准的俯卧撑，要求身体成一个整体推起，没有踏腰（图 8-13B）。如果受试者不能很好地完成姿势，可以降低难度再做一次。在可以完成动作的位置上做 3 次。

4. 评分标准 3 分是指在规定姿势下能很好地完成动作 1 次，男受试者的拇指与前额在一条线上（图 8-13B），女受试者的拇指与下颌成一条线；2 分是指在降低难度的姿势下能完成动作 1 次，男受试者的拇指与下颌在一条线上（图 8-13C、D），女受试者的拇指与锁骨成一条线；1 分是指在降低难度的姿势下也无法完成动作或者出现动作代偿；0 分是指测试过程中身体任何部位出现疼痛（图 8-13E）。

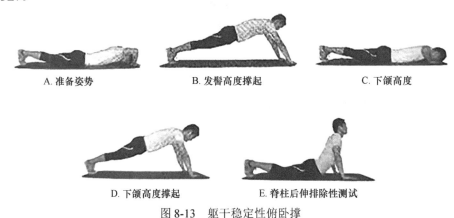

A. 准备姿势　　　　B. 发髻高度撑起　　　　C. 下颌高度

D. 下颌高度撑起　　　　E. 脊柱后伸排除性测试

图 8-13　躯干稳定性俯卧撑

（七）身体旋转稳定性

1. 测试目的 身体旋转稳定性测试可以检测躯干在上下肢共同运动时多维面的稳定性及其两侧的对称性。

2. 所需器材 FMS 套装 1 套。

3. 动作说明 受试者从跪撑姿势开始，肩髋关节与躯干成 90°，屈膝 90°，勾脚尖（图 8-14A）；在膝盖和手的下方放置宽 15cm、长 150cm 的测试板，受试者伸展同侧肩和髋，腿和手离地约 15cm 高，抬起侧的肘关节、手、膝关节应与木杆呈一条直线，躯干与木杆保持平行（图 8-14B），然后屈肘屈膝相触，每边做 3 次。

4. 评分标准 3 分是指受试者进行重复动作时躯干与木板保持平行，肘和膝接触时同木板在同一条直线上（图 8-14B、C）；2 分是指受试者能够以异侧对角的形式正确完成动作（图 8-14D、E）；1 分是指受试者身体失去平衡或者不能正确完成动作（图 8-14F）；0 分是指测试过程中身体任何部位出现疼痛（图 8-14G、H）。

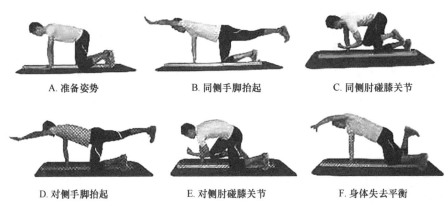

A. 准备姿势　　　　B. 同侧手脚抬起　　　　C. 同侧肘碰膝关节

D. 对侧手脚抬起　　　　E. 对侧肘碰膝关节　　　　F. 身体失去平衡

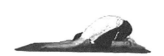

G. 跪撑脊柱筛查　　　　　　H. 体前屈脊柱筛查

图 8-14　身体旋转稳定性

（八）功能性动作筛查（FMS）记录表（表 8-9）

表 8-9　FMS 记录表

序号	测试项目	原始评分	最终评分	总得分
测试 1	1. 深蹲	3 2 1 0		
测试 2	2. 过栏步	左：3 2 1 0	左：	
	胫骨长（　　）cm	右：3 2 1 0	右：	
测试 3	3. 直线分腿蹲	左：3 2 1 0	左：	
	胫骨长（　　）cm	右：3 2 1 0	右：	
测试 4	4. 肩部灵活性	左：3 2 1 0	左：	
	手掌长（　　）cm	右：3 2 1 0	右：	
排除性测试 1	左肩	左：3 2 1 0	左：	
	右肩	右：3 2 1 0		
测试 5	5.直腿上抬	左：3 2 1 0	左：	
		右：3 2 1 0	右：	
测试 6	6. 躯干稳定性俯卧撑	3 2 1 0		
排除性测试 2	伏地起身测试	3 2 1 0		
测试 7	7. 身体旋转稳定性	3 2 1 0		
排除性测试 3	跪姿下腰伸展测试	3 2 1 0		

总分：_____分，测试者：_____。

二、选择性功能动作评估

在功能性动作筛查过程中，如果受试者出现疼痛，而且这种疼痛不是手术、外伤等原因造成的，那么该运动员随后就要进行选择性功能动作评估，以确定导致疼痛的最终原因所在。选择性功能动作评估对测试人员的专业素养要求很高，需要通过相应资质考试。

选择性功能动作评估（SFMA）的评估分成两个阶段，如果受试者在第一阶段的某个测试动作中出现疼痛，则其将进入 SFMA 的第二阶段评估。SFMA 的第一阶段测试共有 10 个动作，而第二阶段的测试动作一共有 60 个。但是这并不意味着受试者需要对第二阶段的 60 个动作都进行检测，而是依据第一阶段的测试情况有选择地从第二阶段挑出部分动作进行后续测试，这也是 SFMA 为什么叫作选择性功能动作评估的原因。通过 SFMA 两个阶段的评估，测试人员最终将发现导致受试者出现疼痛的原因所在。

（一）颈部动作模式评估

1. 测试目的　第一个颈部动作模式评估需由肩部到胸部，评估颈部脊柱屈曲能够达到的程度，还包括枕骨-寰椎联合的灵活性。第二个颈部动作模式评估需面部与天花板平行，评估颈部脊柱伸展能够达到的程度。第三个颈部动作模式评估需下颌接触左肩和右肩，评估了颈部脊柱转动和侧屈能够达到的程度。这是一种包括侧屈和转动的结合性动作模式。

2. 动作说明

（1）颈部动作模式 1：受试者直立，双脚并拢，脚尖指向前，保持身体其他部位不动，然后试图用下颌接触胸骨，在动作过程中保持躯干竖直，嘴部闭合（图 8-15）。

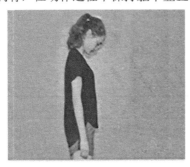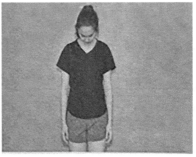

图 8-15　颈部动作模式 1

（2）颈部动作模式 2：受试者直立，双脚并拢，脚尖指向前，保持身体其他部位不动，然后抬头向上看，嘴部闭合，使面部与天花板平行（图 8-16）。

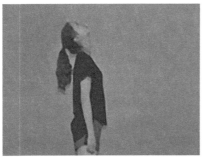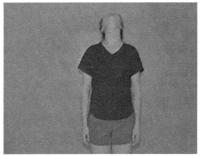

图 8-16　颈部动作模式 2

（3）颈部动作模式 3：受试者直立，双脚并拢，脚尖指向前，保持身体其他部位不动，然后尽可能远地向右/左转动头部，颈部屈曲，嘴部闭合，将下颌向锁骨移动（图 8-17）。

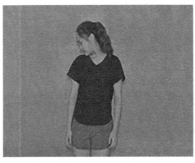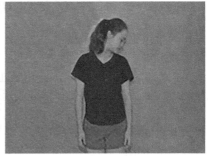

图 8-17　颈部动作模式 3

（二）上肢动作模式评估

1. 测试目的　上肢动作模式评估检查肩部的全部运动范围。第一个动作模式评估肩部的内旋、伸展和内收。第二个动作模式评估肩部的外旋、屈曲和外展。

2. 动作说明

（1）上肢动作模式1：受试者直立，双脚并拢，脚尖指向前。然后从背后下方用右手触摸左肩胛骨的下角，用左手触摸右肩胛骨的下角。如果某一侧不能触摸肩胛骨下角，记录该点距离肩胛骨下角的距离并对两侧进行对比（图8-18）。

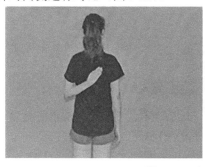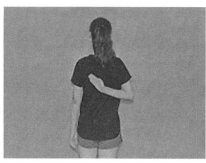

图8-18　上肢动作模式1

（2）上肢动作模式2：受试者直立，双脚并拢，脚尖指向前；受试者右手过头上举触摸左肩肩胛骨上角。如果某一侧不能触摸肩胛骨上角，记录该点距离肩胛骨上角的距离并对两侧进行对比（图8-19）。

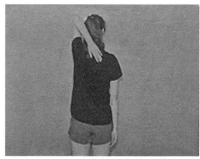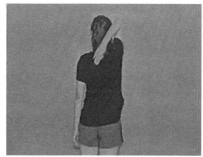

图8-19　上肢动作模式2

（三）多环节屈曲动作模式评估

1. 测试目的　多环节屈曲评估测试双髋和脊柱的屈曲能力。

2. 动作说明　受试者直立，双脚并拢，脚尖指向前，然后在双髋处体前屈，试图用手指尖触摸脚尖，双膝不弯曲（图8-20）。

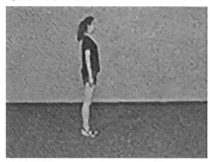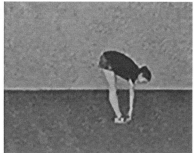

图8-20　多环节屈曲动作模式

（四）多环节伸展动作模式评估

1. 测试目的　多环节伸展评估测试双肩、双髋和脊柱的伸展能力。

2. 动作说明 受试者直立，双脚并拢，脚尖指向前；然后双手举过头部，双臂伸展，双肘与双耳在一条直线上；让受试者尽可能远地做体后屈，确保双髋前移，同时双臂后移（图8-21）。

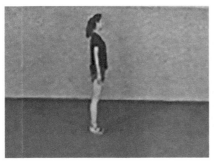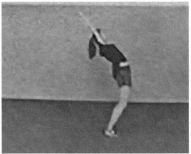

图8-21　多环节伸展动作模式

（五）多环节转动动作模式评估

1. 测试目的 多环节转动评估测试颈部、躯干、骨盆、双髋、双膝和双脚的转动灵活性。

2. 动作说明 受试者直立，双脚并拢，双手置于体侧，脚尖指向前；开始时受试者以纵轴向右侧转体，包括双髋、双肩和头部，脚步姿势保持不变；让受试者恢复到开始姿势，然后向左转动（图8-22）。

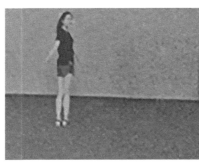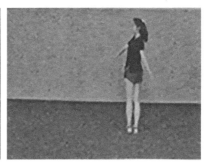

图8-22　多环节转动动作模式

（六）单腿站立动作模式评估

1. 测试目的 单腿站立评估测试在静态和动态姿势下每一条腿独立的稳定能力。

2. 动作说明 受试者直立，双脚并拢，双手置于体侧，脚尖指向前；抬起右腿，使髋关节和膝关节成90°角；保持这个姿势至少10秒；闭眼重复这个姿势10秒，然后左腿站立重复这个测试（图8-23）。

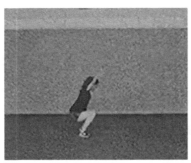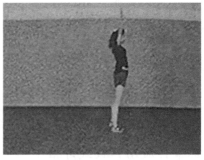

图8-23　单腿站立动作模式

（七）双臂上举深蹲动作模式评估

1. 测试目的 双臂头上举深蹲评估测试双髋、双膝和双踝的双侧对称灵活性。当把双手举过头顶时，这个测试还评估了双肩的双侧对称灵活性，以及胸部脊柱的伸展能力。

2. 动作说明 受试者直立，双脚并拢，脚尖指向前；开始时，双臂伸直上举超过头部；尽可能深地下蹲；下蹲时需要双脚脚跟接触地面，上身挺直，视线朝前（图8-24）。

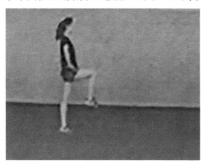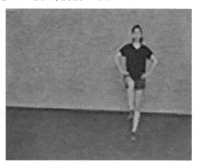

图 8-24 双臂上举深蹲动作模式

（八）选择性功能动作评估的评价结果记录

SFMA 的评估结果主要包括两个部分，一是"是否具有正常功能"，二是"是否在评估过程中出现疼痛现象"。为了便于记录，通常会用 F（Function，功能正常）、D（Dysfunction，功能障碍）、P（Pain，疼痛）、N（No pain，无痛）四个字母进行组合评判。

依据 Cyriax 评估理论，在测试过程中，将每种动作的测试结果记为功能正常和无痛（FN），功能障碍和无痛（DN），功能正常和疼痛（FP），功能障碍和疼痛（DP）。指导我们对功能障碍最为明显但又并无疼痛发生的动作模式进行最为详细的诊断，并仔细分析此时功能障碍的原因。

（九）选择性功能动作评估的评分记录表

评分标准细分为四个环节，分别是颈部、肩部、躯干和整体表现，四个环节中再分出十项，分别对这四个环节的屈、伸、旋转模式进行评估，而在这十项评估中再次分成 50 个小项，对筛查者作更细致的分析，找出问题出现的大致区域。这 50 个小项代表了 50 分，分数越高，说明筛查者的问题越多。同时分数也为今后的治疗和训练提供了参照，对比其提高了多少，都在哪些地方得到了提高（表8-10）。

表 8-10 SFMA 测试评分记录表

选择性功能筛查

姓名_____ 年级 _____ 班级 _____ 学号 _____ 总得分_____ 日期_____

1. 颈部动作测试一

□疼痛

□下腭不能碰到锁骨

□过度用力，表情痛苦或失去身体控制

2. 颈部动作测试二

□疼痛

□倾斜角小于10°

□过度用力，表情痛苦或失去身体控制

注：在做颈部后仰测试时，要观察受试者是否利用胸部代偿做功

3. 颈部动作测试三

□向左转疼痛　　　　□向右转疼痛

□左　□右　　　　　　　　鼻尖没过锁骨中央

□左　□右　　　　　　　　过度用力，表情痛苦或失去身体控制

注：在做颈部旋转测试时，受试者不能利用肩部的转动带动颈部的转动，颈部转动到胸锁关节和肩锁关节的中间位置，即正常

4. 上肢动作测试一

□左侧疼痛　　　　□右侧疼痛

□左　□右　　　　　　　　不能摸到肩胛内侧

□左　□右　　　　　　　　过度用力，表情痛苦或失去身体控制

注：该测试中受试者肩外旋手指能触摸到对侧肩胛骨下角的位置，即正常

5. 上肢动作测试二

□左侧疼痛　　　　□右侧疼痛

□左　□右　　　　　　　　不能碰到肩胛冈

□左　□右　　　　　　　　过度用力，表情痛苦或失去身体控制

注：该测试中受试者肩外旋手指能触摸到对侧肩胛骨上缘的位置，即正常

6. 多环节屈曲动作测试

□疼痛

□无法碰到脚尖

□骶骨角度小于 70°

□非正常的脊椎弯曲度

□失去重心

□过度用力，表情痛苦或失去身体控制

注：该测试中受试者需双脚并拢，手指摸到脚尖即可

7. 多环节伸展动作测试

□疼痛

□无法达到或保持躯干 170°

□髂前上棘没超过脚尖

□脊柱曲线不平滑

□左　□右　　　　　　　过度用力，表情痛苦或失去身体控制

8. 多环节转动动作测试

□左侧疼痛　□右侧疼痛

□左　□右　　　　　旋转角度小于 50°

□左　□右　　　　　肩转角度小于 50°

□左　□右　　　　　脊柱侧弯

□左　□右　　　　　屈膝

□左　□右　　　　　过度用力，表情痛苦或失去身体控制

注：受试者双手自然放在体侧，先转动头部，再带动身体转动。在髋转动 50° 基础上，肩仍需转动 50°，也可站在受试者身体的

　　后方，受试者在转动时，以能否看到对侧的肩为评判标准

续表

9. 单腿站立动作测试

☐左侧疼痛　☐右侧疼痛

☐左　☐右　　睁眼站立不到 10 秒

☐左　☐右　　闭眼站立不到 10 秒

☐左　☐右　　无法直立

☐左　☐右　　过度用力，表情痛苦或失去身体控制

注：单腿支撑稳定性测试包括睁眼和闭眼两个测试，在进行闭眼测试时，先抬腿，再闭眼，容许受试者身体出现轻微的晃动

10. 双臂上举深蹲动作测试

☐疼痛

☐偏离起始站立位置

☐躯干或手臂弯曲

☐大腿角度高于水平面

☐左　☐右　　身体向一侧偏移

☐左　☐右　　过度用力，表情痛苦或失去身体控制

注：该测试中受试者在下蹲到最低处时要保持 1 秒钟再起

三、Y-平衡测试

（一）Y-平衡测试简介

Y-平衡测试是一种综合功能性测试，分为下肢 Y-平衡测试与上肢 Y-平衡测试。主要测试动态情况下身体平衡能力及姿势控制能力，用于运动伤病预防性筛查、下肢康复与重返赛场评定等。目前我国缺少相应的数据库，风险评价暂时只能参考国外标准。

（二）Y-平衡测试方法

1. 上肢测试（图 8-25）　受试者呈俯卧撑姿势，双脚与肩同宽。一侧手置于 Y-平衡测试板上，手指并拢，拇指不超过测试板上标准线。开始时，受试者用另一只手按顺序依次分别推碰外侧方向、下侧和上外侧方向的滑块的标准线外沿至最远距离，并记录该距离，测试需进行 3 次，记录最高值，每次之间可以有间歇，一旦在测试中测试者碰触到标准线以外的区域或者不能支撑则需重新测试直到按要求完成。

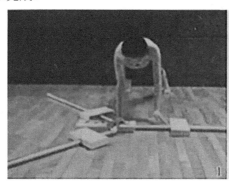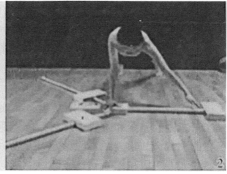

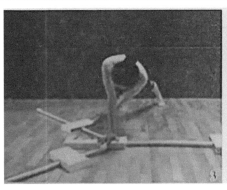
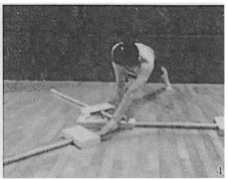

图 8-25　Y-平衡上肢测试

2. 下肢测试（图 8-26）　受试者单腿站立在测试板上，脚的拇趾垂直正对测试板上标准线。开始时，另一侧腿按顺序依次向前、斜后侧和后中部方向触碰测试滑块，使滑块的标准线外沿至最远距离，并记录该距离，测试需进行 3 次，记录最高值，每次之间可以有间歇，一旦在测试中测试者碰触到标准线以外的区域或者另一侧脚落地则需重新测试直到按要求完成。

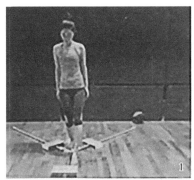
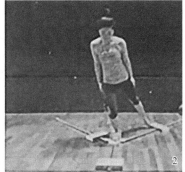
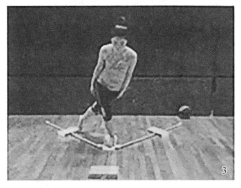

图 8-26　Y-平衡下肢测试

（三）Y-平衡测试评价标准

由于受试者年龄、身高、性别和所从事运动项目的不同，很多时候 Y-平衡测试的结果是与自身作对照，关注左右侧的差距和阶段训练前后的差距及三个方向上的差距。上肢的测试中，三个测试方向上，左右侧手测试结果差距不应该超过 4cm。下肢的测试中，在向前侧方向伸出时，左右腿伸出距离对比，最大差不应超过 4cm。在向后中侧与后外侧方向伸出时，左右腿伸出距离的对比，最大差不应超过 6cm。Y-平衡测试记录表见表 8-11。

表 8-11　Y-平衡测试记录表

测试项目		实际距离差	得分标准
1. 上肢			左右侧手测试结果差距不应该超过 4cm。记录滑块红色
左侧、外侧方向=	右侧、外侧方向=	左右差=	部分外沿至最远距离，测试需进行 3 次，记录最高值
左侧、下侧方向=	右侧、下侧方向=	左右差=	
左侧、上外侧方向=	右侧、上外侧方向=	左右差=	
左侧、总得分=	右侧、总得分=	左右差=	
2. 下肢			在向前侧方向伸出时，左右腿伸出距离对比，最大差不
左侧、向前方向=	右侧、向前方向=	左右差=	应超过 4cm。在向后中侧与后外侧方向伸出时，左右
左侧、斜后侧方向=	右侧、斜后侧方向=	左右差=	腿伸出距离的对比，最大差不应超过 6cm
左侧、后中部方向=	右侧、后中部方向=	左右差=	
左侧、总得分=	右侧、总得分=	左右差=	

（四）Y-平衡测试注意事项

1. 测上下肢长度可选择在进行测试前或者后。测上肢长度时，从手臂抬起外展 90°时测定第 7 颈椎棘突（颈部下方的骨性突起）到第 3 手指末端的距离。下肢长度起始位置为髂前上棘，终止位置为内侧髁下部。

2. 每个方向最多测试 6 次，分 3 种情况：①受试者在测试时最高测试上限次数为 6 次；②受试者在测试时前三次测试都有成绩，且第三次比第二次测试成绩有所降低，则可终止测试，以 3 次中最好成绩计算；③受试者在测试时出现 4 次测试失败，则直接计算成 0。

3. 如果单腿站立，一侧腿进行移动推出测试板，则测试腿为站立腿；同时计算方向时则以站立腿为基准，如右腿前侧、后内侧、后外侧。

第四节　常见功能运动器材及功能运动训练方法

我们给大家介绍 8 种功能运动常见器材，如哑铃、弹力带和拉力器、药球、稳定球、壶铃、悬吊设备、可调节健身椅、旅行中的器材。

一、功能运动的常见器材

1. 哑铃（DB）　可以添加到几乎所有的功能训练中。哑铃可以自由移动，因此要求肢体的稳定性，可以解决上半身的力量失衡问题。在功能性动作中，速度和负重范围可以从慢而重到快而轻，可以涵盖强度和力量的各个发展阶段。

哑铃有各种型号，有固定重量的哑铃，也有可调重量的哑铃。如果空间很大，训练时需要灵活性，每次选择一组固定重量的哑铃是最好的。功能性动作练习大部分时候不需要大型的哑铃，所以一组 5～50 磅（2～23kg）的哑铃对于任何人都很合适。如果选择等重型号，可以预装载想要的重量，一套 35～45 磅（16～20kg）的哑铃就很合适。常见的哑铃使用方式有举重过头上推、侧身弓步伸展、单腿深蹲过头上推、屈伸蹲步抬腿等。

2. 弹力带和拉力器（BP）　是功能性动作的必备器材。弹力带或拉力器非常重要，因为它们是在水平或对角线方向提供阻力的唯一方式。由于其非垂直负重功能，弹力带或拉力器非常适合为站立运动提供阻力，如旋转下臂、仰卧推举和划船练习及硬拉和爆发力练习，这一点其他器材无法满足要求。单臂练习变体还可以解决左侧和右侧身体之间的力量不平衡问题。

弹力带比拉力器更通用，因为其便于携带，可以连接到各种结构上，价格便宜，而且损耗慢，运动轻重都适合，富有爆发力。而拉力器的线缆配重片是固定的，不仅占据大量空间，而且价格昂贵，最好用于缓慢且较大力量的训练。因为进行轻且富有爆发力的训练时，容易导致配重片飞起，并最终损坏设备。弹力带采用的材料是天然乳胶，弹力带不应是连接在一起的，应该在两端都有手柄和独立连接点，以避免弹力带中间部位的磨损。常见的弹力带（拉力器）使用方式为横向拉伸、俯身挺背拉起、臀部拉伸、外侧旋转拉伸、腹部收缩拉力器、变式训练等。

3. 药球（实心球，MB） 有多种型号，包括带手柄的球，可像哑铃一样被举起来，也包括带绳索的球，可以做摆动练习。为了简单起见，我们只介绍基本的药球。药球可能带有弹性，也可能没有弹性。药球是许多训练的上佳选择，但最佳应用应是投掷练习爆发力。

向地板或水泥墙上投掷药球时，有弹跳力的橡胶球是最好的。橡胶球很耐用，可以承受投掷时的撞击力量。如果出于安全原因，不希望药球反弹，可以在墙壁或地板上加一个软垫，同时，合成革药球也是一个很好的选择。用手投掷或轻量运动负载的药球，重量一般都在 2～4kg 的范围内，较重的球更适合于力量练习或更慢的运动。常见的药球使用方式有成角推起、实心球伐木、实心球灌篮等。

4. 稳定球（瑞士球，SB） 已经面市很长时间，新型稳定球更结实、更防爆，安全性更高。稳定球在功能性动作中非常重要。例如，稳定球可以支撑身体保持某个特殊的姿势，而没有球的支撑是无法做到的。稳定球可以提供不同程度的不稳定性，可以提升身体不同关节更高程度的稳定能力。

在过去的练习中，稳定球可以起到类似于健身椅的作用，可以用来做仰卧推举及类似练习。但是，现在这种应用已经很少见了。之前的主导方式是利用稳定的健身椅来做负重仰卧推举。稳定球现用于做轻量级的不稳定运动。例如，俯卧撑，并为仰卧起坐和扶墙滑动动作提供支撑定位。最常见的稳定球尺寸为直径 55cm 和 65cm。常见的稳定球使用方式有稳定球前推、稳定球折叠、稳定手脚传球、坐姿俄式旋转等。

5. 壶铃（KB） 在功能性动作中已经非常流行。它可以当作哑铃使用，也可以创造出更多的应用，如上下掷臂。壶铃的超厚手柄和独特的质量中心，对抓握提出了挑战，运动员非常喜欢用壶铃改善手腕的稳定性和握力。壶铃文化具有不同的风格和影响力，创造了许多通常在哑铃世界中看不到的运动。

壶铃的应用范围很广，从力量练习（如壶铃过头举），到涉及长时间（2～5 分钟）摆动的代谢方案。这种广泛在力量和体能运动方面的应用，使得壶铃在功能性动作器材库中成为很有价值的装备。常见的壶铃重量范围为 8～16kg。常见的壶铃使用方式有壶铃深蹲、单臂壶铃至肩、壶铃交替划船、壶铃交替上推。

6. 悬吊设备 在过去 10 年中，悬吊设备在功能性动作中颇受欢迎。在悬吊设备兴起之前，我们需要使用不同的器材进行不同的训练。而这些训练使用新型悬吊设备很容易进行。例如，在过去，我们用短绳（4cm 厚，3m 长）进行斜拉练习，同时用稳定球进行伸展训练，如前滚动作。

当今的悬吊设备有脚蹬和带子，用来固定脚和让人们轻松调整肩带长度。上面的铁锁可以很容易地固定在横梁或其他结构上，以及手册和教材上建议使用的其他地方。有些悬吊设备，如悬挂体重训练（SBT）系统，甚至创造了自己的认证和培训体系，以供人们学习如何使用这个系统。

7. 可调节健身椅 按照一般的衡量标准，一台可调节健身椅并不能算作功能性动作器材。然而，我们将其归类在这里是因为功能性动作并不是存在于真空之中，最好是与其他训练方法相互配合使用，包括增肌和力量训练。增肌和力量训练都是有益的，这种类型的负重训练不应使用稳定球，也不应使用不针对负重力量练习的其他设备。此外，可以使用健身椅做所有常见的功能性动作。

健身椅最好是重型的，有一个可调节的座椅和靠背。所有推举的动作，比如肩举或仰卧推举，都可以在健身椅上完成。在健身椅上还可以做的动作包括俯身划船、负重提髋及各种形式的仰卧起坐。不管如何使用健身椅，在小型健身工作室、家里或其他功能性动作区，健身椅都堪称是标准器材。

8. 旅行中的器材 在旅行中获得良好的训练一直是对运动员的挑战，尤其是在赛级出行期间。无论是参加欧洲巡回赛的柔道运动员，还是一名不断参赛的网球运动员，或者运动员因某种原因离开熟悉的训练场去到陌生的地方，如果没有合适的方法在旅途中完成训练，一趟旅行足以毁掉运动员良好的身体条件。只有一种训练器材堪称运动员的最佳旅行伙伴，那就是一套质量不错的可调节弹力带。

JC Predator Jr 弹力带（以下简称 Jr 弹力带）是我们给旅途中运动员的标准推荐。这并不是说一组弹力带就可以取代设备齐全的健身房中所有的力量训练器材。然而，阻力就是阻力，当不能找到其他器材时，Jr 弹力带可以提供合适的运动阻力，让运动员能够进行训练，而不是白白浪费时间。

因为材料、尺寸和易于安装的缘故，弹力带非常便于携带。通常弹力带是由塑料和乳胶制成的，可以放在随身携带的行李中通过安检。Jr 弹力带足够小，可以放在电脑包的口袋里，所以空间也不是问题。根据弹力带型号和训练的不同，训练设置可以千变万化：可以把弹力带固定到门框上，或只需踩在脚下就可以制造阻力。

旅行时，可以就地取材，用楼梯、长凳、单杠、双杠、沙地、山丘及任何其他结构作为训练器材，在训练中增加额外的阻力。大多数酒店周围的布局都可以创造出一个超级棒的训练环境，从房间内的自重训练到酒店内的爬楼梯训练，再到酒店外的沙地训练。

二、常见功能动作训练方法

（一）动作准备

臀大肌激活、动态拉伸、动作整合、神经系统激活的动作模式练习。

（二）一般力量训练动作模式

1. 核心 俯桥、侧桥、平桥、臀桥等动作模式练习。
2. 上肢 上肢推和拉、上肢垂直和水平的动作模式练习。
3. 下肢 下肢推和拉的动作模式练习。

（三）速度和多方向加速训练

1. 多方向移动 绳梯、倒退、滑步、交叉步及药球等动作模式练习。
2. 反应速度 对墙、两人抛球、前抛、原地抛等动作模式练习。
3. 加速度 不同姿势、对墙等的动作模式练习。
4. 途中跑 扶墙、辅助、行进间等的动作模式练习。

课后练习题

一、填空题及其答案

1.（功能性力量）是指运动员在赛场上可用的力量总和。除举重相关外的运动，其是比赛最重要的力量。

2. 功能性动作的重点在于增强功能性力量，但功能性动作不等同于（专项运动训练）。

3. 人体运动可以划分为四大类，即运动位移、水平改变（重心改变）、推和拉、旋转（方向改变）。这些是人体运动的（四大支柱）。

4. 功能动作筛查分为 7 个动作模式，即（深蹲）、过栏步、直线分腿蹲、肩部灵活性、直腿上抬、躯干稳定性俯卧撑和身体旋转稳定性。

5. 哑铃有各种型号，有固定重量的哑铃，也有可调重量的哑铃。如果空间很大，训练时需要灵活性，每次选择一组固定重量的哑铃是最好的。功能性动作练习大部分时候不需要大型的哑铃，所以一组 5～50 磅（2～23kg）的哑铃对于任何人都很合适。

6. 弹力带或拉力器非常重要，因为它们是在水平或对角线方向提供阻力的（唯一方式）。

7. 药球有多种型号，包括带手柄的球，可像哑铃一样被举起来，也包括带绳索的球，可以做摆动练习。药球可能带有弹性，也可能没有弹性。药球是许多训练的上佳选择，但最佳应用应是投掷（练习爆发力）。

8. 稳定球可以支撑身体保持某个特殊的姿势，而没有球的支持是无法做到的。稳定球可以提供不同程度的不稳定性，可以提升身体不同关节更高程度的稳定能力。最常见的稳定球尺寸为直径（55cm 和 65cm）。

9. 壶铃的应用范围很广，从力量练习（如壶铃过头举），到涉及长时间（2～5 分钟）摆动的代谢方案。常见的壶铃重量范围为 8～16kg。

10. 悬挂体重训练系统，甚至创造了自己的（认证）和培训体系，以供人们学习如何使用这个系统。

二、简答题及其答案

1. 什么是功能运动的物理治疗？

答：物理治疗主要是用于训练之前的运动功能障碍诊断，并根据诊断结果进行针对性的运动功能障碍矫正，目的是通过系统的矫正训练来消除运动功能障碍，消除动作代偿，为下一步实施运动功能训练奠定物质基础。

2. 什么是功能运动的功能训练？

答：功能训练是针对无运动障碍练习者进行运动能力提升。从身体运动功能训练的方法体系看，包含肌肉动员、神经系统激活、动态拉伸、动作整合、躯干支柱准备、上肢力量、下肢力量、躯干支柱力量、旋转爆发力、最大速度、多方向移动、协调性、平衡性、能量系统发展、恢复练习 15 个模块进行。功能运动训练是围绕多维度、多关节、无轨迹、无序的场上所需动作设计动作模式的，它强调的是动作质量而不是肌肉力量，目的是使运动者在比赛时能够有效地展现运动技能。

3. 简述功能性动作筛查（FMS）模式。

答：功能性动作筛查（FMS）分为 7 个动作模式，即深蹲、过栏步、直线分腿蹲、肩部灵活性、直腿上抬、躯干稳定性俯卧撑和身体旋转稳定性。深蹲和躯干稳定性俯卧撑是对称性动作。过栏步、直线分腿蹲、肩部灵活性、直腿上抬、身体旋转稳定性是非对称性动作、需要左右测试。肩部灵活性、躯干稳定性俯卧撑和身体旋转稳定性有 3 个伤病排除动作模式。

4. 简述选择性功能动作评估。

答：选择性功能动作评估（SFMA）的评估分成两个阶段，如果受试者在第一阶段的某个测试动作中出现疼痛，则其将进入 SFMA 的第二阶段评估。SFMA 的第一阶段测试共有 10 个动作，而第二阶段的测试动作一共有 60 个。但是这并不意味着受试者需要对第二阶段的 60 个动作都进行检测，而是依据第一阶段的测试情况有选择地从第二阶段挑出部分动作进行后续测试。通过 SFMA 两个阶段的评估，测试人员最终将发现导致受试者出现疼痛的原因所在。

5. 简述 Y-平衡测试。

答：Y-平衡测试是一种综合功能性测试，分为下肢 Y-平衡测试与上肢 Y-平衡测试。主要用于测试动态情况下身体平衡能力以及姿势控制能力。主要用于运动伤病预防性筛查、下肢康复与重返赛场评定等。目前我国缺少相应的数据库，风险评价暂时只能参考国外标准。

（郭丽君　陈怡雯）

第九章　运动保健学

学习目标

1. 掌握运动保健的相关概念及自我保健。
2. 熟悉亚健康状态的综合防治。
3. 了解运动保健对人体健康的影响。

本章旨在指导学生掌握运动保健学的基本知识和基本技能，为今后从事健康教育和体育训练奠定基础；并能运用现代医学保健知识科学地指导教学和健身，以达到促进身心健康、增强体质、防治运动性伤病的目的。

第一节　运动保健的概述

一、运动保健概念及任务

运动保健是研究人体在体育运动过程中保健规律与措施的一门应用科学。运动保健的任务是合理运用应激因子对人体的影响，以达到增强体质、增进健康的效果，即通过运动手段达到保健的目的。

二、运动保健的特点

（一）以增强体质为目标

体育运动与保健的主要目标就是增强人们体质，通过各种身体训练和身体运动改善身体状况。在体育运动与保健运动中，运动者应首先了解和熟悉各种科学锻炼身体的理论与方法，培养自己进行锻炼的兴趣，充分发展自己的运动能力，培养经常锻炼的习惯与意识，以促进身心的全面发展，最终达到增强体质的锻炼目的。

（二）以身体活动为内容

体育运动与保健的主要内容是指运动者经过练习各种体育动作和运动技能，通过经历以身体活动为主的运动实践来改善身体素质和健康状况。

（三）独特的学习方法

体育运动与保健的学习方法不同于其他学科的学习，在学习过程中使用较多的是在科学制订运动处方的基础上进行合理的身体练习。具体是指运动者通过思维活动和身体活动相结合的方式和方法，来理解、掌握和运用具体的体育和保健知识技术、技能，并通过这些学习成果指导具体的身体活动实践，使运动者的运动能力、身体素质、身心发展水平等得到提高。

（四）特殊的学习环境

体育运动与保健的学习内容以身体活动为主，因此其学习环境一般在运动场或运动馆进行，也可在空旷的场地上进行，即需要足够大的学习空间。此外，对于一些特殊体育与保健项目，还需要一定的器材来支持运动者的身体学习，通过使用这些器材，使身体处于活动状态，并提高锻炼效果。

（五）与众不同的组织形式

进行体育运动与保健活动的组织形式一般以集体练习为主，大部分体育运动与保健项目的锻炼都需要同伴的配合来完成。这种与众不同的组织形式有助于增加人与人之间的交流和交往，有助于运动者形成热情、开朗、活泼的性格，改善人际关系。

（六）"体育"中体现"德育"

体育运动与保健虽然重视身体训练，但同时它也将对运动者的思想品德教育融入身体活动之中，把培养运动者道德意识与道德行为的活动有机地结合起来。在学习和进行体育运动与保健活动的过程中，有助于使运动者形成吃苦耐劳、不畏艰辛、敢于拼搏、善于竞争、重视合作的性格特点，有助于培养运动者重视集体力量和集体利益，遵守规则的良好的社会行为习惯。

三、运动保健的原则

（一）健康性和娱乐性相结合

运动者通过对体育运动与保健知识的学习和身体实践活动的练习，能丰富其有关健康的知识和方法，使其在身体锻炼中富有积极情绪（开朗、豁达、乐观、进取等），最终实现增加知识、强筋健骨、调控感情、增强意志等目的。这有利于运动者以健康的身体和心理状态生活、工作和学习。

（二）自觉性与协同性相结合

运动者在体育运动与保健活动的学习和锻炼过程中，应在教师或教练的教育和指导下充分发挥自己的主观能动性，这里就涉及了两个活动主体，即学生（学员）和教师（教练）。

在体育运动与保健活动的学习和锻炼过程中，教师（教练）是主导者，应以其丰富的体育知识和经验，调整学生（学员）的体育学习锻炼和保健过程，满足学生（学员）的需要；学生（学员）是学习的主体。因此，教师与学生、教练与学员之间只有协调一致，优势互补，才能促进二者之间良好人际关系的形成，才能有助于二者共同完成教、学、练的目标。离开任何一方的协同与合作，师生双方之间的自觉积极性就无法发挥，也就不利于体育运动与保健活动的顺利进行。

（三）体能发展和技能发展相统一

技能发展和体能发展的特点和规律不同，两者之间不能相互替代，运动者在体育运动与保健的学习和锻炼过程，应将学习掌握动作技能与促进体能发展有机地结合起来，实现体能与技能的统一发展，通过体育与保健活动既可掌握运动技能，又可增强体质。从技能的学习和掌握入手，根据体能发展的规律提高运动者的体能水平。在技能发展和体能发展中，技能是体能的发展手段、是体能发展的前提；体能是技能发展的目的。

体能发展和技能发展相统一的原则要求运动者在体育学习和锻炼过程中，必须在有机结合技能发展和体能发展的基础上明确二者之间的关系。在学习技能时，应重点学习基本动作技术，而不必追求运动的细节，使身体姿态符合人体正常发展规律的要求即可。体育运动和保健的内容丰富、项目众多，运动者应结合自己的兴趣爱好选择一至两项运动项目进行重点学习，并将其作为终身促进体能发展的技能。

（四）合理负荷和合理恢复相统一

运动过程是人体机能能力的消耗过程，合理的休息是运动者机能能力得以恢复的重要条件和保证。合理负荷和合理恢复相统一的原则是指运动者在体育运动与保健活动中应把生理负荷与间歇休息结合起来，在运动之后进行科学的身体机能恢复，最终促进身体素质的提高。

在体育运动与保健活动中，运动者要想增强身体素质就必须增加运动时的运动负荷，但运动负荷必须符合机体的实际承受情况。另外，运动者在运动后必须经过合理的身体恢复，才能保证机体下一次的积极有效的锻炼。因此，合理负荷和合理恢复应和谐统一。

在体育运动与保健实践中，运动者要想做到合理负荷和合理恢复，就必须正确掌握人体生理学的基础知识和运动增强体质的基本原理，懂得运动负荷与提高机体各器官功能之间的关系，认识合理恢复与提高机体各器官功能之间的关系；在运动中提高控制和检测负荷的能力，在运动后学会放松与恢复的方法。

四、运动保健的内容

运动保健内容是伴随人类生存需要而产生的，目的是强身祛病、娱乐身心、增进健康。运动保健历史悠久，早在我国的尧舜时期，就已出现了阴康氏发明的以医疗为目的的"消肿舞"。之后又逐渐有了汉代的"五禽戏"、宋代的"八段锦"、明代的"太极拳"等运动形式。直至近代，西方的竞技体育项目传入我国。在西方，早在公元前 700 多年前，古希腊人就将健身和健美结合起来进行锻炼，当时的各种按摩法、入浴法也十分流行。古罗马人也广泛采用体操和跑步等进行健身。从18 世纪末期开始，以英国的户外运动和德国体操、瑞典体操等发展起来的近代体育开始广泛流行于社会。

运动保健内容应符合运动者的生理、心理特点，由运动卫生保健基本知识和各种身体运动的基本动作共同构成。在运动保健实践中，必须遵循各项体育保健要求和规定，进行科学合理的锻炼。目前，运动保健内容包括了众多体育运动项目，涵盖了各个国家和民族的运动形式。现代运动保健主要包括以下几方面的内容。

（一）身体锻炼

1. 健身运动　是指健康者、体弱但无病者为了强健身体而从事的一切身体锻炼活动。运动者通过健身运动的练习，能增强机体各个器官、各个系统的功能，提高各项身体素质水平，提高运动能力。

在健身运动实践中，运动者可根据自身的年龄、性别、爱好、身体素质水平等选择合适的身体锻炼手段，任何一项竞技体育项目或日常生活中有锻炼价值的动作都可以作为身体锻炼手段。

2. 健美运动　是指运动者在健身的基础上，为了提高身体的美感而进行的一切身体锻炼活动。运动者通过健美运动的练习，能形成良好的体型和姿态。在健美运动实践中，运动者应结合自己的健美目标有针对性地进行锻炼。如果是为了发展肌肉力量，可进行举重和器械体操的练习；如果是为了养成端庄优美的体姿，提高肢体的协调性和身体运动的韵律感，可进行健美操、艺术体操和舞蹈等练习。

（二）医疗体育

医疗体育又称康复体育，是指患者为了治愈某些疾病而进行的身体锻炼。一般包括动作轻缓、负荷较小的散步、慢跑、气功、太极拳、保健操、按摩等运动形式。

患者在进行医疗体育运动时，应结合自己的疾病性质采取相对应的医疗运动方式。为了提高机体的康复效果、缩短疗程，患者可以在医生和教练员指导下配合药物治疗，按照一定的运动处方进行锻炼。

（三）矫正体育

矫正体育是指弥补身体缺陷或克服机体功能障碍而进行的身体锻炼。矫正体育的内容比较丰富，运动形式也多种多样，但都是针对运动者身体的特殊性而专门开展和安排的身体锻炼。例如，轻度驼背者进行的脊柱弯曲矫正操，近视眼者进行的眼保健操等。

（四）娱乐体育

娱乐体育是为丰富生活、调节情绪、欢度余暇而进行的体育活动。娱乐体育的根本目的是消遣、欢乐、放松，娱乐体育运动内容的选择主要以运动者个人爱好为依据。由于运动者和运动者之间存在个体差异性较大，因此任何一种运动形式都有可能作为娱乐运动项目。

（五）防卫体育

防卫体育是指为提高防身和应变能力而进行的身体锻炼。防卫体育具有健身性强、实用性强和对抗性强的特点。主要包括摔跤、拳术、擒拿等运动，另外，攀登、爬越和练习个体反应、灵敏的专门练习也可以作为防卫体育的辅助练习。

五、运动保健内容选择依据

（一）运动保健的目标

运动保健以各种身体运动作为基本手段，在运动实践中重视与自然环境因素的配合和环境卫生的实施，目的是发展运动者的身体素质，增强其体质、增进其身心健康的全面发展。

在进行运动保健活动中，运动者应重视锻炼身体的实效性，运动形式和锻炼方法的选择都应该为提高运动者的生理和心理健康水平服务。任何不利于运动者身心健康发展的活动都是不符合运动者的体育保健内容（表9-1）。

表9-1　根据选择项目的目的性选择项目内容

目的	项目
改善心肺功能发展耐力	走、原地跑、骑自行车、游泳、跳绳、爬楼梯等
增强肌肉力量，促进体形健美	哑铃、实心球、单杠、双杠、联合力量器械等
增强体质，放松精神，消除疲劳，防治高血压、神经衰弱	太极拳、放松体操、散步、保健按摩、气功等
减体重	长跑、长距离游泳、健美体操、器械练习
慢性支气管炎、肺气肿	专门性呼吸体操
内脏下垂	腹肌锻炼
脊柱畸形、扁平足	矫正体操

（二）运动者身心发展规律

与一般的身体锻炼活动不同，体育保健通过体育工作计划、体育保健运动目标、体育保健活动形式等有针对性、有计划地改善不同年龄、性别、身体状况等运动者的身心发展状况，促进其生理和心理的发展。因此，体育保健内容和选择必须符合运动者的身体生长和心理发展的特点和规律。

（三）有利于运动者心智发展

生理健康和心理健康是相辅相成、互为依托的。运动者进行体育保健的主要目的是促进生理运动水平的提高，但应同样重视在运动中培养自己良好的道德品德、优秀的意志品质、正确的行为规范和健康的审美观，在运动中强调体育、德育、智育、美育的协调一致发展。

体育保健运动项目不仅仅促进运动者的姿态美和形体美，还要促进运动者的心灵美。美的心灵、美的情操可以通过外在的行为表现出来。通过体育保健运动的健身练习，应使"外在美"与"内在美"很好地统一起来，实现人的和谐发展。

（四）符合运动者价值取向

健康型的青年和体力充沛的成年人选择体育锻炼的项目有球类、健美、武术、游泳等。对于体弱型（体弱多病）的人，为了缓解中枢神经系统的紧张和疲劳，可选择保健按摩、太极拳、气功等项目。选择体育锻炼的内容时，要从实际出发，讲究实效，要考虑项目的锻炼价值，因时因地制宜（表9-2）。

表9-2　价值取向和内容体系的对应关系

价值观	价值取向	内容体系
重视体育的献身、服务价值	身体发展和人格形成	体育（狭）体系
重视体育的业绩达成价值	比赛取胜	竞技体育体系
重视体育的满足、享受价值	娱乐	娱乐教育体系
重视体育的医疗、保健价值	健康和康复	康复教育体系
重视体育的社会联络价值	促进人际关系	社会关系教育体系

第二节　按　　摩

中国按摩术源远流长，历经几千年的发展，手法和技术不断提高，随着现代医学对此疗法的进一步探索，这一疗法更加科学完善，治疗和保健范围也不断提高。

一、按摩相关概念及内涵

1. 按摩的概念　按摩又称推拿、手法、导引等，是中国古代用来治疗和防治疾病的一种方法，同时也是一种很好的自我保健手段。按摩是指运用不同的手法或器械作用于人体，以提高人体机能、消除疲劳和防治伤病的一种手段。

2. 原理　按摩主要是凭借术者的双手（或身体的其他部位或器械）采用专门的手法，在中西医理论的指导下，作用于人体表面的一定部位或穴位上，通过机械、神经、体液的刺激和调节，提高各器官系统的功能，以达到调理人体机能、防治伤病目的的一种物理疗法。

3. 范围　按摩能通过神经反射作用和直接的机械作用对身体各部分、器官、系统产生良好的影响。按摩的适应范围很广泛，它常用于运动实践、养生保健和治疗伤病中。按摩应用于运动实践中，称为运动按摩，它主要是用来调节赛前状态，消除疲劳，提高运动能力；用于治疗疾病，称为治疗按摩；用于养生保健、延年益寿，称为保健按摩。

二、按摩的作用

1. 对皮肤的作用　按摩首先作用于皮肤，使局部衰老的上皮细胞得以消除，皮肤的呼吸得到改善，有利于汗腺和皮脂腺的分泌。按摩还可使皮肤内某些蛋白质分解，产生一种组胺的物质，这种物质能活跃皮肤的毛细血管和神经，使毛细血管扩张、血流量增多，从而改善了皮肤的营养，使皮肤润泽有弹性。

2. 对神经系统的作用　按摩能改善大脑皮质的兴奋与抑制过程。不同的按摩手法对神经系统可产生不同的作用，如切击法产生兴奋作用、摩法起抑制作用。同一种按摩手法，由于应用方式不同，对神经系统也有着不同的影响，如手法用力大小、频率快慢和持续时间不同，其作用也不相同。一般来说，用力大、频率快、持续时间短的手法（如重推法）起兴奋作用；相反，用力小、频率慢、持续时间长的手法（如轻推法）则起镇静或抑制作用。

在运动性损伤治疗时，穴位或局部按压的镇痛或移痛的机制，有人认为与大脑皮质的内、外侧抑制机制和大脑皮质的兴奋优势法则有关。按摩以后，神经反应时缩短。根据脊髓阶段反射，按摩颈部可调节上肢和脑内血液循环，降低颅内压，故有降低血压的作用。

3. 对循环系统的作用　按摩可引起周围血管的扩张，降低大循环中的阻力，同时又可加速静脉血的回流，因此能减轻心脏的负担，有利于心脏的工作。

按摩能直接挤压淋巴管，促进淋巴回流。有研究发现，动物在按摩后淋巴流速比按摩前快 7 倍，有助于渗出液的吸收，对消除局部水肿具有良好的作用。

此外，按摩还能影响血液的重新分配，调整肌肉和内脏的血流量，以适应肌肉紧张工作时的需要。适当的按摩可增加肌肉的伸展性，使紧张的肌肉放松，而肌肉的放松又可改善血液循环。经测定，肌肉放松时的血流量要比紧张时提高 10 倍。

按摩还可以引起血液成分的改变。按摩前后的红细胞、血红蛋白、白细胞计数和分类，白细胞嗜菌能力等指标都有明显的改变，如白细胞计数可平均增加 19.7%，淋巴细胞比例升高，中性粒细胞相对下降。白细胞的嗜菌能力在按摩后有所提高，其嗜菌指数平均增加 4.02%。

4. 对呼吸系统的作用　按摩胸部或某些穴位可反射性地使呼吸加深。有实验证明，进行全身按摩后，对氧的需求量增加 10%～11%，同时相应增加了二氧化碳的排出量。

5. 对消化系统的作用　按摩腹部或有关经穴，能增强肠胃蠕动，提高肠胃的分泌功能，从而改善和提高消化器官的功能。

6. 对运动器官系统的作用　由于按摩能使肌肉毛细血管扩张和后备毛细血管开放，使局部血液供应加强，营养改善，并可加速疲劳时肌肉中乳酸的排出，有利于疲劳的消除，提高肌肉的工作能力和防止肌肉萎缩。此外，经常按摩能增强韧带的柔韧性和加大关节活动的范围。这不仅对体育运动有实际意义，还能消除骨伤患者因固定过久对关节、韧带、肌腱的不良影响，并能预防关节、韧带因过度牵拉而引起的损伤。

三、按摩基本手法

1. 推法　用手或掌等部分着力于被按摩的部位上进行单方向的直线推动为推法。轻推具有镇静止痛、缓和不适感等作用，用于按摩的开始和结束时，以及穿插用于其他手法之间。重推法具有疏通经络、理筋整复、活血散瘀、缓解痉挛、加速静脉血和淋巴液回流等作用，可用于按摩的不同阶段。

做全掌重推法时，四指并拢，拇指分开，要求掌跟着力，虎口稍抬起，必要时可用另一手掌重叠按压于手背上，双手同时向下加压，沿着淋巴流动的方向向前推动。指、掌等着力部位要紧贴皮肤，用力要稳，推进的速度要缓慢而均匀，且不要硬用力，以免损伤皮肤。

2. 擦法　用手的不同部位着力，手紧贴在皮肤上做来回直线的摩动为擦法。轻擦法多用于按摩开始和结束时，以减轻疼痛或不适感。重擦法多穿插用于其他手法之间。擦法具有温通经络、行气活血、镇静止痛、提高皮肤温度、增强关节韧带柔韧性等作用。

操作时腕关节要伸直，使前臂与手接近相平，以肩关节为支点带动手掌做前后或左右直线往返擦动，不可歪斜。按摩者手掌向下的压力要均匀适中，擦动时以不使皮肤褶皱为宜。擦法的速度一般较快，往返擦动的距离要长，动作要均匀而连贯，但不宜久擦，以局部皮肤充血潮红为度，防止擦损皮肤。

3. 揉法　用手的不同部位，着力于一定的部位上，做圆形或螺旋形的揉动，以带动该处的皮下组织随手指或掌的揉动而滑动的手法为揉法。全掌或掌根揉，多用于腰背部和肌肉肥厚部位。拇指揉法多用于关节、肌腱部。拇、中指端揉是穴位按摩常用的手法。

揉法具有加速血液循环、改善局部组织新陈代谢、活血散瘀、缓解痉挛、软化瘢痕、缓和强手法刺激和减轻疼痛的作用。揉动时手指或掌要紧贴在皮肤上，不要在皮肤上移动，手腕要放松，以腕关节连同前臂或整个手臂做小幅度的回旋活动，不要过分牵扯周围皮肤。

4. 揉捏法　拇指外展，其余四指并拢，手成钳形，将全掌及各指紧贴于皮肤上，做环形旋转的揉捏动作，边揉边捏，做螺旋形向心方向推进的手法为揉捏法。多用于四肢、臀部等肌肉肥厚处，常与揉法交替使用。

揉捏法具有促进局部组织的血液循环和新陈代谢、能增加肌力和防治肌肉萎缩、缓解肌肉痉挛、消除肌肉疲劳和活血化瘀、止痛等作用。揉捏要求全掌着力均匀，必须有意识地减少示指与拇指尖习惯性的对掌用力，以加强拇指与其他三指的掌根对手掌用力。要求腕部柔和放松。

5. 搓法　用双手挟住被按摩的部位，相对用力，方向相反，做来回快速搓动的手法为搓法。适用于腰背、胁肋及四肢部，以上肢部和肩关节、膝关节处最为常用，常在每次按摩的后阶段使用。

搓法具有疏通经络、调和气血、松弛组织、缓解痉挛、消除疲劳、提高肌肉工作能力等作用。操作时两手用力要对称，动作柔和而均匀，搓动要快，移动要慢。运动前，若采用压力大、频率快而持续时间短的搓动，能提高肌肉的工作能力；运动后，若采用压力小、频率缓慢而持续时间较长的搓动，能加速消除肌肉的疲劳。

6. 按法　用指、掌、肘或肢体的其他部位着力，由轻到重地逐渐用力按压在被按摩的部位或穴位上，停留一段时间（约30秒），再由重到轻地缓慢放松的手法为按法。拇指按法适用于经络穴位，临床上常与拇指揉法相结合，组成"按揉"复合手法，以提高按摩效应及缓解用力按压后的不适感。掌按法多用于腰背部、肩部及四肢肌肉僵硬或发紧处，如腕关节、踝关节等。用指端、肘尖、足跟等点按穴位，是穴位按摩常用的手法。

按法具有舒筋活络、放松肌肉、消除疲劳、活血止痛、整形复位等作用。按压着力部位要紧贴体表不可移动，操作时用力方向要与体表垂直，由轻到重，稳而持续，使力达组织深部。拇指按穴位要准确，用力以患者有酸、胀、热、麻等感觉为度。

7. 摩法　用示指、中指、无名指指面或手掌面着力，附着于被按摩的部位上。以腕部连同前臂做缓和而有节奏的环形抚摸活动的手法为摩法。刺激轻柔、缓和、舒适，常用于按摩的开始，以减轻疼痛或不适；常配合揉法、推法、按法等手法，治疗脘腹胀痛、消化不良、痛经等病症。摩法具有和中理气、消积导滞、调节肠胃蠕动、活血散瘀、镇静、解痉、止痛等作用。可沿顺时针或逆时针方向均匀往返地连贯操作，频率约为120次/分，用力不可太重。

8. 拍击法　用手掌或手的尺侧面等拍击体表的手法为拍击法。常用的有拍打法、叩击法和切击法。此法多用于肩背、腰臀及四肢等肌肉肥厚处。缓缓地拍打和叩击，常用于运动后疲劳消除；用力较大、频率较快、持续时间短的切击，常用于运动前提高神经肌肉兴奋性。单指或多指的叩击是穴位按摩常用的手法。

拍击法具有促进血液循环、舒展肌筋、消除疲劳和调节神经肌肉兴奋性的作用。拍打时，肩、肘要放松，以手腕发力，着力轻巧而有弹性；动作要协调灵活，频率要均匀。叩击和切击时，以肘为支点进行发力。叩击时肩、肘、腕要放松；切击时肩、肘、腕较为紧张，力达组织深部。动作要协调、连续、灵活。

9. 抖法　分肢体抖动法和肌肉抖动法两种。肢体抖动法时，用双手或单手握住肢体远端，微用力做连续、小幅度的上下快速抖动。肌肉抖动法时，用手轻轻抓住肌肉，进行短时间的左右快速抖动。此法多用于肌肉肥厚的部位和四肢关节，常用于运动后消除疲劳，是一种按摩结束阶段的手法。抖法具有舒筋活络、放松肌肉、滑利关节的作用。动作要连续、均匀，频率由慢到快，再由快到慢；抖动的幅度要小，频率一般较快，用力不要过大。

10. 运拉法　用一手握住被按摩者关节远端肢体，另一手握住关节近端肢体，在关节的生理活动范围内做被动性运动的手法为运拉法。此法适用于四肢关节及颈腰部。常在按摩的后阶段使用，能增进关节的活动幅度和消除关节屈伸不利、疲劳性酸痛等。

运拉法具有滑利关节、舒筋活血、防止或松解关节粘连、改善关节运动功能和纠正小关节处的微细解剖位置改变等作用。运拉时动作要缓和，用力要稳；动作幅度要在生理活动范围内做到由小到大。做环转运动时，可沿着顺时针或逆时针方向进行。

11. 拿法 用单手或双手的拇指与示、中两指，或拇指与其他四指指面着力，相对用力地在一定穴位或部位上进行有节律的提、拿、揉、捏为拿法。此法主要用于颈项、肩背及四肢部。临床常取风池、肩井等穴位及颈项两侧部位，治疗外感头痛，或用于运动过程中振奋精神，是穴位按摩的常用手法。

拿法具有疏通经络、解表发汗、镇静止痛、开窍提神、缓解痉挛等作用。操作时肩臂要放松，腕要灵活，以腕关节和掌指关节活动为主，用指面相对用力提拿。用力要由轻到重，再由重到轻。拿法刺激强度较大，拿捏持续时间宜短，次数宜少，拿后应配合使用轻揉法，以缓解强刺激引起的不适。

12. 擦法 用手背近小指侧部分或小指、无名指、中指的掌指关节凸起部分着力，附着于一定部位上，通过腕关节伸屈和前臂旋转的复合运动，持续不断地作用于被按摩的部位上，称为擦法。擦法压力较大，接触面积较广，适用于肩背部、腰骶部及四肢等肌肉较肥厚的部位，常用于治疗运动性损伤及消除肌肉疲劳。

擦法具有活血化瘀、消肿止痛、缓解肌肉痉挛、增强肌肉活动能力和韧带柔韧性、促进血液循环及消除肌肉疲劳等作用。手臂和手腕要放松，肘关节微屈约120°，即腕关节屈曲、前臂旋后时向外擦动约80°，腕关节伸展、前臂旋前时向内擦动约40°。着力要均匀，动作要协调而有节律，一般擦动的频率约为每分钟140次。

13. 刮法 拇指屈曲，用指甲（也可用硬币、匙等替代）在病变部位做单方向的匀速刮动的手法为刮法。此法常用于治疗髌骨张腱末端病。刮法可起到松解粘连、消散瘀结、改善病变部位的营养代谢和促进受伤组织的修复等作用。刮动时用力均匀，可蘸些水，切勿损伤皮肤。

14. 掐法 用拇指指端或指甲缘着力，切取一定的部位或穴位，用持续或间断的力垂直向下按压的手法为掐法。此法常用于急救，是穴位按摩常用的手法。

掐法具有消肿、防止粘连及开窍醒脑、提神解痉、行气通络的作用，适用于消除局部肿胀。用于局部消肿时，必须从肿胀部位的远心端开始，以轻巧而密集的手法向下切压皮肤，依次向近心端移动，移动的速度宜缓慢，用力不可过大。用于点掐穴位时，要手握空拳，拇指伸直，紧贴示指桡侧缘，用拇指指端或指甲（以指代针）着力于穴位上，用力逐渐加重，以引起"得气"为度，掐后轻揉局部以缓解不适感。用于急救时，手法宜重、快，但要防止指甲刺破皮肤。

15. 弹筋法（提弹法） 用拇指与示、中两指或拇指与其他四指指腹将肌肉或肌腱速提、速放的手法为弹筋法。此法一般用于治疗肌肉酸痛和肌肉痉挛等。弹筋法具有舒筋活络、畅通气血、解痉止痛的作用，而且对局部神经有强刺激作用。用拇指与示、中两指或拇指与其他四指指腹将肌肉或肌腱拿住。用力要由轻到重，刚中有柔，每处每次可提1～3下，然后使用轻揉法，缓解因提弹而引起的不适感。

16. 拨法（分筋、拨筋） 用双手的拇指指端掐压于一定部位上，适当用力做与韧带或肌纤维垂直方向来回拨动的手法为拨法。此法常用于治疗肌肉、肌腱和韧带的慢性损伤。拨与揉结合，即拨揉，是穴位按摩常用的手法。

拨法具有分解粘连、消散结节、解痉止痛等作用。操作时拇指端要深按于韧带或肌肉、肌腱的一侧，然后做与韧带和肌纤维成垂直方向的拨动，好像弹拨琴弦一样。也可沿筋肉的一端依次向另一端移动弹拨，以局部有酸胀感并能耐受为度。

17. 理筋法（顺筋法） 用拇指指腹压迫伤部，顺着肌纤维、韧带或神经走行的方向缓慢移动以顺理其筋的手法为理筋法。此法多用于治疗急性闭合性软组织损伤。

理筋法具有调和气血、顺筋归位的作用。操作时伤部应尽量放松，用一手拇指指腹固定伤部的健端，另一手拇指指腹沿着韧带、肌纤维和神经走行的方向向患端顺理，也可以从伤部的上端向下端顺理，反复数遍。用力必须均匀持续，指腹移动必须缓慢。

四、按摩的注意事项

按摩时双手要保持清洁和温暖，手应保持光滑，指甲应剪断，并要除去异物，如戒指、手表等，以免引起不适感或损伤皮肤而引起感染。按摩者和被按摩者的体位与姿势，既要使被按摩者的肌肉得到充分的放松并感到舒适，又要便于按摩者的操作。运动按摩的方向，一般沿着静脉、淋巴流动的方向进行，但淋巴结的部位不宜按摩。身体各部位按摩及手法应有先后顺序，用力有先轻后重、再由重到轻等要求，并随时观察被按摩者的反应，询问其感觉，以便调整手法强度。全身按摩的顺序，一般由头、颈、上肢、躯干、下肢的顺序进行按摩。进行运动按摩时，也有人主张从运动负荷最大的部位开始，即一般按大腿、小腿、臀部、腰背、胸腹部、上肢的顺序进行。按摩四肢部位时，先按摩一侧后再按摩另一侧。

了解按摩的禁忌证，如发热时不能进行全身按摩，恶性或良性肿瘤、急性炎症、各部位的脓肿、皮肤病、开放性损伤、新鲜骨折及急性软组织损伤的早期，均不能进行患部按摩，妇女月经期及妊娠期也不宜做腰腹部按摩。

五、穴 位 按 摩

穴位按摩又称经穴按摩或指针疗法，是我国传统医学中古老而独特的防治疾病的方法之一，它以中医的气血、经络和脏腑学说为理论基础，运用手法技巧直接作用于经穴上，以疏通经络、调理气血，达到治疗伤病的目的。

（一）常用取穴法

1. 解剖标志取穴法　人体表面的各种解剖标志作为取穴的根据，如五官、毛发、皮纹、肌腱、骨突、指甲、乳头、脐、关节间隙、凹陷等。

2. 骨度法　又称折量法。将身体不同部位之间规定出尺寸，按这些尺寸在被按摩者身上画出等分，如胸骨剑突至脐为8寸（1寸≈3.33cm），肘横纹至腕横纹为12寸等。

3. 指量法　又称指寸法，是以被按摩者手指宽度为标准。例如，拇指指关节处的宽度为1寸；示指与中指合并，以第一指关节的宽度为1.5寸；四指的宽度为3寸。此外，被按摩者的拇指、中指指尖相对连接成环状，以中指节侧面横纹之间的宽度为1寸。

（二）穴位的主治功能

1. 局部的主治性　所有穴位均有局部主治功能。如眼区穴位均能治疗眼病；某一关节、肌肉等局部分布的穴位，均能治疗该部的疾病，某一内脏在体表对应部位内的穴位都能治疗该内脏的疾病。

2. 邻近主治性　某些穴位有兼治其附近部位的器官、组织疾病的功能，如有的穴位分布在2个部位之间，往往兼有2个部位的局部主治性能。如印堂穴位于额区和鼻区之间，刺激该穴就能治疗额区和鼻区的疾病。有些穴位在刺激时的感应可以扩散至邻近部位，往往也能主治邻近有关部位的疾病。如刺激曲池穴其感应可上下扩散，因而对肩关节、肘关节、腕关节均有治疗作用。

3. 远主治性　某些穴位能治疗远隔部位的器官、组织的疾病。四肢上分布在肘关节和膝关节以下的部位，大都有主治头面部、躯干部组织、器官疾病的功能。如手部的合谷穴能治疗牙痛；小腿部的足三里穴能治疗腹痛、腹泻等。凡位于脊神经或神经丛、神经干通路上的穴位，可以治疗有关胸腹和四肢远端的疾病。如臂丛神经通路上的穴位，可以治疗上肢的疾病等。

4. 整体主治性 有些穴位具有整体性主治功能，如足三里穴能起强壮作用。某些位于躯干正中线及四肢末端的穴位，对整体作用比较明显。如大椎穴有退热作用，人中穴、十宣穴在昏迷时起急救作用。

（三）常用穴位

穴位广泛分布在人体的各部位，据有关文献记载，人体上的穴位已有 800 多个，其中 360 多个穴位分布在 14 条经脉上，称为"经穴"；历代发展的新穴，称"奇穴"；在机体中出现压痛点，也作为穴位，因无固定位置，所以称为阿是穴，主治局部损伤疼痛。由于穴位广泛分布，因此必须正确掌握穴位的位置。

1. 头部常用穴位（表 9-3）

表 9-3　头部常用穴位

穴位名称	位置	主治
百会	在头部，前发际正中直上 5 寸	头痛、头晕、昏迷
印堂	在头部，两眉毛内侧端中间的凹陷中	头痛、失眠、鼻疾
水沟（人中）	在面部，人中沟的上 1/3 与中 1/3 交点处	昏迷、急性腰扭伤
四白	在面部，眶下孔处	眼疾、口眼歪斜
承泣	在面部，眼球与眶下缘之间，瞳孔直下	近视眼、角膜炎
颊车	在面部，下颌角前上方一横指（中指）处	牙痛、面疾
迎香	在面部，鼻翼外缘中点旁，鼻唇沟中	鼻部疾病
下关	在面部，颧弓下缘中央与下颌切迹之间凹陷中	耳部疾病
太阳	在头部，眉梢与目外眦之间，向后约一横指的凹陷中	眼疾、偏头痛
风池	在颈后区，枕骨之下，胸锁乳突肌上端与斜方肌上端之间的凹陷中	头痛、颈痛、耳鸣

2. 躯干部常用穴位（表 9-4）

表 9-4　躯干部常用穴位

穴位名称	位置	主治
大椎	在脊柱区，第 7 颈椎棘突下凹陷中，后正中线上	发热、颈痛、中暑
天宗	在肩胛区，肩胛冈中点与肩胛骨下角连线上 1/3 与下 2/3 交点凹陷中	肩胛部痛、落枕
肾俞	在脊柱区，第 2 腰椎棘突下，后正中线旁开 1.5 寸	腰痛、肾病
命门	在脊柱区，第 2 腰椎棘突下凹陷中，后正中线上	腰痛、盆腔疾病
大肠俞	在脊柱区，第 4 腰椎棘突下，后正中线旁开 1.5 寸	腰痛、肠炎
天突	在颈前区，胸骨上窝中央，前正中线上	咳嗽、哮喘、呕吐
膻中	在胸部，横平第 4 肋间隙，前正中线上	胸痛、肋间神经痛
中脘	在上腹部，脐中上 4 寸，前正中线上	胃痛、呕吐、腹胀
天枢	在腹部，横平脐中，前正中线旁开 2 寸	胃炎、肠炎、腰痛
气海	在下腹部，脐中下 1.5 寸，前正中线上	神经衰弱、遗尿、遗精、阳痿、妇科疾病

3. 上肢常用穴位（表 9-5）

表 9-5　上肢常用穴位

穴位名称	位置	主治
肩髃	在三角肌区，肩峰外侧缘前端与肱骨大结节两骨肩凹陷中	肩臂痛、上肢功能障碍
肩贞	在肩胛区，肩关节后下方，腋后纹头直上 1 寸	肩周炎、肩臂酸痛
曲池	在肘区，尺泽与肱骨外上髁连线的中点处	肩臂痛、发热、过敏
扭伤	屈肘，掌心向内，曲池向腕部 3 寸	急性腰扭伤
外关	在前臂后区，腕背侧远端横纹上 2 寸，尺骨与桡骨间隙点	腕臂痛、落枕、头痛
内关	在前臂前区，腕掌侧远端横纹上 2 寸，掌长肌腱与桡侧腕屈肌腱之间	昏迷、上腹痛、胸痛、肘腕指痛
列缺	在前臂，腕掌侧远端横纹上 1.5 寸拇短伸肌腱与拇长展肌腱之间，拇长展肌腱沟的凹陷中	头痛、颈痛、腕部损伤
合谷	在手背，第 2 掌骨桡侧的中点	牙痛、上肢痛、头痛
后溪	在手内侧，第 5 掌指关节尺侧近端赤白肉际凹陷中	落枕、急性腰扭伤、手指痛
十宣	在手指，十指尖端，距指甲游离缘 0.1 寸（指寸），左右共 10 穴	中暑、休克

4. 下肢常用穴位（表 9-6）

表 9-6　下肢常用穴位

穴位名称	位置	主治
环跳	在臀区股骨大转子最凸点与骶管裂孔连线的外 1/3 与内 2/3 交点处	腰痛、髋痛、神经痛
风市	在股部，直立垂手，掌心贴于大腿时，中指尖所指凹陷中，髂胫束后缘	腰腿痛、坐骨神经痛
委中	在膝后区，腘横纹中点	腰背痛、坐骨神经痛、膝关节痛、中暑
膝眼	屈膝，髌韧带两侧的凹陷	膝痛
足三里	在小腿外侧，犊鼻下 3 寸，犊鼻与解溪连线上	腹痛、膝痛，有强壮作用
承山	小腿后区，腓肠肌两肌腹与肌腱交角处	腓肠肌痉挛、腰痛、坐骨神经痛、足跟痛
悬钟	在小腿外侧外踝尖上 3 寸，腓骨前缘	踝扭伤、落枕
昆仑	在踝区，外踝尖与跟腱之间的凹陷中	腰痛、踝痛、坐骨神经痛、踝关节肿痛、足跟痛
太溪	在踝区，内踝尖与跟腱之间的凹陷中	腰背痛、神经衰弱
涌泉	在足底，屈足蜷趾时足心最凹陷中	中暑、昏迷、足底肌痉挛

六、保 健 按 摩

　　保健按摩是指按摩者运用按摩手法，在人体的适当部位进行操作所产生的刺激信息通过反射方式对人体的神经体液调整功能施加影响，从而达到消除疲劳、调节体内信息、增强体质、健美防衰、延年益寿的目的。保健按摩施术部位手法很多，操作时动作轻柔，运用灵活，便于操作，使用范围甚广，不论男女老幼、体质强弱、有无病症，均可采用不同的施术手法进行保健按摩。

七、运 动 按 摩

运动按摩是在体育运动过程中利用专门按摩手法作用于人体，以提高人体机能、消除疲劳和防治运动性伤病的一种自然物理疗法。运动按摩可在运动前、运动中和运动后进行。现将运动按摩分为运动前按摩、运动中按摩和运动后按摩。

1. 运动前按摩 能使人体的神经、肌肉、关节、内脏器官和心理情绪动员起来，以适应即将面对的运动和心理负担，从而预防伤病，对提高体力发挥积极的作用。

2. 运动中按摩 利用运动中的间歇进行按摩，迅速消除肌肉的僵硬、疲劳和紧张状态。重点做运动负荷较大的肌群，操作时间一般1～3分钟。

3. 运动后按摩 运动后按摩可帮助运动员迅速克服和消除由于运动或比赛所产生的疲劳。照顾重点，顾及全身。按摩时间在比赛、训练后，或晚饭1小时后，或睡前1小时。操作时间一般20～45分钟。

八、治 疗 按 摩

用于治疗伤病的按摩，称为治疗按摩。治疗按摩在治疗运动性损伤中占有重要的地位，不仅疗效显著，而且经济、简便，又便于学习和掌握。治疗按摩的作用如下：

1. 舒筋活络，宣通气血 我国医学认为气血运行于全身需要畅通，而伤后气血阻滞，经络不通，治疗时应先疏通气血和经络。按摩能使血管扩张，加强局部血液循环，改善局部代谢，因而有宣通血脉的作用。

2. 缓解痉挛，减轻疼痛 按摩可以缓解伤部的血管、肌肉的痉挛，使周围神经的兴奋性降低，从而减轻伤部疼痛。

3. 活血散瘀，消除肿胀 按摩能加强血液和淋巴的流动，使血管扩张，新陈代谢增强，促进瘀血的吸收和消除水肿。

4. 疏通狭窄，剥离粘连 伤后因局部气血瘀结而产生的硬结、粘连，是造成长期疼痛和关节活动受限的原因。按摩能使因粘连、硬结而狭窄的腱鞘松解，使肌肉与筋膜、韧带与关节囊的粘连分离，使功能逐渐恢复。

5. 顺筋正骨，整形复位 按摩能使脱位关节整复，滑脱的肌腱复位，神经、肌纤维、韧带微细错位者理正归位。

第三节　传统养生功法

中国传统保健养生深受儒家、道教、佛教、武术等文化的影响，融各种修身、养生、防病、治病功效于一体，具有非常重要的健身养生功能。传统保健养生内容丰富、形式多样，本节主要介绍易筋经、五禽戏、八段锦的基本知识和特点及保健方法。

一、易　筋　经

易筋经是我国古代的一种练功方法，性属外功。"易"是改变的意思，"筋"主要是指肌肉，"经"为方法。所以"易筋经"是一种改变肌肉质量的练功方法。

（一）练功的作用与对象

坚持练习易筋经，可使肌肉逐渐粗壮有力，耐力也得以提高，能长时间工作不觉疲劳。本功法适宜体质虚弱、工作难以持久、容易疲劳者；对从事推拿的医护人员，这是必修功法；其他如肌肉无力症、肌肉劳损、手术后或石膏固定后发生的肌肉萎缩，某些神经肌肉的疾病，以及某些关节损伤后、神经瘫痪后造成的病态，都可采用易筋经来治疗。对青壮年尤为适宜。

（二）12 式动作构成

易筋经的动作构成包括 12 式：第一式抱球；第二式横担千斤；第三式顶天立地；第四式左右望月；第五式倒挂金钩；第六式双推掌；第七式单手抱头；第八式骑马式；第九式左右转体单推掌；第十式卧虎扑食式；第十一式抱头下腰；第十二式合掌下腰。

二、五　禽　戏

东汉时期，名医华佗根据古代导引、吐纳、熊经、鸟伸之术，研究了虎、鹿、熊、猿、鸟五和动物的活动特点，并结合人体脏腑、经络和气血的功能，编制了一套具有民族特色的导引术，即五禽戏。

（一）练习要求

五禽戏作为一种防治结合的传统保健导引术，其锻炼要求是比较严格的。每一禽戏的神态运用不仅要求形似，更重视神似。要做到心静体松、刚柔相济，以意领气、气贯周身，呼吸柔和缓慢，引伸肢体，动作紧凑而不慌乱。五禽戏的动作全面周到，从四肢百骸到五脏六腑，可以改善机体各部分功能，达到畅通经络、调和气血、活动筋骨、滑利关节的目的。

（二）作用

1. 虎戏　虎属猫科哺乳动物，其象威猛，称百兽之王，善摇头摆尾，鼓荡周身，怒目张望，啸声惊人，有利爪扑按猎物之精。虎形练骨，属水，主肾，意守命门。练虎戏要神发于目，指如利爪，凝心聚神，威武刚健，柔中寓刚。常练可使经脉通畅，肾精充足，正气旺盛，精力充沛，骨坚髓满，耳聪齿坚。

2. 鹿戏　鹿属哺乳动物鹿科，雄性头上有角，其象安舒，性灵善良，恬静温顺，善于奔跳，常运尾闾，远眺张望，抵角嬉戏。鹿形练筋，属木，主肝，意守尾闾。常练鹿戏，贯通任督二脉，伸筋拔骨，舒展筋脉，养血柔肝，使气血两旺，精神旺盛，心宁目明。

3. 熊戏　熊是食肉类哺乳动物，其象沉稳，外形笨拙憨厚，肢体粗壮有力，实则机警灵巧，善晃摆、推、抗，喜攀树、游泳，性情刚直，嗅灵眼眯，力撼山岳。熊形练肌肉，属土，主脾胃，意守中脘。常练熊戏，取外阴内阳，补脾胃，运化水谷精微，可使肌肉发达，身体强壮，消除郁滞，增加食欲，促进睡眠，延年益寿。

4. 猿戏　猿属灵长类哺乳动物，像猴，比猴大，没有颊囊和尾巴，具有与人相似的特征，其象精灵。猿性喜动，敏捷机灵，攀树登枝，摘桃献果，眨眼环视，脚尖跳行。猿形练心，属火，主血脉，意守鸠尾。内练精神守静，外练肢体灵活，练时宜凝心聚神，内心空灵，锁心猿，拴意马。常练猿戏，明心见性，开胸理气，安神益智，对预防和治疗心脑血管和神经系统疾病大有裨益。

5. 鸟戏　鹤属鸟类，颈嘴腿细长，叫声高而清脆，为吉祥高雅的象征，其象长寿。鹤性情高洁，形态美丽，昂首环顾，情笃不淫，是长寿之仙禽，有"一品鹤"之美誉。鹤形练皮毛（肌肤），属金，主肺，意守气海。肺主一身之气，常练鹤戏，单腿独立，稳若泰山，可增强腿部力量；鹤舞飞翔，飘然欲仙，气达四肢，鼓荡全身，贯通经脉，调养气血，濡养五脏，有利于吐故纳新，可增强人体新陈代谢，焕发青春，延缓衰老。

（三）七步动作构成

五禽戏的动作构成包括七步：①凝气调息；②虎戏；③鹿戏；④熊戏；⑤猿戏；⑥鸟戏；⑦引气归元。

三、八　段　锦

八段锦又称健身气功、健身养生操、医疗保健操，属有氧运动。段段为锦，站桩为功。中正安舒，调理病症，强身健体。注重形、神、意、气的结合，简单易学，老少皆宜。八段锦有立式和坐式之分。立式中以站式为常见，且有南方和北方之派别。南方多为站式，行功动作柔和，又称文派（文八段，内八段）。北派多为马步式，行功动作刚性，又称武派（武八段，外八段）。不管南派北派，文武之派，二者均同出一源。

（一）八段锦的功法特色

1. 动作柔和舒缓　学练中放松心身，诸关节弯曲有度，圆活相随，肢体动作舒缓流畅，虚实有别，如行云流水，自然为道。重在腰肌为轴，驱动四肢上下左右协调，通利关节，疏通经络，以畅气血，达到强健身体的目的。

2. 动作动静相随　动为紧，静为松，动静结合使肌肉、肌腱、骨骼等运动系统松紧适度，贯穿在整个功法之中，使之游刃有余，自然流畅，气通血通，气冲病灶，达到保健、调理和康复身体的作用。

3. 动作形神相合　身为形，心为神，心身合一。心主神灵，为全身五脏之官，心神内守，五脏六腑皆安。气寓形中，身则相安，动以刚练身，静以柔修心，以求心性和身命双修。

（二）八段动作构成

八段锦的八步构成：①两手托天理三焦；②左右开弓似射雕；③调理脾胃须单举；④五劳七伤往后瞧；⑤摇头摆尾去心火；⑥两手攀足固肾腰；⑦攒拳怒目增气力；⑧背后七颠百病消。

第四节　自　我　保　健

一、自我保健概念

世界卫生组织（WHO）按照医学的发展历程，把医学的发展依次排列为临床医学、预防医学、康复医学、保健医学、自我保健医学。医学的发展，说明了人类对健康认识的进步，由被动就医到主动医病、由他人治疗到自我救治、由不懂医学或少数人懂医学到人人都要学会一定的医学知识和能力，这些表明人类走向更加文明的时代了。

医学是研究人类生命过程及同疾病作斗争的一门科学。它研究人类疾病的发生、发展及其防治、消灭的规律，以及增进健康、延长寿命和提高劳动能力的有效措施。自我保健是为保持自己的健康，纠正不良习惯，主动预防疾病，以及在患病时自我照顾而采取的综合行为，研究这些自我保健综合行为的科学即自我保健医学，简称自我保健学。

二、自我保健的新理念

自我保健的新理念，就是"多依靠自己，少依靠医生"，自己就是医生，自己负责改进个人卫生习惯、个人生活方式和个人生活环境，从身体、心理、环境、生活规律、运动、营养、性卫生和人际交往、职业生活方式等全面地进行自我调整，自己掌握健康和医疗保健问题。把健康掌握在自己手中，自己做健康的主人。

三、自我保健的主要内容

（一）培养良好的情绪

情绪是人的生命指挥棒，良好的心境使人愉悦快乐，有利于健康；不良情绪使人烦恼，不利于健康。据心理学家统计，婴儿一天笑 400 次左右，成人一天笑 15 次左右，愉快的心情使人产生脑内啡肽，可以"返老还童"，延缓衰老。许多社会事件如升学、失业、家人生病等会引起心理压抑，需要进行自我素养方面的锻炼，要放下包袱，把压力化解、松弛和淡化，面对困境，迎难而上，天下没有过不去的"鬼门关"。主动培养自己的乐观性格，生活会更有情趣，身体会更健康。

（二）讲究卫生习惯

讲究个人卫生是人生存、获得幸福和美好生活的基本需求。一位医学专家说："吃一百瓶药，不如洗十遍手。"个人卫生范围很大，保持良好的情绪是心理卫生；生理卫生包括有清洁、饮食卫生、口腔卫生、居室卫生、呼吸新鲜空气、阳光照射、休息睡眠、饮用清洁水、体育锻炼、环境、性卫生等。讲究个人卫生要有科学理论作指导，要从婴儿抓起，从小养成卫生习惯，这也是一个国家经济、文化和精神文明标志之一。

（三）保持规律的生活作息

人的生物钟应该是相对稳定的、有规律的。例如，按时起床、吃饭、工作、娱乐、体育、运动、睡觉等。这样大脑的条件反射可以恒定和精确，形成自动化调控，才能保证健康，达到"机能节省化"和提高效率的目标，即学习时注意力集中，工作时精力充沛，吃饭时消化快而好，睡觉时入睡快等。这里必须着重提出的是，睡眠是规律生活中最重要的方面。因为睡眠不仅是为了休息和消除疲劳，人的蛋白质、激素、免疫细胞等生命物质的合成都在夜间 11 点至 2 点完成，青少年长身高，也是靠夜间深睡后完成，必须十分重视在晚上 11 点以前入睡。如果经常打乱生物钟，特别是熬夜至一两点，尽管睡够八小时，那也错过了 23 点至 2 点的合成物质的时间，人的身体状况肯定会每况愈下，健康也会偷偷溜走。

（四）学会科学的饮食

1. 多注意学习国家公布的《中国居民膳食指南》，科学指导营养进食共八条：①食物多样，谷类为主；②多吃蔬菜、水果和薯类；③每天吃奶类、豆类或其制品（目前有一半国民饮食中普遍缺钙）；④经常吃适量鱼、禽、蛋、瘦肉，少吃肥肉和荤油（我国居民吃猪肉比例过大而且喜欢吃内脏）；⑤食量与体力活动要平衡，保持适量体重；⑥吃清淡少盐膳食（WHO 推荐为 6g/d，我国人均 13g/d）；⑦饮酒应限量（白酒 50ml 以下，啤酒 300ml 以下）；⑧吃清洁卫生、不变质的食物。

2. 多注意学习营养知识。因为人们对营养的认识在不断深化，旧的概念应更新。比如对番茄的吃法，过去认为生吃比熟吃好，加热会破坏了维生素 C，现在认为生吃熟吃都很好。熟吃番茄会增加番茄红素，而且煮半个小时后，番茄红素会更多，可防止前列腺增生，每周吃 4～5 次可减少发病率 20%，每周吃 10 次可减少发病率 40%。

3. 要学习一些科学的烹调和进食知识。例如，油温的学问，当油冒烟时，已热到 200℃，就产生致癌物质了；喝汤的学问："饭前先喝汤，肠胃不受伤，饭后再喝汤，越喝越肥胖"；以及饮水的学问、进食水果的学问和时令进补的学问等。要自我保健就要学会"吃出健康"的本事。

（五）坚持体育锻炼

详见本章第一节内容，此处略。

（六）创造良好的环境

WHO 指出，家庭污染比室外污染严重得多，人人要从自己生活的小环境做起。建议大家做到 9 个注意：①注意保持室内空气新鲜。每日通风 30 分钟以上。适当养花，吊兰和仙人掌是活的"空气净化器"，它们在夜间释放氧气，能吸收许多有害物质。②注意保持室内湿度。以 50%～60%

为宜。当湿度小于 50%时，感冒病菌易繁殖；当湿度大于 80%时，真菌流行，易患头、手、足癣。③注意保持室内温度。中老年人最佳室温是夏天 22～24℃，冬天 18～20℃。④注意防止空调病，夏季使用空调，室内外温差以 5～7℃为宜，每 2～3 小时应开窗换气一次。⑤注意防止室内灰尘过多。据调查，单元楼家庭室内空气的主要污染源是可吸入颗粒物，即烟尘和灰尘。应禁止室内吸烟并防止烹饪的油烟弥散。烟雾吸附大量苯并芘，可致癌。同时，应防止灰尘直接吸入人体和落入饮食，清洁床、桌、地面时，应改变干扫（掸）的习惯，均采用湿擦拭、清洗或吸尘的方法。⑥注意防止烹饪器皿损害人体。长期使用铝锅、铲易引发老年痴呆；搪瓷锅退化后会引起铅中毒等。⑦注意防止装修污染。据调查，装修和装饰污染占 80%。主要有四大杀手——甲醛、苯、氨气、氡。低档的油漆、稀料和胶中苯超标是致癌物质，小孩易吸收患白血病；家具、装饰品、地板、化纤地毯等挥发物含甲醛，主要损害呼吸系统和肝、肾、骨髓等脏器；冬季施工的水泥中如掺了防冻剂，会释放氨气，使人头昏、头痛、免疫力下降；红、绿、紫红色花岗岩含放射物质氡，大理石中也有，主要致肺癌。装修后必须通风至少 1 个月，经检测合格后再入住；注意消除卫生间的臭气和异味。其中硫化氢等物质也是健康的大敌。下水道口应装地漏防臭气。⑧注意防止猫、狗、鸽子等宠物损害人体健康。

（七）职业生活方式要符合人体生理规律

职业生活方式是人类生活方式中最重要的组成部分，是生活方式的基础，它决定着人类的社会交往活动方式，决定人的生活特点和生活习惯，甚至影响着人的仪容、服饰、言行举止等整体形象。作为脑力劳动者，要学会科学用脑，特别是电脑工作者，患视觉疲劳、颈椎病、胃病的人越来越多，应掌握身体的长远变化，注意做到：①劳逸结合，工作 1～2 小时休息 10～15 分钟；②作业轮换，改变工作形式；③充足的睡眠和适当运动。作为体力劳动者，注意改进操作方法，合理运用体力，不搞疲劳作业，严格控制加班加点，严格遵守劳动保护制度，活跃业余文化娱乐生活。

特别提醒每一个人，注意工作时的身体姿势，人在各种不同姿势时腰部受力的指数见图 9-1。很多人弯腰提重物，造成腰椎间盘突出或拉伤，平时坐姿不正（如办公室人员、司机等），日积月累也会造成腰肌劳损。学会保护自己，减少不必要的劳累。不同职业的人都应戒烟限酒，养成健康的生活方式。

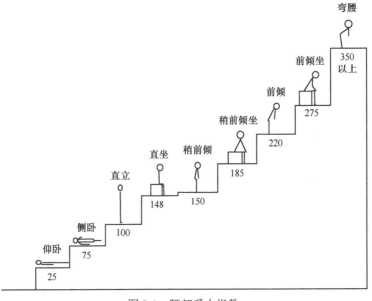

图 9-1 腰部受力指数

（八）呵护良好的人际交往

从小得到家长的爱抚和关怀，受到伙伴的喜爱，对生长发育有良好影响，且长大以后少患身心疾病。家庭和睦，邻居来往密切者，心血管发病率低。无密切朋友的人，心血管发病率高于前者2～3倍。良好的交往使人保持愉快的心情，有安全感，有益于身心健康。

（九）注意医疗保健

无病防病，有病就医，早防早治，是最科学有效的手段。学习一些医药科普知识，注意自身发病的规律和服药的效果。主动配合医生，进行必要的检查化验和康复锻炼，小病防大，大病防残。个人不生病、少生病、少生大病，就是对社会的奉献。

（十）特别注意性卫生

家长对孩子应适时进行性教育，不要回避。加拿大对儿童性教育有三条原则，可供参考：①要爱护自己的身体；②尊重别人的身体；③每人都有自己的秘密。

第五节　亚健康状态的综合防治

一、保持良好的情绪和增强心理健康

情绪与身体健康有着密切的关系和相互作用。常有一些心理变化特点，如过多思虑、烦躁、不安、易怒等直接影响睡眠和精神活动，造成身体的负性应激反应，破坏了正常的生理活动，损害健康状态。因此，要保持平稳的心理活动，控制情感的冲突和沮丧，培养乐观情绪，克服性格缺陷，树立自身价值观。

增强心理健康的方法很多，可酌情选用。例如，①平静情绪，悲痛、烦恼时到公园走走、看书、听音乐、做些体力劳动；②投身到工作中，冲淡不愉快情绪和悲伤心情；③把不愉快的情绪发泄出来，向亲朋好友诉说，不让怒气积压在心中；④化悲痛为力量，学会摆脱痛苦，坚信自身的意志和力量；⑤参加欢快的、集体的运动健身活动或体育游戏等。

二、坚持适度的体育锻炼

参加运动健身能积极、活跃地调节身心，全面调动全身心的机能和活力，而最重要的原则是运动要适合自己身心的具体情况，而且随着身体内部和外界环境变化，要及时调节运动量和运动方法。按此原则，应以个人锻炼为主，参加集体活动为辅，自己活动可随时调节，集体活动也不能强求一致。如出现第三态或其他不适时，要及时调整活动，以散步、做健身操、打太极拳、练气功等徐缓的、低强度、小运动量的运动为宜，不要勉强去参加使体力不支的集体锻炼。体弱年长者可采取室内座位体操、床上或垫上运动。

三、坚持正常的生活制度，改变不良生活习惯

出现第三态时应增加睡眠、卧床休息、静坐、静养时间，要保证在8～10小时及以上，早睡晚起，养成午睡习惯。戒烟、限酒、不饮咖啡和浓茶、不吃辛辣和有刺激性的兴奋性饮料和食物。晨起一杯温水，睡前热水泡脚。每天要有消遣和娱乐时间，做自己最喜欢的游戏，做自己最想、最愿意做的有益的事情等。每天要到室外接受阳光、新鲜空气、水和负离子锻炼，做冷水浴、冷水擦身等。按春夏秋冬季节不同及气候变化，制订出自己的生活制度和作息时间，四季养生，科学规律，稳定生物钟，持之以恒，安度晚年。

四、调节膳食、均衡营养

①每天喝两杯牛奶，早餐与晚餐后各一杯，总量500ml；②每天吃一个蛋，鸡、鸭、鹅、鹌鹑蛋经常变换；③每天足量饮水和饮料，总量达1500～2000ml；④每天吃豆制品、海产品，包括海鱼、海菜、虾米皮、海贝类；⑤以鸡、鸭、鱼肉代替猪肉和猪内脏及排骨；⑥每餐吃蔬菜，每天吃水果和少量干果、零食，含槟榔、话梅、嚼口香糖；⑦一日三餐，重视早餐，以清淡为主，不过饱；⑧多吃杂食，不偏食，经常变换花样。

饮食要讲卫生，营养要讲科学，细嚼慢咽，注意消化吸收，不便秘。坚持四高四低营养原则，四高：高蛋白、高维生素、高纤维素、高钙；四低：低脂肪、低盐、低糖、低热量。

五、定期查体、适时进补

每半年或一年全面检查身体一次，如有变化定期复查，追踪观察血压、血脂、血糖、血黏度、肝肾功能、体重与体脂变化等。如有老年病和慢性病要定期复查、按时用药和进行其他综合治疗。

在医生指导下，根据年龄、诊断，适时进补。例如，维生素（维生素C、维生素E、维生素B和复合维生素）、微量元素（Fe、Zn等）、蜂产品、螺旋藻、卵磷脂、花粉素、肠道有益菌群等保健品或保健药。一定要在正规医院专科医师的正确指导下，对症下药，谨防假冒伪劣、不实的传媒报道、广告炒作的误导，不轻信，不盲从，不追求奇迹，不希冀"神效"。坚持科学的、唯物的世界观和人生观，注意学习科普知识，注意区分已经证实的并经过反复验证的科学结论与初步发现的还处于学说阶段有待证实的问题，理论密切联系自己的实际，具体分析对待，以我为主，养成自己的科学健身法和养生之道，受用终身。

课后练习题

一、填空题及其答案

1. 运动保健是研究人体在体育运动过程中（保健规律与措施）的一门应用科学。

2. 运动保健的特点以增强体质为目标、以（身体活动为内容）、独特的学习方法、特殊的学习环境、与众不同的组织形式、"体育"中体现"德育"。

3. 现代运动保健内容主要包括身体锻炼、医疗体育、矫正体育、娱乐体育、（防卫体育）。

4. 世界卫生组织按照医学的发展历程，把医学的发展依次排列为临床医学、预防医学、康复医学、保健医学、（自我保健医学）。

5. 自我保健的主要内容涵盖培养良好的情绪、讲究卫生习惯、（保持规律的生活作息）、学会科学的饮食、坚持体育锻炼、创造良好的环境、职业生活方式要符合人体生理规律、呵护良好的人际交往、注意医疗保健、特别注意性卫生。

6. 亚健康状态的综合防治包括保持良好的情绪和增强心理健康、坚持适度的体育锻炼、坚持正常的生活制度，改变不良生活习惯、调节膳食、均衡营养、定期查体、（适时进补）。

7. 按摩又称推拿、手法、导引等，是指运用不同的（手法或器械）作用于人体，以提高人体机能，消除疲劳和防治伤病的一种手段。

8. 易筋经是我国古代的一种练功方法，性属外功。"易"是改变的意思，"筋"主要是指肌肉，"经"为方法。所以"易筋经"是一种（改变肌肉质量）的练功方法。

9. 东汉时期，名医华佗根据古代导引、吐纳、熊经、鸟伸之术，研究了虎、鹿、熊、猿、鸟五禽的活动特点，并结合人体脏腑、经络和气血的功能，编制了一套具有民族特色的（导引术），即五禽戏。

10. 八段锦又称健身气功、健身养生操、医疗保健操，属（有氧运动）。

二、简答题及其答案

1. 简述穴位按摩。

答：穴位按摩又称经穴按摩或指针疗法，是我国传统医学中古老而独特的防治疾病的方法之一，它以中医的气血、经络和脏腑学说为理论基础，运用手法技巧直接作用于经穴上，以疏通经络、调理气血，达到治疗伤病的目的。

2. 简述自我保健的主要内容。

答：培养良好的情绪、讲究卫生习惯、保持规律的生活作息、学会科学的饮食、坚持体育锻炼、创造良好的环境、职业生活方式要符合人体生理规律、呵护良好的人际交往、注意医疗保健、特别注意性卫生。

3. 举例说明增强心理健康的方法。

答：①平静情绪，悲痛、烦恼时到公园走走、看书、听音乐、做些体力劳动。

②投身到工作中，冲淡不愉快情绪和悲伤心情。

③把不愉快的情绪发泄出来，向亲朋好友诉说，不让怒气积压在心中。

④化悲痛为力量，学会摆脱痛苦，坚信自身的意志和力量。

⑤参加欢快的、集体的运动健身活动或体育游戏等。

4. 如何做到调节膳食、均衡营养？

答：①每天喝两杯牛奶，早餐与晚餐后各一杯，总量 500ml。②每天吃一个蛋，鸡、鸭、鹅、鹌鹑蛋经常变换。③每天足量饮水和饮料，总量达 1500～2000ml。④每天吃豆制品、海产品，包括海鱼、海菜、虾米皮、海贝类。⑤以鸡、鸭、鱼肉代替猪肉和猪内脏及排骨。⑥每餐吃蔬菜，每天吃水果和少量干果、零食，含槟榔、话梅，嚼口香糖。⑦一日三餐，重视早餐，以清淡为主，不过饱。⑧多吃杂食，不偏食，经常变换花样。

饮食要讲卫生，营养要讲科学，细嚼慢咽，注意消化吸收，不便秘。坚持四高四低营养原则，四高：高蛋白、高维生素、高纤维素、高钙；四低：低脂肪、低盐、低糖、低热量。

5. 如何做到适时进补？

答：在医生指导下，根据年龄、诊断，适时进补。例如，维生素（维生素 C、维生素 E、维生素 B 和复合维生素）、微量元素（Fe、Zn 等）、蜂产品、螺旋藻、卵磷脂、花粉素、肠道有益菌群等保健品或保健药。

一定要在正规医院专科医师的正确指导下，对症下药，谨防假冒伪劣、不实的传媒报道，广告炒作的误导，不轻信，不盲从，不追求奇迹，不希冀"神效"。坚持科学的、唯物的世界观和人生观，注意学习科普知识，注意区分已经证实的并经过反复验证的科学结论与初步发现的还处于学说阶段有待证实的问题，理论密切联系自己的实际，具体分析对待，以我为主，养成自己的科学健身法和养生之道，受用终身。

（郭丽君　徐　婷　胡玉红）

第十章 运动营养学

学习目标

1. 掌握运动、健康与营养补充相关内容。
2. 熟悉各类人群的营养和运动策略。
3. 了解运动营养学基础知识。

运动营养学是一门研究合理营养对运动能力和健康影响的学科。合理运动和营养对促进生长发育、增进健康、提高机能、防治疾病、延缓衰老及维持运动员良好的运动能力和运动表现都至关重要。

第一节 运动营养学基础

一、运动与营养物质

（一）运动与碳水化合物

碳水化合物（carbohydrate），又称糖类，是由碳、氢和氧三种元素组成的一大类有机化合物，是人体最经济的能量来源，是人类赖以生存的最基本物质和最重要的食物能源，也是食物的重要组成部分。

1. 碳水化合物的分类和主要生理功能 碳水化合物的本质是以单体或聚合体形式存在的多羟基的醛、酮、醇或酸，按聚合程度可划分为单糖、双糖、寡糖和多糖。

碳水化合物是膳食中的最主要、最经济的能量来源，每克葡萄糖可以产生 16.7kJ（4kcal）的能量。碳水化合物的生理功能主要包括：储存和提供能量，构成组织及重要生命物质，节约蛋白质，抗生酮，解毒，增强肠道功能等。

2. 碳水化合物与运动的关系 碳水化合物具有产能迅速、耗氧量少、代谢完全、终产物不增加体液酸度等优点，是机体所需能量的主要物质来源。碳水化合物是唯一能进行无氧酵解和有氧氧化的营养素，能够在任何运动状态下为肌肉提供能量。运动时肌肉摄糖量为安静时的 20 倍以上，因此体内糖储量对人体运动能力有很大影响，体内碳水化合物的储量与多数运动项目的运动能力呈正相关。糖原是体内碳水化合物的主要储存形式，其中肌糖原 300~400g，可供给 1200~1600kcal 的能量；肝糖原 70~90g，可供给 280~360kcal 的能量，此外，游离血糖约 20g，可供约 80kcal 的能量。

运动强度越高，运动中越依赖碳水化合物作为能量底物，即使长时间中小强度有氧运动主要依赖脂肪供给能量，也仍需要一定的碳水化合物代谢水平以实现脂肪的完全燃烧并维持血糖水平。通常，体内内源性糖储量约 2000kcal，长时间、大强度、大运动量运动如长跑、长距离骑行、长距离滑雪等可能导致体内糖储量下降、碳水化合物过度消耗，不仅影响运动能力、产生疲劳，还可能因血糖水平下降而产生头晕、乏力、恶心甚至休克等低血糖症状。运动前、中、后的合理补糖对减少糖原消耗、提高血糖水平，并提高运动能力具有重要意义，因而也是运动营养学的重要研究议题。

（二）运动与脂类

脂类（lipids）是脂肪和类脂的总称，是一大类具有重要生物学作用的化合物。其共同特点是溶于有机溶剂但不溶于水，并在活细胞结构中具有重要的生理功能。

1. 脂类的组成和分类 脂肪又称甘油三酯、三酰甘油，由 1 分子甘油和 3 分子脂肪酸组成，主要分布在皮下、大网膜、肠系膜及肾周围等脂肪组织中。类脂主要有磷脂、固醇类、糖脂等。

脂肪酸是构成甘油三酯的基本单位。按长度可以分为长链脂肪酸、中链脂肪酸和短链脂肪酸；按饱和度分为饱和脂肪酸、不饱和脂肪酸和多不饱和脂肪酸；按脂肪酸空间结构可以分为顺式脂肪酸和反式脂肪酸。人体除了从食物中获取脂肪酸外，还能自身合成多种脂肪酸。机体不能合成的、维持机体功能不可缺少的、必须由食物供给的脂肪酸称为必需脂肪酸，包括亚油酸和 α-亚麻酸，均为多不饱和脂肪酸。

2. 脂类的生理功能 体内脂肪的生理功能主要包括：储存和提供能量，维持体温，保护脏器，分泌作用，节约蛋白质等。类脂的主要功能是构成身体组织和一些重要的生理活性物质。

3. 脂类与运动的关系 运动时由于能量需求增加，人体脂肪组织内的甘油三酯加速分解，进而为机体运动提供能量。不同运动强度对脂肪代谢影响不同，运动强度越低，通过脂肪氧化供能的比例越高。另外，随着运动时间的增加，脂肪氧化供能比例逐渐增加，脂肪成为越来越重要的身体供能燃料。这也是运动减肥和改善血脂代谢时大多推荐中小强度、长时间运动的原理。

脂肪氧化速率存在很大的个体差异，规律的体育锻炼或系统训练是目前增强运动中脂肪氧化能力的最有效方式。以耐力练习为主的训练或锻炼会增加骨骼肌线粒体数量、体积、单位肌肉毛细血管密度、线粒体酶和脂蛋白脂酶的活性，进而增加体内脂肪氧化速率。通常经常锻炼者或运动训练水平高者，脂肪氧化和利用能力也更强。同时，提高运动中机体利用脂肪的能力会使机体对碳水化合物的依赖性相应降低，进而提高有氧耐力。

体内脂肪储量远高于碳水化合物，满足中小强度运动所需的脂肪储量是充足的，因此没有必要按照运动的脂肪供能比例提高膳食中脂肪的摄入量，摄入过多的脂肪反而会增加动脉粥样硬化、高脂血症等一系列慢性疾病的发病风险。此外，脂肪代谢供能效率较低，它对短时间、大强度下的机体运动能力帮助不大，过多的脂肪反而成为限制这些运动能力的因素。

（三）运动与蛋白质

蛋白质是生命的物质基础。一般而言，蛋白质占人体总重量的 16%～19%，并始终处于不断分解又不断合成的动态平衡中。

1. 蛋白质的组成和分类 氨基酸是组成蛋白质的基本单位，同时也是蛋白质营养与代谢的基本单位。虽然自然界存在数百种氨基酸，但只有 20 余种氨基酸可以参与组成蛋白质。按照氨基酸能否在人体内合成，分为必需氨基酸和非必需氨基酸。其中，赖氨酸、苯丙氨酸、亮氨酸、异亮氨酸、苏氨酸、蛋氨酸、缬氨酸、色氨酸 8 种氨基酸为必需氨基酸，人体体内不能合成或合成量少，必须由食物蛋白质供给。另外，组氨酸为婴儿所必需。非必需氨基酸可以在人体内合成或从其他氨基酸转变，可不必由食物供给。其中某些氨基酸虽可在人体内合成，但在某些条件下合成受限，称为条件必需氨基酸或半必需氨基酸，如半胱氨酸和酪氨酸。

蛋白质根据化学结构可以分为简单蛋白质和结合蛋白质，根据营养价值可以分为完全蛋白质、半完全蛋白质和不完全蛋白质。完全蛋白质所含必需氨基酸种类齐全、数量充足、比例适当，不但能维持成人健康，还能促进儿童生长发育。

2. 氮平衡 反映机体摄入氮和排出氮之间的关系，包括总氮平衡、正氮平衡和负氮平衡三种情况。总氮平衡也称零氮平衡，指一定时间内机体摄入氮量和排出氮量基本相等，表明体内蛋白质的合成和分解处于动态平衡；正氮平衡指摄入氮量大于排出氮量，这表明体内蛋白质的合成大于分解；负氮平衡指摄入氮量小于排出氮量，表示体内蛋白质的合成小于分解。正常情况下，健康成年人处于零氮平衡；生长发育期婴幼儿、青少年、孕妇和疾病恢复期患者应处于正氮平衡，氮的摄入量应大于排出量；饥饿、应激状态、病理状态者处于负氮平衡，长期负氮平衡将引起蛋白质缺乏、体重减轻、机体抵抗力下降。

3. 蛋白质的生理功能 蛋白质的生理功能主要包括：维持人体生长、更新和修复，调节人体生理功能、催化新陈代谢反应，氧化供能，免疫保护作用，运动和支持作用，物质转运等。

4. 运动与蛋白质 运动中机体代谢明显加强，蛋白质在补充运动中损耗、增强肌肉力量、促进血红蛋白合成、加速疲劳消除等过程中均发挥着重要作用。力量性运动对于肌肉的力量和体积要求较高，充分的肌蛋白储备对保证肌肉含量进而维持这些项目的运动能力至关重要。在耐力运动中，氨基酸可以通过氧化为机体供能，或通过糖异生生成葡萄糖以维持血糖稳定，某些氨基酸代谢的中间产物可变成三羧酸循环的中间代谢产物，提高运动中三羧酸循环速率，进而提高机体运动能力。高强度运动可能会造成肌肉的微损伤，蛋白质的修复作用有助于促进损伤的修复。另外，部分氨基酸有抗疲劳的作用，适量补充可以缓解运动疲劳，促进机能恢复。

运动训练可能造成负氮平衡，机体蛋白质需要量增加。如长时间的耐力训练可使蛋白质分解代谢加强，力量训练中肌肉组织消耗增加，训练初期细胞破坏增加、肌蛋白和红细胞合成代谢亢进，高温天气下汗液中氮的丢失增加等。

（四）运动与体液平衡

体液包括水和其中溶解的物质。机体具有维持体液稳定、保持最佳功能状态的能力，但剧烈运动可能破坏这种平衡机制，引起体内水分和电解质的丢失增加。

1. 水和水平衡 水是所有器官、组织、体液的必需组成成分，并具有重要的调节人体生理功能的作用，是维持生命的重要物质基础。正常人每日水的来源和排出处于动态平衡，水的来源和排出量每日约 2500ml。机体每天排出的水量与摄取水量关系密切，多摄取则多排，少饮则少排。体内水的平衡受口渴中枢、垂体分泌的抗利尿激素及肾脏调节。

水摄入不足或丢失过多，可引起体内失水或脱水。口渴和少尿是机体缺水的明显信号。饮水是维持体液平衡、预防脱水的重要行为。当水摄入量超过肾脏排出能力时，引起水过多或水中毒，常见于某些疾病状态。

水是体液的重要组成部分，体液分为细胞内液和细胞外液，其中细胞内液是存在于细胞内，维持细胞代谢和生理活动的体液；细胞外液是细胞生存和活动的液体环境，称为内环境，可进一步分为细胞间液和血浆。水的生理功能包括：构成细胞和体液的重要组成成分，参与人体内新陈代谢，调节体温，润滑作用等。

2. 电解质代谢与酸碱平衡 电解质是体液中带有正电荷或负电荷的离子（阳离子和阴离子），包括化学结构较为简单的钾、钠、钙、镁等无机盐和机体合成的一些复杂的有机分子。电解质对维持体内环境的渗透平衡和酸碱平衡起着十分重要的作用。电解质的生理功能包括：维持细胞内外液的渗透压和水平衡，维持体液的酸碱平衡，维持神经、肌肉细胞的应激性等。

尽管机体的代谢活动可能产生一些酸性或碱性代谢产物，但有赖于体液缓冲系统、肺的调节作用和肾脏的调节作用，体内酸碱维持相对平衡的状态，血液酸碱度恒定在 7.35～7.45 的范围内。机体这种调节酸碱物质的含量和比例，维持血液 pH 在正常范围内的过程，称为酸碱平衡。

3. 水、电解质和运动的关系 良好的水和电解质平衡是维持机体健康和保持运动能力的基础，极少量的脱水就可能影响机体的运动能力和运动表现。

人在剧烈或大量运动时，体内能量产生增加，其中大部分能量以热的形式排出体外，同时带走大量水分。因此高强度、大运动量的运动训练和比赛使机体的水代谢速率明显提高，表现为出汗速率高、出汗量大、尿量减少、呼吸失水量增加、代谢水产生增多。高强度长时间的运动可能因大量出汗而引起运动性脱水。运动性脱水根据水与电解质丧失比例的不同，可分为高渗性脱水、低渗性脱水和等渗性脱水。根据脱水程度可将运动性脱水分为轻度脱水、中度脱水和重度脱水。一般口渴感是确定是否出现脱水的最早和最有效的主观指标，但当感觉口渴时，机体失水量已经达到了体重的 1%～2%。

正常情况下，人体内电解质水平处于相对恒定状态。短时间的剧烈运动对电解质影响不大，但长时间、热环境的运动可能因为大量排汗而引起电解质的大量丢失。汗液中的电解质损失与出汗率和汗液成分有关，二者均受到运动时间、运动强度、环境状况、个人生理机能水平的影响。

（五）运动与无机盐

人体内的元素除碳、氢、氧和氮以有机化合物形式存在外，其余元素统称为无机盐，共有 20 多种。

1. 无机盐的分类和主要生理功能　无机盐分为常量元素和微量元素，体内含量较多。其中体内含量较多（＞0.01%体重）或每日膳食需要量在 100mg 以上者，称为常量元素，有钙、镁、钾、磷、钠、氯、硫共 7 种。体内含量较少或每日需要量在 100mg 以下，但有一定生理功能的元素，称为微量元素。微量元素按其生物学作用，又分为：人体必需微量元素，包括碘、锌、硒、铜、钼、铬、钴、铁共 8 种；人体可能必需的微量元素，包括锰、硅、硼、钒、镍共 5 种；具有潜在的毒性，但在低剂量时可能为人体必需的微量元素，包括氟、铅、镉、汞、砷、铝、锂、锡共 8 种。

无机盐的生理功能主要是构成机体组织的重要组分，如骨骼、牙齿中的钙、磷、镁，蛋白质中的硫、磷等；细胞内外液的成分，如钾、钠、氯与蛋白质一起，维持细胞内外液适宜渗透压，使机体组织能储存一定量的水分；维持体内酸碱平衡，如钾、钠、氯离子和蛋白质的缓冲作用；参与构成功能性物质，如血红蛋白中的铁、甲状腺素中的碘、超氧化物歧化酶中的锌、谷胱甘肽过氧化物酶中的硒等；维持神经和肌肉的正常兴奋性及细胞膜的通透性。

2. 常见常量元素与运动的关系　钙是人体中含量最多的无机盐，主要生理功能包括：形成和维持骨骼和牙齿的结构；维持神经和肌肉的正常活动；参与凝血过程；多种酶的激活剂等。定期身体负重运动对骨骼造成良性刺激，可以增加骨骼中钙的含量或延缓其流失。大负荷运动训练可能打破运动员体内钙的代谢稳定性，导致钙的丢失增加、钙吸收下降。摄入钙不足或钙缺乏可能增加运动中骨折的风险，并可能引起神经肌肉组织的神经传导出现障碍，影响运动的灵敏性和肌肉耐力。

钾是细胞内液的主要正离子，生理功能包括：参与碳水化合物、蛋白质的正常代谢，维持细胞内正常渗透压，维持神经肌肉的应激性和正常功能，维持心肌的正常功能，维持细胞内外正常的酸碱平衡，降低血压等。大量出汗可能导致钾的流失，但对于营养良好者，运动中的出汗不会影响运动表现和运动能力。过量摄入钾可能增加心搏骤停的风险，所以通常不推荐服用钾补剂。

钠主要在细胞外液，主要生理功能包括：调节体内水分与渗透压，维持酸碱平衡，钠泵，维持血压正常，增强神经肌肉的兴奋性等。高温、高湿或大负荷运动可能导致钠随汗液大量流失，出现软弱乏力、恶心呕吐、惊厥甚至昏迷，需要在补水的同时补充钠。

3. 常见微量元素与运动的关系　铁在体内以"功能性铁"和"储存铁"两种形式存在，其中功能铁是铁的主要存在形式，包括血红蛋白、肌红蛋白、含铁酶类等。铁的主要生理功能包括：作为血红蛋白与肌红蛋白、细胞色素 A 及一些呼吸酶的成分，参与体内氧与二氧化碳的转运、交换和组织呼吸的过程；与红细胞形成和成熟有关；与免疫关系密切；参与催化促进 β-胡萝卜素转化为维生素 A、嘌呤与胶原的合成、抗体的产生、脂类从血液中转运及药物在肝脏的解毒等。缺铁是最为普遍的营养问题之一，在婴幼儿、孕妇、乳母中更易发生。体内铁缺乏是一个渐进的过程，经过储存铁减少（铁离子丢失）阶段、红细胞生成缺铁阶段，最后发展为缺铁性贫血。缺铁性贫血者氧运输能力和氧化酶功能降低，直接导致有氧耐力的下降。严重的缺铁性贫血者，血红蛋白水平下降明显，即使小量的身体活动也可能出现呼吸困难。因运动导致缺铁的原因很多，包括饮食营养摄入不足、运动训练使机体对铁的需求量增加、长时间大负荷或剧烈运动导致红细胞破坏增多、运动引起的大量出汗使铁随汗液流失等。女性由于月经原因，铁的丢失量更为明显。此外，刚刚开始大负荷训练的初期，伴随体内血容量的增加，血液组成成分被稀释，可能出现运动性贫血，此时尽管血红蛋白被明显稀释，但机体有氧代谢能力和运动表现仍能保持原有水平并随训练而提高，因此也被称为稀释性假性贫血。

锌作为人体必需微量元素，主要生理功能包括：金属酶的组成成分或酶的激活剂；作为调节基因表达因子，对蛋白质合成和代谢、机体免疫功能调节、激素调节等发挥着重要作用。由于锌参与组成和催化大量的酶，其中许多酶参与能量代谢、伤口愈合、抗氧化等过程，并在移除细胞内二氧化碳的过程中发挥着重要作用，因此锌与运动能力有关。但大量补锌可能造成锌中毒，并造成铁元素和铜元素的吸收下降。

（六）运动与维生素

维生素是维持人体正常物质代谢和某些特殊生理功能不可或缺的低分子有机物的总称。这类物质由于在体内不能合成或合成量不足，所以虽然需要量很少，但必须经常由食物供给。维生素种类很多，化学结构差异极大，通常按溶解性质将其分为脂溶性维生素和水溶性维生素。

1. 脂溶性维生素 是不溶于水而溶于脂肪及有机溶剂的一类维生素，包括维生素 A、维生素 D、维生素 E、维生素 K 等。这类维生素在食物中与脂类共存，在肠道吸收时也与脂类有关，排泄率较低，摄入过多易在体内蓄积引起中毒现象，若摄入量过少则缓慢出现缺乏症状。

2. 水溶性维生素 是可溶于水而不溶于脂肪及有机溶剂的一类维生素，包括 B 族维生素（维生素 B_1、维生素 B_2、维生素 B_6、维生素 B_{12}、烟酸、泛酸、叶酸、生物素）和维生素 C。水溶性维生素容易通过尿排出体外，且排出效率高，所以大量食物一般不会产生蓄积和毒害作用。绝大多数水溶性维生素以辅酶或酶的形式参与各种酶系统工作，在中间代谢的许多环节发挥着极重要的作用。

3. 维生素与运动的关系 充足的维生素营养有助于机体吸收能源物质和构成基本物质的材料，维持体内各种酶和激素的正常功能，进而在机体保持良好的运动能力和运动表现中发挥作用。

研究发现 β-胡萝卜素作为一种抗氧化剂有助于缓解运动后肌肉酸痛，维生素 D 有助于提高冲击性运动项目中运动员抗骨折的能力，维生素 E 有利于抑制运动所致的氧化应激等。但均衡的日常膳食即可满足机体对脂溶性维生素的基本需求，同时身体对脂溶性维生素的储存能力有限，长期补充可能会产生潜在毒性，因而脂溶性维生素的补充需要谨慎。

由于水溶性在体内以辅酶的形式参与各种代谢反应，因而可能通过多种途径影响运动能力。水溶性维生素与能量代谢过程和肌肉功能的关系见图 10-1。

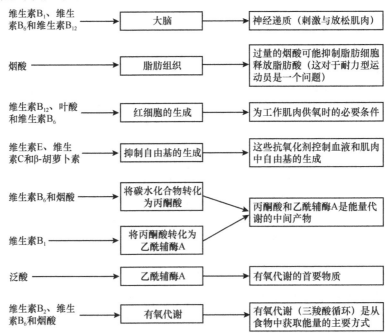

图 10-1 水溶性维生素与能量代谢过程和肌肉功能的关系

二、运动与能量平衡

（一）能量

能量是维持正常生命活动的基础，也是维持人体运动能力的重要前提。人体不仅在运动时需要能量，安静状态下也需要消耗能量以维持体温、呼吸等各项基本生命活动。机体在物质代谢过程中所伴随的能量的释放、转移、储存和利用称为能量代谢。

1. 能量单位与能量系数 营养学上的能量单位，常以"千卡"或"焦耳"表示。1千卡（kcal）是指1000g水从15℃升到16℃所需的热量，1焦耳（joule，J）相当于1牛顿的力使1kg物体移动1m的距离所消耗的能量。营养学上使用最多的是其1000倍的单位千焦（kJ），其换算关系为：

$$1kcal=4.184kJ$$
$$1kJ=0.239kcal$$

人体所需能量来自于食物中的碳水化合物、脂肪和蛋白质，三者被统称为产能营养素，三种产能营养素在体外燃烧时分别释放17.15kJ、39.54kJ和23.64kJ的能量。其中，碳水化合物和脂肪在体外燃烧与体内由完全氧化所产生的能量相近，而蛋白质在体内不能完全氧化，其代谢终产物除了水和二氧化碳外，还有尿素、尿酸、肌酐等含氮物质，这些含氮物质如果在体外继续氧化燃烧，还可以产生5.44kJ的能量。

每克产能营养素在体内氧化产生的能量值称为能量系数。食物中的营养素在人体的消化道内不能被完全消化吸收，一般混合食物中碳水化合物、脂肪和蛋白质三者的吸收率分别为98%、95%和92%。故三种产能营养素的能量系数分别为：

1g碳水化合物：17.15kJ×98%＝16.81kJ（4kcal）

1g脂肪：39.54kJ×95%＝37.56kJ（9kcal）

1g蛋白质：（23.64－5.44）kJ×92%＝16.74kJ（4kcal）

2. 人体能量消耗和能量需要 成年人能量消耗主要用于基础代谢、体力活动和食物热效应三方面，对于孕妇和乳母还包括胎儿生长和分泌乳汁的能量需要，而对于儿童青少年还包括生长发育所需的能量；创伤等患者康复期间也需要补充能量。

基础代谢是指人体维持最基本生命活动所需的能量代谢，性别、年龄、体型、内分泌等可能影响基础代谢。体力活动是影响人体能量消耗中可变化幅度最大的一部分，也因此是影响能量消耗的主要因素，每日从事各种体力活动所消耗的能量主要取决于体力活动的强度和持续时间。食物热效应也称食物的特殊动力作用，是指人体由于摄取食物而引起的额外能量消耗。

能量需要量是指维持机体正常生理活动所需的能量。一般健康成人能量的摄入量和消耗量应保持平衡，因此能量的需要量约等于能量的消耗量。人体的能量需要量与年龄、性别、生理状态、体重及身体活动量等有关。根据《中国居民膳食营养素参考摄入量（2013版）》，我国成年人（18～49岁）轻体力活动者能量需要量为男性2250kcal，女性1800kcal。

（二）人体供能系统与运动适应

产能营养素在体内生物氧化所释放的能量一部分用于维持体温和转化为热能向外环境散发，另一部分形成三磷酸腺苷（adenosine triphosphate，ATP）储存在高能磷酸键中。

1. ATP与其他高能化合物 ATP是人体直接能量来源，在生理条件下释放能量供给机体各种生命活动需要。生物体不能直接利用产能营养素的化学能，需要将它们氧化分解转变为可利用的能量形式，即ATP等含有高能磷酸化学键的化学物。碳水化合物、脂肪和蛋白质分解代谢过程中释放的能量大概有40%以化学能形式储存在ATP分子中。ATP由1分子腺嘌呤、1分子核糖和3分子磷酸基团组成，磷酸基团之间存在着特殊的高能磷酸键。ATP在ATP酶的催化下，末端的高能磷酸键水解，分解为二磷酸腺苷（ADP）和磷酸，释放大量能量用以供应合成代谢、运动中的肌肉收缩以及其他所有能量的生理活动。当 ATP 数量较多时，还可以将 ATP 分子中的一个高能磷酸键转移给肌酸，合成磷酸肌酸（CP）。同时由于 ATP 在体内储量有限，一旦被分解，可通过 CP 把高能磷酸键转移给 ADP 来生成 ATP 以迅速补充，即底物水平磷酸化。

2. 生物氧化 是碳水化合物、脂肪、蛋白质等能源物质在体内氧化分解逐渐释放能量并最终生成二氧化碳、水和氧气的过程，实质是需氧细胞呼吸作用中的一系列氧化-还原反应，又称为细胞呼吸。除糖酵解在细胞质中进行外，其他生物氧化过程均在线粒体中进行。

在生物氧化过程中，代谢物脱下的氢经呼吸链氧化生成水时，所释放出的能量用于生成 ATP，这种氧化与磷酸化相偶联的过程，称为氧化磷酸化。底物水平磷酸化和氧化磷酸化是体内生成 ATP 的两种形式。

（三）人体骨骼肌供能系统

由于 ATP 是运动时肌肉收缩的直接能源，因此能量的释放和利用是以 ATP 为中心进行的。人体主要是靠三套供能系统将各种能量底物转化为 ATP，进而为运动提供能量，即磷酸原供能系统（又称 ATP-CP 供能系统）、糖酵解供能系统和有氧氧化供能系统（即有氧代谢系统）。

1. 无氧代谢供能系统 磷酸原供能系统和糖酵解供能系统不需要氧气的代谢过程，合称为无氧代谢系统。

由于 ATP、CP 结构中均含有高能磷酸键，代谢中通过转移磷酸基团释放能量，所以将 ATP-CP 合称为磷酸原，由 ATP-CP 分解反应组成的供能系统称为磷酸原供能系统。肌肉中储存的 ATP 极为有限，在分解同时必须通过不断再合成来补充，其中最快的途径就是通过磷酸原供能系统。该过程中没有乳酸生成，又称为非乳酸系统。磷酸原供能系统是运动开始时最早、最快被启动的供能系统，且具有不需要氧气参与和输出功率高的特点。由于肌肉中 ATP 和 CP 储量有限，因此磷酸原供能系统在短时间（10 秒以内）大强度或最大强度的运动中起主要作用，是速度和爆发力项目（如短跑、投掷、举重）的主要供能系统。该供能系统的关键是要提高磷酸肌酸的储量和参与代谢酶的活性，可采用的方法包括专项运动训练和外源的肌酸补充。

糖原或葡萄糖无氧分解成乳酸并合成 ATP 的过程称为糖酵解。运动中骨骼肌依靠糖酵解供能的过程被称为糖酵解供能系统。运动开始阶段，肌肉在利用 CP 的同时，糖酵解过程被激活，肌糖原迅速分解，参与运动中的能量供应。当运动强度持续增加、持续时间在 1 分钟左右时，主要依赖糖的无氧酵解，这一过程不需要氧气，但会产生乳酸，因此这个过程也被称为乳酸系统。乳酸的堆积是导致疲劳的因素之一。糖酵解供能在最大强度运动 30～60 秒时达到最大速率，其后供能速率逐渐下降，可维持 2～3 分钟。因此，糖酵解供能一般是持续 30 秒到 2～3 分钟剧烈运动的主要供能系统，与速度、速度耐力素质有关。典型运动项目如 400m 跑、800m 跑、100m 游泳、200m 游泳等。另外，排球、羽毛球、足球、摔跤等运动项目对糖酵解供能的依赖性也较高。最大乳酸训练和乳酸耐受力训练常被用于提高糖酵解供能能力。

2. 有氧代谢供能系统 碳水化合物、脂肪、蛋白质在有氧的条件下彻底氧化成水和二氧化碳的反应过程称为有氧氧化，也称有氧代谢。有氧代谢供能系统中，糖原在体内储量较多。小强度运动 1～2 小时后，肌糖原耗尽。脂肪储量丰富，理论上可供运动的时间不受限制，但是脂肪的氧化过程对糖有依赖。运动中脂肪供能比例随运动强度的增大而降低，随运动持续时间的延长而增加。安静或中小强度运动时，脂肪是能量代谢的主要物质。蛋白质在长于 30 分钟的大强度运动中参与供能，并且与肌糖原储量有关，在糖储备充足的情况下，蛋白质供能仅占总热量的 5% 左右；在肌糖原耗竭时，蛋白质供能占总热量的 10%～15%，但最多不超过 18%。

有氧代谢供能系统输出功率较其他两个系统低，同时有氧代谢供能系统必须有充足的氧气供应，且在代谢过程中没有代谢性中间产物的积累，因此，依靠有氧代谢供能的运动强度不大，但持续时间很长。作为数分钟以上耐力型运动项目（长距离跑步、长距离快步走）的基本供能系统，有氧代谢供能系统的供能能力决定了机体的有氧耐力。耐力训练可以提高肌肉对氧气的利用率并且提高线粒体产生 ATP 的能力。

3. 骨骼肌各供能系统的关系 骨骼肌的三大供能系统互相联系、互相衔接。运动强度和运动时间不同，各供能系统参与供能的比例也不同。表现为：①在运动过程中骨骼肌各供能系统同时发挥作用，肌肉可以利用所有的能源物质，不存在一种能源物质单独供能的情况，只是供能的时间、顺序和相对比例随运动状况而异。②各供能系统的最大输出功率的差异较大，其顺序为：磷酸原供能系统＞糖酵解供能系统＞有氧氧化供能系统＞脂肪氧化，分别以近50%的速率递减。③各供能系统维持运动的时间不同，磷酸原供能系统仅能维持运动6～8秒；糖酵解供能系统能维持30～60秒内运动；有氧代谢供能系统能维持3分钟以上的运动供能。④运动后能源物质的恢复和代谢产物的清除必须依靠有氧代谢供能，所以有氧代谢是机能恢复的主要方式。各供能系统之间协调配合确保运动时人体的能量供应，使肌肉活动能顺利进行。

三、运动与合理营养

（一）合理营养

合理营养是指人们通过膳食得到保证人体生理需要量的热能和营养素，并且在各种营养素之间建立起一种生理上的平衡。合理营养是健康的基础。达到合理营养的唯一途径是平衡膳食。食物多样是平衡膳食的基础，做到食物多样化可使膳食营养均衡、全面充足。

1. 膳食结构 又称膳食模式，是对膳食中各类食物的数量及其所占比例的概括性表述。《中国居民膳食指南》将食物分为谷薯类、蔬菜水果类、禽畜鱼蛋奶类、大豆坚果类和油脂类。不同食物营养素的构成不同，其营养价值也不同。同一种食物的品种、部位、产地、烹调方法不同，营养价值也会存在差异。

一般根据其中的各类谷物所能提供的能量及营养素的数量满足人体需要的程度来衡量该膳食结构是否合理。膳食结构的形成受一个国家或地区的人口、农业生产、食物流通、食品加工、消费水平、饮食习惯、文化传统、科学知识等多种因素的影响。根据食物的主要来源不同，一般认为膳食结构可以分为：动物性食物为主型、植物性食物为主型、动植物性食物平衡型和其他（如地中海膳食模式等）。

2. 现代人膳食结构变化 我国居民传统的膳食以植物性食物为主，谷类、薯类和蔬菜的摄入量较高，肉类的摄入量比较低，豆制品总量不高且随地区而不同，奶类消费在大多地区不多。相较于中国居民传统膳食，我国现阶段城乡居民膳食中谷物的占比下降了近30%，猪肉和食用油消费显著增加，而水果、乳类和大豆的摄入量持续偏低。与之相应的是我国肥胖、心脑血管疾病、糖尿病、癌症等慢性病患病率呈不断上升趋势。

3. 中国居民膳食指南 膳食指南，又称膳食指导方针或膳食目标，是各国营养机构针对本国存在的营养问题，而提出的一个通俗易懂、简明扼要的合理膳食基本要求。在最新版的《中国居民膳食指南（2016）》中，对于一般人群有六条核心推荐，具体为：食物多样，谷类为主；吃动平衡，健康体重；多吃蔬果、奶类、大豆；适量吃鱼、禽、蛋、瘦肉；少盐少油，控糖限酒；杜绝浪费，兴新食尚。

（二）酒精与运动的关系

1. 酒精对健康和营养的影响 在各国的饮食文化中，吃饭加饮酒往往代表着热情和亲密关系，更能烘托气氛。酒精是酒的主要化学成分。表 10-1 列出了含有约 10g 酒精的标准饮品。

过量摄入酒精饮品可能引起肝损伤，同时也是痛风、癌症、心血管疾病和胎儿酒精综合征等发生的重要风险因素。一般不推荐饮酒。成年人若饮酒，应限量。中国营养学会对于成人的饮酒建议为：一天饮用酒精量男性不超过 25g，女性不超过 15g，儿童青少年、孕妇、乳母等特殊人群不应饮酒。

表 10-1　含有约 10g 酒精的标准饮品

含酒精饮品	容量（ml）
啤酒（4%酒精）	250
低度啤酒（2%酒精）	500
苹果酒、清爽酒、含酒精的软饮	250
葡萄酒	100
香槟	100
加烈葡萄酒、雪莉酒、波特酒	60
烈酒	30

2. 酒精与运动　含酒精饮料属于高热量低营养的饮品，并不是日常饮食中的必要成分。研究认为，酒精并不能够提高运动中的能量储存。由于酒精的能量代谢过程主要发生于肝脏，机体对酒精的代谢反应可能会干扰糖的能量代谢反应，如果肝糖原储量由于运动且低糖食物摄入而降低，肝脏将无法维持循环的葡萄糖浓度，进而导致低血糖。

在运动前或运动中摄入酒精并不能提高运动成绩，并可能影响精细动作控制能力和技巧，即使少量的酒精摄取可能对反应时间、手眼协调能力、准确性、平衡性和技巧的复杂性等都会产生不利影响。同时过量摄入含酒精饮料可能妨碍运动后的恢复过程，损害补液、糖原恢复和软组织损伤的修复过程，对于严重肌肉和软组织损伤者，在运动后即刻恢复阶段（运动后 24 小时）内都应避免酒精的摄入。此外，酒精可能导致皮肤血管扩张，导致寒冷环境下温度调节功能失效，使滑雪等寒冷环境下运动中的体温降低风险增加。如果大量运动或赛后需要参加包含饮酒的聚餐场合，要注意先进食一些高糖食物或者点心帮助肌糖原恢复，同时食物的摄取有助于降低酒精的吸收率，从而降低醉酒速率。

四、运动与膳食行为

（一）膳食行为模式

人类膳食行为具有一定模式，它的内容广泛，包括饮食习惯、进餐方式、食物选择、个人偏爱和嗜好等。健康的膳食行为是保证充足、均衡营养摄入的前提。

1. 进餐频率和规律　不吃早餐、暴饮暴食、三餐不规律等是现代人常见的不健康饮食行为。不吃早餐容易引起能量及其他营养素不足，降低工作和学习效率；暴饮暴食、三餐不规律容易引起胃肠道疾病等不良反应。考虑日常生活习惯和消化系统的生理特点，一日三餐的时间应相对规律，做到定时定量，合理分配。通常以能量作为分配一日三餐进食量的标准。一般情况下，早餐提供的能量应占全天总能量的 25%～30%、午餐占 30%～40%、晚餐占 30%～40%，并根据职业、劳动强度和生活习惯进行适当调整。

每天进餐的次数与间隔时间应根据消化系统的功能和食物从胃内排空的时间来确定。食物的物理性状和化学组成的不同，排空的速度也不同。一般来讲，稀的、流体食物比稠的、固体食物排空快；小块食物比大块食物排空快；含碳水化合物多的食物在胃内停留的时间较短，而含蛋白质和脂肪多的食物停留时间长。混合物一般胃排空时间为 4～5 小时，因而一日三餐中两餐的间隔时间以 4～6 小时为宜。

2. 零食　是指非正餐时间所吃的各种食物。合理有度的吃零食既是一种生活享受，又可以提供

第十章　运动营养学　·167·

一定的能量和营养素，有些情况下还可以起到缓解紧张情绪的作用。不能简单认为吃零食是一种不健康的行为。零食作为一日三餐之外的食物，可以补充摄入机体所需的能量和营养素。所以，零食提供的能量和营养是全天膳食摄入的一个组成部分，在评估能量和营养摄入时应计算在内，不可忽视。

合理选择零食，要遵循以下原则：①根据个人的身体情况及正餐的摄入状况选择适合个人的零食，如果三餐能量摄入不足，可选择富含能量的零食加以补充；对于需控制能量摄入者，含糖或含脂肪较多的食品应尽量少吃；如果三餐蔬菜、水果摄入不足，应选择蔬菜、水果作为零食。②选择营养价值高的零食，如水果、奶制品、坚果等，作为正餐之外的营养素补充。③选择合适的时间，两餐之间可适当吃些零食，以不影响正餐食欲为宜；晚餐后 2～3 小时也可吃些零食，但睡前半小时不宜再进食。④零食的量不宜太多，以免影响正餐的食欲和食量；在同类食物中选择能量较低的零食，以免摄入的能量过多。

3. 味道与食物选择　食物选择在很大程度上是由味道、花费和方便程度等几个方面决定的。食物味道的概念包括味觉的感知、香味、材料和对食物的愉悦反应。人类对于糖和脂肪有先天性的偏爱，对糖和脂肪的味道偏爱随年龄和性别不同而不同。

人类对甜味的先天偏爱可能是因为甜味多为碳水化合物，意味着能量和碳源的摄入有关。脂肪赋予食物特有的味道和质地，并能促进膳食的整体可口性。脂肪使人对甜味产生愉悦反应，在糖和脂肪的混合物中，糖和脂肪具有愉悦协同作用，这一发现被应用到加糖乳酪、冰淇淋等加工食品的制作中用以促进消费。总体而言，可口且更易被人们选择的食物往往是能量密集、高脂肪和高糖的食物。

（二）不良膳食习惯

随着现代社会和经济的不断发展，以及食品加工业和物流业的迅速崛起，我国城乡居民膳食结构和行为等发生了明显变化，膳食中高盐、高糖、高脂、膳食不规律等不良膳食习惯可能诱发各种健康问题。

1. 大量摄入高盐、高油食物　食盐是食物烹饪或加工食品的主要调味品。我国居民饮食习惯中盐摄入量过高，这种高盐（钠）摄入会增加高血压、胃癌和脑卒中的发生风险。除了烹调用盐外，一些加工食品如酱油、酱类、咸菜、鸡精、味精，甚至面包、面条、饼干等虽然口感上没有明显的咸味，但在加工过程中都添加了食盐，被称为"隐性盐"。

烹调油包括植物油和动物油，是人体必需脂肪酸和维生素 E 的重要来源。调查表明，我国居民烹调油和脂肪的摄入量过多，是导致超重肥胖发生的重要风险因素。油炸食品口感好、香味足，对食用者有很大诱惑，容易过量食用、造成能量过剩。此外，反复油炸会产生多种有害物质，可对人体造成危害。

在油脂的化学结构中，脂肪酸的氢原子分布在不饱和键的同侧，称为顺式脂肪酸；氢原子在不饱和键的两侧，称为反式脂肪酸。很多饼干、蛋糕、糕点、加工肉制品及脆的薯条、马铃薯片和其他可口的零食，都可能含有反式脂肪酸。反式脂肪酸摄入过多会增加心血管疾病的发生风险，并可能干扰必需脂肪酸的代谢，应减少摄入。

实际上，人的味觉是逐渐养成的，需要不断强化健康观念，改变烹调和饮食习惯，以计量方式（定量盐勺、带刻度油壶）减少油、盐等调味料的用量，培养清淡口味。《中国居民膳食指南（2016）》建议，培养清淡饮食习惯，少吃高盐和油炸食品。成人每天食盐不超过 6g，每天烹调油不超过 25～30g。每日反式脂肪酸摄入量不超过 2g。

2. 大量摄入添加糖和含糖饮料　添加糖是指人工加入到食品中的糖类，具有甜味特征。常见的添加糖有蔗糖、果糖、葡萄糖、果葡糖浆等，其中日常生活中常见的白砂糖、绵白糖、冰糖、红糖等都属于蔗糖。

添加糖是纯能量物质，我国居民糖的摄入主要来自加工食品。以儿童青少年为例，添加糖的主要来源是含糖饮料，长期过多饮用不但增加了超重、肥胖发生的风险，也会因此引发多种慢性病。含糖饮料的甜味或其他味道能够刺激口腔的味觉，增加愉悦感，并成为习惯。少喝的办法是逐渐减少，或者用其他饮品替代。

《中国居民膳食指南（2016）》建议不喝或少喝含糖饮料，烹调用糖要尽量控制到最小量，同时要少食高糖食品。控制添加糖的摄入量，每天摄入不超过 50g，最好控制在 25g 以下。

3. 在外就餐　现代社会在外就餐已成为中国居民日常饮食的重要组成部分，外出就餐或外卖次数和人数明显增多。餐厅用餐和外卖食品通常以高蛋白、高脂肪、高能量、低纤维为其特点。经常在外就餐会增加脂肪和盐的摄入，增加肥胖、糖尿病、心血管疾病等慢性病患病风险。

聚餐时，更多的口味和食材选择，使进餐者关于食物的愉悦体验持续较长时间和较高水平，很容易造成过度进食。同时，多人聚餐还存在"能量摄入群体促进现象"，即与他人共同进餐往往容易摄入更多食物。如不可避免在外就餐或选择外卖，点餐的时候要注意考虑食物多样、荤素搭配、适可而止，同时减少煎炸类食物，尽量不点含糖饮料并做到饮酒有度等。

（三）膳食行为与运动的关系

包括运动在内的身体活动是保持能量平衡和身体健康的重要手段。

1. 运动与食欲　食欲减退会影响进食量。如果持续时间较长，可能导致营养不良。食欲同时受营养因素和非营养因素的影响。高蛋白、高脂肪和低碳水化合物的饮食习惯等造成的碳水化合物摄入不足，可能引发一定程度的酮症，其症状为恶心和食欲减退，另外服用某些药物也会使味觉改变或食欲减退。这两种情况都会导致能量和营养素摄入减少。另外，龋齿、口唇疱疹、牙龈敏感、舌肿胀都可能使进食受限。而不足的营养摄入可能进一步影响运动表现。

运动强度也可能对食欲和食物摄入量产生影响。剧烈运动 1 小时后减少饥饿感被称为运动性厌食，这可能与流入肌肉和流出内脏的血液重新分配有关。低强度和中等强度运动并没有导致这种暂时的食欲抑制反应。另外，在运动后较长一段时间，部分人可能倾向增加食物的摄入来弥补运动引起的负能量平衡。这种因运动所致的能量摄入增加可能与机体对水分的迫切需求有关。但总体而言，运动或身体活动诱导的能量消耗和能量摄入间的关联相当微弱，运动导致的能量消耗增加不会刺激能量摄入的代偿性增加。由于运动引起的能量消耗与运动后能量摄入之间没有短期的关联，因此相较限制饮食或节食，运动可以被看作是造成短期能量负平衡的更有效方法。

2. 运动与胃肠道功能　基于胃肠道功能的最佳食物摄入可提高运动表现，但实际上，大概有 30%～50% 的人可能在运动中出现胃肠道不适症状，表现为腹部疼痛、腹泻、嗳气、胀气、呕吐等。运动相关胃肠道不适的发生有很高的个体差异性，女性比男性更容易出现这类症状。运动中发生胃肠道不适的可能原因包括：运动中水合状态的频繁波动；运动前摄入较高的膳食纤维、高脂食物；运动强度提高血液的重新分配，使胃肠道血流量减少，胃排空延迟；运动时间过长；紧张或压力；高渗液体（碳水化合物浓度超过 8% 的饮料、高游离果糖饮料）补充、补充剂或药物的使用等。另外，跑步等田径运动相较于游泳或自行车等运动，更容易出现胃肠道不适，这可能与跑步迈步时地面对肠胃的机械作用力有关。胃肠道不适症状最终可能会影响运动表现，甚至使运动过程被迫终止。同时，这些胃肠道问题可使营养吸收效率降低，进而造成营养缺乏症。

运动前、中、后可以采用以下措施来减少运动中胃肠道不适症状发生的可能性：保持最佳水合状态，注意运动前、中、后液体的补充；运动前最后一餐应选择富含碳水化合物、低脂、低纤维的食物；运动前一个半小时内不应再进食固体食物，如果食物中富含高蛋白或脂肪，则需间隔更长时间；运动前最后一餐到运动开始前可通过运动饮料来维持血糖水平并避免饥饿；运动中补充含钠和碳水化合物的运动饮料，以维持血容量和血糖水平；运动后通过膳食和液体的补充，恢复肌糖原储备和水合状态，避免摄入高纤维的食物。

第二节　运动与营养补充

一、运动前、中、后的营养补充

（一）运动或比赛期营养

合理营养对于保证运动者运动或比赛中的良好机能状态、运动表现和运动后尽快消除疲劳、恢复体力、防病治病等均具有良好作用。

1. 运动或比赛前的营养　合理的营养是良好身体机能的保证,也是维持运动前或比赛前机能状况的基础。运动或比赛前的营养补充应该以保持能量平衡,维持适宜体重为目的,遵循以下原则:满足运动者能量需要,食物体积与重量要小,同时易于消化和吸收;膳食应具备高糖、低脂肪、适量蛋白质的特征,同时要有充足的水分,适量的无机盐和维生素;避免摄入高脂肪、宜产气的食物及难以消化的食物,如含纤维较多的粗杂粮;运动或比赛前一餐应在比赛开始前 3~4 小时之前完成,运动或比赛前 30 分钟禁食;比赛当日不应更换新的食物,不要改变运动员饮食习惯和时间;运动或比赛中易大量出汗的运动项目或在高温环境下进行的比赛项目,运动或比赛前应补液 500~700ml 以防机体脱水;运动或比赛前不宜饮用浓茶和咖啡,以免引起利尿作用,影响机体的水合状态。

2. 运动或比赛中的营养　运动或比赛中营养的目的就是要尽量减少疲劳发生的可能性,降低疲劳发生的程度,把影响运动能力的限制因素降到最低,使运动能力得到最大程度的发挥。同时要关注运动中的水合状态,及时补充水、无机盐、维生素和糖。

长时间湿热环境下由于出汗将丢失大量的水分、无机盐和维生素,使体液处于相对高渗状态,对机体体温调节、电解质平衡等有破坏作用,因此运动中要注意补水。饮水时间和方式要遵循项目的特点,对于长时间耐力运动项目,运动过程中水由肠胃进入体内的时间延长,补液应在运动前期就开始,而且要定时补水,把补液行为由被动转为主动;对于一些间歇性运动项目,如体操、羽毛球、网球、足球等,可充分利用运动中间隔的休息时间,根据自身水丢失情况予以补充。运动中补充的液体应该选择低渗或等渗溶液,同时含有适量的电解质,如钠、钾等。水的补充采用少量多次的原则,每 15~20 分钟补充 120~240ml,每小时不超过 800ml。不要一次性补充大量的水,以免引起血钠浓度下降,并增加胃肠道和心脏的负担。

长时间、长距离运动项目等对糖依赖性比较大,运动中补糖是必要的。运动中补糖要以摄取含有低聚糖的运动饮料为主,糖的浓度不超过 8%,以浓度 5%~7%、渗透压 250~370mOsm/kg 为宜,每隔 20 分钟补充一次,补充量可以为 20~60g/h 或 1~2g/kg 体重。

3. 运动或比赛后的营养　运动后营养补充也是完整训练和比赛的重要部分,只有合理的营养补充才能够加快运动员恢复,改善运动能力。具体为:运动后要及时补充水和电解质,补液的时间越早越好,少量多次地摄入含糖-电解质饮料或果汁,以维护机体正常的水平衡和电解质平衡状态;运动后是机体糖恢复的最理想阶段,尽早补糖有利于肌糖原和肝糖原的恢复,运动后每小时至少摄入 50g 碳水化合物,才可使肌糖原的合成达到最佳的速率,此外要使膳食中摄入的糖所提供的能量占总能量的 70%;适量补充无机盐和维生素有利于机体尽快消除疲劳、早日恢复体力,运动饮料可部分补充机体所需的钠盐和钾盐,新鲜蔬菜和水果的摄入有助于补充无机盐和维生素;运动中机体蛋白质以分解代谢为主,运动后补充蛋白质和氨基酸对加速机体的恢复有着至关重要的作用,运动后蛋白质的补充要以摄取优质蛋白为主,如鸡蛋、牛奶、牛肉、大豆蛋白等,游离氨基酸不受蛋白质中氨基酸成分限制,可根据需要随时补充。

（二）营养时机

运动中合适的营养补充时机,可以促进运动的生理适应性,促进健康和提高运动表现。

1. 最佳营养时机的重要性 营养时机是指在训练或比赛的特定时间段内通过摄入特定营养物质来达到期望效果的行为。传统观点认为，能量和营养素的供给是以 24 小时为单位的。但机体的新陈代谢是一个连续不间断的动态过程，因此运动而引起的机体在 24 小时以内的能量需求不应被忽视。

运动对营养的需求主要是由于运动导致的能量消耗增加和经汗液丢失的水分增多，使运动者必须增加能量底物和液体摄入量以满足额外的营养素需求。这种能量和液体的摄入和消耗应该始终保持动态的平衡。因而需要考虑合适的营养补充时机，错过最佳时机的营养供给系统将会降低能量和液体补充对于保持运动能力和促进机体恢复的补给效率，甚至可能对身体成分和运动表现带来消极影响。

2. 运动训练的营养补充时机 运动者首先应重点通过适当比例的宏量营养素来获取足够的能量，之后再补充某种特定的营养素。不论如何安排营养补充时机，定期的加餐或膳食都必须富含充足的碳水化合物和蛋白质，这样可以最大限度地维持运动所需的做功能力并促进恢复。

对有氧耐力训练而言，碳水化合物是运动中首选的燃料来源，但体内碳水化合物的储量有限，因此最大化体内糖原水平很有必要。碳水化合物应选择不会引起胃肠不适的食物。另外，摄入多种类型的糖、麦芽糖糊精、蔗糖和果糖比摄入单一类型的糖更有裨益；相比于在运动前一次性摄入大量的碳水化合物，运动期间频繁补充碳水化合物效果更好。

抗阻训练前后补充碳水化合物、蛋白质和（或）氨基酸有利于增加力量、爆发力、体重、去脂体重等。在任何时间点，特别是运动后将少量蛋白质（0.15～0.25g/kg 体重）添加到碳水化合物中可以促进肌糖原恢复和提高肌蛋白合成速率。此外，在抗阻训练期间，将肌酸添加到营养物质中更能增加力量和改善身体成分。

二、运动员营养策略

（一）耐力性项目运动员的营养代谢特点及需求

长跑、长距离自行车、竞走、马拉松、长距离游泳和越野滑雪、铁人三项等运动项目的特点是运动时间长、运动中无间歇，属于耐力性项目。碳水化合物储备、水合状态等营养状况都可能对个体的耐力水平及运动表现产生影响。

1. 耐力性项目运动员的营养代谢特点 耐力性项目以糖和脂肪的有氧氧化供能为主，热能和各种营养素消耗大。对各种营养素的需要量均较高。耐力性项目的营养代谢特点包括：①持续时间较长，主要以糖和脂肪的有氧代谢提供能量，能量消耗大。膳食应首先满足能量的消耗，否则会影响运动能力。②体内蛋白质的转换及更新加快，如血红蛋白储量提高，参与有氧代谢酶的活性提高，重复性、高冲击性的耐力运动引起的损伤导致机体蛋白质分解增加等。另外，长时间耐力运动需要消耗大量能量，蛋白质也可能会参与供能，并且当膳食中碳水化合物和脂肪能量供应不能满足运动消耗时，蛋白质分解供能的情况还会加剧。③长时间耐力运动时，脂肪是有氧代谢提供能量的主要来源。④B 族维生素、维生素 C、维生素 E，以及 Na、Ca、K、Fe 等维生素和无机盐对耐力性的运动能力和运动表现极其重要。

2. 耐力性项目运动员的营养策略 参与耐力性项目者要注意补糖的重要性。日常膳食中碳水化合物的摄取，应占总能量的 60%～70%，并且在运动过程中注意糖的补充，维持血糖水平。当三餐摄入的能量不能满足需要时，可在三餐外安排 1～2 次加餐，如含糖饮料、点心、水果、蛋糕和巧克力等，但加餐的食物应考虑营养平衡和营养密度。建议在长于 1 小时的运动过程中，适量补糖的意义更大，但补糖量不宜超过 1g/kg 体重。耐力性运动项目使蛋白质分解代谢加强，足量的补糖可以使运动中蛋白质的消耗大大减少。膳食中蛋白质的供给量应丰富，及时补充蛋白质有利于促进肌肉组织的修复。脂肪的比例可略高于其他项目，达到总能量的 30%～35%。

耐力性项目运动中出汗量大，容易发生脱水，运动前、中、后适量补液有利于维持机体内环境稳定。若运动在炎热环境下，补充含糖量较低的饮料有利于维持胃的排空和提高运动能力。大量出汗还会使体内电解质丢失，丢失电解质可通过含电解质运动饮料补充。不同季节或气温条件下训练应注意液体的流失量。同时也要考虑汗液中无机盐和水溶性维生素的丢失，对于 B 族维生素和维生素 C 的需要量应随能量的增加而相应提高。

另外，膳食中加强动物性食物中铁的营养，如瘦肉、猪肝、血豆腐等，有助于维持耐力性项目运动者，尤其是女运动员体内的血红蛋白水平，预防缺铁性贫血，保证血液的输氧功能。当运动员血红蛋白水平正常时，不需要额外补充铁剂，以免铁蓄积引起中毒。为增加铁的吸收，应注意增加维生素 C 的摄入量，必要时在医生指导下采用铁补充剂，并注意避免过量补充。耐力性项目尤其女性及少年运动员，在大运动量训练期间，钙的需求量和流失量增加。应注意观察钙的水平，并养成良好的饮食习惯，避免运动性骨量减少的发生。同时也应注意补铁和钙的矛盾性，二者有一定的拮抗作用。

（二）力量性项目运动员的营养代谢特点及需求

短跑、有阻力的骑车、举重、投掷、摔跤、橄榄球等项目的特点是强度大、缺氧、氧债大、运动有间歇及无氧供能等，属于速度、力量性运动项目。这类运动中要求具备较大的爆发力，较好的神经肌肉协调性，以及良好的心理素质等。

1. 速度、力量性项目运动员的营养代谢特点　速度、力量性项目需要高水平的爆发力、最大力量和速度，依赖磷酸原和糖酵解系统供能。速度、力量性项目运动员一般肌肉发达，一日总热能消耗量较高，但由于实际运动时间不长，运动中间歇多，运动密度小，按单位体重计算的总热能消耗量并不高。由于速度、力量性项目运动员肌肉质量较大，代谢酶活性高和激素调节水平活跃，且运动训练期含氮物质流失多等特点，决定其训练期机体蛋白质的合成和分解代谢旺盛。加之足球、摔跤、橄榄球等项目在运动中可能发生创伤。因而充足的蛋白质营养可以补足运动中的消耗，促进肌肉、血液等蛋白质的合成和组织的修复。

2. 速度、力量性项目运动员的营养策略　速度、力量性项目的运动员必须通过训练提高肌肉的力量、速度和爆发力，针对性的营养策略有利于支持和加强肌肉的质量和力量。一般营养策略包括：食物必须包含充足的能量，以满足每日能量需求和弥补运动所消耗的能量；充分摄入碳水化合物有助于节约蛋白质，并维持作为循环训练耐力成分的糖原储备；在抗阻训练的初始阶段，每日蛋白质的需求会不断增加，但随时间推移，身体会产生适应性变化，对蛋白质的需求减少；训练后的营养补充时机非常重要，抗阻训练后尽快补充蛋白质能够更好地保留蛋白质，摄入碳水化合物能够抑制蛋白质分解进而帮助节约蛋白质。

对于力量性项目运动员，建议蛋白质营养要注意其质和量两个方面。在质方面，宜选择完全蛋白质及大豆等优质蛋白，其中以优质蛋白占总蛋白的一半为宜；在量方面，建议摄入量为 2g/kg 体重，或占总能量的 12%～15%。但不宜超过 3g/kg 体重，以免引起体液酸碱平衡紊乱，钙丢失增加、肝肾负担加重，以及水分丢失增加等。速度、力量性项目运动员往往肉类食物摄入过多、食物烹调用油量大，但主食摄入相对不足，容易引起碳水化合物及某些维生素如维生素 A、维生素 B_1、维生素 B_2 等摄入不足，因而需要注意平衡膳食。摄取充足的蔬菜、水果，以提供机体所需要的维生素和无机盐，调节细胞内代谢、生物合成及修复过程等。

另外，虽然很多项目每个回合比赛时间不足 90 秒，但这些项目训练时间经常会持续数小时，因而在训练过程中摄入碳水化合物的运动饮料可以保证糖原储备不被耗竭。对于多回合、高强度的运动项目，运动员还应利用比赛中的休息时间补充含碳水化合物和电解质的饮料。

（三）爆发力与耐力结合项目的营养代谢特点及需求

篮球、足球、网球、冰球、花样滑冰等项目，爆发力和耐力缺一不可，运动中强度呈不规则变化，形成独特的能量底物利用模式。

1. 爆发力与耐力结合项目的营养代谢特点 在爆发力与耐力结合项目中高强度和低强度运动交替进行，能量消耗大且转换率高，运动持续时间长。这类项目对肌糖原和血糖的依赖性高，因而要保证碳水化合物的持续供给。另外，由于这类项目中间歇性的爆发力运动在很大程度上依赖于ATP-CP 供能系统，因此需要摄入足量的蛋白质和用于合成肌酸。爆发力与耐力结合项目通常运动持续时间很长，运动员很容易因为大量出汗而脱水，因而良好的水合状态是保证良好运动表现、预防疲劳和运动能力下降的重要因素。

2. 爆发力与耐力结合运动项目的营养策略 坚持摄入碳水化合物含量高、蛋白质含量适中且脂肪含量低的膳食有助于改善糖原储备，并保证足量的液体摄入以维持良好的水合状态；赛前和赛后，运动员摄入以淀粉为主且容易消化的零食（如饼干），同时补充运动饮料；比赛过程中摄入碳水化合物浓度为 6%～7%、每杯含钠 100～200mg 的运动饮料，在炎热、潮湿环境中比赛时，需增加饮料中的钠含量；利用所有比赛中的休息时间补充液体和碳水化合物；运动结束后，立即补充液体、碳水化合物和蛋白质，以恢复糖原储备并促进肌肉恢复。

爆发力与耐力结合运动项目的能量消耗大，运动员日常膳食供给量应根据运动量的大小，保证充足的能量，比例一般为碳水化合物 60%～65%，蛋白质 10%～15%，脂肪 20%～30%，应保证高碳水化合物的摄入，特别是在运动前的 3～4 小时前需采用高碳水化合物饮食。蛋白质的营养状态对于肌肉的恢复和肌酸合成也很重要，运动员每天约需 1.5g/kg 体重的标准补充膳食中的优质蛋白质。保持良好的水合状态、尽量避免脱水，宜选用低糖等渗的运动饮料，不选含咖啡因和乙醇的饮料。具体为赛前一天和比赛当日应充分补液，运动中积极主动、少量多次补液，运动后及时补液。

爆发力与耐力结合运动项目训练比赛通常较为密集，运动中能量消耗和水的丢失较多，除了注意运动间隙补充部分碳水化合物和水分之外，为了加快糖原储备的恢复，应在运动结束后尽快补充50g 糖，之后每隔 1～2 小时重复补充一次，直至下一餐。恢复期的 24 小时内，补糖的总量应达到10g/kg 体重，并采用高升糖指数的食物。为取得充分的水合平衡，可采用含电解质饮料，补充至运动员出现正常的尿液颜色和尿量。

（四）灵敏、技巧类项目运动员的营养代谢特点及需求

击剑、体操、跳水和跳高等运动项目，运动员在运动中神经活动紧张，动作为非周期性，难度大，并对协调、速度和技巧性要求较高；在供能方面对无氧糖酵解的依赖性较大。

1. 灵敏、技巧类项目运动员的营养代谢特点 灵敏、技巧类项目运动在运动中总能量消耗不高，为完成复杂的高难度动作，经常需要控制体重、体脂水平。另外因为运动中神经活动紧张，食物应提供充分的蛋白质。良好的钙储备对维持骨骼发育和健康，以及维持神经肌肉的兴奋性起着重要作用，灵敏、技巧类项目对运动器官的刺激较大，对钙的需要量大。

2. 灵敏、技巧类项目运动员的营养策略 灵敏、技巧类项目运动员的膳食摄入能量较低，并应限制脂肪类食物的摄入量，使体脂达到维持健康和机能要求的最低水平。膳食能量供给量为 53～57kcal/kg 体重，比例以碳水化合物占 60%～65%，蛋白质占 15%，脂肪占 20%～25%为宜，即采用高碳水化合物、中等量蛋白质、低脂肪膳食。为保证神经活动紧张过程的需要，食物应保证充分的蛋白质。此外，灵敏、技巧类项目运动员由于需要保持适宜的体重，常采取限制饮食来控制体重，需要注意保证膳食中维生素和无机盐含量丰富的蔬菜、水果等食物的摄入。

三、运动营养补剂

（一）运动营养强化剂

运动强化剂是一种提高人体做功能力的物质或设备，用于改善运动表现的一些营养类、生理类、器械类、心理类或医药类的物质或设备。

1. 膳食补充剂　在科学文献中，膳食补充剂的定义并不统一。膳食补充剂是一种用于完善饮食营养成分的产品，其包含以下一种或多种成分：维生素、无机盐、氨基酸、草药或其他植物性药材。膳食补剂通过增加某种宏量营养素的总摄入量或总卡路里（热量）来完善饮食。膳食补充剂不是一种传统的食物，也不是膳食或饮食中的一种单一物质，主要目的是优化再生和免疫功能，改善整体健康和提高表现。膳食补充剂的裨益和风险见表10-2。

表10-2　膳食补充剂的裨益和风险

分类	裨益	风险
总体	心理上的帮助和安慰效果	无意造成的添加剂情况和健康风险
运动饮料	在运动中补充液体和碳水化合物，运动后再水和和再次增加能量	能量密度高 营养密度低
富含碳水化合物的产品	具有高碳水化合物需求的训练在比赛前要补充碳水化合物，运动中和运动后要再次增加能量	能量密度高 营养密度低
蛋白质	在碳水化合物摄入较少的时候满足蛋白质需求	
维生素、微量元素	在食用不平衡饮食而限制能量摄入的时候（如出差，繁忙的计划）满足日常微量营养素建议	应注意超过最高摄入水平的情况
增补剂	对某些人而言，在某些情况下，肌酸、咖啡因和缓冲剂会有裨益	可能存在副作用，查看个人反应

总体而言，在保证健康、平衡和具有运动针对性膳食的前提下，没有必要额外选择膳食补充剂。对于需要均衡营养，有特定消化条件、减肥或运动前控制体重期、剧烈运动且修复时间较短的阶段，出差且食物供给受限，某些需要补充肌酸、咖啡因、缓冲剂等强化剂的运动员等，可以在经过营养评估后有针对性地选择合适的膳食补充剂。

2. 营养素补充剂　通常情况下，与运动相关的膳食补充剂包括营养素补充剂和运动补剂。当运动员出现相应的营养素缺乏问题时，一些经常使用的膳食补充剂（如维生素和无机盐）才能被称为营养素补充剂。

在营养学上，营养素补充剂是一大类以补充维生素、无机盐而不以提供能量为目的的预包装食品、保健食品和其他特殊膳食食品。营养素补充剂是膳食的一种辅助手段，主要形式为片剂、胶囊、颗粒剂或口服液。

使用营养素补充剂前，首先要通过膳食、营养状况指标和体征等来评估、确定膳食是否满足营养需要，对于营养素缺乏的个体，补充营养素是简便有效的方法。同时应积极采取膳食改善措施，包括选择强化食品、营养素补充剂作为营养素补充的来源，以弥补不足、纠正营养素缺乏状况。营养素的补充剂量，应根据中国居民膳食营养素参考摄入量进行，过量补充不一定增加健康益处，可能带来负面效应，甚至增加疾病风险。

3. 运动补剂　具有其他的特殊功效，而非用于弥补运动者的营养缺失的膳食补充剂，称为运动补剂。常见的运动补剂及其对身体健康和运动表现的主要功效见表10-3。

表10-3　常见运动补剂及其主要功效

运动补剂	主要功效
支链氨基酸	增加蛋白质合成的速率
咖啡因	提升有氧耐力运动表现，提神醒脑

续表

运动补剂	主要功效
肌酸	增加力量和肌肉质量
必需脂肪酸	提升身体健康，减轻体重
补充能量的饮料	提高警觉性和加快新陈代谢
甘油	促进水合
羟甲基丁酸盐	增加力量和肌肉质量，抗分解代谢
补充水分的饮料	提升有氧耐力运动表现，促进水合作用
中链甘油三酯	提升有氧耐力
复合维生素和无机盐	提升总体健康
一氧化氮辅助药剂	促进血液流动到做功的肌肉组织
蛋白质	增加力量和肌肉质量，加快恢复
获取专利的高度支化高分子量葡萄糖聚合物溶液	提升有氧耐力运动表现，加快恢复

（二）不同专项运动的运动补剂

1. 有氧耐力运动补剂 水合状态、电解质平衡和碳水化合物摄入量是对于有氧耐力训练项目需要重点考量的三个营养因素。常用有氧耐力补剂的功效、益处及潜在缺点见表 10-4。

表 10-4 常用有氧耐力补剂的功效、益处和潜在缺点

运动补剂	功效	益处	潜在缺点
支链氨基酸	减少肌肉损伤，加快运动后的恢复，减轻中枢疲劳	可改善长时间剧烈运动后的认知能力。并能在运动后创建一种更利于合成代谢的蛋白质平衡环境，减少肌肉损伤的标志物，从而促进运动后的恢复。对许多有氧耐力运动员来说，在进行长时间力竭性运动期间补充支链氨基酸会发挥最大的益处	研究没有发现补充正常剂量的支链氨基酸会对健康成人有不利影响
咖啡因	延长有氧耐力运动至力竭的时间，提升警觉性，减轻肌肉酸痛，促进糖原再合成	咖啡因可以减轻疲劳感，延长运动至力竭的时间，并减轻肌肉酸痛（特别是在下坡跑步等离心运动后）。咖啡因也能够促进糖原再合成。无水咖啡因（丸剂和咖啡中的物质）最具有机能增进的功效。所有运动员都可以通过一种或多种补充方式获得裨益	孕妇应该将咖啡因的摄入量控制在 300mg/d 以下，因为咖啡因可能对胎儿有不利影响。咖啡因可能对焦虑症患者、心脏异常患者、青光眼患者和高血压患者有不利影响。有些人宣称他们即便补充了很少量的咖啡因，也会增加焦躁或心律异常的风险
电解质补剂	避免低钠血症	电解质，特别是钠，对所有参加长时间力竭性运动的有氧耐力运动员都有益处。电解质可以预防低钠血症，增加口渴感，因此能鼓励人们多喝水。电解质可以提升整体水合状态，预防身体水分过度流失	高血压患者和有肾脏疾病的患者限制钠的用量。但是没有高血压的健康运动员补充钠是没有任何问题的

续表

运动补剂	功效	益处	潜在缺点
谷氨酰胺	降低感染和疾病的发生率。预防肌肉酸痛，加快身体恢复	现在尚未明确谷氨酰胺对哪些运动员有益。比较容易生病或感染的运动员（以及那些参加超长跑或铁人运动等对身体造成负担的运动员）可能需要补充谷氨酰胺	研究没有发现补充正常剂量的谷氨酰胺对健康成人有不利影响
高度支化高分子量葡萄糖聚合物（专利）	比麦芽糊精更能促进糖原再合成	与补充麦芽糊精和糖的混合物相比，补充高度支化高分子量葡萄糖聚合物使胃排空更快。它可以快速补充肌糖原。对于每天进行多次艰苦训练的运动员而言，高度支化高分子量葡萄糖聚合物是最好的选择	研究没有发现补充正常剂量的高度支化高分子量葡萄糖聚合物对健康成人有不利影响。糖尿病患者应定期密切监控他们的碳水化合物摄入量和胰岛素量
蛋白质	当与碳水化合物一起使用时，可能会促进运动后的糖原再合成	在运动后，只要补充蛋白质就会有益（如果在运动中补充蛋白质，可能会造成肠胃不适）。研究表明，运动后补充蛋白质会减少蛋白质分解并加快恢复	研究没有发现补充正常剂量的蛋白质对健康成人有不利影响
碳酸氢钠和柠檬酸盐	降低 pH，减轻疲劳	虽然在一些情况下，碳酸氢钠和柠檬酸盐可以有效地缓解肌肉疲劳，但是它们却不是最好的选择。因为它们有可能会引起肠胃不适	这些补剂，特别是碳酸氢钠，会引起肠胃不适
运动饮料	补水；钠能够帮助预防低钠血症；改善体能，保持血糖；减轻长时间运动中的疲劳	对有氧耐力运动员而言，运动饮料是最好的补剂之一。运动饮料有三种已被研究证实的功效：防止低钠血症，保持体内水分和减轻长时间运动中的疲劳	如果在运动中补充大量果糖，可能会造成肠胃不适

2. 力量和爆发力运动补剂　尽管运动补剂不能代替平衡膳食，但是可以帮助提高训练适应性，增加力量、爆发力和肌肉量。除了科学训练和合理营养，某些运动补剂同样有利于增强肌肉力量和爆发力。对力量和爆发力有益的 4 种运动补剂是蛋白质、肌酸、β-羟基-β-甲基丁酸盐（HMB）和 β-丙氨酸。其中，已有充分的研究证据证实肌酸可以提高肌肉力量、质量和爆发力。部分研究认为 HMB 补充剂可以减缓蛋白质的分解代谢，β-丙氨酸可以改善某些高强度运动表现。

对于经常出差和每天需要多次摄入蛋白质的运动员可以选择蛋白质补剂。对于习惯锻炼者和运动员而言，推荐每天摄入 1.5～2.0g/kg 体重的蛋白质补剂。

第三节　运动、营养与健康

一、运动、营养与抗氧化

（一）自由基与抗氧化防御系统

生理状态下，人体内的自由基处于不断产生和清除的动态平衡状态。不适应的运动和剧烈运动可引起氧自由基与抗氧化系统之间的失衡。

1. 自由基　是指外层电子轨道带有不成对电子的基团，主要包括：氧自由基、羟自由基、过氧化氢和单线态氧等。自由基化学性质活泼，可以与糖类、核酸、蛋白质和脂类等物质发生反应，因此自由基能破坏细胞的结构，并造成细胞功能下降。

自由基是机体正常代谢的产物，当暴露在臭氧、酒精、紫外线等有毒物质中时，机体也可能形成自由基。自由基具有高度活性，可形成一个链式的反应产生更多自由基。一定水平的自由基对维持机体正常生命活动具有重要作用，但自由基过量可能导致衰老、炎症、肿瘤等慢性疾病。

2. 抗氧化防御系统 假如自由基产生过多而且没有被体内的抗氧化系统中和，就可能导致细胞损伤。但在生理状态下，人体内的自由基处于不断产生和清除的动态平衡状态。体内许多防御系统可以保护机体免受过量氧化的损伤，称为抗氧化防御系统。抗氧化防御系统可以分为酶系统和非酶系统。酶系统，如超氧化物歧化酶（SOD）、过氧化氢酶（CAT）、谷胱甘肽过氧化物酶（GPX）、谷胱甘肽还原酶（GR）和过氧化物酶。抗氧化防御酶需要铜、铁、锰、锌等无机盐作为辅助因子。除了酶系统外，许多微量元素也参与抗氧化过程，如维生素 E、维生素 C、β-胡萝卜素等。

一般认为，机体对轻度的氧化应激有充分的抗氧化储备，以保证不至于发生严重和长期的损伤。然而，大多数抗氧化物的保护余地相对有限。

3. 运动与氧化和抗氧化 运动中或运动后机体的耗氧增加，或者是特定通路的激活，是活性氧（reactive oxygen species，ROS）产生的主要来源。ROS 可对抗氧化防御系统造成威胁。ROS 可通过一系列的生化反应在众多器官组织中引起细胞内环境的进一步氧化，称为"氧化应激"。有大量研究表明，不适应的运动和剧烈运动可引起氧自由基与抗氧化系统之间的失衡，偏向于 ROS 的生成。这种抗氧化系统内稳态的紊乱，与运动中和运动后发生的许多生理紊乱有关，如疲劳、肌肉酸痛、肌纤维断裂和免疫功能受损。目前已明确运动时细胞内自由基产生的主要来源有线粒体电子传递链、黄嘌呤氧化酶和中性粒细胞。

运动时细胞内自由基产生的主要来源有线粒体电子传递链、黄嘌呤氧化酶和中性粒细胞等。抗氧化维生素和谷胱甘肽储备下降可增加机体组织运动时发生氧化损伤的机会。但是体内抗氧化防御系统对急性运动和慢性运动能产生适应。这种氧化和抗氧化之间的平衡提示运动训练和抗氧化剂补充对经常锻炼的人群有积极的保护作用。

运动引起的体内氧化和抗氧化反应存在运动和个体差异。以运动中脂质过氧化反应为例，就运动强度而言，紧张、剧烈的最大强度的运动与中等强度的运动相比，脂质过氧化反应可能增加得更多。就运动类型而言，肌肉离心收缩与向心收缩相比，自由基增加得更多，随后出现的损伤也更严重。未经过训练的人与受过训练的运动员相比，进行高强度运动时机体可能发生更多的脂质过氧化反应等。此外，膳食和抗氧化剂的补充会影响机体对运动的反应。

（二）抗氧化剂

抗氧化剂是一类营养物质，其作用是防治自由基形成导致的氧化损伤。

1. 抗氧化剂的补充 对于平衡膳食、营养充足、身体健康的成年人而言，体内各种营养物质和抗氧化剂水平都很充足。每天组合使用 5 种蔬菜和水果可以使绝大多数人达到或超过抗氧化营养物质的每日膳食建议量。尽管抗氧化补剂在运动爱好者和运动员中使用普遍，但缺乏足够的科研证据支撑"补充抗氧化剂有利于提高其运动能力"这一论点。

膳食具有抗氧化活性的营养物质及其主要抗氧化功能见表 10-5。另外，一些植物化学物质等也可能参与到抗氧化代谢过程中，这些物质可以保护身体免受氧化损伤反应中的重要辅助因子。植物化学物质是植物中含有的活跃且具有保健作用的物质。

表 10-5 常见抗氧化剂及主要抗氧化功能

营养物质	主要的抗氧化功能
α-硫辛酸	回收维生素 E

续表

营养物质	主要的抗氧化功能
维生素 E（α-生育酚）	终止脂质过氧化
维生素 C（抗坏血酸）	抑制单线态氧，再生还原型的维生素 E
β-胡萝卜素	抑制单线态氧
辅酶（还原型辅酶 Q 或 Q10）	清除过氧自由基
硒	是谷胱甘肽过氧化物酶系统的一部分
铜	是 Cu-Zn SOD 复合物的一部分（细胞质中）
锌	是 Cu-Zn SOD 复合物的一部分（细胞质中）
铁	是过氧化氢酶系统的一部分
锰	是 Mn SOD 复合物的一部分（线粒体中）
黄酮类（异黄酮、花青宁、儿茶酚）	抑制炎症；清除超氧阴离子、羟基自由基和过氧自由基

2. 与抗氧化剂相关的潜在风险　虽然抗氧化剂对缺乏抗氧化剂个体而言有利于恢复细胞功能，但抗氧化剂的补充必须低于机体可耐受的最高摄入量。抗氧化剂的补充过量可能与许多健康风险有关，如大剂量补充维生素 E 容易出现大出血，增加出血性慢性疾病的死亡率；补充维生素 C 与摄入高铁物质相结合时可能增加铁诱导的心力衰竭或血色素沉着病的风险；补充 β-胡萝卜素可能增加吸烟者肺癌的发病率和心血管疾病的死亡率。需要注意的是，上述风险是指额外补充抗氧化剂可能产生的健康风险，而非膳食中抗氧化剂的摄入增加所致风险。

二、运动、营养与免疫

（一）营养与免疫

免疫功能是人体重要的生理功能。营养因素是维持人体正常免疫功能和健康的物质基础，对免疫功能有重要影响。

1. 免疫概述　免疫是指机体接触"抗原性异物"或"异己成分"的一种特异性生理反应，其作用是识别和（或）排除抗原性异物，以此维持机体的生理平衡。正常情况下对机体有利，但在某些条件下也可以有害。人体免疫系统由免疫器官、免疫细胞和免疫分子共同组成，是机体免疫功能和发生免疫反应的物质基础。

人体内的激素可以作为免疫调节剂，调控免疫系统的活力。睡眠、营养、运动、心理状态等都会对免疫系统产生影响。

2. 营养素与免疫功能　免疫系统的功能依赖于正常的营养供应。严重的营养不良会导致免疫缺陷。营养不良包括营养缺乏和营养过剩两种表现。营养缺乏对免疫功能的影响较常见，营养不良能导致免疫器官发育不全、萎缩，对细胞免疫、体液免疫、免疫因子等都有重要影响。同样，营养过剩所引起的疾病，如糖尿病和肥胖症，也能够破坏免疫功能。

（二）运动与免疫

不同运动对免疫功能会产生不同影响，适量运动可增强免疫机能，长期大强度运动训练则可能造成免疫抑制。营养补充、中医中药及运动员自我管理等措施可对其免疫功能进行调理。

1. 运动与免疫的关系　适量运动对免疫机能有良好影响，中等强度运动能提高人体的免疫机能，增强抗病能力；大负荷运动后，人体免疫机能下降，称为运动后免疫机能变化的"开窗"理论。

运动强度越大、持续时间越长，对机体的免疫学机能下降越明显。

长期大强度运动则可能导致免疫抑制，对感染性疾病的易感率上升。造成运动性免疫抑制的可能原因包括交感神经兴奋、应激激素升高、血糖和谷氨酰胺浓度降低、氧自由基浓度升高等。大训练负荷、比赛期，以及心理压力、睡眠不足和营养失调等都可能破坏运动员免疫系统，增加其感染的风险。

2. 提高运动员抗感染能力的营养策略 长时间剧烈运动和大负荷训练会给运动员带来身体压力和精神压力，进而可能对其免疫机能产生影响。合理营养和平衡膳食有利于提高机体的抗病能力。在食物摄入受到限制时或者食物的种类或数量有限时，种类繁多的多种维生素剂、无机盐补充剂是最佳的选择。如果明确缺乏某种微量营养物质，比如缺铁，那么就有必要进行明确的短期营养补充。但需要向有资质的运动营养学专家咨询后才能进行，因为过度补充某种微量营养物质，包括维生素E、铁和锌，也会损害人体免疫系统的防御能力。

3. 营养补充剂原理和发现 免疫营养支持是近几十年来运动免疫学的一个主要研究工作，表10-6列出了部分免疫营养补充剂的基本原理和发现。

表 10-6 部分免疫营养补充剂的基本原理和发现

免疫营养补充剂	基本原理	根据现有证据作出推荐
n-3 多不饱和脂肪酸	运动后具有抗炎效果	不推荐，和安慰剂没有区别
维生素 E	抑制运动引起的活性氧并提高免疫力	不推荐，会促进氧化并带来重劳顿感
维生素 C	抑制运动引起的活性氧并提高免疫力，减少对运动的皮质醇反应	不推荐，与对碳水化合物的影响相比，对皮质醇的影响相对较小，免疫功能方面与安慰剂没有区别
谷氨酸盐	长时间运动中会降低的重要免疫细胞能量物质	不推荐，身体存储超过运动降低的效果
碳水化合物	保持运动中血糖含量，降低应激激素，从而抵制免疫功能失调	推荐。每小时摄入 60g 碳水化合物有助于抑制免疫炎症反应，但并不会抑制免疫功能失调的所有方面
p-葡聚糖	免疫细胞中发现的受体，从动物身上进行的研究数据表明，补充 p-葡聚糖会增强天生的免疫功能并降低感染风险	不推荐，对运动员的研究显示 p-葡聚糖没有任何效果
紫锥花	紫锥花是运动员热衷的一种中药萃取物补充剂。据说能通过对巨噬细胞的刺激作用提升免疫功能，也有一些体外证据证明这一点	不推荐。大范围的人体研究表明，紫锥花没有任何效果
益生菌	益生菌是一种活性微生物，口服几周后，肠胃中的有益菌数量就会上升。益生菌对肠胃健康和免疫功能调节有一些功效	推荐。人体研究表明益生菌能够增强后天免疫系统的某些方面并降低呼吸系统疾病和肠胃问题的发生率
槲皮黄酮	体外研究表明，槲皮黄酮具有强烈的抗炎、抗氧化和抗病效果。动物研究数据表明槲皮黄酮能够增加线粒体生物合成和耐力	推荐。人体研究表明能够在繁重训练期间明显降低生病概率并可温和刺激未经训练的受体线粒体的生物合成和耐力
含有 EGCG 的槲皮黄酮	黄酮类混合剂提升抗炎和抗氧化效果并增强免疫功能。黄酮类混合剂比槲皮黄酮更好一点	推荐。人体研究表明含有 EGCG 的槲皮黄酮具有较强的抗炎效果和温和的抗氧化效果，并能增强先天免疫力

注：EGCG，表没食子儿茶素没食子酸酯。

第四节 各类人群的营养和运动策略

一、健康与运动人群的营养和运动策略

规律运动和合理营养对于增强体质、防治疾病、提高学习和工作效率均具有积极的作用。

（一）健康成年人的营养和运动处方

1. 健康成年人的营养策略 对于中国居民，通常推荐参照中国居民膳食宝塔进行膳食规划。中国居民膳食宝塔（图10-2）是根据《中国居民膳食指南（2016）》的核心内容和推荐，结合中国居民膳食的实际情况，把平衡膳食的原则转化为各类食物的数量和比例的图形化表示，见图10-2。

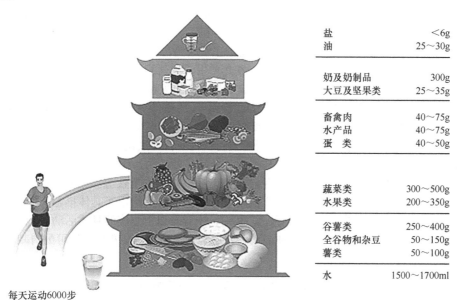

盐	<6g
油	25～30g
奶及奶制品	300g
大豆及坚果类	25～35g
畜禽肉	40～75g
水产品	40～75g
蛋 类	40～50g
蔬菜类	300～500g
水果类	200～350g
谷薯类	250～400g
全谷物和杂豆	50～150g
薯类	50～100g
水	1500～1700ml

每天运动6000步

图 10-2　中国居民膳食宝塔（2016）

2. 健康成年人的运动建议 根据国家体育总局发布的《全民健身指南》建议：有体育健身活动习惯的人每周应运动 3～7 天，每天应进行 30～60 分钟的中等强度运动，或 20～25 分钟的大强度运动。为了取得理想的体育健身活动效果，每周应进行 150 分钟以上的中等强度运动，或 75 分钟以上的大强度运动；如果有良好的运动习惯，且运动能力测试综合评价为良好以上的人，每周进行 300 分钟中等强度运动，或 150 分钟大强度运动，健身效果更佳。

（二）健身运动者的合理营养

健身运动者的合理营养是指在维持健康的基础上，摄入的营养物质能够满足运动或比赛的需求。

1. 健身运动者合理营养的重要性 合理营养是保证运动能力和运动表现的重要且可控的因素。合理营养对于健身运动者的重要性可概括为：合理营养有助于提供充足的能量，维持适宜的体重和体脂比例；有助于延缓疲劳和加速运动后的恢复；有利于改善免疫机能和运动能力；并有助于克服营养不良、脱水、电解质紊乱、低血糖等特殊的运动医学问题。

2. 健身运动者合理营养的要求 对于健身运动者而言，合理营养应该满足：食物的数量和质量

应满足相应运动项目的需要；食物应当营养平衡和多样化，且易于消化吸收；食物应当是浓缩的，营养密度高、体积重量小等；一日三餐食物的能量分配应根据运动计划开展的时间来安排；食物烹调要避免营养素损失，并具有良好的感官性状，色、香、味俱全，能够引起食用者的食欲。

在制订具体的膳食计划时，需要对健身运动者进行详细的个体营养状况评定，包括其最佳体重、身体成分、饮食、生活方式、健康状况、心理和生理等，还要参照运动的目标及运动强度、时间等。

二、特殊人群运动营养处方

（一）学龄前儿童的运动和营养策略（2~5岁）

2~5岁学龄前儿童需要保证符合其生理和营养特点的平衡膳食，同时也需培养良好饮食习惯。

1. 学龄前儿童生长发育特点 2~5岁儿童生长发育速率与婴幼儿相比略有下降，但仍处于较高水平，这个阶段的生长发育状况也直接关系到青少年和成人期发生肥胖的风险。2~5岁儿童摄入的食物种类和膳食结构已开始接近成人，是饮食行为和生活方式形成的关键时期。与成人相比，2~5岁儿童对各种营养素需要量较高，消化系统尚未完全成熟，咀嚼能力仍较差，因此其食物的加工烹调应与成人有一定的差异。与此同时，2~5岁儿童生活自理能力不断提高，自主性、好奇心、学习能力和模仿能力增强，该时期也是培养良好饮食习惯的重要阶段。

2. 学龄前儿童营养和运动策略 中国营养学会基于2~5岁儿童生理和营养特点，在一般人群膳食指南基础上增加了针对学龄前儿童的关键推荐。具体为：规律就餐，自主进食不挑食，培养良好饮食习惯；每天饮奶，足量饮水，正确选择零食；食物应合理烹调，易于消化，少调料、少油炸；参与食物选择与制作，增进对食物的认知与喜爱；经常户外活动，保障健康生长。

在强调运动的多样性、循序渐进、避免过早的专业训练及安全性等原则的基础上，《学龄前儿童（3~6岁）运动指南》（专家共识）对学龄前儿童的运动时间给出了具体推荐："全天内各种类型的身体活动时间应累计达到180分钟以上。其中，中等及以上强度的身体活动累计不少于60分钟；同时每天应进行至少120分钟的户外活动，若遇雾霾、高温、高寒等天气可酌情减少，但不应减少运动总量。"

（二）学龄儿童青少年运动和营养策略（6~17岁）

1. 学龄儿童青少年生长发育特点 学龄儿童青少年正处于在校学习阶段，生长发育迅速，对能量和营养素的需要量相对高于成年人。充足的营养是学龄儿童青少年智力和体格正常发育，乃至一生健康的物质保障，因此，更需要强调合理膳食、均衡营养。学龄儿童青少年期是学习营养健康知识、养成健康生活方式、提高营养健康素养的关键时期。学龄儿童青少年应积极学习营养健康知识，传承我国优秀饮食文化和礼仪，提高营养健康素养，认识食物、参与食物的选择和烹调，养成健康的饮食行为。家长应学会并将营养健康知识融入学龄儿童青少年的日常生活中，学校应开设符合学龄儿童青少年特点的营养与健康教育相关课程，营造校园营养环境。家庭、学校和社会要共同努力，关注和开展学龄儿童青少年的饮食教育，帮助他们养成健康的生活方式。

2. 学龄儿童青少年营养和运动策略 中国营养学会基于6~17岁学龄儿童青少年的生理和营养特点，在一般人群膳食指南基础上，增加如下5条推荐：认识食物，学习烹饪，提高营养科学素养；三餐合理，规律进餐，培养健康饮食行为；合理选择零食，足量饮水，不喝含糖饮料；不偏食节食，不暴饮暴食，保持适宜体重；保证每天至少活动60分钟，增加户外活动时间。

我国目前没有权威的学龄儿童和青少年运动指南或身体活动指南。营养学会在学龄儿童的膳食指南中提及，充足、规律和多样的身体活动可强健骨骼和肌肉、提高心肺功能、降低慢性病的发病风险。要尽可能减少久坐少动和视屏时间，开展多样化的身体活动，保证每天至少活动60分钟，其中每周至少3次高强度的身体活动、3次抗阻力运动和骨质增强型运动；增加户外活动时间，有助于维生素 D 在体内合成,还可有效减缓近视的发生和发展。这一建议基本与世界卫生组织对于 5~17 岁儿童和青少年身体活动建议一致。

(三)老年人运动和营养策略

老年人和高龄老人分别指 65 岁和 80 岁以上的成年人。膳食营养是保证老年人健康的基石,与老年人生活质量、家庭、社会经济、医疗负担都有密切关系,对实现成功老龄化及促进社会稳定、和谐发展也有重要影响。

1. 老年人生理特点 与青年和中年时期相比,老年人身体功能可出现不同程度的衰退,如咀嚼和消化能力下降、酶活性和激素水平异常、心脑功能衰退,视觉、嗅觉、味觉等感官反应迟钝,肌肉萎缩、瘦体组织量减少等。这些变化可明显影响老年人食物摄取、消化和吸收的能力,使老年人容易出现营养不良、贫血、骨质疏松、体重异常和肌肉衰减等问题,也极大地增加了慢性病发生的风险。因此,老年人在膳食及运动方面更需要特别关注。

2. 老年人营养和运动建议 中国营养学会在一般人群指南基础上对老年人膳食指导的补充说明和指导,具体为:少量多餐细软,预防营养缺乏;主动足量饮水,积极户外活动;延缓肌肉衰减,维持适宜体重;摄入充足食物,鼓励陪伴进餐。

我国目前没有权威的老年人运动或身体活动指南。世界卫生组织对于 65 岁及以上的老年人,提出的身体活动建议为:老年人应每周完成至少 150 分钟中等强度有氧身体活动,或每周至少 75 分钟高强度有氧身体活动,或中等和高强度两种活动相当量的组合;有氧活动应该每次至少持续 10 分钟;为获得更多的健康效益,该年龄段的成人应增加有氧活动量,达到每周 300 分钟中等强度或每周 150 分钟高强度有氧活动,或中等和高强度两种活动相当量的组合;活动能力较差的老年人每周至少应有 3 天进行增强平衡能力和预防跌倒的活动;每周至少应有 2 天进行大肌群参与的增强肌肉力量的活动;由于健康原因不能完成所建议身体活动量的老人,应在能力和条件允许范围内尽量多活动。其中,对于老年人而言,身体活动包括在日常生活、家庭和社区中的休闲时间活动、交通往来(如步行或骑车)、职业活动(如果仍然从事工作的话)、家务劳动、玩耍、游戏、体育运动或有计划的锻炼。

三、运动、营养与慢性病防治

(一)运动、营养与超重、肥胖

体力活动不足和饮食不合理是导致超重、肥胖的主要原因。规律的运动配合均衡饮食可以有效减轻体重并防止体重增长。

1. 超重、肥胖概述 肥胖又称肥胖症,是体内脂肪蓄积过多、体重过重导致的机体代谢紊乱综合征。按照病因和发病机制划分,肥胖一般分为单纯性肥胖和继发性肥胖。95%以上的肥胖属于单纯性肥胖,是由于饮食过度和运动量不足所致,无明显的内分泌、代谢病病因。

体重指数(BMI,体重/身高 ^{2}=kg/m^2),是最常用的肥胖测量方法,适用于成年人。适合中国人的 BMI 判别标准为:18.5~23.9kg/m^2 为正常,24.0~27.9 kg/m^2 为超重,超过 28 kg/m^2 为肥胖。此外,身高标准体重法、皮褶厚度测量法、生物电阻抗测量法等也是进行肥胖和超重综合评判的常用方法。如需对肥胖度进行精确测量,则需选择计算机断层扫描(CT)和磁共振(MRI)等精密方法。

2. 超重、肥胖者的营养和运动处方 规律的身体活动配合均衡饮食可以减轻体重并防止体重增长。运动可以燃烧卡路里、消耗脂肪并降低肥胖相关 2 型糖尿病、心脏病、高血压和脑卒中等慢性病的发病风险。美国运动医学会对于超重、肥胖减重的建议为:减重目标设置为 3~6 个月减轻初始体重的 5%~10%;饮食和运动双管齐下进行改变,并且坚持这种饮食和运动的改变,进而达到长期的体重减轻目的;尝试在现有饮食摄入量的基础上减少 500~1000kcal;开始稳定地增加运动量，保证每周至少进行 150 分钟的中等强度有氧运动，以获得整体的健康收益；考虑进一步增加运动量（每周 300 分钟或更多），以进行长期的体重控制。具体为至少 3～4 天/周、每天 30～60 分钟的中等强度、大肌肉群参与的节律运动。此外，还应进行每周至少 2 天的中等强度抗阻训练，用以保持甚至增加现有肌肉量。

（二）运动、营养与糖尿病

糖尿病是一种常见的、有遗传倾向的内分泌代谢障碍的慢性病。遗传、环境、肥胖和缺乏体力活动都是可能引发糖尿病的风险因素。糖尿病的综合治疗方案应包括饮食控制、运动治疗、血糖监测、药物治疗和健康教育等。

1. 糖尿病概述　糖尿病是多种病因引起的以慢性高血糖为特征的代谢性疾病，由于胰岛素的绝对或相对不足和靶细胞对胰岛素的敏感性降低，引起碳水化合物、蛋白质、脂肪、电解质和水的代谢紊乱。典型病例可出现多饮、多食、多尿、消瘦等表现，即"三多一少"症状。世界卫生组织根据糖尿病的病因将其分为 1 型糖尿病、2 型糖尿病、特殊类型糖尿病和妊娠糖尿病。在我国患病人群中，以 2 型糖尿病为主，占 90%以上。

针对 2 型糖尿病患者应采用科学、合理、基于循证医学的综合性治疗策略，包括降糖、降压、调脂、抗凝、控制体重和改善生活方式等治疗措施。生活方式干预是 2 型糖尿病的基础治疗措施，应贯穿于糖尿病治疗的始终。如果单纯生活方式不能使血糖控制达标，应开始药物治疗。1995 年国际糖尿病联合会（IDF）提出对糖尿病的治疗应采用饮食控制、运动疗法、血糖监测、药物应用和健康教育"五管"齐下，方能达到较好的治疗效果。

2. 糖尿病的营养与运动处方　营养治疗是糖尿病治疗的一个基本措施，即使采用降糖药物治疗，仍需以营养治疗为基础。低碳水化合物饮食有利于血糖控制，其中每日碳水化合物、脂肪、蛋白质的供能比例分别为 45%～60%、25%～35%、15%～20%。糖尿病的营养治疗方案可参照《中国糖尿病医学营养治疗指南（2013）》中关于能量、碳水化合物、脂肪、蛋白质、维生素及微量元素、甜味剂、二甲双胍与营养素、α-葡萄糖苷酶抑制剂与营养素、植物化学物、膳食结构等的具体建议。

体育运动在 2 型糖尿病患者的管理中占重要地位。糖尿病患者在开始锻炼前首先需要咨询医生，询问锻炼是否会影响当前服用的药物种类或剂量，以及是否还有其他需要注意的地方。并坚持按医嘱服药，同时需要配合营养治疗方案。之后可以遵循美国运动医学会和疾病控制中心建议，成年人每周至少进行 150 分钟中等强度有氧运动，或 75 分钟的大强度有氧运动，或二者结合。此外，还应进行每周至少 2 天的中等强度抗阻训练。每周 3～4 次的有氧运动与抗阻训练相结合的运动干预方式对于血糖控制的效果远远优于任意一种单一形式的运动干预。

（三）运动、营养与高血压

体重超重、高盐饮食、饮酒、缺乏体力活动等都是高血压发病的危险因素。

1. 高血压概述　高血压是指以体循环收缩压和（或）舒张压持续升高为主要临床表现的伴有或不伴有多种心血管因素的综合征。高血压分为原发性高血压（又称高血压病）和继发性高血压。

健康的生活方式可降低血压、控制其他危险因素和临床情况。具体包括：减少钠盐摄入，增加钾盐摄入；控制体重；戒烟；不过量饮酒；体育运动；减轻精神压力，保持心理平衡。

2. 高血压的营养与运动处方　对于高血压的营养防治策略包括：限制钠盐摄入；控能限脂；限酒；补充微量元素；少吃过咸、腌制、辛辣食物，不饮浓茶、浓咖啡等。餐次以少量多餐、均衡饮食为主，避免暴饮暴食。

《中国高血压防治指南（2018）》建议非高血压和高血压患者除每天应进行适当的体力活动外，每周 4～7 天，每天累计 30～60 分钟的中等强度运动（如步行、慢跑、骑自行车、游泳等）。运动形式可采取有氧、阻抗和伸展等。以有氧运动为主，无氧运动作为补充。

（四）运动、营养与骨质疏松症

缺乏运动、营养不合理、性腺功能低下、吸烟、过度饮酒、饮过多咖啡等是诱发骨质疏松症的常见危险因素。有助于骨健康的体育锻炼和营养干预都是有助于维护骨健康、对抗骨流失，是预防骨质疏松的有效手段。

1. 骨质疏松症概述 骨质疏松症是一种以骨量低下、骨微结构损坏，导致骨脆性增加，易发生骨折为特征的全身性骨病。骨质疏松症分为原发性骨质疏松症和继发性骨质疏松症。

骨质疏松症的预防和治疗策略包括基础措施、药物干预及康复治疗。其中，基础措施的内容包括：调整生活方式，如富含钙、低盐和适量蛋白质的均衡膳食，适当户外活动和日照，有助于骨健康的体育锻炼和康复治疗，避免嗜烟、酗酒，慎用影响骨代谢的药物、采取防止跌倒的各种措施，注意是否有增加跌倒危险的疾病和药物、加强自身和环境的保护措施等；服用骨健康基本补充剂，如钙剂、维生素 D。

2. 骨质疏松症的营养与运动处方 《原发性骨质疏松症诊疗指南（2017）》中关于加强营养、均衡膳食的建议为，摄入富含钙、低盐和适量蛋白质的均衡膳食，推荐每日蛋白质摄入量为 0.8～1.0g/kg 体重，并每天摄入牛奶 300ml 或相当量的奶制品。并尽可能通过饮食摄入充足的钙，参照《中国居民膳食营养素参考摄入量（2013 版）》建议成人每日钙推荐摄入量为 800mg，50 岁及以上人群每日钙推荐摄入量为 1000～1200mg。饮食中钙摄入不足时，可给予钙剂补充。另外，充足的维生素 D 可增加肠钙吸收、促进骨骼矿化、保持肌力、改善平衡能力和降低跌倒风险。

美国运动医学会和疾病控制中心对于骨质疏松防治的有氧运动建议为成年人每周应至少进行 150 分钟中等强度有氧运动，或 75 分钟的大强度有氧运动，或二者结合。但需要注意以下事项：如果长时间缺乏体力活动，那么在刚开始运动时，每次运动的时间不宜太长（10～15 分钟），之后每 2～4 周以 5 分钟为单位逐渐增加每次的运动时间。循序渐进地建立"每天累计锻炼至少 30 分钟、每周绝大多天数都锻炼"的规律活动状态；游泳、水中练习、骑自行车都是不错的有氧运动项目，但却并不是下肢负重类运动，对于改善骨量几乎没有积极效果；对于骨质疏松且曾有过椎骨骨折的患者，可选择水中练习，但要注意避免一些扭转身体的动作、运动腹部肌肉的动作（如仰卧起坐），或者过多的拉伸躯干的动作（如手碰脚趾或划船动作）；骨质疏松患者还需要避免高冲击性或者有肢体接触的运动项目，以免骨骼过度受力进而增加骨折风险；进行任何锻炼时都请保持在一个稳定的姿势状态，开始下一个动作前也请随时留意身体是否可以继续维持稳定。另外，应进行每周至少 2 天的中到大强度抗阻训练，并增加平衡能力训练。

课后练习题

一、填空题及其答案

1. 运动时肌肉摄糖量为安静时的 20 倍以上，因此体内（糖储量）对人体运动能力有很大影响，体内碳水化合物的储量与多数运动项目的运动能力呈正相关。

2. 体内脂肪储量远（高于）碳水化合物，满足中小强度运动所需的脂肪储量是充足的，因此没有必要按照运动的脂肪供能比例提高膳食中脂肪的摄入量，摄入过多的脂肪反而会增加动脉粥样硬化、高脂血症等一系列慢性病的发病风险。

3. 正常情况下，健康成年人处于零氮平衡；生长发育期婴幼儿、青少年、孕妇和疾病恢复期患者应处于正氮平衡，氮的摄入量应大于排出量；饥饿、应激状态、病理状态者处于负氮平衡，长期负氮平衡将引起蛋白质缺乏、体重减轻、（机体抵抗力下降）。

4. 运动训练可能造成（负氮平衡），机体蛋白质需要量增加。如长时间的耐力训练使蛋白质分解代谢加强，力量训练中肌肉组织消耗增加，训练初期细胞破坏增加、肌蛋白和红细胞合成代谢亢进，高温天气下汗液中氮的丢失增加等。

5. 高强度大运动量的运动训练和比赛使机体的水代谢速率明显提高，表现为出汗速率高、出汗量大、尿量减少、(呼吸失水量增加)、代谢水产生增多。

6. 运动性脱水根据水与电解质丧失比例的不同,可以分为(高渗性脱水)、低渗性脱水和等渗性脱水。

7. 无机盐的生理功能主要是构成机体组织的重要组分,如骨骼、牙齿中的钙、磷、镁、蛋白质中的硫、磷等;细胞内外液的成分,如钾、钠、氯与蛋白质一起,维持细胞内外液适宜(渗透压),使机体组织能储存一定量的水分;维持体内酸碱平衡,如钾、钠、氯离子和蛋白质的缓冲作用;参与构成功能性物质,如血红蛋白中的铁、甲状腺素中的碘、超氧化物歧化酶中的锌、谷胱甘肽过氧化物酶中的硒等;维持神经和肌肉的正常兴奋性及细胞膜的通透性。

8. 研究发现 β-胡萝卜素作为一种抗氧化剂有助于缓解运动后肌肉酸痛、维生素 D 有助于提高冲击性运动项目中运动员抗骨折的能力、维生素 E 有利于抑制运动所致的(氧化应激)等。

9. 成年人能量消耗主要用于基础代谢、(体力活动)和食物热效应三方面,对于孕妇和乳母还包括胎儿生长和分泌乳汁的能量需要,而对于儿童青少年还包括生长发育所需的能量;创伤等患者康复期间也需要补充能量。

10. 在最新版的《中国居民膳食指南(2016)》中,对于一般人群有六条核心推荐,具体为:食物多样,谷类为主;吃动平衡,健康体重;多吃蔬果、奶类、大豆;适量吃鱼、禽、蛋、瘦肉;(少盐少油),控糖限酒;杜绝浪费,兴新食尚。

二、简答题及其答案

1. 运动或比赛前的营养注意什么?

答:运动或比赛前的营养补充应该以保持能量平衡、维持适宜体重为目的,遵循以下原则:满足运动者能量需要,食物体积与重量要小,同时易于消化和吸收;膳食应具备高糖、低脂肪、适量蛋白质的特征,同时要有充足的水分,适量的无机盐和维生素;避免摄入高脂肪、宜产气的食物及难以消化的食物,如含纤维较多的粗杂粮;运动或比赛前一餐应在比赛开始前 3~4 小时之前完成,运动或比赛前 30 分钟禁食;比赛当日不应更换新的食物,不要改变运动员饮食习惯和时间;运动或比赛中易大量出汗的运动项目或在高温环境下进行的比赛项目,运动或比赛前应补液 500~700ml 以防机体脱水;运动或比赛前不宜饮用浓茶和咖啡,以免引起利尿作用,影响机体的水合状态。

2. 运动训练的营养补充时机是什么?

答:运动者首先应重点通过适当比例的宏量营养素来获取足够的能量,之后再补充某种特定的营养素。不论如何安排营养补充时机,定期的加餐或膳食都必须富含充足的碳水化合物和蛋白质,这样可以最大限度地维持运动所需的做功能力并促进恢复。

对有氧耐力训练而言,碳水化合物是运动中首选的燃料来源,但体内碳水化合物的储量有限,因此最大化体内糖原水平很有必要。碳水化合物应选择不会引起胃肠不适的食物。另外,摄入多种类型的糖、麦芽糖糊精、蔗糖和果糖比摄入单一类型的糖更有裨益;相比于在运动前一次性摄入大量的碳水化合物,运动期间频繁补充碳水化合物效果更好。

抗阻训练前后补充碳水化合物、蛋白质和(或)氨基酸有利于增加力量、爆发力、体重、去脂体重等。在任何时间点,特别是运动后将少量蛋白质(0.15~0.25g/kg体重)添加到碳水化合物中可以促进肌糖原恢复和提高肌蛋白合成速率。此外,在抗阻训练期间,将肌酸添加到营养物质中更能增加力量和改善身体成分。

3. 耐力性项目运动员的营养策略有哪些?

答:参与耐力性项目运动员要注意补糖的重要性。日常膳食中碳水化合物的摄取,应占总能量的 60%~70%,并且在运动过程中注意糖的补充,维持血糖水平。当三餐摄入的能量不能满足需要时,可在三餐外安排 1~2 次加餐,如含糖饮料、点心、水果、蛋糕和巧克力等,但加餐的食物应考虑营养平衡和营养密度。建议在长于 1 小时的运动过程中,适量补糖的意义更大,但补糖量不宜超过 1g/kg 体重。耐力性项目使蛋白质分解代谢加强,足量的补糖可以使运动中蛋白质的消耗大大减少。膳食中蛋白质的供给量应丰富,及时补充蛋白质有利于促进肌肉组织的修复。脂肪的比例可略高于其他项目，达到总能量的 30%～35%。耐力性项目运动中出汗量大，容易发生脱水，运动前、中、后适量补液有利于维持机体内环境稳定。若运动在炎热环境下，补充含糖量较低的饮料有利于维持胃的排空和提高运动能力。大量出汗还会使体内电解质丢失，丢失电解质可通过含电解质运动饮料补充。要注意不同季节或气温条件下训练应注意液体的流失量。同时也要考虑汗液中无机盐和水溶性维生素的丢失，对于 B 族维生素和维生素 C 的需要量应随能量的增加相应提高。

4. 速度、力量性项目运动员的营养策略有哪些？

答：速度、力量性项目的运动员必须通过训练提高肌肉的力量、速度和爆发力，针对性的营养策略有利于支持和加强肌肉的质量和力量。一般营养策略包括：食物必须包含充足的能量，以满足每日能量需求和弥补运动所消耗的能量；充分摄入碳水化合物有助于节约蛋白质，并维持作为循环训练耐力成分的糖原储备；在抗阻训练的初始阶段，每日蛋白质的需求会不断增加，但随时间推移，身体会产生适应性变化，对蛋白质的需求减少；训练后的营养补充时机非常重要，抗阻训练后尽快补充蛋白质能够更好地保留蛋白质，摄入碳水化合物能够抑制蛋白质分解进而帮助节约蛋白质。

对于力量性项目运动员建议蛋白质营养要注意其质和量两个方面。在质方面，宜选择完全蛋白质及大豆等优质蛋白，其中优质蛋白占总蛋白的一半为宜；在量方面，建议摄入量为 2g/kg 体重，或占总能量的 12%～15%。但不宜超过 3g/kg 体重，以免引起体液酸碱平衡紊乱，钙丢失增加、肝肾负担加重，以及水分丢失增加等。速度、力量性项目运动员往往肉类食物摄入过多、食物烹调用油量大，但主食摄入相对不足，容易引起碳水化合物及某些维生素如维生素 A、维生素 B_1、维生素 B_2 等摄入不足，因而需要注意平衡膳食。摄取充足的蔬菜、水果，以提供机体所需的维生素和无机盐，调节细胞内代谢、生物合成及修复过程等。

5. 运动与氧化和抗氧化的关系是什么？

答：运动中或运动后机体的耗氧增加，或者是特定通路的激活，是活性氧（ROS）产生的主要来源。ROS 可对抗氧化防御系统造成威胁。ROS 可通过一系列的生化反应在众多器官组织中引起细胞内环境的进一步氧化，称为"氧化应激"。有大量研究表明，不适应的运动和剧烈运动可引起氧自由基与抗氧化系统之间的失衡，偏向于 ROS 的生成。这种抗氧化系统内稳态的紊乱，与运动中和运动后发生的许多生理紊乱有关，如疲劳、肌肉酸痛、肌纤维断裂和免疫功能受损。目前已明确运动时细胞内自由基产生的主要来源有线粒体电子传递链、黄嘌呤氧化酶和中性粒细胞。

（王晶晶）

第十一章 运动性病症及损伤

学习目标
1. 掌握运动性疲劳及运动性病症相关内容。
2. 熟悉运动性损伤急救处理方法。
3. 了解运动性损伤相关内容。

学习本章的目的是让广大学生树立"终身体育"的理念，学会科学健身、预防运动性损伤、处理常见病症和现场急救的技能和方法，以及运动性损伤中如何进行有效的止血、包扎、固定、搬运和心肺复苏等急救手法的操作。

第一节 运动性疲劳

一、运动性疲劳概念

在训练过程中，运动员运动水平的提高就是一个疲劳—恢复—再疲劳—再恢复的良性过程。关于疲劳的研究至今已有 120 多年的历史。在 1982 年美国波士顿的第五届国际运动生物化学会议上将运动性疲劳正式定义为"机体不能将它的机能保持在某一特定的水平和（或）不能维持某一特定的运动强度"。

运动性疲劳也有指由于运动过度而引发身体工作能力下降的现象，是人体运动到一定阶段出现的一种正常生理现象。运动性疲劳是指在运动过程中出现了机体工作/运动能力暂时性降低，但经过适当的休息和调整以后，可以恢复原有功能水平的一种生理现象。这是运动训练过程中常见的一种生理现象。力竭是疲劳的一种特殊形式，是疲劳发展的最后阶段。它是指肌肉或器官完全不能维持运动的一种疲劳现象。

二、运动性疲劳的分类

（一）根据疲劳发生的机制与表现

运动性疲劳按照疲劳发生的机制与表现可分为生理疲劳和心理疲劳两大类。生理疲劳，也可以称为躯体性疲劳或肌肉疲劳。生理疲劳的特点是劳动或运动后发生，机体能力暂时降低，休息后可以完全恢复能力。通过锻炼和补充营养，机体对疲劳的耐受性可以逐步提高。这是运动训练可以提高组织器官运动耐力的生理基础。

生理疲劳机制是由身体活动或肌肉活动引起的，短时间最大强度运动的疲劳是由于肌细胞内代谢变化导致 ATP 转换速度下降或一部分肌肉运动单位不能参加收缩所致。长时间中等强度运动疲劳往往与能源储备动用过程受抑制有关。主要表现为运动能力的下降，动作迟缓、不灵敏，动作的协调能力下降，失眠、烦躁与不安等。生理疲劳可分为全身的、局部的、中枢的、外周的等类型。

心理疲劳又称为主观疲劳或精神疲劳。心理疲劳是由心理活动所造成的一种疲劳状态。主观感受的疲劳按程度可分为轻度、中度和重度疲劳。轻度疲劳稍事休息即可恢复，属正常现象；中度疲劳有疲乏、腿痛、心悸的感觉；重度疲劳除疲乏、腿痛、心悸外，尚有头痛、胸痛、恶心甚至呕吐等征象，而且这些征象持续时间较长。

（二）根据运动性疲劳发生的部位

运动性疲劳按发生部位可分为整体疲劳和局部疲劳。整体疲劳是指全身运动引起全身各器官功能下降而产生的疲劳，如足球、篮球、马拉松等项目运动产生的疲劳；局部疲劳是指身体某一局部运动导致局部器官功能下降而引起的疲劳，如负重下蹲引起的下肢肌疲劳。

（三）根据运动性疲劳发生的运动方式

运动性疲劳按照发生的运动方式可分为快速疲劳和耐力疲劳。快速疲劳是指短时间剧烈运动引起的疲劳，如短跑、投掷等项目运动所产生的疲劳；耐力疲劳是指运动强度虽不大，但运动时间过长而引起的疲劳，如马拉松、越野等项目运动引起的疲劳。

（四）根据运动性疲劳发生的器官系统

运动性疲劳按照发生的器官系统可分为骨骼肌疲劳和心血管疲劳及呼吸系统疲劳。骨骼肌疲劳是指运动引起的骨骼肌功能下降而产生的疲劳，如力量训练引起的肌肉酸痛、肌肉僵硬及肌力下降等；心血管疲劳是指运动引起的心血管系统及其调节功能下降而产生的疲劳，如活动后心输出量减少、心率恢复速度减慢、心电图 ST 段下降、T 波倒置等；呼吸系统疲劳是指运动引起的心血管系统及其调节功能下降而产生的疲劳，如剧烈运动时呼吸表浅、胸闷、通气量减少等。

三、运动性疲劳的发生机制

对于运动性疲劳机制的研究一直是运动医学、运动生理学、医学、生物科学、社会学等学科共同关注的问题。不同强度、不同时间、不同运动方式产生疲劳的机制不同，因此对疲劳的机制有不同的解释。目前主要的学说如下：

（一）能量耗竭学说

该学说认为疲劳是由运动过程中体内能源物质大量消耗且得不到及时地补充而产生的。在体内的能源物质中，三磷酸腺苷（ATP）和磷酸肌酸（CP）的储备率低于使用率时，运动就不能持久，而出现疲劳现象。疲劳时 CP 的下降速度较快而 ATP 下降的速度相对较慢。随着运动强度的增大或运动负荷的加大，肌糖原的消耗增加，CP 下降的幅度增大。与此同时，肌肉中肌糖原的消耗也随运动强度的增加而增加，在低于最大耗氧量强度运动时，糖原首先在慢肌纤维中消耗，在 3 小时运动终止时，慢肌纤维中糖原耗竭，而快肌纤维中尚有糖原。在超过最大耗氧强度运动时，快肌纤维中糖原消耗则更加明显，肌糖原耗竭的速度更快。

（二）代谢产物堆积学说

该学说认为疲劳是某些产物，如乳酸、氢离子、钙离子等物质在肌组织中堆积造成的。由于乳酸的堆积，血乳酸浓度的增加可产生三大影响：一是促使运动组织局部血管扩张，血流速度加快，这一方面有利于增加氧的运输和供能，但另一方面这些物质的堆积也产生了一些消极作用，可使 ATP 再合成速度减慢；二是抑制糖、糖原的分解或酵解，增加肌肉中水分的含量，并可减少乳酸从肌肉中的运出；三是乳酸解离后产生的氢离子，可以引起肌肉 pH 下降。氢离子可以从肌钙蛋白中置换钙离子，而阻断肌肉收缩，阻碍神经肌肉的兴奋传递，抑制脂肪酶的活性而降低脂肪氧化供能，促进疲劳的产生。力竭运动时，肌质网（SR）摄取钙离子（Ca^{2+}）能力下降，必将引起细胞内钙离子增加从而降低肌纤维的兴奋-收缩耦联，造成肌肉疲劳。

（三）内环境稳定状态失调

该学说认为：机体内环境的相对稳定是组织器官保持最佳功能状态的基础和前提。通常，机体是通过神经、内分泌、呼吸、血液循环、泌尿等系统的调节，使机体内环境保持动态平衡。在长时间剧烈运动的情况下，由于组织器官某些代谢产物的堆积，可导致体内代谢性酸中毒。血液 pH 下降、高渗性脱水及血压、渗透压的改变等都是疲劳的诱因，都是内环境稳定状态失调的具体表现，因此，综合地说，运动性疲劳的产生是机体内环境稳定状态失调造成的。

（四）保护性抑制学说

巴甫洛夫学派的学者认为：无论是体力的还是脑力的疲劳，都是大脑皮质保护性抑制发展的结果。由于大脑细胞长期兴奋就会导致"消耗"增多，当消耗到一定程度时便产生了保护性抑制。实验表明：运动性疲劳时，大脑中的 ATP 和 CP 水平明显降低，糖原含量减少，γ-氨基丁酸（GABA）水平升高，这是中枢神经系统出现保护性抑制的重要因素之一。

（五）突变理论

该理论认为，疲劳时在能量物质和兴奋性不断丧失的过程中，存在一个急剧下降的突变峰，使兴奋性突然崩溃，这可避免能量储备进一步下降而产生破坏性的变化。突变理论的特点是将疲劳看成是多种因素的综合体现。

目前科学家们已越来越认识到，疲劳机制的研究不可以将中枢与外周截然分开，它是一个综合因素作用的结果，是一个涉及各器官、系统甚至精神领域的综合概念。

（六）自由基学说

自由基是指"外层电子轨道含有未配对电子的基因"。在细胞内，线粒体、内质网、细胞核、质膜和胞液中都可产生自由基。

自由基具有较强的活性，可对机体产生一定的影响。适量的自由基对机体可产生积极的作用。在正常情况下，体内自由基清除系统与其产生的自由基处于动态平衡，当体内自由基生成过多时即产生负面影响。实验证明：大强度运动所产生的过量自由基可提高体内脂质过氧化（LPO）水平，使细胞膜和线粒体膜造成多方面的损伤，从而影响氧运转和微循环的灌注，阻碍体内呼吸链产生 ATP 的过程，影响肌纤维收缩的能量供应及其他一系列的病理变化，从而导致疲劳的发生。

（七）疲劳链学说

该学说认为：运动中肌肉工作能力的下降是疲劳的表现。这种现象的出现，不仅与神经肌肉疲劳控制链有关，而且也受神经内分泌、免疫、代谢网络疲劳链的影响。其中从大脑到肌肉存在一系列可以引发疲劳的环节，如神经冲动单位募集的降低、神经-肌肉间转换的损害、离子平衡的紊乱、肌肉兴奋性的损害、肌肉能量供应的减少及肌肉受损等，任何一个环节出问题均可促使或引发疲劳的发生。另外，由于长期大强度的运动而引起的神经内分泌系统功能的下降，或引起的免疫系统功能的下降和紊乱，均可引起运动性疲劳的发生和发展。

（八）中枢神经递质失衡

正常情况下，脑内的中枢抑制性神经递质 5-羟色胺（5-HT）与脑内的中枢兴奋性神经递质多巴胺的浓度在脑内保持平衡，以共同维持机体的协调运动。研究表明：脑内海马和纹状体脑区的 5-HT 浓度增加与中枢疲劳有关，在进行长期运动时，可导致脑内 5-HT 的合成增加，从而引起疲劳状态。脑内氨的含量增加与疲劳的发生也有一定的联系。运动时中枢神经递质的脱氨作用，可引起脑氨的增加，致使许多生化酶的活性下降，ATP 再合成率下降，进而引发许多疲劳状态，如思维意识障碍、肌力下降等。近代研究表明：运动能增加活性转化生长因子β（TGF-β）的表达，它能导致疲劳感觉的出现，从而抑制躯体活动。

四、运动性疲劳判断方法

判断运动性疲劳主要采用主观感觉、客观检查及运动者经验等方法。

（一）主观感觉

人体运动时的主观感觉与工作负荷、心功能、耗氧量、代谢产物堆积等多种因素密切相关，因此运动时的自我感觉是判断运动性疲劳的重要标志。

判断出现运动性疲劳的主观表现：①感到精神不振，厌烦运动；②面色发红或苍白；③下肢肌肉有酸沉感，动作迟缓；④食欲不佳，食量减少，睡眠差，入睡迟或失眠；⑤排汗量增加，在相同的运动负荷中，排汗量较以往增加（表11-1）。

表 11-1　疲劳程度的建议判断标准

内容	轻度疲劳	中度疲劳	极度疲劳
自我感觉	无任何不舒服	疲乏、腿痛、心悸	除疲乏、腿痛、心悸外，尚有头痛、胸痛、恶心甚至呕吐等症状，且这些征象持续相当一段时间
面色	稍红	相当红	十分红、苍白，呈紫红色非常多，尤其是整个躯干部分
排汗量	不多	较多	非常多，尤其是整个躯干部分
动作	步态轻稳	步态摇摆不稳	摇摆现象显著，出现不协调动作
注意力	较好、能正确执行指示	执行口令不准确，会出现错误的技术动作	执行口令缓慢、技术动作出现变形

以上只是对运动性疲劳的粗略分析，瑞典生理学家冈奈乐·鲍格制定了判断疲劳的主观感觉（RPE）等级表，使原来粗略的疲劳性分析变为较精确的半定量分析。具体做法是令受试者在功率自行车或固定跑台上做递增性运动，并对照观察主观感觉等级表（表 11-2）。受试者在运动过程中每增大一次强度，或间隔一定时间，便指出自我感觉等级。表中的等级乘以10，即为受试者完成该负荷的心率。同时还可以推算出运动时所做的功及最大摄氧量，可以分别在疲劳前后测定同样负荷的运动，如果机体出现疲劳，主观感觉等级也会相应增加。此外，利用该方法还可测定受试者的有氧耐力及抗疲劳能力。

表 11-2　主观感觉等级表

自我感觉	等级	自我感觉	等级
非常轻松	6~7	稍累	12~13
很轻松	8~9	累	14~15
轻松	10~11	很累	16~17
		精疲力竭	18~20

（二）客观检查

1. 心率（HR）　是评定运动性疲劳最简易的指标，一般常用基础心率、运动中心率和恢复期心率对疲劳进行判断。

（1）基础心率：是指安静、室温条件下，清晨、清醒、起床前静卧时的心率，也可用脉搏表示。基础心率反映机体最基本的机能状况，通常用清晨起床前的心率表示，机能正常时基础心率相对稳定。如果大运动负荷训练后次日清晨起床前的基础心率较平时增加 10 次/分以上，若无其他任何原因，则认为有疲劳现象；如果连续几天持续增加，则表明疲劳累积，应调整运动负荷。

（2）运动中心率：可采用遥测心率方法测定运动中的心率变化，或用运动后即刻心率来代替。按照训练-适应理论，随着训练水平的提高，完成同样运动负荷时，心率有逐渐减少的趋势，如果在一段时间内，从事同样强度的定量负荷，运动中心率增加，则表示身体功能状态不佳。

（3）恢复期心率：人体进行一定强度运动后，经过一段时间休息，心率可恢复到运动前状态。身体疲劳程度较深时，心血管系统功能下降，可使运动后心率恢复时间延长，可以以此作为诊断疲劳程度的指标。

2. 血尿素　蛋白质分解代谢最终除生成二氧化碳和水外，释放的氨大多在肝脏中合成尿素，然后进入血液循环，最后从尿中排出。所以血尿素是蛋白质分解代谢的终产物之一，是人体内蛋白质代谢的评定指标。

在正常生理状态下，尿素的生成排泄处于动态平衡，血尿素浓度相对稳定，其安静值在 1.8～8.9mmol/L。运动员安静时血尿素浓度偏高，为 5.5～7.0mmol/L，原因是受训练使体内蛋白质代谢旺盛。

血尿素指标在运动时可用以评定运动负荷量。运动中血尿素浓度升高一般出现在运动后 30 分钟，绝大多数出现在 40～60 分钟。若一次大运动量训练后，血尿素超过 8mmol/L，是训练负荷过大的表现。若在训练或比赛次日晨起测定血尿素浓度，可以评定恢复状况，数值低表示代谢平衡恢复，即运动负荷适宜，身体功能良好。运动次日晨起或第三日晨起血尿素浓度仍超过正常值水平，则表示机体对负荷不适应，身体功能较差。不同运动员由于项目不同、训练水平不同和功能状态不同，运动后升高的幅度各不相同。

3. 尿蛋白　运动后尿蛋白的数量与运动负荷有关，尤其与强度关系最大，在大运动负荷训练过程中，尿蛋白的排出量增多，这是出现中度或重度运动性疲劳的反应。1～2 日后，在完成相同强度的训练时，尿蛋白明显减少，这是功能状况适应的表现。如果尿蛋白不减少反而增加，则提示出现了过度疲劳，必须立即降低运动强度或运动负荷。

4. 唾液 pH　由于长时间剧烈运动后，乳酸生成增多，血液 pH 下降，则唾液 pH 也下降。因此，测定唾液 pH 可用于判断运动性疲劳。测试时，让受试者将口腔中的唾液消除掉，然后使产生的唾液沿口唇流出，用镊子把测试唾液 pH 试纸贴在舌尖，待其充分吸湿后取出，立即与比色表对照，通过运动后唾液值降低的程度来判断机体疲劳的状况。

（三）测定肌力评价疲劳

1. 骨骼肌力量测试　肌肉力量下降是肌肉疲劳的显著特征，也是判断运动性疲劳的重要指标。一般情况下，如果运动后肌肉力量明显下降，且不能及时恢复，可视为肌肉疲劳。在评定疲劳时，可根据参与工作的主要肌群确定测试内容，比如以上肢工作为主的运动可用握力或屈臂力量测试；以腰背肌工作为主的运动可选择背力测试等。常用的测试仪器有握力计、背力计等。测试时，首先在运动前连续测定若干次肌肉力量，计算出平均值，运动结束后，再进行同样方式的力量测定，如果肌肉力量平均值低于运动前水平，或几次力量测定值连续下降，即为肌肉疲劳。如果一次练习后连续几天肌肉力量不能恢复，则疲劳程度较深。

2. 呼吸肌耐力测试　通过连续测定 5 次肺活量来评定。实验过程中，要求相邻两次测试之间间歇 30 秒，疲劳时，肺活量依次下降。

（四）神经系统和感觉机能测定

1. 两点辨别阈　皮肤感觉能分辨出的最小距离称皮肤两点辨别阈。疲劳时触觉功能下降，辨别皮肤两点最小距离能力下降的幅度，可以诊断疲劳的程度。在受试者双眼见不到的体表同一部位，在运动前后各测一次，运动后皮肤两点阈较安静时增加 1.5～2 倍为轻度疲劳，增加 2 倍以上为重度疲劳。

2. 闪光融合频率 是指刚能够引起闪光融合感觉刺激的最小频率，也称为闪光融合临界频率或闪烁临界频率。疲劳时视觉功能下降，达到闪光融合时的转速则下降，人们常用每秒钟转速下降的周数作为评定疲劳程度的指标。当闪光融合频率在 1.0～3.9 周/秒时为轻度疲劳；当闪光融合频率在 4.0～7.9 周/秒时为中度疲劳；当闪光融合频率大于 8.0 周/秒时为重度疲劳。

3. 反应时 是指由刺激作用于感受器开始活动到效应器开始活动所需要的时间，包括简单反应时和选择反应时。出现运动性疲劳时，大脑皮质分析功能下降，反应时明显延长，尤其是选择反应时延长更为明显。

4. 膝跳反射阈值 机体出现疲劳时，膝跳反射的敏感性降低，引起膝跳反射所需的叩击力量增加，阈值升高。

5. 血压体位反射 血压是大动脉血管内血液对血管壁产生的侧压，它是由心室射血和外周阻力两者相互作用的结果，是反映疲劳程度的常用指标。

（1）晨血压：身体功能良好时，清晨安静状态下血压较为稳定。若安静状态下血压比平时升高 20%左右且持续两天以上不恢复，往往是功能下降或疲劳的表现。

（2）运动状态下血压：一般情况下，收缩压随运动强度的加大而升高，舒张压不变或有轻度的上升或下降，但出现以下情况时说明已产生疲劳或过度疲劳。运动时脉压增加的程度比平时减少，出现无力型反应，表明已产生中度或重度疲劳。若出现"无休止音"或梯形反应，表明已产生过度疲劳。

（五）生物电测试疲劳

1. 肌电图（EMG） 是肌肉兴奋时所产生的电变化，可反映肌肉的兴奋、收缩程度。运动过程中的肌电图变化可确定神经系统和骨骼肌的功能状态，通过肌电图可以反映出肌肉是否疲劳。

2. 心电图 运动中，骨骼肌出现疲劳时，心肌也相继出现疲劳，而使心电图出现异常变化，若在排除其他原因的前提下，出现期前收缩且运动后期前收缩次数增多、房室传导阻滞、完全性右束支传导阻滞或有持久存在的不完全性右束支传导阻滞、ST 段下移等任何一种异常，都提示有重度运动性疲劳的存在，并提示可能已有过度疲劳产生，必须引起足够的重视。

五、消除运动性疲劳的方法

在运动训练中出现疲劳是很正常的。但疲劳如果不能及时消除，而使疲劳积累会对机体产生不良影响，将会影响运动员的运动训练效果和健康。运动时延缓疲劳的发生，运动后加速疲劳的消除，都要根据不同疲劳的特点，有针对性地采取相应的措施。因此，如何采取有效的方法来促进疲劳的消除就显得极为重要。如何消除疲劳，可采用的方法有很多。如加强运动员与教练员之间的交流；遵守循序渐进、系统全面、区别对待的原则，坚持适当的有氧训练；做好整理活动；重视活动性休息；提高睡眠质量；物理治疗；吸氧；音乐疗法；心理恢复；营养支持；中医药疗法等。

（一）放松疗法及睡眠

出现运动性疲劳以后，可以立即做放松活动促进疲劳的消失，也可以用增加睡眠时间的方法达到消除运动性疲劳的效果。

1. 放松活动 不仅可以使心血管系统、呼吸系统、神经系统和内分泌系统等从适应剧烈运动的状态逐渐过渡到安静状态，还可以促进肌肉放松，是消除运动疲劳、促进体力恢复的一种有效的主动恢复手段。其主要内容如下。

（1）慢跑和呼吸体操：其目的主要是改善血液循环，加速下肢血液回流，促进代谢产物的消除。

（2）肌肉、韧带拉伸等放松练习：目前认为这种方法对减轻肌肉酸痛和僵硬、促进肌肉中乳酸的清除有良好作用。

2. 睡眠　充足的睡眠是消除疲劳的好方法。人体在睡眠时大脑皮质的兴奋性最低，机体的合成代谢最旺盛，有利于体内能量的蓄积。成年运动员在训练期间，每天应保证 8～9 小时的睡眠时间。青少年运动员则要延长至每天 10 小时的睡眠时间。

（二）物理治疗

1. 温水浴、桑拿浴

（1）温水浴：可以促进人体血液循环，有利于疲劳肌肉的物质代谢，是一种简单易行的消除疲劳的方法。水温以 40℃ 左右为宜，温度不宜过高，时间以 10 分钟左右为宜，勿超过 20 分钟，以免加重疲劳。

（2）桑拿浴：是利用高温干燥的环境，加速血液循环，使人体大量排汗，从而使体内的代谢产物及时排出体外。桑拿浴时间不宜过长，每次停留 5 分钟左右，最好与温水浴交替进行，反复 4～5 次。桑拿浴一般不要在运动结束后即刻进行，以免造成脱水和加重疲劳。如果运动结束后，休息一段时间，在补充足够的水和营养物质后进行桑拿浴，效果将较好。

2. 按摩　可以通过对人体的机械刺激、神经反射，以及神经-体液调节而影响人体各器官、系统的功能，从而调节血液循环、增强心血管功能、解除大脑的紧张与疲劳，并可改善由运动性疲劳造成的免疫功能下降的状况。按摩的应用范围很广，在运动前、运动中、运动后均可进行，但以消除运动性疲劳为主要目的的按摩均在运动后进行，按摩时间根据疲劳程度而定，一般在 30～60 分钟。

如能用水浴按摩则效果更好，水浴按摩是在温水浴时用 0.5 大气压断续水柱冲击，时间约 20 分钟，水浴按摩后应休息 15～20 分钟才能离开。

3. 吸氧与负离子吸入　运动疲劳时在血液中积有大量酸性代谢产物，吸氧可促进乳酸氧化，对消除疲劳有效果。负离子能提高人体神经系统的兴奋性，加速组织氧化，也有利于疲劳的消除。

（三）营养补充

在人体运动过程中新陈代谢率急剧增加，各个器官、系统都会消耗大量的能源物质。其中，外周的运动器官会消耗大量的糖原、脂肪和蛋白质，同时可产生很多代谢的产物，如乳酸堆积、酮体生成和氨的积聚。因此，在运动性疲劳的产生过程中和运动性疲劳出现以后，尽快摄入足够的营养物质来补充能量、调节生理功能，是缓解运动性疲劳产生和促进运动性疲劳恢复的重要措施。在运动中和运动后要大量摄入糖以补充运动中所消耗的糖原，大强度运动后需要补充足够的蛋白质。同时，运动中出汗导致大量的水分和电解质丢失，还需要补充足够的水分和无机盐，以及调节生理代谢所需要的维生素（特别是维生素 C）和其他微量元素。

（四）中医及中草药调理

根据我国运动员运动性疲劳特征，中医学者总结出三种疲劳类型，即形体疲劳、神志疲劳、脏腑疲劳。并提出疲劳证候与中医内伤虚劳病的发生密切相关，其本质主要与脾、肾功能变化和受损程度密切相关。而针灸穴位治疗疲劳可用足三里、三阴交、合谷、气海、中脘、关元、肾俞、脾俞等位置。

（五）心理性调理

心理性调理在运动疲劳恢复过程中具有积极意义。心理性疲劳的生理症状主要表现在心率、血压、肌肉、失眠、免疫及体重等方面，而心理性疲劳的心理症状主要表现为心境紊乱、精神、情绪、自尊心、人际关系、反应等方面。通过心理性调理，可恢复体力和脑力，放松神经肌肉，提高睡眠质量，消除紧张情绪，增强比赛信心等。

第二节　运动性病症

运动性病症主要指发生于运动锻炼或者运动训练中的内脏器官疾病或者出现的症状，以运动训练为主要原因，严重程度往往与运动负荷量密切相关，有些会随着运动的停止而逐渐好转。运动性病症类型很多，本节主要介绍过度训练、晕厥、运动性贫血、运动中腹痛、运动性血尿、运动性中暑。

一、过度训练

（一）过度训练的概念

过度训练是指由于长时间训练导致的身体疲劳和机能下降不能在短时间内恢复，使其疲劳症状不断增加且运动成绩下降。过度训练是运动负荷与身体机能不相适应，以致疲劳连续积累而引起的一系列功能紊乱、病理状态或疲劳，可能会伴有健康损害。过度训练是运动员对训练负荷无法承受而导致的严重慢性运动性疾病，其发生与训练安排、个性特点、社会环境及训练水平等多方面因素有关。

（二）过度训练的分类及分型

根据现有的训练理论，在训练中不断打破已经建立的身体平衡是提高运动能力或者比赛成绩的前提，也就是在训练中不断地造成身体的过度负荷或者超负荷，这种超负荷原则是现代训练学的重要部分，是适应的基础。

训练是引起适应性变化的生理性刺激物，然而训练和日常生活的总负荷超过了运动员所能承受的限度后，运动负荷就从生理性刺激物变成了病理性刺激物，加上多种复杂的非训练应激因素作用，造成代谢失衡、能源缺乏、自主神经功能紊乱等，导致出现心理、机能、运动能力等方面的问题，表现出运动机能下降、持续疲劳、情绪变化、免疫能力下降等。

根据自主神经功能紊乱的假说，由耐力性项目的训练（有氧运动）引起的过度训练运动员主要表现为疲乏、淡漠、运动能力下降，这种情况又被描述为副交感神经型过度训练，而运动强度过大，在无氧运动训练中发生的过度训练，则被描述为交感神经型的过度训练，其主要特征为高度兴奋、坐卧不安，而运动能力下降（表11-3）。

表 11-3　过度训练分类

分类	交感神经型	副交感神经型
运动能力	下降	下降
体力状况	易疲劳	易疲劳
情绪	兴奋、烦躁	抑制、冷淡
睡眠	多梦、易醒	良好
体重	下降	体重不变
安静心率	增加	下降
心率恢复时间	延长	正常

（三）症状及体征

过度训练症状是多种多样的，可涉及多个系统和器官，而且可因过度训练的程度及个体差异的不同而不同。

1. 轻度 运动能力下降，不想参加训练，睡眠不好，食欲减退，头晕、无力、记忆力减退，心情烦躁，易激动，与神经衰弱较相似，训练后感到特别疲劳，恢复时间延长。

2. 中度 运动能力下降，以上症状加重，全身乏力，经常头痛，体重下降，易出汗，心功能恢复缓慢，有轻度异常变化。

3. 重度 运动能力显著下降，自觉症状更为严重，检查可见精神不振、面色不佳，安静时血压增高或异常降低；心率加快或异常减慢，呼吸性心律不齐，肝脏轻度肿大，颜面与下肢水肿，体重下降，心血管系统联合功能试验，出现异常反应者占 60%～80%，反应正常者，恢复时间明显延长；肺活量、最大通气量、摄氧量均减少，运动后氧债增加；X线胸片，少数人出现心脏扩张，心电图可有不同程度的异常现象；化验也有多项指标不正常。

（四）诊断

1. 体重 成年运动员在大运动负荷训练后，体重持续下降（休息、进食后不恢复）。体重下降超过正常体重的 1/30，人工减重除外，是诊断过度训练的重要依据之一。

2. 心血管系统

（1）心率：安静时心率较正常时明显增加。一般认为心率较平时增加 12 次/分以上，应引起注意。

（2）血压：晨起血压比平时高 20%，并持续两天以上时，或短时间内超过正常值（140/90mmHg），可能是功能下降或过度疲劳的表现。

（3）心电图变化：过度训练的运动员除有上述变化外，还可能出现 ST 段、T 波改变（ST 段明显下降，超过 0.075mV，被认为是诊断过度训练的重要参考指标），以及各种心律不齐，如室性期前收缩、阵发性心动过速及各种传导异常。

3. 血液检查 过度训练的运动员可能出现贫血，但有时只表现为血红蛋白水平较平时降低，但并未达到贫血的标准。

4. 泌尿系统 有时可出现血红蛋白尿或血尿。

5. 消化系统 过度训练的运动员，可出现食欲下降、胃肠功能紊乱的症状，如原因不明的腹胀、腹泻。运动中或运动后可出现右肋部痛，在检查时可发现个别运动员肝大，但肝功能正常。

6. 内分泌系统

（1）女运动员可出现月经紊乱，严重时出现闭经。

（2）血睾酮测定：血睾酮的正常值男性为 14.0～25.4nmol/L；女性为 1.3～2.8nmol/L，当低于训练期前 25%而又不回升时应调整训练计划。

由于应激引起的皮质醇升高，促性腺激素抑制，使睾酮的分泌减少。睾酮/皮质醇比值的变化，被认为是诊断过度训练的敏感指标。一旦睾酮/皮质醇比值低于原始值的 30%，可以考虑为过度训练。

7. 免疫系统 过度训练的运动员免疫系统有不同程度的损伤，表现为淋巴细胞计数减少，血清免疫球蛋白、分泌型 IgA 和非特异性免疫功能的下降，运动员易受感染。

（五）处理

过度训练是由于运动量过大、运动强度过大造成的，因此过度训练处理原则包括消除病因；调整训练内容和（或）改变训练方法；加强各种恢复措施；对症治疗。

1. 较早期或轻度 调整训练计划，减少运动量和运动强度，改变训练内容和方式，避免参加剧烈比赛，但不应完全停止训练，以免出现停训综合征；注意休息及睡眠；加强营养补充和保证热能平衡，特别是蛋白质及新鲜蔬菜、水果。

2. 中、晚期或严重　停止专项训练，训练应以健身为主，或转换训练环境，停止大负荷、大强度的训练；增加睡眠时间，增加文娱活动，进行积极性休息等；请专业人员进行相应治疗。过度训练的恢复，轻者 2～3 周，重者 2～3 个月，严重者需要休息半年以上。

二、晕　　厥

（一）晕厥的概念

晕厥是各种原因导致的大脑一时性缺血、缺氧或血中化学物质变化引起的短暂的意识丧失。

（二）症状及体征

明显头晕、手脚冰凉；心慌、眼前发黑；心率快、有些由于心输出量明显减少的可有血压下降。

（三）处理

晕厥本身不会导致严重后果，它是一过性问题，但是当其引起意识丧失、摔倒时，就可能导致严重后果。

平卧或者头低足高位休息；有意识丧失的可以按压人中、内关、合谷等急救穴位，以期恢复意识。有恶心、呕吐者将头偏向一侧或者采用侧卧位，以利于呕吐物吐出，避免吸入呼吸道；通过向心性推摩这类手法加速血液回心；适当给予糖水会有利于恢复。

三、运动性贫血

（一）定义

运动性贫血指由于运动员对突然增加的运动负荷不适应而出现的暂时性血液稀释导致的血红蛋白浓度降低。运动员贫血指由于运动相关的运动负荷、营养补充等多方面原因导致的血红蛋白浓度降低。临床贫血标准：男子＜120g/L，女子＜110g/L。

（二）症状及体征

1. 轻度贫血　头晕、乏力、训练后恢复能力降低，耐力成绩下降；体征不明显，没有明显的甲床、眼睑变化；血红蛋白浓度男子 120～90g/L，女子 110～90g/L。

2. 中、重度贫血　皮肤、黏膜苍白，指甲凹陷，心率加快；心尖部杂音，呼吸加快；承受运动训练负荷能力明显降低；最大摄氧量降低；血红蛋白浓度男女都是 90～60g/L 为中度；60～30g/L 为重度。

（三）处理

1. 合理安排运动量　当女运动员的血红蛋白低于 90g/L 时，应停止中等和大强度训练，以治疗为主。待血红蛋白上升后，再逐渐恢复运动强度。当血红蛋白在 90～110g/L 时可边治疗边训练，但在训练中应减少训练强度，避免长距离跑等。对重度贫血应以休息和治疗为主。应避免运动员在贫血的情况下长期训练，否则会带来不良后果。

2. 病因治疗　对于潜在缺铁的因素，如月经过多或有其他慢性失血史要积极治疗。

3. 饮食治疗　通过合理膳食补充蛋白质、铁等造血原料，以纠正贫血。维生素 C、肉类、氨基酸等有利于铁的吸收。

4. 药物治疗　口服补铁药物是治疗本病的主要药物治疗方法。按铁的吸收机制将膳食中铁和补铁药物分为血红素铁（有机铁）和非血红素铁（无机铁）两种。铁的吸收主要是在小肠，肠黏膜上有两种不同的受体分别吸收血红素铁和非血红素铁，因此同时服用两种补铁药物或富含两种铁的膳食可增加铁的吸收率。非血红素铁的吸收受膳食影响极大，主要是植酸（谷物、坚果、蔬菜、水果中含量较高，维生素C可部分拮抗这种作用）、酚类化合物（茶、咖啡、可可及菠菜含量较高）、钙等，维生素C、肉、鱼、海产品、有机酸有促进非血红素铁吸收的作用；与非血红素铁相比，血红素铁受膳食因素影响很少。钙是膳食中可降低血红素铁吸收的因素。

四、运动中腹痛

（一）定义

运动中腹痛是运动过程中发生的腹痛，疼痛程度与运动强度相关，多发生在跑步过程中，也可发生在骑自行车、篮球、足球这类项目运动中。运动中腹痛多发生在开始运动阶段，由于加速过快所致，也可以在运动中见到，这往往与呼吸方式不合理、跑步方式不正确有关。

（二）症状及体征

症状以腹痛为特征，不同机制所导致的腹部疼痛部位会有所不同，由于内脏器官病变的疼痛容易定位不准，需要注意鉴别。

呼吸肌痉挛的疼痛部位在肋间；肝脾淤血在两侧季肋部；胃肠道痉挛在腹部（脐周）；内脏疾病则是以病变部位疼痛为特征。如肝炎多在右侧季肋部，胃炎、溃疡病多在上腹部。

（三）诊断

1. 肝淤血 发生原因可能与运动中心血管功能不协调有关。开始运动时，由于准备活动不充分就加快速度和加大强度，以致内脏器官功能在还没有提高到应有的活动水平上就承担了过分的负荷，特别是心肌收缩力较差时，心搏出量减少或无明显增加，心腔内压力增加，使下腔静脉血液回流受阻，进一步导致下腔静脉压力升高，肝静脉回流受阻，引起肝淤血，造成血液淤积在肝脏内。肝脏由于淤血体积增大，增加肝被膜的张力，使被膜上的神经受到牵扯，因而产生肝区疼痛。疼痛的性质多为钝痛、胀痛和牵扯性疼痛。此外，剧烈运动时呼吸急促、表浅，造成胸膜腔内压上升，也造成下腔静脉的回流障碍而引发右上腹部疼痛。

2. 呼吸肌痉挛 呼吸肌包括肋间肌和膈肌，当其痉挛时多感到季肋部和下胸部锐痛，与呼吸活动有关，患者往往不敢做深呼吸动作。其发生可能是由于运动中未注意呼吸节律与动作的协调，未注意加深呼吸，以至于呼吸肌功能紊乱，呼吸表浅急促，呼吸肌收缩不协调并过于频繁、紧张而发生痉挛或微细损伤。另外，准备活动不充分，心肺功能赶不上肌肉工作的需要，使呼吸肌缺氧，这样不但呼吸肌痉挛，而且加剧了疼痛的发生。

3. 胃肠道痉挛或功能紊乱 可能是剧烈运动使血流重新分布，胃肠道缺血、缺氧，或因各种刺激所致，如饭后过早参加运动，吃得过饱，喝得过多（特别是喝冷饮过多），空腹运动时空气刺激等都可能引起胃肠痉挛。胃肠痉挛时胃壁和肠壁的神经受到牵扯而发生疼痛，胃痉挛疼痛部位多在上腹部。腹部着凉，蛔虫刺激，运动前吃了难以消化或容易产气的食物，如豆类、薯类、牛肉等而引起肠蠕动增加或痉挛，疼痛部位多在脐周围。

4. 腹内疾病 常见有急慢性肝炎和胆道疾病（包括胆石症、胆囊炎、胆管炎、胆道蛔虫等）。溃疡病、肠结核、慢性阑尾炎。运动时由于病变部位受到牵扯和震动而产生疼痛，其疼痛部位多与病变部位一致。

5. 腹外疾病 常见有右肺下叶肺炎、胸膜炎、肾结石及腹肌损伤。据报道，在腹外疾病中，运动员的腹直肌损伤并不少见，却容易被忽略。

（四）处理

运动中出现腹痛后，应减慢速度，深呼吸，减慢呼吸频率；用手按压疼痛部位，慢跑一段距离，一般疼痛即可消失；如疼痛仍然存在，停止运动，持续按压合谷穴；疼痛还不消除，找医生处理；经常发生腹痛者要去医院进行系统检查，查找原因，进行积极治疗；对原因不明的腹痛运动员在训练中要注意观察，定期检查，尽量查明原因。

五、运动性血尿

（一）定义

正常人尿液为淡黄色、清亮透明液体，非浓缩尿液在显微镜下不应见到红细胞，如出现即为血尿。血尿轻者尿色正常，须通过显微镜检查方能确定，称镜下血尿；重症者尿呈淡红色外观，称为肉眼血尿。运动性血尿是指在剧烈运动后出现的血尿或者尿液颜色改变的现象，与运动强度和运动量密切相关，属于良性或者生理性问题。运动性血尿发生率受非训练和训练相关因素影响。可以发生在很多体育项目中，如球类、田径、游泳等。

（二）症状及体征

1. 训练或者剧烈运动后第一次出现的血尿，其明显程度与运动量和运动强度的大小有密切关系。

2. 男运动员多见，尤以跑、跳和球类项目运动员多见。

3. 停训或者降低运动强度，血尿消失。

4. 持续时间一般不超过 24 小时，连续多天晨尿出现应考虑病理性可能。

5. 除血尿外，其他检查无异常发现：多数血尿运动员无任何不适，少数有身体机能下降、腰痛、腰部不适、尿道口烧灼感等症状。

6. 对运动员的健康未见明显的不良影响。

有一种与血尿相关的疾病叫作运动性血红蛋白尿，该疾病发生时运动员的尿液可以呈现樱桃红、红葡萄酒甚至浓茶或者豉油色的外观。区分这两种情况并不困难。

（三）诊断

运动后出现血尿，除运动性血尿外，还有一些器质性疾病和外伤也可引起，因此，在诊断时必须加以鉴别；器质性疾病所致的血尿者，其常见的疾病有：肾小球肾炎、泌尿系结石、泌尿系感染、泌尿系肿瘤等；外伤所致的血尿者，其常见的有：运动时腰部受到钝物的打击或摔倒，造成肾脏挫伤，以引起运动后血尿。一般这类患者都有腰部受伤史和腰痛，诊断不很困难，但当外伤史不明显或受伤与就诊间隔时间较长时则容易漏诊。

（四）处理

排除其他原因导致的血尿，如肾小球肾炎、尿道感染、月经、药物、肿瘤等，由于上述问题导致血尿的，需要先消除病因才能考虑恢复训练；减少训练强度或者缩短训练时间。

六、运动性中暑

中暑是由高温环境引起的，以体温调节中枢功能障碍、汗腺衰竭和水、电解质丢失过多为特点的疾病。常在高温、高湿和通风不良的环境中进行运动时发生。根据发病机制和临床表现不同，中暑分为热射病、热痉挛和热衰竭。

运动性中暑是近年来提出的运动性疾病之一，是指肌肉运动时产生的热超过身体散发的热而造成运动员体内的过热状态。此症多见于年轻的体育锻炼者、战士、马拉松跑者、铁人三项运动员等。

（一）症状及体征

正常人体温一般恒定在 37℃ 左右，这是在下丘脑体温调节中枢控制下产热与散热平衡的结果。人体产热主要来自体内氧化过程中产生的基础热量。肌肉收缩、运动和不自主寒战也能产生热量。

运动性中暑多见于年轻的锻炼者，尤其是战士、马拉松跑者和其他运动员。运动性中暑与一般中暑不同的是骤然发生居多，主要有高热、中枢神经系统功能障碍和皮肤发热、干燥呈粉红色。中暑是夏天训练中常见的现象，易发生在天气开始炎热时，故此时组织训练和比赛要预防中暑。

（二）诊断

在炎热天气剧烈运动时，原先健康者突然出现虚脱，首先应想到运动性中暑，应注意除外急性中枢神经系统疾病和药物中毒的可能。运动性中暑一般呈急性经过，少数人有数分钟至数小时的先兆症状，这些先兆症状为头晕、无力、恶心、定向力障碍等。严重的运动性中暑可并发中枢神经系统、心血管系统、呼吸系统及泌尿系统功能紊乱和损伤，导致严重后果。

（三）处理

1. 场地急救　要保持呼吸道通畅，测量血压、脉搏、直肠温度，静脉输液，严重者要及时送往医院抢救。热射病如不及时采取有效的抢救措施，病死率可高达 5%～30%。

2. 一般处理　热衰竭和热痉挛患者应转移到通风阴凉处休息。热痉挛患者口服凉盐水或含盐饮料或静脉注射生理盐水，服用十滴水或藿香正气水，可迅速好转。有循环衰竭者由静脉补给生理盐水和氯化钾。一般患者在 30 分钟至数小时内即可恢复。

3. 物理降温　用 4～11℃ 凉水摩擦皮肤，使皮肤血管扩张，加速血液循环，加用风扇吹风。在头部、腋窝、腹股沟放置冰袋以降温。

4. 住院治疗　包括降温、心脏监护、输液，必要时透析。采用 4℃ 水浴，同时摩擦皮肤降温效果最好。

第三节　运动性损伤

运动性损伤常与运动训练水平、运动环境与条件等因素有关。研究运动性损伤发生的原因、规律、治疗效果、康复时间等问题，不仅可以有效地防治运动性损伤，也为改善运动条件、改进教学和训练方法，提高运动成绩提供了科学依据和实践指导。

一、运动性损伤的概念

在体育运动中，造成人体组织或器官在解剖上的破坏或生理上的紊乱，称为运动性损伤。运动性损伤不同于一般的工作或日常生活中的损伤，它多与体育运动项目及战术动作特点密切相关，故有些运动性损伤便以运动项目冠名，如网球肘、足球踝、跳跃膝等损伤。

二、运动性损伤分类

（一）按损伤组织结构分类

按照受伤组织结构分为皮肤、肌肉及肌腱、韧带、关节、骨、滑膜、神经、血管、内脏等损伤等。

（二）按损伤后皮肤、黏膜是否完整分类

按损伤后皮肤、黏膜是否完整分为开放性损伤和闭合性损伤。伤后皮肤或黏膜仍保持完整，受伤组织无裂口与体表相通称为闭合性损伤，如挫伤、关节韧带损伤、肌肉拉伤、闭合性骨折等；伤后皮肤或黏膜完整性遭到破坏，受伤组织有裂口与体表相通称为开放性损伤，如擦伤、刺伤、切伤、撕裂伤及开放性骨折等。

（三）按损伤后运动能力的丧失程度分类

在按损伤后运动能力丧失程度分为轻度损伤、中度损伤及重度损伤。

1. 轻度损伤　伤后不损失工作能力，仍能完成教学训练计划。

2. 中度损伤　丧失工作能力 24 小时以上，不能按训练计划进行训练，需停止患部训练或减少患部运动量。

3. 重度损伤　完全不能运动，有些情况需要较长时间住院治疗。

（四）按损伤的病程分类

1. 急性损伤　为外力一次性作用损伤。发病急，病程短，病理变化和症状明显。

2. 慢性损伤　为疲劳累积或急性损伤后未彻底治疗所致。症状出现缓慢，病程较长。

（五）按运动技术与训练的关系分类

1. 运动技术伤　与运动技术、战术动作密切相关的损伤，如网球肘、投掷肘、跳跃膝，体操、技巧运动员的跟腱撕裂等，多为局部组织过劳伤。

2. 非运动技术伤　多为运动中意外伤，如挫伤、骨折、擦伤、韧带扭伤等。

三、运动性损伤的原因

造成运动性损伤的原因较多，大致归纳起来可分为以下 9 种类型。

1. 思想上不够重视　运动性损伤的发生，常与体育教师、教练员和体育教练者对预防运动性损伤的意义认识不足、思想上麻痹大意及缺乏预防知识有关。

2. 缺乏合理的准备活动　准备活动的目的是进一步提高中枢神经系统的兴奋性，增强各器官、系统的功能活动，使得人体从相对的静止状态过渡到紧张的活动状态。缺乏准备活动或准备活动不合理是造成运动性损伤的首位原因。常见于不做准备活动或准备活动不充分、准备活动的内容与正式运动的内容结合得不好或缺乏专项准备活动、准备活动的量过大、准备活动的强度安排不当。

3. 技术动作错误　是指技术动作违反了人体结构功能特点及运动时的力学原理而造成损伤。这是初参加运动训练的人或学习新动作时发生损伤的主要原因。例如，做前滚翻时，因头部位置不正而引起颈部扭伤；排球传球时，因手形不正确而引起手指扭挫伤。

4. 运动负荷（尤其是局部负荷量）过大　安排运动负荷时，没有充分考虑到锻炼者的生理特点，运动负荷超过了锻炼者可承受的生理负荷量，尤其是局部负担过大，引起微细损伤的积累而发生劳损，这是专项训练中造成运动员损伤的主要原因。

5. 身体功能和心理状态不良　在睡眠或休息不好，患病受伤、伤病初愈阶段或疲劳时，肌肉力量、动作的准确性和身体的协调性显著下降，警觉性和注意力减退，反应较迟钝，此时参加剧烈运动或练习较难的动作时，就可能发生损伤。

锻炼者的心理状态与运动性损伤的发生有着一定的关系，如心情不好、情绪低落或急躁、缺乏锻炼的积极性或急于求成、胆怯、犹豫等，都可成为运动性损伤的发生原因。

6. 组织方法不当　在教学训练中，不遵守循序渐进、系统性和个别对待的原则，以及比赛的年

龄分组原则。在组织方法方面，如学生过多、教师又缺乏正确的示范和耐心细致的教导、缺乏保护和自我保护、组织纪律性较差，以及比赛日程安排不当、比赛场地和时间任意更改，允许有病或身体不适合的人员参加比赛等，这些都可成为受伤的原因。

7. 动作粗野或违反规则　在比赛中不遵守比赛规则，或在教学训练中相互逗闹，动作粗野、故意犯规等，这是篮球和足球等运动中发生损伤的重要原因。

8. 场地设备的缺陷　运动场地不平，有小碎石或杂物；跑道太硬或太滑；沙坑未掘松或有小石头，坑沿高出地面，踏跳板与地面不平齐；器械维护不良或年久失修，表面不光滑或有裂缝；器械安装不牢固或安放位置不妥当，器械的高低、大小或重量不符合锻炼者的年龄、性别特点，缺乏必要的防护用具（如护腕、护踝、护腰等）；运动时的服装和鞋袜不符合运动卫生要求等。

9. 不良气象的影响　气温过高，容易引起疲劳和中暑，气温过低，容易发生冻伤，或因肌肉僵硬、身体协调性降低而引起肌肉韧带损伤；潮湿、高温容易引起大量出汗，发生肌肉痉挛或虚脱；光线不足、能见度差影响视力，使兴奋性降低和反应迟钝而导致受伤。

四、运动性损伤的预防

学习运动创伤的预防知识，克服麻痹思想；遵守纪律，听从指挥，做好组织工作，采取必要的完全措施，如检查运动场地和器材，穿着合适的服装与鞋子；在剧烈运动和比赛前都要做好准备活动；要根据自己的情况选择活动内容，适当控制运动量；掌握运动要领，加强保护和帮助；加强医务监督，提高自我保健意识。

五、损伤部位与常见项目的关系

相关项目损伤的多发部位往往是训练中用力大、活动多的部位。

（1）肩关节：体操中的吊环、单杠、高低杠；游泳中的蝶泳、仰泳；田径中的标枪、撑杆跳；网球；羽毛球；乒乓球；棒球等。

（2）肘关节：柔道；摔跤；羽毛球；网球；田径中的标枪、铅球；排球；棒球；垒球等。

（3）膝关节：篮球；网球；羽毛球；田径中的铅球、铁饼、跳高、三级跳；排球等。

（4）踝关节：足球；篮球；排球；网球；体操；跳远等。

（5）腰背部：排球；体操；网球；田径中的标枪、铅球、链球；游泳中的蝶泳等。

第四节　损伤的急救

急救处理的正确与否直接关系到运动者的生存率与致残率。因而，无论何种急性损伤，做好现场急救都是十分重要的。急救人员必须准确地把运动员从现场抢救出来，分秒必争地采取紧急措施，并安全地将伤员送到有关医疗单位。

一、急　救　概　述

（一）运动性损伤急救的概念

急救是指对意外或突然发生的伤病事故进行紧急的临时性处理。运动性损伤急救是指在运动现场对受伤的人员进行紧急处理，属于损伤救治过程中一个非常重要的环节。

（二）急救的目的

运动性损伤的急救目的是保护伤员的生命安全，避免再度损伤，防止伤口感染，减轻痛苦，预防并发症，并为伤病员的转运和进一步治疗创造条件。

（三）急救工作内容

1. 设置急救点　在固定场地训练或比赛时，应就近设急救点。有些训练路线是不固定的，如马拉松的拉练要经过几个省，又如长距离自行车训练，医生和保健员有时无法照顾，可设流动的急救点，把急救箱放在随行的急救车上以便应急。急救点的工作可由医务工作者和保健员共同负责。

2. 急救物质的准备　根据运动项目的特点、损伤发生情况，做必要的急救物质准备，如冷敷用品和大的压迫棉垫、黏胶和缝合包、绷带和三角巾、止血带及常用的急救药物等。一些易发生严重损伤的比赛项目，如摩托车、公路自行车比赛，应预先查看比赛路线，在易受伤的地点设置急救站，并配备急救车辆，组织人力重点保证，以求受伤后能得到及时抢救。此外，还要确定后方医院，以便及时联系做好伤员的转运工作。

3. 现场的具体急救工作

（1）初步诊断

1）收集病史：首先扼要了解伤情，迅速加以分析，确定损伤性质、部位、范围，以便进一步重点检查。询问的内容包括：受伤经过、受伤时间、受伤原因、受伤动作、伤员的自我感觉等。

2）就地检查：包括全身状况观察和局部检查。检查要点如下：①有无呼吸道阻塞、呼吸困难、发绀、呼吸异常等现象；②有无休克，检查时若发现呼吸急促，脉搏细弱，血压下降，面色苍白，四肢发凉出汗，提示有休克发生；③有无伤口、外出血及内出血；④有无颅脑损伤，凡神志不清的伤者，出现瞳孔改变、耳鼻道出血、眼结膜淤血及神经系统症状者，应疑有颅脑损伤；⑤有无胸腹部损伤；⑥有无脊髓周围神经损伤及肢体瘫痪等；⑦有无肢体肿胀、疼痛、畸形及功能丧失等，以确定骨与关节损伤。

（2）初步急救处理：根据以上检查结果做出诊断后，应迅速按不同情况进行初步急救处理。

二、出血的急救

血液是维持生命的重要物质，成年人血量约占体重的 8%，即 4000～5000ml，如出血量达总血量的 20%（800～1000ml）时，会出现乏力、头晕、口渴、面色苍白、心跳加快、血压下降等全身不适症状。若出血量达总血量的 30%（1200～1500ml），可出现休克，甚至危及生命。出血伤员的急救，只要稍拖延几分钟就会造成无法弥补的危害。因此，外伤出血是最需要急救的危重症之一。

（一）出血的分类

1. 按照血液的流向分类　根据血液的流向，出血可以分为外出血和内出血两种。

（1）外出血：体表有伤口，可以见到血液从伤口流到体外的出血。这种出血比较容易被发现。

（2）内出血：体表没有伤口，血液流向皮下组织、肌肉组织，形成淤血或血肿；流向体腔（胸腔、腹腔、关节腔）或管腔（消化道、呼吸道）等部位，形成积血的出血。流入体腔或管腔的内出血，由于不易发现，容易发展成大出血，因而危险性很大。

2. 按照损伤的血管分类　根据损伤的血管，出血可以分为动脉出血、静脉出血、毛细血管出血三种（表 11-4）。

（1）动脉出血：即动脉血管损伤导致的出血，表现为血液呈喷射状流出，血色鲜红，出血量大，出血速度快，危险性较大，常因失血过多引起休克而危及生命。

（2）静脉出血：即静脉血管损伤导致的出血，表现为血液缓慢不断地流出，血色暗红，出血量较大，危险性小于动脉出血，但如果不及时止血也会导致休克的发生。

（3）毛细血管出血：即毛细血管损伤导致的出血，表现为血液从伤口渗出，血色鲜红，出血常可自行凝固成血痂，基本没有危险。一般损伤后见到的出血，多为混合性出血，单纯的动脉、静脉出血较为少见。

表 11-4　按出血的性质分

血管	出血点	特点	危险性
静脉	在伤口的远心端	缓慢持续外流，暗红色	较小
动脉	在伤口的近心端	喷射状间歇外流，鲜红色	较大
毛细血管	在创面呈点状渗出	介于动静脉之间	较小

（二）止血的方法

现场急救常用的止血方法有多种，使用时可根据具体情况选用一种，也可以把几种止血法结合一起应用，以达到最快、最有效、最安全的止血目的。下面介绍几种外出血常用的止血方法。

1. 冷敷法　冷敷可使血管收缩，减少局部充血，降低组织温度，抑制神经的感觉，因而有止血、止痛、防肿的作用，常用于急性闭合性软组织损伤。冷敷一般用冷水或冰袋敷于损伤局部，常与加压包扎止血和抬高伤肢法同时使用。

2. 抬高伤肢法　将受伤肢体抬高至心脏，使出血部位压力降低，此法适用于四肢小静脉或毛细血管出血的止血。常在绷带加压包扎后使用，在其他情况下仅为一种辅助方法。

3. 加压包扎止血法　有创口的可先用无菌纱布覆盖压迫伤口，再用三角巾或绷带用力包扎，包扎范围应比伤口稍大，在没有无菌纱布时，可使用消毒卫生巾、餐巾等替代。这是目前最常用的一种止血方法，此法适用于小静脉和毛细血管出血的止血。

4. 加垫屈肢止血法　前臂、手和小腿、足出血时，如果没有骨折和关节损伤，可将棉垫或绷带卷放在肘或膝关节窝上，屈曲小腿或前臂，再用绷带作"8"字形缠好（图 11-1）。

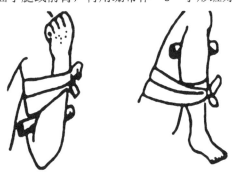

图 11-1　加垫屈肢止血法

5. 直接指压止血法　用手指指腹直接压迫出血动脉的近心端。为了避免感染，宜用消毒敷料、清洁的手帕或清洁纸巾盖在伤口处，再进行指压止血。

6. 间接指压止血法　此法又称止血点止血法，是止血方法中最重要、最有效且极简单的一种方法。压迫时用手指把身体浅部的动脉压在相应的骨面上，阻断血液的来源，可暂时止住该动脉供血部位的出血，适用于动脉出血，但只能临时止血。重要的止血点有 6 个，颞浅动脉止血点、颌外动脉止血点、锁骨下动脉止血点、肱动脉止血点、股动脉止血点、胫前胫后动脉止血点。

（1）头部出血：头部前额、颞部出血，要压迫颞浅动脉。其压迫点在耳屏前方，用手指摸到搏动后，将该动脉压在颞骨上（图 11-2）。

（2）面部出血：应压迫颌外动脉，其压迫点在下颌角前面约 1.5cm 处，用手摸到搏动后将该血管压迫在下颌骨上（图 11-3）。

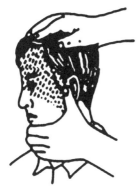

图 11-2 颞浅动脉指压法

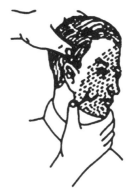

图 11-3 颌外动脉指压法

（3）上肢出血、肩部和上臂出血：可压迫锁骨下动脉，在锁骨上窝、胸锁乳突肌外缘，用手指将该动脉向后内正对第 1 肋骨压迫（图 11-4）。前臂出血可压迫肱动脉，让患肢外展，用拇指压迫上臂内侧（图 11-5）。手指出血可压迫指动脉，压迫点在第 1 指节近端两侧，用拇、示两指相对夹住（图 11-6）。

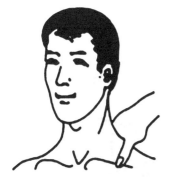

图 11-4 锁骨下动脉指压法

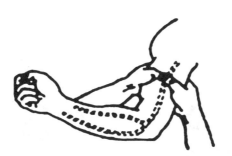

图 11-5 肱动脉指压法

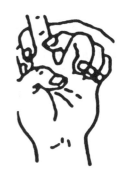

图 11-6 指动脉指压法

（4）下肢出血：大腿、小腿部出血可压迫股动脉。压迫点在腹股沟中点处，摸到动脉搏动，用手掌或拳向下方的股骨面压迫（图 11-7）。足部出血可压迫胫前动脉和胫后动脉，用两手的拇指分别按压于内踝与跟骨之间和足背横纹中点（图 11-8）。

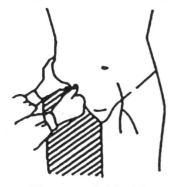

图 11-7 股动脉指压法

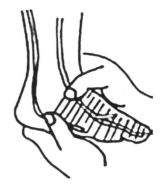

图 11-8 胫前胫后动脉指压法

7. 止血带止血法 适用于四肢动脉出血,当其他止血法不能止血时才使用此方法。止血带有橡皮止血带、气性止血带（如血压计袖带）和布制止血带,其操作方法各不相同。

（1）橡皮止血带:是用特制的胶皮管,操作时左手在离带端约 10cm 处由拇指、示指和中指紧握,使手背向下放在止血带的部位,右手持带中段绕伤肢一圈半,然后把带塞入左手的示指与中指之间。左手的示指与中指紧夹一段止血带向下牵拉,使之成为一个活结,外观呈 A 形。

（2）气性止血带:常用血压计袖带,操作方法比较简单,只要把袖带绕在扎止血带的部位,然后打气至伤口停止出血。

（3）布制止血带:将三角巾折成带状或将其他布带绕伤肢一圈,打一个蝴蝶结,取一根小棒穿在布带圈内,提起小棒拉紧,顺时针方向缠紧,再将小棒一端插入蝴蝶结内,最后拉紧活结并与另一头打结固定。

三、急救包扎的方法

伤口包扎在急救中应用范围较广,可起到保护创面、固定敷料、支持伤肢、防止感染和止血、止痛的作用,有利于伤口早期愈合。包扎时应做到动作轻巧,不要碰撞伤口,以免增加出血量和疼痛。接触伤口面的敷料必须保持无菌,以免增加伤口感染的机会。包扎要快且牢靠,松紧度要适宜,打结避开伤口和不宜压迫的部位。包扎一般用绷带和三角巾。绷带包扎应从伤处的远心端到近心端,尽可能使四肢指（趾）端外露,以便观察末梢血液循环的情况,包扎结束时,绷带末端用粘膏固定。

（一）绷带包扎法

1. 环形包扎法 适用于头额部、手腕和小腿下部等粗细均匀的部位。包扎时把绷带头斜放,用手压住,将绷带卷绕肢体包扎一圈后,再将带头的一个小角反折过来,然后继续绕圈包扎,后一圈压前一圈,包扎 3～4 圈即可（图 11-9）。

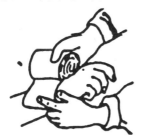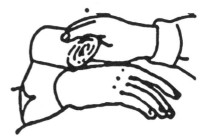

图 11-9　环形包扎法

2. 螺旋形包扎法 用于包扎肢体粗细相差不多的部位,如上臂、大腿下段和手指等处。包扎时以环形包扎法开始,然后将绷带向上斜行缠绕,后一圈压前一圈的 1/3～1/2（图 11-10）。

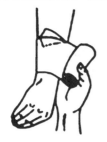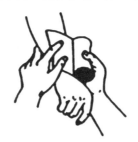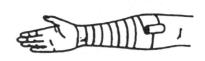

图 11-10　螺旋形包扎法

3. 转折形包扎法　用于包扎前臂、大腿和小腿粗细相差较大的部位。包扎时从环形包扎法开始，然后用一个拇指压住绷带，将其上缘反折，后一圈压住前一圈的 1/3～1/2，每圈转折线应互相平行（图 11-11）。

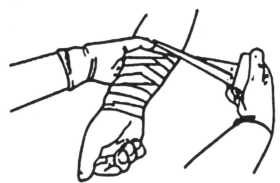

图 11-11　转折形包扎法

4. "8"字形包扎法　多用于包扎肘关节、膝关节、踝关节处，包扎方法有两种。

（1）从关节开始，先做环形包扎法，后将绷带斜行缠绕，一圈绕关节的上方，一圈绕下方，两圈在关节凹面交叉，反复进行，逐渐远离关节，每圈压住前一圈的 1/3～1/2（图 11-12）。

（2）从关节下方开始，先做环形包扎，后由下而上、由上而下地来回做"8"字形缠绕，逐渐靠拢关节，最后以环形包扎法结束（图 11-12）。

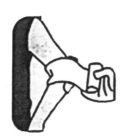
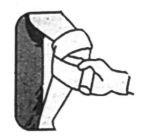

图 11-12　"8"字形包扎法

（二）三角巾包扎法

三角巾（图 11-13）一般有两种大小，用 1m 见方的白布对角剪开为大三角巾，小三角巾是大三角巾的一半。三角巾依据三角形命名，90°角称为顶角，其他两个角称为底角。三角巾的大小可根据需要选定。常用的三角巾包扎法如下。

1. 前臂悬挂法

（1）大悬臂带：包扎时将肘关节屈曲 90°置于三角巾中央，顶角向外，一底角置于健侧肩上，一底角置于肘下，然后将下底角上折，包住伤肢前臂，在颈后与上底角打结。最

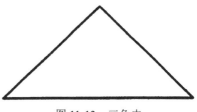

图 11-13　三角巾

后将肘后的顶角向前折，用橡皮膏或别针固定（图 11-14）。此法适用于除锁骨骨折和肱骨骨折之外的各种上肢损伤。

（2）小悬臂带：包扎时将三角巾叠成四指宽的宽带，中央放在伤肢前臂的下 1/3 处，两端在颈后打结（图 11-15）。此法适用于锁骨和肱骨骨折。

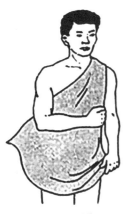 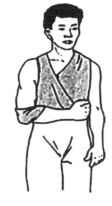 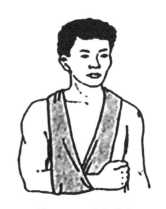

图 11-14　大悬臂带　　　　　　　　　　　　　　　图 11-15　小悬臂带

2. 手部包扎法　包扎时将三角巾平铺，将伤员手掌向下平放于三角巾中央，指尖对向顶角，腕掌关节与底边平齐，先将三角巾顶角向上反折朝向肘部，然后将两底角于手背交叉压住顶角，绕至腕掌面交叉后再绕至腕背面打结（图 11-16）。此法适用于手外伤。

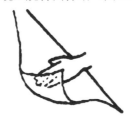

图 11-16　手部包扎法

3. 足部包扎法　将足平放于三角巾中央，足趾对向顶角，先将三角中顶角向上反折朝向踝部盖于足背上，然后将两底角拉向足背，左右交叉压住顶角，绕至踝关节后方交叉后再绕至踝关节前方打结（图 11-17）。此法适用于足外伤。

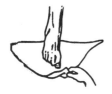 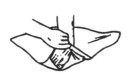 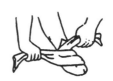

图 11-17　足部包扎法

四、骨折的急救

骨和骨小梁的完整性和连续性中断称为骨折。

（一）骨折的分类

1. 按骨折周围软组织的病理情况分类

（1）闭合性骨折：骨折处皮肤或黏膜完整，骨折端与外界不相通。

（2）开放性骨折：骨折锐端穿破皮肤，直接与外界相通。这种骨折容易感染，发生骨髓炎与败血病。

2. 按骨折断裂的程度分类

（1）不完全骨折：骨的连续性未完全破坏，或骨小梁的一部分连续中断。因儿童的骨质较软而韧，不易完全断裂，如幼嫩的树枝折断，又称青枝骨折。

（2）完全骨折：整个骨的连续性包括骨外膜完全破裂者。骨折端可以保持原位（无移位），亦可移位而形成重叠、分离、旋转、成角、侧方移位等。

3. 按手法复位处固定后骨折的稳定性分类

（1）稳定骨折：如骨折面横断或近乎横断有锯齿的斜折，经反复固定后，不易再移位。

（2）不稳定骨折：如斜面骨折、螺旋骨折、粉碎骨折等，经反复固定后，易再移位。

4. 按骨折线的形态分类

（1）裂缝骨折：像瓷器上的裂纹，无移位。

（2）骨膜下骨折：骨膜未破，移位不明显。

（3）青枝骨折：如绿嫩青枝一样。

（4）撕裂骨折：又称撕脱性骨折。

（5）横骨折：骨折线与骨干纵轴接近垂直。

（6）斜骨折：骨折线与骨干纵轴呈一定的角度。

（7）螺旋骨折：骨折线呈螺旋状，多由扭转力引起。

（8）粉碎骨折：骨折块碎裂成两块以上者，多由直接外力所致，常见于成年人。

（9）嵌入骨折：多由于压缩性间接外力所致。

（10）骨骺分离：通常骨骺的骨折多发生在儿童和青少年。

（二）骨折的症状

（1）疼痛：骨折当时疼痛较轻，随后即加重，活动受伤肢体则更痛，持续剧痛可引发休克。

（2）肿胀和皮下淤血：骨折时骨及周围软组织的血管破裂，发生局部出血和肿胀。若软组织较薄，骨折的部位表浅，血肿渗入皮下，形成青紫色的皮下瘀斑，亦可随血液沿肌间隙向下流注，在远离骨折处出现瘀斑。

（3）功能障碍：因疼痛、肌肉痉挛、骨杠杆作用破坏和周围软组织损伤等，肢体不能站立、行走或活动。

（4）畸形：完全骨折时，常因暴力作用和肌肉痉挛使骨折端移位，出现伤肢缩短、成角或旋转等畸形。

（5）异常活动或骨摩擦音：四肢长骨完全骨折时，在非关节处出现异常活动；轻微移动肢体时，因断端互相摩擦而出现摩擦音，这是完全骨折的特有征象。检查时应小心谨慎，以免加重损伤和加重伤员的痛苦。

（6）压痛和震痛：骨折处有敏锐的压痛，有时轻轻叩击远离骨折的部位，在骨折处亦出现疼痛。

（7）骨折裂痕、断裂或粉碎：X线片可检查出，是最具有权威性的确诊方法。

（三）骨折的急救原则

1. 防治休克　严重骨折、多发性骨折或同时合并其他损伤的伤员，可能会发生休克，急救时应注意预防休克。若有休克，必须先抗休克，再处理骨折。预防休克的方法在于早期就地实施制动固定术，并在骨折部位注射1%～2%的普鲁卡因止痛。针刺人中、十宣或50%葡萄糖溶液静脉注射、吸氧，平卧保暖是升压、预防休克发展和治疗的简要措施。

2. 就地固定　骨折后及时固定可避免断端移动，防止加重损伤。固定时必须先牵引再上夹板，使伤肢处于较为稳定的位置，可减少疼痛，便于伤员转运。未经固定，不可随意移动伤员，尤其是大腿、小腿和脊柱骨折的伤员。

3. 先止血再包扎伤口　伤口有出血时先止血，可根据情况选择适宜的止血方法。有穿破骨折的患者应先清洗伤口，再用消毒巾包扎，以免感染。争取在 6～12 小时送达医院施行手术，并注射破伤风血清 1500U 以预防破伤风。暴露在伤口外的骨折端，未经处理一定不要复回，应敷上清洁纱布，包扎固定后急送医院处理。

（四）骨折急救固定法

1. 锁骨骨折　采用双环包扎法固定。先取 3 条三角巾并折叠成宽带，在双肩腋下填上软布团或棉花，然后用 2 条宽带分别绕过伤员两肩在背后打结，形成两个肩环，再用第三条宽带在背后穿过两个肩环，拉紧打结，最后将两前臂包扎固定或将伤侧肢体挂在胸前（图 11-18）。

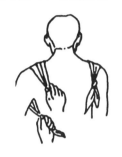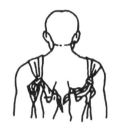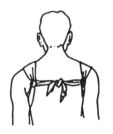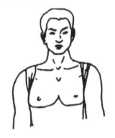

图 11-18　锁骨骨折固定法

2. 肱骨干骨折　屈肘成直角，将 2 块长短宽窄适宜的有垫夹板，分别放在伤臂的内、外侧，用 3～4 条宽带将骨折处上下部束好，再用小悬臂带把前臂挂在胸前，最后用宽带或三角巾将伤臂固定于体侧（图 11-19）。

3. 前臂骨折　将 2 块有垫夹板分别放在前臂的掌侧和背侧，板长从肘到掌，前臂处于中立位，屈肘 90°，拇指朝上。用 3～4 条宽带缚扎夹板，再用小悬臂带把前臂挂在胸前（图 11-20）。

4. 手腕部骨折　将一块有垫夹板放在前臂和手的掌侧，患手握绷带卷，再用绷带缠绕固定，然后用大悬臂带把伤臂挂于胸前（图 11-21）。

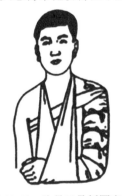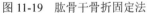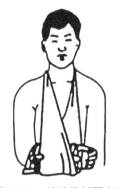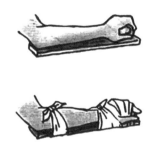

图 11-19　肱骨干骨折固定法　　　图 11-20　前臂骨折固定法　　　图 11-21　手腕部骨折固定法

5. 股骨骨折　采用旁侧夹板固定。先用两手（一手握脚背，一手托脚跟）轻轻将脚向下拉，直到与健腿等长。如疼痛可注射吗啡。再将 2 块长夹板分别放在伤肢的内、外侧，内侧夹板上至大腿根部，下达足跟；外侧夹板自腋下达足部。然后用 5～8 条宽带固定夹板，在外侧打结（图 11-22）。

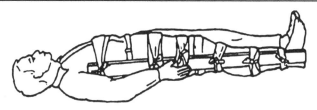

图 11-22 股骨骨折固定法

6. 小腿骨折 将 2 块有垫夹板放在小腿的内、外侧，2 块夹板上自大腿中部，下至足部。用 4～5 条带分别在膝上、膝下及踝部缚扎固定（图 11-23）。

7. 踝足部骨折 采用直角夹板固定。脱鞋，取一块直角夹板置于小腿后侧，用棉花或软布在踝部和小腿下部垫妥后，再用 3 条宽带分别在膝下、踝上和足跖部缚扎固定（图 11-24）。

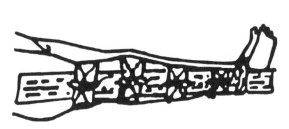

图 11-23 小腿骨折固定法

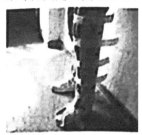

图 11-24 踝足部骨折固定法

8. 胸腰椎骨折 疑有胸腰椎骨折时，尽量避免骨折处移动，以免脊髓受压迫而损伤。将硬板或门板置于患者体侧，一人稳住头，再由两人将患者轻轻推至木板上，使其取仰卧位，用数条宽带将伤员缚扎于木板上。若为软质担架，令伤员采取俯卧位，使脊柱伸直，禁止屈曲，送至医院（图 11-25）。

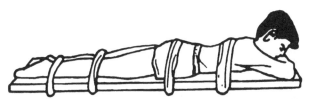

图 11-25 胸腰椎骨折固定法

9. 颈椎骨折 务必使伤员头部固定于伤后位置，不屈、不伸、不旋转，数人合作将伤员抬至木板上，头部两侧用沙袋或卷起的衣服垫好固定，用数条宽带把伤员缚扎在木板上（图 11-26）。颈椎损伤的患者，如搬运不当，有引起骨髓压迫的危险，造成四肢和躯干的高位截瘫，甚至影响呼吸造成死亡。

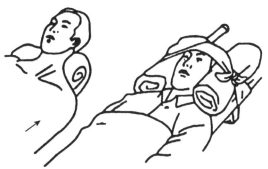

图 11-26 颈椎骨折固定法

五、关节脱位的急救固定法

凡相连两骨之间失去正常的连结关系，称为关节脱位。关节面失去正常的对合关系，称脱位。部分失去正常对合关系，称为半脱位，一过性脱位造成关节囊、韧带的损伤称扭伤。关节脱位时，由于暴力作用往往伴有关节囊及关节周围软组织的损伤，严重者还可伤及神经、血管或伴有骨折。

关节复位的原则是使脱位的关节端按原来脱位的途径退回原处。严禁动作粗暴和反复复位，以免加重损伤，造成骨折或血管、神经的损伤。实施复位的时间越早，越易复位，效果也越好。

关节复位成功的标志是关节被动活动恢复正常，骨性标志复原，X 线检查显示已复位。复位后将关节固定在稳定的位置上，固定期间要加强功能锻炼。没有整复条件时应立即用夹板和绷带在脱位所形成的姿势下固定伤肢，保持病员安静，尽快送医院处理。体育运动中最常见的关节脱位是肩关节前脱位和肘关节后脱位。

（一）肩关节脱位分类

肩关节脱位分为前脱位（喙突下脱位，盂下脱位）；后脱位（肩峰下脱位、盂下脱位、冈下脱位）；下脱位；盂上脱位。

（二）肩关节前脱位

1. 急救固定方法　取三角巾两条，分别折成宽带，一条悬挂前臂，另一条绕过伤肢上臂，在健侧腋下打结。

2. 整复方法　采用 Kocher 法或牵引整复法，整复后用绷带将前臂固定于胸壁，直至关节囊及周围软组织愈合后，再开始活动。固定时间依肩关节损伤的情况及年龄而不同，一般为 3 周。由于这种损伤常继发肩关节习惯性脱位，近年来不少医生主张优秀运动员伤后应立即进行手术将撕裂组织修补。

（三）肘关节后脱位

1. 急救固定方法　用铁丝夹板弯成合适的角度，置于肘后，用绷带缠稳，再用小悬臂带挂起前臂。如无铁丝夹板，可直接用大悬臂带包扎固定。

2. 整复方法　采用单人或双人手法复位，一般称为“牵引屈肘法”。

六、心肺复苏法

心肺复苏是针对呼吸、心跳停止所采用的抢救措施，即以人工呼吸代替病员的自主呼吸，以心脏按压形成暂时的人工循环，并诱发心脏的自主搏动。因此，临床上将两者合称为心肺复苏术。体育运动中一些严重意外事故，如溺水、外伤性休克等可能会出现呼吸或心搏骤停的情况，如未能在现场得到及时、正确的抢救，病员将因全身严重缺氧而很快死亡。人工呼吸和胸外心脏按压是心脏复苏初期最主要的急救措施。

在常温情况下，心脏停搏 3 秒时患者就感到头痛；10 秒即出现晕厥；30～40 秒后瞳孔散大；60 秒后呼吸停止、大小便失禁；4～6 分钟后大脑发生不可逆损伤。因此，对心脏停搏、呼吸骤停患者的抢救应当是在 4 分钟内进行心肺复苏，开始复苏时间越早，成活率越高。

（一）人工呼吸

人工呼吸是借助人工方法进行的一种被动呼吸，以此来维持气体交换，以改善机体的缺氧状态，并排出二氧化碳，为重新恢复自主呼吸创造条件。在损伤现场，常用的是口对口人工呼吸。其步骤如下：

（1）打开气道：实施人工呼吸之前首先要畅通呼吸道，常采用仰头举颏法。

伤员仰卧位，松开其衣领、腰带、胸腹部衣服，抢救者一只手置于伤员的前额，用力下压，使其头部后仰，另一只手的示指与中指置于下颌骨近下颌角处，抬起下颌，保持呼吸道通畅（图11-27）。

（2）清除口腔内的异物和分泌物。

（3）检查呼吸：抢救者可将耳贴近伤员的口和鼻，并观察伤员的胸腹部，通过"一看二听三感觉"的方法来判断呼吸是否存在。一看伤员胸部或上腹部是否有呼吸起伏，二听伤员口鼻有无呼吸声，三感觉有无气体吹拂面颊部。检查时间不能超过10秒。如果都无反应，则可以判断伤员已无自主呼吸。此时，应立即实施口对口人工呼吸。

（4）吹气：抢救者正常呼吸，用置于伤员前额手的拇指与示指捏住伤员的鼻翼，将鼻孔捏闭，然后抢救者用口唇罩住伤员的口唇部（如有条件，可使用保护隔膜或纸巾、毛巾），将气吹入伤员口中（图11-27）。

（5）呼气：吹气完毕后，抢救者将口移开，放开鼻孔让伤员呼气。然后再按上述步骤进行下一次吹气，如此反复操作。

（6）吹气频率：为10～12次/分，每5～6秒吹气一次，每次吹气量500～600ml。

（7）抢救者每次吹气时间应持续1秒，吹气时应同时观察伤员胸廓有无起伏，有起伏表明人工呼吸有效（图11-27）。

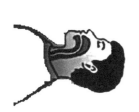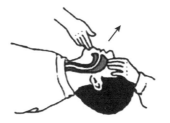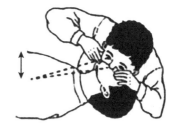

图11-27　口对口吹气法

（二）胸外心脏按压

1. 确定按压位置　伤员平卧于硬板床或地上、抢救者（或跪）于伤员一侧，一只手掌根置于伤员胸骨中下1/3的交界处（两乳头连线与胸骨的交界处即为按压部位），另一只手掌根重叠放于前一只手的手背上，双手手指交叉紧扣，下面的手指抬起，不要接触胸壁。

2. 用力方法　抢救者双臂伸直，双肩在伤员胸骨正上方，依靠自身的重量向脊柱方向有节律地按压，然后立即放松，使胸壁回弹，但双手不离开胸壁，如此反复操作（图11-28）。

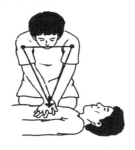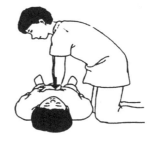

图11-28　胸外心脏按压法

3. 按压频率　成人每次按压的深度应超过5cm，按压频率至少100次/分，按压与放松的时间相同，每次按压后应保证胸壁充分回弹。应尽可能减少对胸外按压的中断。如果不得不中断按压，则尽可能将中断控制在10秒以内。

操作中，如能摸到颈动脉或股动脉搏动，上肢血压收缩压达 60mmHg 以上，口唇、甲床颜色较前红润或者呼吸逐渐恢复，瞳孔缩小，则为按压有效，应操作至自主心跳出现。

对呼吸、心跳均停止的患者，应同时进行上述两种急救措施。单人心肺复苏时，每按压胸部 15 次，吹气 2 次，即 15∶2。最好由两人配合进行，一人做人工呼吸，一人做胸外心脏按压，双人心肺复苏时，每按压 5 次，吹气 1 次，即 5∶1。

进行心肺复苏时，急救一经开始，就要连续进行，不能间断，直到伤员恢复自主呼吸、心跳或确诊死亡为止。在抢救的同时，应迅速派人请医生来处理。

七、休克急救法

休克是机体受到各种强烈的有害因素作用而引起有效循环血量急剧减少，主要器官和组织血液灌注不足所导致的严重的全身性综合征。有效循环血量是指单位时间内通过心血管系统进行循环的血量，但不包括储存于肝、脾和淋巴血窦或停滞于毛细血管中的血量。

（一）征象

休克发生、发展过程中，由于主要器官和组织血液灌注不足，致使组织缺血缺氧、细胞代谢紊乱、器官功能受损，出现如下征象。

1. 早期伤员出现轻度兴奋或烦躁不安，脉搏和呼吸稍加快，血压可正常或稍高，脉压减少，尿量减少等，此期容易被忽略，如处理及时、得当，休克可较快得到纠正。

2. 很快伤员由烦躁不安转为精神萎靡，表情淡漠，反应迟钝甚至神志不清，面色苍白、口唇发紫，四肢厥冷，呼吸急促，脉搏细速，血压下降，脉压进一步减小，尿量更少。

3. 严重者可出现脉搏测不清、血压测不出、无尿，甚至昏迷死亡。

通常认为收缩压小于 90mmHg，脉压小于 20mmHg，是休克存在的表现。

（二）休克的急救

1. 安静休息 迅速使伤员卧位使之安静，并予以安慰与鼓励，消除患者的顾虑。最好不要采取头低足高位，因这种位置将使颅内压增高，静脉血回流受阻，并使膈肌上升影响呼吸，不利于休克的矫治（尤其是呼吸困难者）。

2. 保暖和防暑 换去潮湿的运动服，以防散热过快，尽量使患者在温暖、安静的环境下休息。若为炎热的夏季，要注意防暑降温，以防中暑。

3. 饮水 神志清醒又无消化道损伤的病员，可给予适量的盐水（每升含盐 3g、碳酸氢钠 1.5g）或热茶等饮料。

4. 保持呼吸道通畅 昏迷患者，常因分泌物或舌后缩等原因，引起呼吸道堵塞。因此要及时清除分泌物及血块，松解衣领，必要时把舌牵出口外。对心脏停搏、呼吸停止的患者应立即进行心肺复苏。

5. 镇静与止痛 骨折、脱位和严重的软组织损伤后，可根据情况口服苯巴比妥 0.9g，或肌内注射苯巴比妥钠 0.1g，其主要作用在于可解除中枢神经系统的应激性，加强大脑皮质的保护性抑制，起镇静作用。有剧烈疼痛者，可口服阿片 20mg 或吗啡片 10mg，或皮下注射吗啡 5～10mg 或哌替啶 50mg 以镇痛，防止休克加重。凡有颅脑损伤、颈髓损伤、胸腹部损伤或缺氧发绀的伤员，都禁用吗啡或哌替啶。

6. 包扎和固定 开放性损伤，要用无菌敷料或清洁的毛巾等将创口敷盖包扎，骨折或脱位的伤员，应进行必要的急救固定。

7. 止血 外出血的伤员应在急救的早期，采用绷带加压包扎法、指压法或止血带等方法及时止血。内出血的伤员，应尽早送医院处理。

8. 针刺疗法 昏迷的患者可针刺或用手指掐人中、百会、内关、涌泉、合谷等穴位。在进行上述现场急救的同时，应与医院联系，或将病员迅速送到医院，进一步处理，如输血、输液、吸氧等。

八、搬运伤员的方法

伤员在现场进行初步急救处理后和随后送往医院的过程中，必须经过搬运这一重要环节。搬运伤员的方法很多，根据不同条件、不同情况大致有以下几种方法。

（一）徒手搬运法

徒手搬运法是指在搬运伤员过程中凭人力和技巧，不使用任何器具的一种搬运方法。该方法适用于伤势轻和搬运距离较短的伤员。它又可分为单人、双人和多人搬运法。

1. 扶持法 急救者位于伤员的体侧，一手把住伤员腰部。伤员的手绕过急救者颈后至肩上，急救者的另一手握住其腰部。两人协调缓行（图11-29）。此法适用于伤势轻、神志清醒而又能自己站立步行的伤员。

2. 抱持法 急救者一手抱住伤员的背部，另一手托住伤员的大腿及腘窝，将伤员抱起，伤员的一侧臂挂在急救者的肩上（图11-30）。此法适用于伤势轻、神志清醒但较软弱的伤员。

3. 托椅式搬运法 两名急救者站立于伤员两侧，各以一手伸入伤员大腿下方相互交叉紧握，另一手彼此交替支持伤员背部。伤员坐在急救者互握的手上，背部支持于急救者的臂上，伤员的两手分别搭于两名急救者的肩上（图11-31）。此法适用于神志清醒、足部损伤而行走困难的伤员。

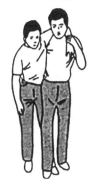 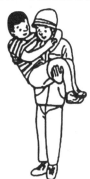 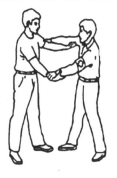

图 11-29 扶持法　　　　图 11-30 抱持法　　　　图 11-31 托椅式搬运法

4. 卧式三人搬运法 三名救护者同站于伤员的一侧。第一个人以外侧的肘关节支持伤员的头颈部，另一肘置于伤员的肩胛下部，第二个人用双手自腰至臀托抱伤员，第三个人托抱伤员的大腿下部及小腿上部。三人行走要协调一致（图11-32）。

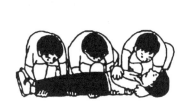 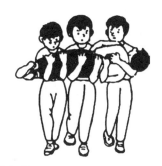

图 11-32 卧式三人搬运法

（二）担架和车辆搬运法

在伤员不能徒手搬运时应采用担架或车辆搬运。

1. 担架搬运法 特制的担架可用棉被或毛毡垫好，将患者放入，并盖好保暖。若伤员神志不清，需用宽带将其固定于担架上。如有脊柱骨折，不宜使用特制担架时，可采用床板、门板等临时担架。

2. 车辆搬运法 当伤员伤势严重、运送路程较远时，应用车辆，最好用救护车，车宜慢行，避免震动。

课后练习题

一、填空题及其答案

1. 运动性疲劳是指在运动过程中出现了机体工作/运动能力（暂时性降低），但经过适当的休息和调整以后，可以恢复原有功能水平的一种生理现象。

2. 运动性疲劳的发生机制包括能量耗竭学说、代谢产物堆积学说、内环境稳定状态失调、保护性抑制学说、突变理论、自由基学说、疲劳链学说、（中枢神经递质失衡）。

3. 判断运动性疲劳主要采用主观感觉、客观检查以及（运动者经验）等方法。

4. 消除运动性疲劳的方法有放松疗法及睡眠、物理治疗、营养补充、（中医及中草药调理）、心理性调理。

5. 运动性病症主要指发生于运动锻炼或者运动训练中的（内脏器官疾病）或者出现的症状，以运动训练为主要原因，严重程度往往与运动负荷量密切相关，有些会随着运动的停止而逐渐好转。

6. 常见的运动性病症主要包括过度训练、晕厥、运动性贫血、运动中腹痛、（运动性血尿）、运动性中暑。

7. 运动性损伤按照损伤组织结构分为皮肤、（肌肉及肌腱）、韧带、关节、骨、滑膜、神经、血管、内脏等损伤等。

8. 运动性损伤急救是指在（运动现场）对受伤的人员进行紧急处理，属于损伤救治过程中一个非常重要的环节。

9. 心肺复苏是针对呼吸、心跳停止所采用的抢救措施，即以人工呼吸代替病员的自主呼吸，以心脏按压形成暂时的（人工循环），并诱发心脏的自主搏动。

10. 在常温情况下，心脏停搏3秒时患者就感到头痛；10秒即出现晕厥；30～40秒后瞳孔散大；60秒后呼吸停止、大小便失禁；（4～6分钟）后大脑发生不可逆损伤。因此，对心脏停搏、呼吸骤停患者的抢救应当是在4分钟内进行心肺复苏。

二、简答题及其答案

1. 现场急救常用的止血方法有哪些？

答：冷敷法、抬高伤肢法、加压包扎止血法、加垫屈肢止血法、直接指压止血法、间接指压止血法、止血带止血法。

2. 简述骨折的症状。

答：疼痛、肿胀和皮下淤血、功能障碍、畸形、异常活动或骨摩擦音、压痛和阵痛、骨折裂痕、断裂或粉碎。

3. 骨折的急救原则有哪些？

答：防治休克、就地固定、先止血再包扎伤口。

4. 简述休克急救法。

答：安静休息、保暖和防暑、饮水、保持呼吸道通畅、镇静与止痛、包扎和固定、止血、针刺疗法。

5. 搬运伤员的方法有哪些？

答：（1）徒手搬运法：扶持法、抱持法、托椅式搬运法、卧式三人搬运法。

（2）担架和车辆搬运法。

（董恩宏 陆文昕）

第十二章　运动康复学

学习目标

1. 掌握运动康复的相关概念及运动康复评价技术。
2. 熟悉运动康复治疗技术。
3. 了解运动康复的理论基础。

第一节　运动康复学概述

康复医学采用各种综合措施，包括医疗、教育、职业、社会和工程等，消除或减轻病、伤、残者的身心、社会功能障碍，达到和保持生理、感官、智力、精神和（或）社会功能上的最佳水平。康复医学主要应用物理疗法、运动疗法、生活训练、技能训练、言语训练和心理咨询等多种手段促进功能恢复，实现功能代偿。

一、运动康复学的概念

康复是一个帮助病员或残疾人在其生理或解剖缺陷的限度内和环境条件许可的范围内，根据其愿望和生活计划，促进其在身体上、心理上、社会生活上、职业上、业余消遣上和教育上的潜能得到最充分发展的过程。

康复的内涵包括：医学康复（medical rehabilitation）是应用临床医学的方法作为康复技术手段改善功能；职业康复（vocational rehabilitation）是通过训练职业能力，恢复就业资格或获得就业机会；教育康复（educational rehabilitation）指通过各种教育和培训方式来促进机体康复；康复工程（rehabilitation engineering）指通过工程方法，如矫形器、辅助用具的应用，促进康复或弥补功能不足；社会康复从社会层面推进和保证医学康复、教育康复和职业康复的进行，利用和依靠社会资源，帮助其适应家庭、工作环境重返社会。运动性损伤康复也涵盖了这些重要内容。

运动医学康复是指将运动医疗用于康复领域，它的目的在于把患者受限的运动功能部分或者全部重塑。它所运用的治疗手段就是功能锻炼，也就是医疗训练，训练的主要目的包括人体的力量、耐力和协调性的改善。

二、康　复　对　象

康复的对象主要是有功能缺失和障碍，以致影响日常生活、学习、工作和社会生活的残疾人、老年病和慢性病患者，包括以下三类人群。

（1）疾病人群：包括患有神经系统疾病、老年病、心脏病、肺病、癌症和慢性疼痛等人群。

（2）残疾人群：包括精神、智力和感官方面有缺陷的人群。

（3）特殊人群：排除了以上两种人群以外的处于亚健康状态的人群。

三、康复医学的特点

1. 以残疾或功能障碍为中心，遵循功能训练原则。

2. 采用团队协作的多学科工作方法。

3. 核心思想是早期预防和全面康复。

4. 重返社会是康复的最终目标。

四、康复医学的分类

康复医学有着分类繁多的亚学科类别。

1. 骨科康复医学 主要是研究骨关节、肌肉和软组织损伤、疾病及畸形康复评估和处理的学科。

2. 神经科康复医学 主要是研究中枢神经系统和周围神经系统病变所致残疾的康复评估和处理的学科。

3. 精神科康复学 是研究精神障碍患者功能康复的学科。重点是对精神病患者康复的处理和研究。

4. 心脏康复学 是一门研究心脏病，主要是冠心病患者康复的学科。

5. 老年病康复学 是研究老年病所致残疾的预防和康复处理的学科。

6. 儿科康复学 是研究儿童残疾的特点、对生长发育的影响及其预防和康复的学科。

7. 职业性伤病康复学 是研究在职业性劳动场所发生的损伤和疾病的康复的学科。

8. 风湿科康复学 主要是研究骨关节炎、类风湿关节炎、强直性脊柱炎等疾病康复的学科。

9. 肺科康复学 是研究肺部疾病，主要是慢性阻塞性肺疾病的康复的学科。

10. 肿瘤康复学 是研究对肿瘤患者进行康复的学科，针对抗癌手术、化疗和放疗后患者出现的身心功能障碍进行全面的康复。

此外，属于康复临床领域的专科还有酒精、药物滥用成瘾及大量吸烟的康复、疼痛处理（pain management）等。

第二节　运动康复基本理论

一、残疾学基础

残疾学是以残疾人及残疾状态为主要研究对象，专门研究残疾的病因、流行规律、表现特点、发展规律、结局以及评定、康复与预防的一门学科。

1. 残疾的定义 残疾（disability）是指由外伤、疾病、发育缺陷或精神因素等各种原因造成的身心功能障碍以至不同程度的丧失，从而导致部分或全部丧失正常生活、工作和学习的一种状态。广义的残疾包括病损（impairment）、残疾和残障（handicap），是人体身心功能障碍的总称。

残疾人是指在心理、生理、人体结构上，某种组织、功能丧失或者不正常，全部或者部分丧失，不能以正常方式从事某种活动能力的人。

2. 残疾分类与分级 在我国，根据 2001 年发布实施的《残疾人残疾分类和分级》（GB/T 26341—2010），残疾被定义为身体结构、功能的损害及个体活动受限与参与的局限性。残疾按不同残疾种类分为视力残疾、听力残疾、语言残疾、肢体残疾、智力残疾、精神残疾和多重残疾。各类残疾按残疾程度分为四级，残疾一级为极重度，残疾二级为重度，残疾三级为中度，残疾四级为轻度。

3. 国际功能、残疾和健康分类 2001 年，世界卫生组织（WHO）发布了《国际功能、残疾和健康分类》（International Classification of Functioning, Disability and Health, ICF），作为国际通用的在个体和社会水平上描述与测量健康的理论性框架结构和分类方法。ICF 将残疾与健康统一称为人类功能的多维度综合性整体，涉及生物、心理、社会和环境等方面，成分包括身体功能与结构、活动、参与，并且设计了环境因素和个人因素对健康的影响作用，是一种描述健康和功能的全面的理论框架和评估工具。其理论模型见图 12-1。ICF 框架下，"功能"包括身体功能与结构、活动和参与，与个人和环境因素具有关联。"残疾"则是与"功能"相对应的，包括结构和功能受损、活动受限和参与局限在内的状态。ICF 作为残疾和康复领域的重要信息工具和标准，在残疾调查、康复评定、医疗与康复信息标准、疾病与功能诊断、残疾与康复政策等方面被广泛应用。

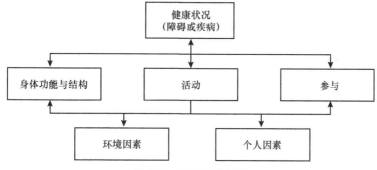

图 12-1 ICF 理论模型

4. 残疾的预防 残疾预防，是指针对各种致残因素，采取有效措施，避免个人心理、生理、人体结构上某种组织、功能的丧失或者异常，防止全部或者部分丧失正常参与社会活动的能力。残疾预防是康复医学的重要内容，与康复治疗相互补充。残疾的预防包括：

（1）一级预防：预防可能导致残疾的各种损伤或疾病，避免发生原发性残疾，目的在于减少损伤的发生。一级预防是最积极有效的防残措施，通过采取积极措施预防各种致残因素，进而有效减少病损的发生。

（2）二级预防：指疾病或损伤发生之后，采取积极主动的措施防止发生合并症及功能障碍或继发性残疾的过程。二级预防重在早发现、早治疗，进而限制或逆转由病损造成的残疾。

（3）三级预防：指残疾已经发生，采取各种积极的措施防止残疾恶化的过程。三级预防是对已患残疾采用积极的对症治疗和康复治疗，防止伤残和促进功能恢复，提高生存质量，延长寿命，降低病死率。

5. 残疾的康复对策 康复预防和康复治疗都是康复医学的重要内容,两者都在残疾的预防中扮演着重要角色。残疾预防和残疾人康复工作应当坚持以人为本，从实际出发，实行预防为主、预防与康复相结合的方针。康复预防的目的在于减少残损；康复治疗可以促进二级预防、防止残损恶化导致的残疾，并是三级预防的主要措施、预防活动受限转化为参与受限。

对于已发生的残疾，根据残疾的性质、程度和发展过程，针对病损或残损、活动受限和参与局限，分别采用复原、代偿和适应对策。具体为，对于只有组织结构和（或）功能障碍的缺损者，坚持复原原则，尽可能通过临床治疗和康复恢复患者的身体结构与功能；对于经医疗和康复措施后，身体结构和功能、活动与参与能力仍然只有部分恢复甚至不能恢复者，坚持代偿原则，采取体内或代偿方法；对于严重残疾并存在社会生活能力障碍者，除进行康复治疗外，还需要依据适应原则，改善其环境和社会层面的限制，减轻其对残障者造成的影响，以利于残疾人重返社会。

二、人体发育学基础

人体发育学是研究人体发生、发育全过程及其变化规律的科学，包括对人生各个阶段的生理功能、心理功能、社会功能等方面的研究。掌握正常人体的发育规律对于促进康复整体理念、康复预防、康复治疗技术和评估技术的发展等均有重要意义。

1. 生长发育的基本概念

（1）生长：是指体格形态上的变化，通常以身高（身长）、体重、头围、胸围等测量指标来衡量，反映量的变化。

（2）发育：是指个体内在的、固有的、潜在的功能随时间的变化逐渐表现出相应的特征，包括一系列生理、心理和社会功能发育，重点涉及儿童的感知发育、认知发育、语言发育、情绪情感发育和学习能力的发育等，反映质的改变。发育过程无法直接观测。生长和发育两者紧密相关，是机体量和质的动态变化过程。

（3）成熟：有两层含义。生物学意义上的成熟是指生命体的结构和功能在有机结合成长的过程中成为完全发育状态，即机体具有相对稳定的结构和功能状态；心理学上的成熟是指内在自我调节机制的完成和完善状态，自我调节机制决定了个体发育方向、发育顺序、显露时期等一系列过程。

2. 人体发育学的基本观点　人体的发育涉及整个人生，不能仅重视人体某些功能的发育，而应站在整体的立场上研究人体发育，不能忽视身体的、精神的、社会发育的任何一个方面，而应协调地、综合地去看待和研究人体发育的全过程。

人体发育学理论认为，人生不是静止的，而是一个动态的过程。人体的生长发育是综合整体的，而不是片面孤立的。生长发育具有以下规律：生长发育是有阶段性的连续过程；生长发育是一个不平衡的过程；生长发育是有一定程序的渐进过程；生长发育既遵循共同模式，又具有个体间的差异性。

3. 人体发育学基本理论

（1）成熟理论：格塞尔通过观察和分析婴幼儿不同时期行为和动作发育的变化，得出了不同的年龄阶段动作和行为发育的规律性，并以此来判断儿童神经生理学发育的成熟度，提出发育成熟理论。成熟理论认为，儿童行为发育涉及五个方面：适应性行为、大肌群运动行为、小肌群运动行为、言语行为、个体和社会行为。

（2）精神分析理论：理论创始人弗洛伊德将一个人的精神世界分为三个方面，即"本我""自我"和"超我"。人格的发展分为五个阶段，即口唇期、肛门期、生殖器期、潜伏期和生殖期。在这些阶段中，欲望和动机满足过多或过少，都可能产生固着现象，即发育停滞在某个阶段或延迟甚至倒退，也可能产生病理现象。

（3）心理社会发育理论：埃里克森继承了弗洛伊德的思想，倡导了新的心理社会理论。这种理论认为人体的发育是个人的欲望、能力与社会的期待、要求相互作用的结果，发育持续整个人生，即从幼儿至老年人。他提出心理社会发育分为：①信任与不信任阶段（婴儿期0～1岁）；②自主性与羞怯疑虑阶段（幼儿期1～3岁）；③主导性与罪恶感阶段（游戏期3～6岁）；④勤奋与自卑阶段（学龄期6～12岁）；⑤自我统一与角色混乱阶段（青年期12～20岁）；⑥亲密与孤立阶段（成年期20～40岁）；⑦创造与停滞阶段（成熟期40～60岁）；⑧完善与沮丧阶段（老年期）八个阶段，各个阶段都有其固有的社会心理危机，如果解决了危机，完成了每个阶段的任务，就能形成积极的个性品质；否则将形成消极的品质，以致产生心理障碍。

（4）认知发育理论：现代认知发育理论受皮亚杰影响最大。这一理论的核心是发生认识论，主要研究人类认知、智力、思维、心理的发育与结构。皮亚杰从认知结构的质的方面来论述发育的过程，强调内因与外因的相互作用，不断产生质和量的变化。皮亚杰认为认知发育是整个人体发育均衡化过程。人从出生到成年的认知功能获取阶段分为4个不同时期：感知运动阶段（0～2岁）、前运算阶段（3～7岁）、具体运算阶段（8～11岁）和形式运算阶段（12岁至成年）。

4. 生长发育的影响因素和异常发育　人体的生长发育是遗传和环境相互作用的结果。遗传因素决定生长发育的全部过程，营养、生活环境、运动、疾病、社会和家庭等环境因素与生长发育全过程密切相关。

当生长发育违背正常规律时，就会发生形态及功能的发育异常，常见的发育异常有运动功能障碍、言语和语言发育障碍、学习障碍、行为障碍或异常、精神发育迟缓、孤独症、重症身心发育障碍等。

三、康复的运动学基础

运动康复是康复医学的重要组成部分。人体运动学是研究人体运动规律的一门学科，也是康复医学的基础学科之一。

1. 运动平面与运动轴

（1）人体标准解剖学姿势：身体直立，双眼平视前方，上肢下垂于身体两侧，手掌向前，两脚并拢，足尖向前。

（2）基本运动轴：垂直轴是呈上下方向，与身体长轴平行，与地面垂直的轴；矢状轴是呈前后方向的水平轴，与地面平行，与身体长轴垂直的轴；冠状轴是呈左右方向的水平轴，与地面平行，与身体长轴垂直。

（3）基本运动平面：人体可分为三个基本运动平面，即矢状面、额状面和水平面，相互间呈垂直状。矢状面是与人体侧面平行的面，把人分为左右两部分；额状面是与身体前或后面平行的面，把身体分为前后两部分；水平面则是与地面平行的面，把人体分为上下两部分。

2. 环节运动的常用术语

（1）屈与伸：运动环节在矢状面内绕冠状轴的运动，一般向前为屈、向后为伸，膝关节以下方向相反。

（2）外展与内收：是运动环节在冠状面内绕矢状轴的运动，外端远离正中面为外展，靠近正中面为内收。

（3）旋转：是运动环节在水平面内绕垂直轴的运动，一般是运动环节向前向内旋转为旋前（内），向后向外旋转为旋后（外）。

（4）环转：运动环节以近侧端为支点，绕额状轴、矢状轴及它们之间的中间轴做连续的圆周运动。

3. 骨的生物力学特征 骨由有机质和无机质组成。有机质的成分包括骨胶原和黏多糖蛋白，使骨具有一定的弹性和韧性，无机质主要为碱性磷酸钙，使骨具有较强的硬度。生物力学角度看，骨骼最重要的力学性质是强度和刚度。骨承受的各种载荷形式可分为拉伸、压缩、弯曲、剪切、扭转和复合载荷。

骨的吸收、结构性重塑和功能性适应等生理活动都与力的刺激有关，适宜的负荷作用会对骨产生积极影响，过载、过度使用或过度冲击性载荷会导致骨损伤甚至骨折。骨的重建是通过适应力学需要而发生的形态、结构方面的改变。对骨折的治疗和康复过程中应考虑到力学环境对骨重建的影响，充分利用生理功能状况下的力学状态，不干扰或尽量少干扰骨应承受的力学状态。

运动中骨起到支持、保护和运动杠杆等作用。适宜的运动对骨骼的生长发育、骨骼增粗、骨机械性能提升等具有积极作用。

4. 骨骼肌的生物力学特征 骨骼肌是运动系统的动力部分。骨骼肌在外力作用下可以伸展其长度，具有伸展性；当外力解除后，骨骼肌具有恢复原来长度的弹性。另外，骨骼肌还具有黏滞性，肌肉在收缩时，其内部物质分子间及肌纤维间具有摩擦，产生阻力，阻碍肌肉快速收缩，使活动迟滞。环境温度和体温会直接影响肌肉的黏滞性。

骨骼肌的力学性质复杂，目前被普遍接受的是肌肉三元素模型，即收缩元、并联弹性元、串联弹性元。整块肌肉可以认为是许多这样的模型混联在一起组成的，模型中收缩元兴奋时产生主动张力，并联弹性元被牵拉时产生被动张力，串联弹性元被牵拉时使肌肉具有弹性。肌肉收缩所能产生的总肌力受其机械性的影响，可以通过研究肌肉的张力-长度、张力-速度、张力-时间等来进行研究。肌肉的横断面、运动单位的募集、肌肉初长度、肌肉起止点位置、肌拉力角等都可能影响肌力的大小。

适宜的运动有利于肌肉体积、重量和肌力的改善，引起肌组织中结构、肌纤维周围毛细血管、肌肉中结缔组织、肌肉中化学成分的适应性变化，并使参与运动的活动终板增大、增多。康复医学中，对于因肌肉萎缩无力的患者（如长期卧床造成的肌肉失用性萎缩和骨、关节及周围神经病变引起的肌肉软弱或无力等），通过运动康复的手段，可以促使肌肉反复地收缩，进而发展肌肉力量，达到恢复其运动功能的目的。

5. 关节的生物力学特征 关节是骨连结的主要形式，包括基本机构和辅助结构。关节的作用主要是连结和运动。关节的稳定性和灵活性受关节面的结构、关节囊的松紧度、韧带强弱、关节负压、关节周围的骨结构、肌肉性能等的影响。一般来说，稳定性大的关节（如膝关节）活动度较小，灵活性较差；而灵活性大的关节（如肩关节）稳定性较差。

关节运动幅度是柔韧素质的重要标志。适宜的运动有利于增强关节囊、关节韧带、关节周围肌肉的伸展性和弹性，提高关节灵活性，改善柔韧性，并同时使关节囊、关节韧带增厚增粗，关节周围肌肉力量增强，进而提高关节稳定性。康复医学中可以通过合适的运动康复手段，逐步牵张挛缩与粘连的纤维组织，使其产生更多的塑性延长，进而达到恢复并维持正常关节活动度的目的。

四、运动功能恢复的生理学基础

1. 运动疗法的生理学功效　运动是康复治疗的重要手段。康复中的运动疗法是依据伤病的特点，采取体育运动的手段或机体功能练习的方法，达到伤病预防、治疗和康复的目的。

运动疗法对身体的影响包括运动的局部作用和全身影响，具体包括维持和改善运动器官的形态和功能、增强心肺功能、促进代偿功能的形成与发展、提高神经系统的调节能力、改善血液循环和新陈代谢、增强免疫功能、促进骨代谢、改善精神心理状态等。

2. 中枢神经系统的可塑性理论　为了主动适应和反映外界环境各种变化，神经系统发生结构和功能的改变，并维持一定时间，这种变化就是神经的可塑性。由于中枢神经系统具有可塑性，中枢神经系统损伤后是可能恢复的。

脑的可塑性表现为功能重组和内、外因素影响两个方面。功能重组是指脑损伤后的残留部分，通过功能重组以新的方式完成已丧失了的功能。功能重组又分系统内功能重组和系统间功能重组。

脊髓是中枢神经的低级部位，与脑一样具有可塑性。脊髓损伤后，脊髓的可塑性由损伤和特殊形式的训练启动，表现为自发性可塑性（损伤诱导的可塑性）和训练任务依赖性可塑性两种类型。

必须指出的是，中枢神经损伤后有多种恢复途径，但绝不意味着中枢神经中的任何损伤都一定能恢复。

第三节　运动康复评估技术

一、运动康复评定的基本概念

康复评定是指在临床检查的基础上，对运动伤病患者的功能状况及其运动能力进行客观、定性或定量的评估，并对结果做出合理解释的过程。康复评定强调整体功能状态、日常生活活动状态和社会参与能力的评定，旨在对患者的功能障碍进行具体的剖析，找出关键环节，进行针对性的康复治疗。

二、运动康复评定的方法

（一）运动功能量表

1. HSS 髋关节评分表（表 12-1）

表 12-1　HSS 髋关节评分表

评分指标	评分依据		评分
疼痛	（1）持续性；不能忍受；经常使用强止痛药物		0
	（2）持续性疼痛，但是能忍受；偶尔使用强止痛药物		2
	（3）休息时有轻微痛或无疼痛；可以进行活动；经常使用水杨酸盐制剂		4

续表

评分指标	评分依据	评分
疼痛	（4）开始活动时痛，活动后好转，偶尔使用水杨酸盐制剂	6
	（5）偶尔和轻微疼痛	8
	（6）无疼痛	10
走路	（1）卧床	0
	（2）使用轮椅	2
	（3）行走不用支撑，仅限室内活动（明显受限）；只用一侧支撑；步行少于一个街区（明显受限）；使用双侧支撑，短距离行走（明显受限）	4
	（4）不用支撑，步行少于一个街区（中度受限）；只用一侧支撑，步行大于五个街区（中度受限）	6
	（5）行走不用支撑，跛行（轻度受限）；只用一侧支撑，无跛行（轻度受限）	8
	（6）不用支撑，无明显跛行（不受限）	10
功能	（1）完全依赖和受限制	0
	（2）部分依赖	2
	（3）独立；家务劳动不受限制；购物受限制	4
	（4）可以做大多数家务；自由购物；可以做伏案工作	6
	（5）很少受限；可以站立工作	8
	（6）活动正常	10
运动肌肌力	（1）关节僵硬伴有畸形	0
	（2）关节僵硬，处于良好的功能位	2
	（3）肌力：差至可，屈曲弧度<60°；侧方和旋转活动受限	4
	（4）肌力：可至良，屈曲弧度90°；侧方和旋转活动好	6
	（5）肌力：正常，屈曲弧度>90°；侧方和旋转活动好	8
	（6）肌力：正常，活动度正常或接近正常	10
髋臼影像	（1）无透亮区	10
	（2）有一个透亮区	8
	（3）有两个透亮区	6
	（4）环绕透亮区<2mm	4
	（5）环绕透亮区>2mm	2
	（6）环绕透亮区加大	0
股骨影像	（1）无透亮区	10
	（2）远端透亮区	8
	（3）近端有透亮区	6
	（4）环绕透亮区<2mm	4
	（5）环绕透亮区>2mm	2
	（6）环绕透亮区加大	0

注：优：51～60分。良：41～50分。可：31～40分。差：30分和30分以下。

2. Lysholm 膝关节功能评分表（表12-2）

表 12-2　Lysholm 膝关节功能评分表

评分指标及总分值	评分依据	评分
跛行（5分）	（1）无	5
	（2）轻微或偶尔	3
	（3）持续严重	0
负重（5分）	（1）无	5
	（2）需要手杖或拐杖	2
	（3）不能持重	0
绞锁（15分）	（1）无	15
	（2）有卡的感觉但无绞锁	10
	（3）偶尔绞锁	6
	（4）经常绞锁	2
	（5）检查中关节发生绞锁	0
关节不稳（25分）	（1）从不打软	25
	（2）体育运动或其他剧烈运动中罕有不稳	20
	（3）体育运动或其他剧烈运动中时有不稳（或不能参加）	15
	（4）日常生活活动中偶有发生	10
	（5）日常生活活动中经常发生	5
	（6）每步均不稳	0
疼痛（25分）	（1）无	25
	（2）剧烈活动中有时轻微疼痛	20
	（3）剧烈活动中显著疼痛	15
	（4）走 2km 后或以上显著疼痛	10
	（5）走 2km 以内或后显著疼痛	5
	（6）持续疼痛	0
肿胀（10分）	（1）无	10
	（2）剧烈活动发生	6
	（3）日常经常发生	2
	（4）持续	0
爬楼梯（10分）	（1）没问题	10
	（2）稍有影响	6
	（3）一次一级台阶	2
	（4）不能	0
下蹲（5分）	（1）没问题	5
	（2）稍有影响	4
	（3）不能超过 90°	2
	（4）不能	0

3. 踝与后足功能评分表（美国足与踝关节协会）　100 分为满分，具体见表 12-3。

表 12-3　AOFAS 踝与后足功能评分表

评分指标及总分数		评分依据	评分
疼痛（40 分）	无		40
	轻度，偶尔		30
	中度，每天都有		20
	严重，几乎持续性		0
功能（50 分）	活动受限，需要辅助支撑	（1）无受限，不需要辅助支撑	10
		（2）日常活动不受限，娱乐活动受限，不需要支撑	7
		（3）日常活动和娱乐活动受限，需要手杖支撑	4
		（4）日常活动和娱乐活动严重受限，需要助行器、拐杖、轮椅或支具	0
	最大步行距离（街区）	（1）＞6 个	5
		（2）4～6 个	4
		（3）1～3 个	2
		（4）＜1 个	0
		（1）任何地面无困难	5
		（2）崎岖不明地面行走、上台阶（包括爬梯子）有些困难	3
		（3）崎岖不明地面行走、上台阶（包括爬梯子）非常困难	0
	步态异常	（1）无，轻度	8
		（2）明显	4
		（3）非常明显	0
	矢状面运动（屈曲+背伸）	（1）正常或轻度受限（30°或以上）	8
		（2）中度受限（15°～29°）	4
		（3）严重受限（＜15°）	0
	后足运动（内翻+外翻）	（1）正常或轻度受限（正常的 75%～100%）	6
		（2）中度受限（正常的 25%～74%）	3
		（3）严重受限（正常的 25%以下）	0
功能（50 分）	踝与后足的稳定性（前后、内外翻）	（1）稳定	8
		（2）明显不稳定	0
对线（10 分）		（1）良好，跖屈足，踝-后足对线良好	10
		（2）可，跖屈足，踝-后足一定程度的对线不良，无症状	5
		（3）差，非跖屈足，踝-后足严重对线不良，有症状	0

4. 肩关节评分表（美国加利福尼亚大学）（表 12-4）

表 12-4　美国加利福尼亚大学肩关节评分表

评分指标	评分依据	评分
疼痛	（1）持续性疼痛并且难以忍受，经常服用强镇痛药物	1
	（2）持续性疼痛，可以忍受，偶尔服用强镇痛药物	2
	（3）休息时不痛或轻微痛，轻微活动时出现疼痛，经常服用水杨酸制剂	4
	（4）仅在重体力劳动或剧烈运动时出现疼痛，偶尔服用水杨酸制剂	6

续表

评分指标	评分依据	评分
疼痛	(5) 偶尔出现并且很轻微	8
	(6) 无疼痛	10
功能	(1) 不能使用上肢	1
	(2) 仅能轻微活动上肢	2
	(3) 能做轻微家务劳动和大部分日常活动	4
	(4) 能做大部分家务劳动，能购物、开车、梳头、自己更衣（包括系乳罩）	6
	(5) 仅轻微活动受限，能举肩工作	8
	(6) 活动正常	10
主动前屈活动	(1) 150°以上	5
	(2) 120°～150°	4
	(3) 90°～120°	3
	(4) 45°～90°	2
	(5) 30°～45°	1
	(6) ＜30°	0
前屈肌力测定（徒手测量）	(1) 5级（正常）	5
	(2) 4级（良）	4
	(3) 3级（可）	3
	(4) 2级（差）	2
	(5) 1级（肌肉收缩）	1
	(6) 0级（无肌肉收缩）	0
患者满意度	(1) 满意，较以前好转	5
	(2) 不满意，比以前差	0

5. HSS 肘关节评分表（表 12-5）

表 12-5　HSS 肘关节评分表

评分指标及总分数		评分依据	评分
疼痛（30分）		(1) 任何时候无疼痛	30
		(2) 屈肘时关节无疼痛	15
		(3) 屈肘时关节轻微疼痛	10
		(4) 屈肘时关节中度疼痛	5
		(5) 屈肘时关节严重疼痛	0
		(6) 休息时无疼痛	15
		(7) 休息时轻微疼痛	10
		(8) 休息时中度疼痛	5
		(9) 休息时严重疼痛	0
功能（20分）	A级	(1) 能做屈曲肘关节活动30分钟	8
		(2) 能做屈曲肘关节活动15分钟	6

续表

评分指标及总分数		评分依据	评分
功能（20分）	A级	（3）能做屈曲肘关节活动5分钟	4
		（4）不能活动肘关节	0
	B级	（1）肘关节活动不受限制	12
		（2）娱乐活动时受限制	10
		（3）能做家务、劳动和职业工作	8
		（4）生活能自理	6
		（5）病残	0
伸屈（矢状面）活动范围（20分）		每7°则折合1分	
肌肉力量（10分）		（1）能把5磅重（2.3kg）的物体举到90°	10
		（2）能把2磅重（0.9kg）的物体举到90°	8
		（3）不负重做对抗重力的屈肘运动	5
		（4）不能做屈肘运动	0
屈曲挛缩（6分）		（1）<15°	6
		（2）15°~45°	4
		（3）45°~90°	2
		（4）>90°	0
伸直挛缩（6分）		（1）135°的15°以内	6
		（2）<125°	4
		（3）<100°	2
		（4）<80°	0
旋前（4分）		（1）>60°	4
		（2）30°~60°	3
		（3）15°~30°	2
		（4）<0°	0

6. Mayo 腕关节评分表（表 12-6）

表 12-6　Mayo 腕关节评分表

评分指标	评分依据	评分
疼痛	（1）无	25
	（2）轻度，偶尔	20
	（3）中度，可以忍受	15
	（4）严重，不能忍受	0
功能状态	（1）恢复到平时工作状态	25
	（2）工作上受到限制	20
	（3）能够坚持工作但未被聘用	15
	（4）由于疼痛而无法工作	0
握力（与正常一侧比）	（1）100%	25

续表

评分指标	评分依据	评分
握力（与正常一侧比）	（2）75%～99%	15
	（3）50%～74%	10
	（4）25%～49%	5
	（5）0～24%	0

（二）关节活动范围的测定

1. 关节活动范围（range of motion，ROM） 是指关节运动使远端骨朝向或者离开近端骨所通过的运动弧，即远端骨所移动的度数，而不是关节远端骨与近端骨之间的夹角。ROM 测定包括主动活动范围和被动活动范围。

2. 关节量角器使用方法 注意体位选择时，将解剖学站立位时的肢体位定为 0°。采用通用量角器，即用一个半圆规或者全圆规量角器连接一条固定直尺及一条旋转的直尺构成。测量 ROM 时，在标准的测量姿势体位下将关节测量尺的轴心对准膝关节轴心的骨性标志，使关节绕该轴心向一个方向运动到最大限度，将固定臂和移动臂按规定分别放置到代表两端肢体长轴的另一个骨性标志上。通常将固定臂垂直或水平摆放，移动臂随关节运动到最大角度，在圆规上读出关节现有的运动角度。由主动运动所测出的角度为主动关节活动度（AROM）；反之，被动运动所测出的角度为被动关节活动角度（PROM）。关节活动度正常值见表 12-7。

表 12-7 关节活动度正常值

部位		关节及其运动状态	正常值
上肢	肩	屈、伸	屈 0°～180°，伸 0°～5°
		外展	0°～180°
		内、外旋	各 0°～90°
	肘	屈、伸	0°～150°
	桡尺	旋前、旋后	各 0°～90°
	腕	屈、伸	屈 0°～90°，伸 0°～70°
		尺、桡侧偏移（尺、桡侧外展）	桡偏 0°～25°，尺偏 0°～55°
	掌指	伸 0°～20°，屈 0°～90°（拇指 0°～30°）	
	指间	近指间为 0°～100°，远指间为屈 0°～80°	
	拇指腕掌	0°～60°	
下肢	髋	屈	0°～125°
		伸	0°～15°
		内收、外展	各 0°～45°
		内旋、外旋	各 0°～45°
	膝	屈、伸	屈 0°～150°，伸 0°
	踝	背伸、跖屈	背屈 0°～20°，跖屈 0°～45°
		内翻、外翻	内翻 0°～35°，外翻 0°～25°
脊柱	颈部	前屈	0°～60°
		后伸	0°～50°

续表

部位	关节及其运动状态		正常值	部位
脊柱	颈部	左、右旋	0°～70°	
		左、右侧屈	0°～50°	
	胸腰部	前屈	0°～45°	
		后伸	0°～30°	
		左、右旋	0°～70°	
		左、右侧屈	0°～50°	

（三）肌力评定（muscle strength）

肌力是指肌肉或肌群收缩时产生的力量。肌力，又称最大力量，是肌收缩时所表现出来的能力，以肌肉最大兴奋时所能负荷的重量来表示。肌力体现肌肉主动收缩或对抗阻力的能力，反映肌肉最大收缩水平。

肌力的评定是康复治疗效果和运动功能恢复的重要指标之一。肌力评定是临床医学和康复医学常用的运动功能评定技术，也是最基本的检测内容，是测定受试者在主动运动时肌肉或肌群的收缩力量，以评定肌的功能状态。肌力评定在肌、骨、神经系统，尤其是周围神经系统病变中尤为重要，其主要目的是判断有无肌力下降及肌力下降的程度与范围，为制订治疗、训练计划提供依据，即定期检查神经与肌病变的恢复程度和速度，以检验治疗、训练的效果。影响肌力的因素主要包括肌肉的生理横断面、肌肉的初长度、肌肉的募集、肌纤维走向与肌腱长轴的关系、杠杆效率。

肌力测定的方法很多，包括传统的手法测试、等长测试、等张测试及等速测试。这些测评方法又可分为徒手肌力检查和器械肌力检查两类。

1. 徒手肌力检查 即徒手肌力测定（manual muscle test，MMT），是一种不借助任何器材，仅靠检查者徒手对受试者进行肌力测定的方法，此法由 Robert Lovett 创立，方法简便、易行，在临床中得到广泛应用。

（1）徒手法肌力测定方法：受试者采取标准受试体位，让受试肌做标准的测试动作，观察该肌完成受试动作的能力，必要时由测试者用手施加阻力或助力，判断该肌收缩力量。

（2）肌力评定标准：Lovett 肌力分级法将测定肌的力量分为 0、1、2、3、4、5 六个级别。每级的指标是依据受试肌收缩时所产生的肌活动、带动的关节活动范围、抵抗重力和阻力的情况而定。评定标准如下：

0 级：受试肌无收缩。代表符号为 zero，简写为 Z。评定结果为：零或全瘫，肌力为正常肌力的 0%。

1 级：肌肉有收缩，但不能使关节活动。代表符号为 trace，简写为 T。评定结果为：微有收缩的迹象，肌力为正常肌力的 10%。

2 级：肌收缩能使肢体在去除重力条件下做关节全范围活动。代表符号为 poor，简写为 P。评定结果为：差，肌力为正常肌力的 25%。

3 级：肌收缩能使肢体抵抗重力做关节全范围活动，但不能抵抗外加阻力。代表符号为 fair，简写为 F。评定结果为：尚可，肌力为正常肌力的 50%。

4 级：肌收缩能使肢体抵抗重力和部分外加阻力。代表符号为 good，简写为 G。评定结果为：良好，肌力为正常肌力的 75%。

5 级：肌收缩能使肢体活动抵抗重力及充分抵抗外加阻力。代表符号为 normal，简写为 N。评定结果为：正常，肌力为正常肌力的 100%。

以 Lovett 肌力分级法为基础，更细的肌力评定方有：MRC 分级和 Kendall 分级。Kendall 分级以肌力占正常肌力的百分比表示。因临床应用不广，故不作详细介绍。

2. 器械肌力检查 肌力超过 3 级时可以用专门的器械和设备对肌力进行检测。目前临床患者和运动员常用的器械检查等长（握力计、背力计、捏力计）、等张和等速肌力测试仪等。器械肌力检测虽然仅能用于身体的少数部位，且只能对肌群的肌力进行评定，但它可以给我们比较客观的量度指标，因此在临床医疗中被广泛使用。

（1）等长肌力测定

1）握力测定：用握力计测定。检查时被检查者站立或取坐位，上肢自然放在体侧，适当屈肘，避免其他肌群的代偿，调节把手至适当的宽度，用力握 2～3 次，取最大值，注意保持上肢在测试时不要摆动。该测试反映的是屈指肌群的肌力。握力的大小以握力指数评定。

$$握力指数=握力（kg）/体重（kg）×100$$

握力指数正常值为大于 50。一般男性的握力指数大于女性，利手握力较大。

2）捏力测定：用拇指分别与其他手指的指腹按压测力计，测定捏力。该测定反映的是拇对掌肌及屈肌的肌力，正常值是握力的 30%。

3）背力测定：使用拉力计测定背肌拉力的大小。测定时，调整好拉力计，将把手调到膝盖高度，受试者双足固定拉力计，两膝伸直弯腰，双手握住拉力计把手，然后用力伸直躯干上提把手，此时在拉力计上即可读得数值。背肌力以拉力指数评定。

$$拉力指数=拉力（kg）/体重（kg）×100$$

拉力指数正常值：男性为 150～200，女性为 100～150。

此法易使腰背痛患者病情加重，故此类患者应禁用。

（2）等张肌力检查：肌肉等张收缩是指肌肉克服阻力做功收缩，牵动相应关节做全幅度运动时，所克服的阻力值不变。测出完成关节全幅度运动所能对抗的最大阻力值称为该被测者此关节屈或伸的 1RM（repeat maximum）量；测出完成 10 次规范的关节全幅度运动所能对抗的最大阻力值称为 10RM 量。

（3）等速肌力测定：需使用等速测试仪，目前市场上已有 Cybex、Biodex、KinCom、Lido、Ariel 等多种型号供选择。

1）等速肌力测定原理：等速肌力测试仪是为等速运动训练和测定设计的。等速运动是在整个运动过程中运动角速度基本保持不变的一种肌收缩的运动方式。等速仪器内部有特制的机构使运动的角速度保持恒定。在等速测试时，肌收缩带动仪器上的杠杆绕其轴心转动，杠杆转动的角度预先设定，不能加速，而肌收缩产生的关节运动力矩被仪器产生的相反方向的力矩所平衡，这样使运动时的角速度基本保持不变。

检测时肌最大限度收缩，仪器给予相应的阻力，肌收缩力量越大则阻力越大，肌力小则阻力小，故可以测定出肌的最大肌力及关节活动在不同角度时的肌力。

2）等速肌力测试的特点：主要优点是可以提供最大肌力矩、肌爆发力、做功能力、功率和耐力方面的数据，具有较好的可重复性，等速肌力测试被认为是肌功能评价及肌力学特征研究的最佳方法。缺点是不能进行 3 级或 3 级以下的肌力测定及手部肌的测定，而且仪器的价格昂贵，不易普及，操作费时间。

3）等速运动检查的禁忌证：绝对禁忌证是严重疼痛；关节活动极度受限；严重的关节积液或滑膜炎；软组织伤后刚刚愈合；骨关节不稳定；关节急性扭伤或拉伤。相对禁忌证是疼痛；关节活动受限；亚急性或慢性扭伤或拉伤；心血管疾病。对上述患者进行检测时应密切观察，注意患者反应，防止加重损伤或出现意外，发现不良反应及时停止并加以处理。

4）在康复临床和康复训练中的应用：等速运动测定仪采用计算机控制，程序固定，操作简单，且结果处理快速而精确，能较好地评定受测肌群和关节的运动功能，在康复临床和康复训练中广为应用。

A. 评价运动系统肌功能：等速肌测试可同时测试关节运动中主动肌和拮抗肌的任何一点肌输

出的力矩值，得到力矩曲线，并可同时进行肌做功能力、爆发力及耐力等功能的测试，上述各项参数经等速仪器的计算机处理后，可作为评价肌功能的指标。

B. 运动系统伤病的辅助诊断：依据等速肌测试的力矩曲线的变化特征，评判肌关节功能和病变情况，并作为临床的一种辅助诊断。如膝关节骨性关节炎患者力矩曲线常表现中段伸肌力矩曲线下降，出现切迹、不光滑或呈双峰样改变，而屈肌力矩曲线则可能表现正常。其他如前交叉韧带损伤、半月板损伤、髌骨半脱位、肩关节撞击综合征、肩周炎等在运动中出现疼痛或关节不稳时，在力矩曲线的一定部位都可出现不同大小或形态的切迹。

C. 运动伤病的预防：等速肌测试可提供一系列的肌功能指标以及拮抗肌群对比的定量资料，这对判断肌关节功能，预防运动系统伤病的发生有重要意义。

D. 康复功能训练：等速肌测试仪常用于肌及神经损伤的肢体功能康复训练、关节损伤及术后的康复功能训练等。通过改善和提高肌力和关节活动度，提高受损肢体的运动功能。与等长及等张训练相比，其主要优点表现为：提供顺应性阻力，使肌在整个关节活动范围内始终承受最大的阻力；同时训练主动肌和拮抗肌；提供不同的训练速度，适应功能速度的需要；较好的安全性；提供反馈信息，进行最大肌力收缩及次大收缩练习，同时可对患者起到鼓励作用；做全幅度及短弧度练习；可进行持续性被动运动、向心及离心收缩练习。这种康复训练在高水平运动员康复训练中应用，常使得康复训练更加科学，效果更好。

三、康复医学疗效评定

（一）康复医学疗效标准

康复医学面对的是伤病后遗留或与疾病相伴的功能障碍，使用痊愈或基本痊愈等临床治疗标准来衡量有一定困难，因此可用下面的康复疗效标准来评定。康复疗效的标准是根据康复治疗后功能独立状态较治疗前的进步情况来确定的。功能独立情况是依据日常生活活动能力评定中完全能够独立的项目占总项目的百分比（%）来决定的。

（二）日常生活活动

日常生活活动（activities of daily living，ADL）能力是人类生活中必要的反复进行的基本活动，其能力反映了人们在家庭、社区等活动范围的最基本能力。

1. 日常生活活动能力的概念　狭义日常生活活动能力是指人类为了维持生存而进行的衣、食、住、行，个人卫生基本活动和技巧，即人类及适应生存环境而每天必须反复进行的最基本的活动。广义日常生活活动能力除了上述活动外还包括与他人交往的能力，以及在社区内的社会活动等。

2. 日常生活活动能力评估量表　包括 Barthel 指数评估量表、功能活动问卷、功能独立评估等，下面介绍几种最常用也是比较实用的评估量表。

（1）Barthel 指数（the Barthel index of ADL）评定量表：是 1965 年由 Dorothea Barthel 和 Florence Mahoney 制定的，是目前临床使用最广、研究最多的一种日常生活活动能力的评估量表（表 12-8）。

表 12-8　Barthel 指数评定量表

活动项目	分级和评分				评定记录		
	完全需帮助	需极大帮助	需部分帮助	不需帮助	第 1 次	第 2 次	第 3 次
1. 进食	0		5	10			
2. 穿衣（包括系鞋带纽扣等）	0		5	10			
3. 修饰（洗脸、刷牙、梳头等）			0	5			

续表

活动项目	分级和评分				评定记录		
	完全需帮助	需极大帮助	需部分帮助	不需帮助	第1次	第2次	第3次
4. 洗澡			0	5			
5. 大便控制		0（失禁或昏迷）	5（偶尔控制）	10			
6. 小便控制		0（失禁或昏迷）	5（偶尔控制）	10			
7. 如厕（包括便后清洁等）			0	5	10		
8. 转移（床椅转换）	0（不能坐）	5（需2人帮助）	10（需1人帮助）	15			
9. 步行	0	5（需轮椅）	10	15			
10. 上下楼梯（手杖等也算独立）			0	5	10		
总分							

（2）功能独立性评估（functional independence measure，FIM）：是 1987 年由美国纽约州功能评估研究中心人员提出的，有认知和社会功能部分，能较全面、客观地反映患者的日常生活活动能力。可用来评定患者所需要的护理量，帮助选择治疗方案，预测康复效果，验证治疗的有效性，确定出院的时间。还可用于各类残疾的横向比较，是全面、简单、有效的一种评定方法（表 12-9），评定等级及判断标准如下。

1）完全恢复：康复治疗后功能独立状态达到完全独立的水平（日常生活活动能力评定完全能够达到独立水平）。

2）显著有效：康复治疗后功能独立状态虽然达不到完全独立的水平，但较治疗前有两级或两级以上的进步。

3）有效康复：治疗后功能独立水平较治疗前仅有一级的进步，且达不到有条件的独立水平。

4）稍好康复：治疗后日常生活活动能力评分虽有增加，但功能独立级别的变化达不到进级水平。

5）无效康复：治疗后功能独立水平与治疗前比较无变化。

6）死亡康复：治疗失败，患者死亡。

表 12-9 功能独立性评估量表

活动项目	分级和评分							评定记录		
	完全需帮助1	需极大帮助2	需中等帮助3	需部分帮助4	提示帮助5	条件独立6	完全独立7	第1次	第2次	第3次
自理活动										
1. 进食										
2. 梳洗修饰										
3. 沐浴										
4. 穿上衣										
5. 穿下衣										
6. 上厕所										
控制括约肌										
7. 膀胱管理										
8. 肠道管理										

续表

活动项目	分级和评分							评定记录		
	完全需帮助 1	需极大帮助 2	需中等帮助 3	需部分帮助 4	提示帮助 5	条件独立 6	完全独立 7	第 1 次	第 2 次	第 3 次
转移										
9. 床/椅/轮椅										
10. 如厕										
11. 浴盆/沐浴										
运动										
12. 步行/轮椅										
13. 上下楼梯										
交流										
14. 理解										
15. 表达										
社会认知										
16. 社会交往										
17. 解决问题										
18. 记忆力										
总分										

第四节 运动康复治疗技术

运动疗法（therapeutic exercise）是指以运动学、生物力学和神经发育学为基本原理，采用主动和（或）被动的运动，通过改善代偿和替代的途径，来纠正人体躯体、生理、心理和精神功能障碍，提高健康水平的一类康复治疗技术。运动疗法又称治疗性运动，是根据疾病的特点和患者的功能状况，借助治疗器械和（或）治疗者的手法操作及患者自身的参与，通过主动和（或）被动运动的方式来改善人体局部或整体的功能，提高身体素质，满足日常生活需求的一种治疗方法，是康复医学的基本治疗方法之一。

运动疗法按照治疗时是否使用器械可分为徒手运动、器械运动。按照治疗目的可分为改善关节活动技术、增强肌肉力量技术、肌肉牵拉技术、神经发育疗法。根据肌肉收缩的形式可分为等张运动、向心性运动、离心性运动、等长运动、等速运动。按运动方式可分为被动运动、主动助力运动、主动运动、抗阻运动、牵伸运动。

常见的运动治疗技术包括关节活动度训练技术、牵拉技术、肌力训练技术、耐力训练、平衡与协调性训练、步态训练、神经发育促进技术等。

一、肌力训练技术

肌力是骨骼肌收缩时产生的最大的力。根据 Lovett 肌力分级法，在肌力 3 级或以下时，采用肌肉电刺激、辅助运动、负荷运动、主动运动增强肌力。在肌力 3 级或以上时，可采用抗阻运动增强肌力。抗阻训练法有等长抗阻训练、等张抗阻训练、等速抗阻训练。

肌力训练原则是在无痛范围内进行；掌握适宜运动量、运动频度，并根据训练情况及时调整；

掌握训练方法的适应证、禁忌证，严防意外；灵活运用各种不同训练方法，可分别应用，也可综合练习。

肌力训练技术按照是否施加阻力可分为主动助力运动（徒手助力运动、悬吊助力运动）、主动运动、抗阻力运动（抗等张阻力运动、抗渐进阻力训练、抗等长阻力运动、等速运动）。抗阻力运动是指必须克服外界阻力才能完成的运动，又称负重运动。

（一）等长抗阻训练

利用肌肉的等长收缩进行抗阻训练。肌肉的等长收缩是指肌肉收缩时，肌肉长度不变，肌张力明显升高，肌力显著提高，但不产生关节活动的运动，又称静力运动。强度较大的运动，如举重运动；强度较小的运动，如倒立。

等长抗阻训练适用于关节损伤、疼痛、骨折、手术后制动等情况，可防止失用性肌萎缩的发生，保持肌力恢复，改善运动功能。

等长抗阻训练特点是阻力负荷可以是物品，也可以是有力量的其他肌群或是他人施加的阻力；肌力的增加取决于运动处方的设计；训练效果以静态肌力增加为主，对改善肌肉之间的协调性效果不如其他训练方式好；肌力的增加表现为角度特异性。

（二）等张抗阻训练

当肌肉运动时，作用于肌肉上的阻力负荷就不再改变，张力也很少变化，关节产生运动，如步行、慢跑和比较轻松的游泳运动，包括向心性运动和离心性运动，因此，也称为动态性外阻力训练，适用于任何肌力3级以上、无运动禁忌证的肌力减弱者。

等张抗阻训练特点是有利于功能性活动的实现；可以改善肌肉的协调性和关节的稳定性；向心性抗阻训练或离心性抗阻训练取决于患者功能的需要；阻力负荷一般为器械，也可利用自身重量。

（三）等速抗阻训练

等速运动是指利用专门设备，根据运动过程中的肌力大小变化，调节外加阻力，使整个关节依照预先设定的速度运动。在专门等速运动测定训练仪上进行，肢体运动全过程中角速度不变，阻力随时变化，也称为变阻练习。

等速抗阻训练适用于关节不稳或关节韧带损伤愈合早期不宜使关节韧带承受张力时，可用短弧无应力等速训练开始肌力训练；各种关节活动度受限的肢体关节力增强训练；肢体全活动范围内的肌力增强训练。

等速抗阻训练特点是动力性训练，可在一部分关节活动范围内进行，也可在全关节活动范围内训练；运动过程关节的角速度恒定不变；运动过程中肌肉所承受的阻力是变化的；可做往复运动，使一对拮抗肌都得到锻炼；安全性好；价格昂贵，技术要求高；速度特异性，仅在稍低或稍高于训练速度时，肌力增强效果才明显。

二、耐 力 训 练

耐力是指人体持续进行工作的能力，包括力量耐力、速度耐力、专门耐力和有氧耐力。通常耐力训练是指有氧耐力训练。有氧耐力训练的目的是提高机体心功能，调节代谢，改善运动时有氧供能能力。方法有步行、慢跑、游泳、越野滑雪、园艺、家务劳动或日常生活活动等。

三、平衡与协调性训练

平衡功能是机体运动功能的重要组成，分为静态平衡和动态平衡。平衡训练方法是增强无力肌肉的肌力，降低痉挛肌肉的肌张力；增强本体感觉和运动控制。静态平衡训练包括坐位平衡、跪位平衡、站位平衡和单腿平衡。动态平衡训练包括软地面行走、平衡板练习、步行、游戏、打球、太极拳等。

协调性是指随意运动时相关肌肉以合适的时间、力量、速度进行顺序性活动。协调性是正常运动活动的重要组成，也是体现运动控制的优良指标。协调性障碍见于各种原因所致的深感觉障碍、中枢神经系统损伤后的运动和协调障碍以及帕金森病等不随意运动所致的协调运动障碍。协调性运动训练方法包括肢体交替活动；肢体、躯干协调性活动；手、足协调性活动；全身协调性活动；水中运动；本体感觉异化技术。

四、关节活动度训练技术

常见的关节活动技术有主动关节运动、主动助力运动、被动关节运动、持续被动关节运动、辅助关节运动、肌肉牵拉法、本体感觉神经肌肉异化技术等。其中，主动运动是指动作完成由患者主动收缩肌肉完成，在关节可动范围内运动。主动助力运动是指运动的完成部分借助助手的帮助，部分由患者主动收缩肌肉来完成。持续性被动运动是指运动时患者完全不用力，肌肉不收缩，肌体处于疲劳状态，由外力完成整个过程。持续性被动活动作用保持关节活动范围、保持软骨营养、促进软骨修复、促进韧带修复、减轻疼痛。持续性被动活动的优点是作用时间长；动作缓慢、稳定、可控；长时间不疲劳；关节受力小。常用于骨折、关节手术、关节炎、挛缩粘连松解术后、关节软骨损伤及其手术。

关节松动技术是指治疗者在关节活动允许范围内完成的一种针对性很强的手法操作技术，具体作用时常选择关节的生理运动和附属运动作为治疗手段。关节的生理运动是指关节在其自身生理允许的范围内发生的运动。附属运动是关节在生理范围之外、解剖范围之内完成的一种被动运动，是关节发挥正常功能不可缺少的运动，通常自己不能主动完成，必须他人或健侧肢体帮助完成。关节的附属运动是西方关节松动技术的基本操作手法。

关节松解术按照治疗等级分为四级。Ⅰ、Ⅱ级用于治疗因疼痛引起的关节活动受限；Ⅲ级用于治疗疼痛并伴有僵硬的关节活动受限；Ⅳ级用于治疗关节因周围组织粘连、挛缩而引起的关节活动受限。而手法分级范围随着关节活动范围的大小而变化，当关节活动范围减少时，分级范围相应减小，当治疗后关节活动范围改善时，分级范围也相应增大。

五、牵 拉 技 术

牵引疗法是应用力学中作用外力（手法、器械或电动牵引装置）对身体某个部位或关节施加牵拉力，使其发生一定的分离，使周围软组织得到恰当的牵伸，从而达到治疗目的的一种方法。根据牵引的动力分为手法牵引、机械牵引、电动牵引。根据牵引的时间分为间歇牵引、持续牵引。根据牵引的体位分为坐位牵引、卧位牵引、直立位牵引。

通过牵引可以解除肌肉痉挛，缓解疼痛；改善血液循环；增加椎间隙和椎间孔；松解软组织粘连，改善或恢复脊柱的正常生理弧度。

六、步 态 训 练

步行六因素是指骨盆旋转、骨盆倾斜、膝关节屈曲、踝关节旋转、踝关节轴向运动和重心前移。训练方法包括病因治疗；平衡训练；站立位分解动作训练；针对性行走训练；双上肢、躯干肌力训练。

七、神经发育促进技术

神经系统疾病治疗若能按照神经发育的规律采用相应方法予以促进就有可能取得比较良好的

治疗效果。中枢神经系统损伤后主要表现为肌肉瘫痪、肌张力增高、痉挛、平衡能力差、运动不协调。中枢神经系统损伤后治疗主要是改善运动控制，诱发正常运动活动，预防失用或误用性运动功能障碍。

神经发育促进技术，简称促进技术或促通技术，也称为易化技术。其代表有 Bobath 技术、Brunnstrom 技术、Rood 技术、PNF 技术、运动再学习技术等。神经发育疗法的共同特点是利用各种感觉刺激作为治疗的主要手段，以感觉促进神经联系，反馈性地调节机体活动，逐渐建立正常的运动活动方式。根据人类神经发育学规律，治疗次序由中心向外周、由肢体近端向远端进行，并充分利用原始的姿势反射活动，诱发随意运动的出现。强调主观意识的参与、强调功能性动作的出现为训练目标。

Bobath 技术，是通过中枢神经系统损伤后异常运动模式的形成和发展，充分利用正常的姿势反射活动和各种平衡反应调节肌张力，逐渐促进正常运动模式形成。按照正常个体发育的顺序，通过利用正常的自发性姿势反射和平衡反应来调节肌张力，诱发正常的运动反应。先学习并掌握基本的姿势与运动模式，然后逐渐转变为日常生活中复杂的功能性、技巧性动作。而技巧性动作则以姿势控制、调整反应、平衡反应及其他保护性反应如伸手、抓握与放松等基本运动模式为基础。Bobath 技术常用的有控制关键点、反射性抑制、调整反应、平衡反应、感觉刺激。

Brunnstrom 技术，是指脑卒中患者发病期间，基本的肢体共同运动、原始姿势反射、联合反应等因中枢神经系统病变而重新出现。将其作为偏瘫患者运动功能恢复顺序的正常部分加以促进，可以通过本体感觉刺激、皮肤刺激、感觉与视觉反馈来诱发。然后不断调整刺激方式，修正错误运动模式，使之成为功能性活动。

其中，共同运动是偏瘫常见的一种肢体异常活动表现。当让患者活动患侧上肢或下肢的某一个关节时，相邻的关节甚至整个肢体都可出现一种不可控制的运动，并形成特有的活动模式，这种模式就称为共同运动。在用力时共同运动表现特别明显。联合反应是指偏瘫患者在进行健侧肢体抗阻练习时，可以不同程度地增加患侧肢体的肌张力，或患侧肢体出现相应的动作，这种反应称为联合反应。联合反应和联合运动是两个完全不同的概念，前者是病理性的，后者可见于健康人，是两侧肢体完全相同的运动，通常在要加强身体其他部位的运动精确性或非常用力时才出现。

Rood 技术，又称多种感觉刺激技术，强调选用有控制的感觉刺激，按照个体的发育顺序，通过应用某些动作的作用引出有目的的反应，如温度刺激、机械性刺激、关节感觉刺激。Rood 技术常采用个体发育顺序的 8 个运动模式：俯卧屈曲、转体或滚动、俯卧伸展、颈肌协同收缩、俯卧屈肘、手膝位支撑、站立、行走。

课后练习题

一、填空题及其答案

1. 康复医学有着分类繁多的亚学科类别，如骨科康复医学、神经科康复医学、精神科康复学、心脏康复学、（老年病康复学）、儿科康复学、职业性伤病康复学、风湿科康复学、肺科康复学、肿瘤康复学。

2. 康复评定强调（整体功能状态）、日常生活活动状态和社会参与能力的评定，旨在对患者的功能障碍进行具体的剖析，找出关键环节，进行针对性的康复治疗。

3. 狭义日常生活活动能力是指人类为了维持生存而进行的衣、食、住、行，（个人卫生）基本活动和技巧，即人类及适应生存环境而每天必须反复进行的最基本的活动。

4. 广义日常生活活动能力除了上述活动外还包括与他人交往的能力，以及在社区内的（社会活动）等。

5. 日常生活活动能力评估量表包括（Barthel 指数评估量表），功能活动问卷，功能独立评估等。

6. 运动疗法又称（治疗性运动），是根据疾病的特点和患者的功能状况，借助治疗器械和（或）

治疗者的手法操作及患者自身的参与，通过主动和（或）被动运动的方式来改善人体局部或整体的功能，提高身体素质，满足日常生活需求的一种治疗方法，是康复医学基本治疗方法之一。

7. 运动疗法按照治疗时是否使用器械可分为（徒手运动）、器械运动。

8. 运动疗法根据肌肉收缩的形式可分为等张运动、（向心性运动）、离心性运动、等长运动、等速运动。

9. 运动疗法按运动方式可分为被动运动、（主动助力运动）、主动运动、抗阻运动、牵伸运动。

10. 常见的运动治疗技术包括（关节活动度训练技术）、牵拉技术、肌力训练技术、耐力训练、平衡与协调性训练、步态训练、神经发育促进技术等。

二、简答题及其答案

1. 简述肌力训练原则。

答：肌力训练原则是在无痛范围内进行；掌握适宜运动量、运动频度，并根据训练情况及时调整；掌握训练方法的适应证、禁忌证，严防意外；灵活运用各种不同训练方法，可分别应用，也可综合练习。

2. 简述耐力训练的目的。

答：耐力是指人体持续进行工作的能力，包括力量耐力、速度耐力、专门耐力和有氧耐力。通常耐力训练是指有氧耐力训练。有氧耐力训练的目的是提高机体心功能，调节代谢，改善运动时有氧供能能力。方法有步行、慢跑、游泳、越野滑雪、园艺、家务劳动或日常生活活动等。

3. 简述平衡训练。

答：平衡功能是机体运动功能的重要组成，分为静态平衡和动态平衡。平衡训练方法是增强无力肌肉的肌力，降低痉挛肌肉的肌张力；增强本体感觉和运动控制。静态平衡训练包括坐位平衡、跪位平衡、站位平衡和单腿平衡。动态平衡训练包括软地面行走、平衡板练习、步行、游戏、打球、太极拳等。

4. 简述常见关节活动度训练技术。

答：常见关节活动技术有主动关节运动、主动助力运动、被动关节运动、持续被动关节运动、辅助关节运动、肌肉牵拉法、本体感觉神经肌肉异化技术等。

5. 简述牵拉技术。

答：牵引疗法是应用力学中作用外力（手法、器械或电动牵引装置）对身体某个部位或关节施加牵拉力，使其发生一定的分离，使周围软组织得到恰当的牵伸，从而达到治疗目的的一种方法。根据牵引的动力分为手法牵引、机械牵引、电动牵引。根据牵引的时间分为间歇牵引、持续牵引。根据牵引的体位分为坐位牵引、卧位牵引、直立位牵引。通过牵引可以解除肌肉痉挛，缓解疼痛；改善血液循环；增加椎间隙和椎间孔；松解软组织粘连，改善或恢复脊柱的正常生理弧度的作用。

（姜桂萍　王晶晶）

第十三章　运动的测试与评价

学习目标

1. 掌握体质健康相关概念及身体形态的测量与评价。
2. 熟悉亚身体机能的测量与评价以及身体素质的测量与评价。
3. 了解心理状态的测量与评价以及适应能力的测量与评价。

　　健康是一个多维的综合概念，人的体质也是一个多维的概念，人的体质结构包含身体形态、身体机能、身体素质、心理素质、适用能力 5 个方面。本章从体质的不同维度来介绍健康、体质及其相关概念、测试指标与评价量表，最后解析体质健康的内容。

第一节　体质健康概论

　　随着科学的发展、社会的进步及医学模式的变化，人类对健康的认识在不断深入，所以对健康的全面理解有助于体质健康评价的科学实践。

一、体 质 概 论

（一）体质的概念

　　1. 体质　目前体质研究主要在体质人类学、医学和体育学三个领域中进行。因研究目的、研究角度等方面的差异，虽然不同学科或不同流派对体质的定义不尽相同，但基本内容大同小异。1982年中国体育科学学会体质研究分会认为体质是指人体的质量，它是在遗传性和获得性基础上表现出来的人体形态结构、生理功能和心理要素的综合的、相对稳定的特征。而现代体质学认为，体质代表着人的全部身心状态，它通过体格发育、生理功能、身体素质和运动能力，以及心理、情绪、行为、适应能力等方面来体现，并且受到遗传和各种环境因素的制约。

　　2. 理想体质　是指人体应具有良好的质量，在遗传潜力充分表现的基础上，经过后天的努力，达到人体形态、功能、身体素质和运动能力、心理和社会适应能力的全面发展，并且处于相对良好的状态。由此可见，对生活在社会中的每个个体或群体来说，遗传、环境、营养及从事的劳动、工作、活动等有明显的差别，即它们都会对其体质产生不同的影响。

（二）体质评价的内容与指标

　　国民体质是综合国力的重要组成部分和具体体现，是社会文明和进步的重要标志。体质强弱就是由这些方面综合反映出来的，要评价一个人体质的水平，应根据以下几个方面全面、综合地进行评价。

　　（1）身体形态发育水平：即体格、体型、姿势、营养状况及身体成分等。

　　（2）身体的生理功能水平：即机体的新陈代谢功能及各系统器官的工作效能。

　　（3）身体素质和运动能力水平：即身体在运动中表现出来的力量、速度、耐力、灵敏性、柔韧性等素质及走、跑、跳、投、攀岩等身体运动能力。

　　（4）心理的发展状态：包括智力、情感、行为、感知觉、个性、意志等。

（5）适应能力：主要包括对自然环境、社会环境、各种生活紧张事件的适应能力，对疾病和其他有碍健康的不良应激源的抵抗能力或抗病的能力。

二、体 质 健 康

（一）体质健康内涵的演变及评价指标的变迁

体质是健康的物质基础，是人体维持良好健康状态的前提，健康是体质的外在表现。但是，体质好的人不一定是健康的人，因为一个人的体质指标好，只是有了好的健康基础，并不能反映他的疾病状况；而一个健康的人，他的体质一定是很好的。

以往我们在评价体质时，更多地使用个体的运动成绩作为评价的标准。随着社会的发展，人们越来越认识到形态对人体健康的重要性，一定的形态结构，必然表现为一定的生理功能。因此形态应作为评价的一个方面。另外，现代医学和运动生理学的研究结果表明，人体心血管系统及呼吸系统功能强弱是反映一个人健康与否的重要标志，也是影响人们寿命和工作时间的重要因素。应该把发展人的心血管系统及呼吸系统功能贯穿身体运动的始终。因此，机能的评价也应作为体质测定标准的重要内容。

从国际体质评价指标体系的演变来看，各个从事体质测试的国际组织和国家，在解释体质的概念和选择测试指标方面都想尽力取得一致，但是由于各国际组织和国家的某些观点尚有不同，所以各自测试指标也存在较大差别。

美国在体质研究上有很长的历史，学科发展完善，基本完成了由测试"运动技术指标"向测试"健康指标"的过渡。在美国比较普遍使用的健康体质（也被称为健康体适能）测试方法，可以归纳为4个方面：心肺功能、肌肉力量与耐力、身体柔韧性和身体成分。良好的心肺功能可以预防心血管疾病特别是冠心病的发生，强健的肌肉是完成人体各种运动所必需的，柔韧性可以防止在活动中的损伤，适宜的身体组成可避免由肥胖导致的各种疾病。所以，这4个方面的良好状态提供和保证了人们安全地从事运动的能力，即具备了优良的体质水平。

日本在1998年对沿用了30多年的体质诊断和运动能力测试进行了修订，指标数量减少，包括耐久跑、握力、50m跑、立定跳远、坐位体前屈、仰卧起坐等，指标更向健康评价靠近。

目前体质健康的概念还没有统一的界定，它主要从体质、体适能的概念中演化而来，主要以结构、机能指标来测试和评价不同人群的健康状况。体质是我国主要使用的概念。体适能的概念起源于美国，主要是指人体的适应能力，世界卫生组织将"体适能"定义为身体有足够的活力和精神进行日常事务，而不会有过度疲倦，还有足够的精力享受余暇活动和应付突发紧张事件的能力。随着社会经济的不断发展，人们对健康的需求不断提升，体质与健康的关系越来越密切，以结构、机能和技能指标为主的人体体质状况已成为反映人体健康状态的重要方面，并在全世界得到认同和广泛应用。

目前我国以"体质健康"来反映学生群体的健康状况，反映成年人群的健康状况主要用"国民体质"。我国已颁布了《国家学生体质健康标准》，建立了比较完善的国民体质监测制度，对国家掌握国民健康状况和提升国民健康水平发挥了重要作用。体质健康是我国为提升国民健康水平而使用的专用名词，其将体质和健康紧密联系在一起，突出以体质指标反映人体的健康状态，体质健康已成为我国反映国民健康状况的重要方面，国家通过颁布体质健康标准和建立国民体质监测制度，更有效地指导和推动我国健康事业的发展。

（二）体质健康评价的内容

体质健康是健康评价的一个重要方面，尤其在相对健康的人群中。体质健康能更广泛地反映不同人群的生长发育、身体运动机能和身体成分的改变。通过对这些改变的分析，可以折射出社会经济、文化、体育及公众生活方式的变化，通过对各种影响因素的干预，增强公众体质，进而增进公众健康。

体质健康主要在提升人们健康水平的领域中应用，目前我国主要将体质健康的理论与方法应用于个体和人群的健康评价。体质既是个人健康指标，也是人群健康的重要指标。特别是在评价种族或区域人群的健康状况时，体质是评价生长发育、营养状况和体育发展状况的重要指标。在人群健康评价中，与体育运动关系最为密切的就是国民体质健康评价。目前我国的体质健康评价内容主要是《国民体质测定标准》和《国家学生体质健康标准》。

1. 体质健康评价的基本内容 体质健康评价主要以体质指标为主，以科学化和人性化为测定原则，评价指标也包括 5 个方面。体质健康评价采用定量测量评价，由于心理发展状态和适应能力还无法全面准确地进行定量评价，现行的评价内容主要是形态、素质和机能三个方面。

2.《国民体质测定标准》的基本内容 《国民体质测定标准》主要由国家体育总局颁布和实施，主要包括幼儿、成年人和老年人三个部分。儿童青少年属于学生人群，适用于由教育部颁布和实施《国家学生体质健康标准》。

（1）幼儿测定内容：《国民体质测定标准》（幼儿部分）的适用对象为 3～6 周岁的中国幼儿。测试指标包括身体形态和素质两类。

（2）成年人测定内容：《国民体质测定标准》（成年人部分）的适用对象为 20～59 周岁的中国成年人。测试指标包括身体形态、机能和素质三类。

（3）老年人测定内容：《国民体质测定标准》（老年人部分）的适用对象为 60～69 周岁的中国老年人。测试指标包括身体形态、机能和素质三类。

3.《国家学生体质健康标准》的基本内容 《国家学生体质健康标准》从身体形态、机能和素质等方面综合评定学生的体质健康水平，是促进学生体质健康发展、激励学生积极锻炼身体的教育手段，是国家学生发展核心素养体系和学业质量标准的重要组成部分，是学生体质健康的个体评价标准。标准适用对象划分为以下组别：小学、初中、高中按每个年级为一组，其中小学为 6 组、初中为 3 组、高中为 3 组。大学一、二年级为一组，三、四年级为一组。

第二节 身体形态的测量与评价

身体形态测量与评价虽然主要体现人体外观性特征，但近年来，研究者已经越来越多地利用形态指标构成体质健康的评价手段并大量应用于对人体健康水平的评价，从而引起人们对身体形态测评的更多关注。例如，人们把 BMI 指数、体脂百分比等作为健康评价的基本指标而广泛应用，以及人们通过"腰臀比"判断心血管疾病的危险性，这些都显示了身体形态相关知识在人体科学、运动科学和体质健康领域都发挥着重要的作用，其内涵也变得更为丰富和具有更好的实用性。

一、身体形态的定义

身体形态是指人体在一定条件下的表现形式，包括人体各部分大小、重量、性征、骨骼、体型及身体姿态等。身体形态体现了人体外观性特征，包括器官的外形结构、体格、体型、体姿、身体成分及营养状况等。身体形态测量是指定量化研究人体外部特征的重要方法，是研究人体生长发育规律、体质水平、营养状况和用于某些疾病的诊断及康复效果评定必不可少的手段。

二、身体形态的主要测量点

使用精密的测量仪器和标准化的测量方法，严格遵守形态测量的各项规则，是获得准确测量数据的重要前提。在阐述人体各部分形态结构的关系时，应以标准站姿加以说明，即身体直立、两眼平视、两脚并拢、足尖向前、两上肢自然下垂于躯干两侧、手掌下垂贴于大腿两侧、两下肢自然并拢。根据标准姿势，身体形态测量中主要测量点如图 13-1 所示。

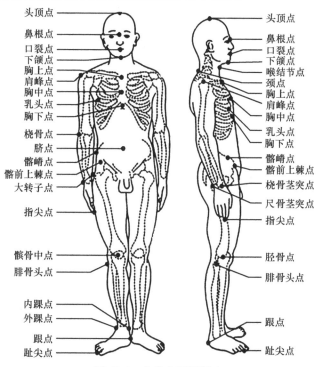

图 13-1　全身主要测量点

形态测量的测量点，大多是根据骨性标志（即骨的隆凸、结节、骨骺的边缘等）确定的，还有一些测量点是根据皮肤褶皱、皮肤特殊结构和肌性标志所确定。

（1）头顶点：头固定于耳眼平面上，头顶在正中线上的最高点，即头顶部正中矢状面上最高的一点。

（2）胸上点：指胸骨柄上缘和正中矢状面的交点。

（3）胸中点：接近人体的胸骨中部，位于左右第 4 胸肋关节连线的正中点。

（4）胸下点：指胸骨体下缘（和剑突相连的地方）与正中矢状面的交点。

（5）乳头点：指乳头的中心点，一般位于锁骨中线的第 4 肋间处。

（6）脐点：指脐部中心点。

（7）髂嵴点：指身体正侧方髂嵴最向外突出的点。

（8）髂前上棘点：指髂前上棘向前下方最突出的一点。

（9）肩峰点：指肩胛骨的肩峰上外侧缘，向外最突出的点。

（10）桡骨点：指在上肢下垂姿势中，桡骨小头上缘的最高点。

（11）桡骨茎突点：指上肢下垂时，前臂远端桡骨茎突的最低点。

（12）指尖点：指中指尖端最靠下的一点。

（13）大转子点：指股骨大转子的最高点。

（14）胫骨点：指胫骨内侧髁上的最高点。

（15）内踝点：胫骨内踝尖端最下方的点。

（16）跟点：指直立时足跟向后最突出的点。

（17）趾尖点：指最长脚趾的趾端。

三、身体形态的测量评价指标

常用的身体形态测量评价指标概括起来主要有体格、体型、身体成分和身体姿势的测量与评价。

（一）体格的测量与评价

1. 体格概述 体格是指身体各环节的长度、宽度、围度、厚度和质量。体格测量在体质健康研究、运动医学、运动生物力学、临床医学、康复医学及航空医学等许多领域都有广泛的应用。

把两个或两个以上的体格指标按一定公式计算后产生的新指标叫作派生指标。在体格评价中，应用派生指标反映各指标之间的相对关系，如指距指数（身高-指距）表达了指距与身高的关系，因而比单指标能更客观地评价人的形态特征。

2. 常用体格测量方法

（1）身高

使用仪器：电子身高计。

测量方法：受试者赤脚，以立正姿势（上肢自然下垂、足跟并拢、足尖分开成 60°）站在身高计的底板上，足跟、骶骨部和两肩胛间与立柱相接触，躯干自然挺直，头部正直，双眼正视前方，保持耳屏上缘与眼眶下缘呈同一水平高度。测试人员站在受试者右侧，将水平压板轻轻沿立柱下滑，轻压受试者头顶，读数时测试者双眼与水平板呈水平位，以厘米为单位精确至小数点后一位记录。

用途：身高主要反映骨骼的纵向发育水平，是身体纵向发育水平的重要指标。近年来，在中老年人体质研究中，也利用身高的下降幅度说明脊柱的健康水平，一般认为，身高下降与脊柱椎间盘萎缩变薄、脊柱弯曲改变等有关。另外，利用身高指标与其他指标建立比例关系来说明相对水平在身体形态测评中非常多见，因此，准确地测身高有重要的实际意义。

（2）坐高

使用仪器：坐高测试仪或马丁尺。

测量方法：受试者坐于座板上，骶骨部和两肩胛间紧靠立柱，躯干挺直，头部正直，双眼平视，保持耳眼平面水平。两腿并拢，使大腿与地面平行，双足踏在垫板或地面上，上肢自然下垂，不得支撑坐板。读数及记录方式同身高测量过程。

用途：坐高主要反映人体躯干的长度，用于评价人体体型和营养状况。由于真正的躯干长度是指从胸上点至耻骨联合点的垂直距离，这很不容易测量，所以在体质评价中用坐高间接观察躯干的发育情况。躯干是贮藏内脏的地方，因此也可以间接地了解内脏器官的发育状况。

（3）肩宽

使用仪器：测径规或马丁尺。

测试方法：受试者两脚分开与肩同宽，自然站立，两肩放松。测试人员站其背后，先用两手指向肩胛骨外侧缘终点，再用测径规或马丁尺量两肩峰间距离。

用途：肩宽是指左右两肩峰之间的直线距离，表示肩的长度，是反映体型特征的重要指标之一，肩部较宽有利于发展肩带肌肉的力量。肩宽的评价可以采用比肩宽指标，即肩宽（cm）/身高（cm）×100%。

（4）骨盆宽

使用仪器：测径规或马丁尺。

测量方法：受试者自然站立，双腿并拢。测试人员站在受试者的后方，用两示指摸髂嵴外缘，用测径规或马丁尺量髂嵴外缘间的最宽距离。

用途：两髂嵴点间的直线距离称为骨盆宽。骨盆宽可反映体型特征，骨盆宽即骨盆宽/肩宽×100%，一般认为，肩宽、骨盆窄可呈现"倒三角"的优美体型，并有利于运动。

（5）胸围

测量仪器：尼龙带尺。

测量方法：受试者自然站立，双肩放松，两上肢自然下垂。测试人员面对受试者，将皮尺上缘置于背部肩胛骨下角下缘并绕至胸前，男性和未发育女性把皮尺下缘置于乳头上缘；已发育女性置于乳头上方第 4 胸肋关节处，皮尺围绕胸部的松紧度应适宜，以对皮肤不产生明显压迫为度。应在受试者平静状态下（呼气末结束时）读取数值。

用途：胸围是指胸的围度。反映胸廓大小和胸部肌肉发育的状况。也可反映呼吸器官的发育情况。胸围受年龄、性别、劳动、体育锻炼和生活条件等因素的影响。

（6）腰围

测量仪器：尼龙带尺。

测量方法：为受试者自然站立，两肩放松，双臂交叉并抱于胸前。测试人员面对受试者，将皮尺经脐上 0.5～1cm 处（肥胖者可选在腰部最粗处）水平绕一周，测量其围度。

用途：腰围是指腰的维度，反映人体躯干体型特点。腰围在一定程度上可反映腹部皮下脂肪厚度和营养状况，也是作为健康评价的常用指标。腰部脂肪堆积被认为是心血管、脂肪肝、糖尿病等疾病的危险因素，当腹壁肌肉紧张度降低或腹部脂肪堆积过多时腰围会增加。体育锻炼可使脂肪减少，腹部张力提高，因而可使腰围减小。

（7）臀围

测试仪器：尼龙带尺。

测量方法：受试者自然站立，双腿并拢，双臂交叉抱于胸前。测试人员站在受试者侧前方，将皮尺沿臀大肌最突出处水平围绕一周，测量其围度。

用途：臀围是臀部的围度。臀围能反映臀部肌肉和脂肪的发育、发达程度。

（8）体重

使用仪器：杠杆秤或电子体重计。

测量方法：测试时，杠杆秤或电子体重计应放在平坦的地面上，调整 0 点。男生身着短裤，女生身着短裤和短袖衫（背心），站立于秤台中央。用杠杆秤时，测试人员放置适当砝码并移动游码至刻度尺平衡。读数以千克为单位，精确到小数点后一位；用电子体重计读出显示的数值即可。

用途：体重是身体的重量。体重反映人体发育程度和营养状况，是身体横向、纵向发育水平的重要指标。它和身高等其他形态指标的比例关系，常用来说明身体发育的充实度、营养状态等身体健康程度。比如常用的有身体质量指数[体重（kg）/身高（m）^{2}]、克托莱指数[体重（kg）/身高（cm）×1000]、维尔威克指数{[体重（kg）+胸围（cm）]/身高（cm）×100}、劳雷尔指数×[体重（kg）/身高（cm）^{3}×107]等都可用于评价和研究人体肌肉、骨骼、内脏器官和脂肪组织的发育状态，反映人体的充实度和营养状态。

（二）体型的测量与评价

1. 体型概述 体型是对人体某个阶段形态结构及组成成分的定量描述。人体体型受年龄、性别、营养状况、发育状况和体质水平的影响，表现出阶段性的变化。体型不仅影响形体美观，与人的体质健康也有比较密切的关系。

有关体型测量与评价的研究一直得到关注，早期的一些著名学者根据体格的外形观察，结合少量的测量特征，将人体体型分为二至四类，如希腊医生希波克拉底的二分法；意大利人类学家维尔纳的三分法；德国精神病医生克瑞奇米尔的四分法等，这些体型分类方法大都定性地描述了各类体型特征，如把人类体型划分为：力量型、肥胖型、纤弱型等。虽然这些方法存在着一定的缺陷，但他们为体型测评方法的研究作出了令人瞩目的贡献。

美国学者希尔顿首次建立了一个连续的体型分类系统，他借用胚胎学术语，用内胚层成分、中胚层成分、外胚层成分表示构成体型的三个基本部分，通过对人体体型中三种成分的测量，就可以得到由三个数字代表的个体体型。希尔顿这种定量评定体型中三种基本成分的方法和他所引进的术语，被广泛采纳并一直沿用至今。后来 Heath-Carter 又在希尔顿研究的基础上进行改进和完善，创建了 Heath-Carter 体型综合评价法，在 20 世纪 70 年代应用于欧美许多国家，20 世纪 90 年代开始应用于我国。Heath-Carter 体型综合评价法的特点是划分较细、定量准确，缺点是测量、计算过程比较烦琐，因而在一定程度上影响了应用性。

2. 体型评价方法　腰臀比（WHR）：是指腰围与臀围的比值，身体脂肪过多及沉积分布的部位与健康有密切关系。男女肥胖者脂肪分布的部位有所不同，女性多余的脂肪通常储存在臀部和大腿，呈梨状体型；而男性多余的脂肪主要储存在腰、腹周围。已有研究证实，腹部脂肪堆积比臀部或大腿部脂肪堆积有发生心血管等慢性病更大的风险，因此，苹果状体型者更不利于健康。

美国运动医学会（ACSM）推荐的标准是：成年男性 WHR≥0.94，成年女性 WHR≥0.82 时，患病的危险性大大增加；60～69 岁的老年人，判断患病危险性的标准是男性 WHR≥1.03，成年女性 WHR≥0.90。

目前，有研究认为，仅测量腰围就可以作为衡量腰部脂肪堆积的有效指标，中国成年人的腰围应控制在：男性<85cm，女性<80cm。

（三）身体成分的测量与评价

1. 身体成分概述　人的身体主要由水、蛋白质、脂肪、无机盐 4 种成分构成。一般成人的比例是水占 55%，蛋白质占 20%，脂肪占 20%，无机盐占 5%。身体成分是指组成人体各组织器官的总成分。含脂肪成分和非脂肪成分。体脂重量占体重的百分比称体脂百分比，余下的包括骨、水分、肌肉为瘦体重。瘦体重可直接做功，产生身体的运动，故瘦体重是对人体成分进行测量的重要指标之一，对研究人体成分和体质之间的关系有重要意义。

体重是评价肥胖度的重要指标，要想更准确评价肥胖程度应该进一步测量和区分体重中脂肪所占的比例，从健康学角度出发，肥胖不仅是指体重超标，更重要的是指体脂百分比超过正常水平。

体内含有合理的脂肪储备，可为机体提供丰富的能源，亦具有保护内脏器官、缓冲机械撞击、促进脂溶性维生素吸收等重要的生理功能。但大量流行病学调查显示，目前由于膳食结构不合理、运动不足导致脂肪堆积过多的肥胖症倾向不仅增加了机体负担，还易引发高血压、冠状动脉硬化疾病，已经成为人类健康的最大威胁之一。因此，身体成分的测量与评价是医生和体质专家评价健康的重要依据。

2. 身体成分测量方法　在对身体成分进行测量与评价时，体脂百分比是重要指标，目前比较常用的测量方法是皮褶厚度法等。

（1）皮褶厚度法：人体皮下脂肪约占身体总脂肪的 2/3，故测量皮下脂肪的厚度可以推测身体总脂肪量。皮褶厚度法使用的仪器和方法均较为简便，在体质评价中得到了广泛的应用。

测量仪器：皮褶厚度计。

测量方法：受试者取站位，放松肢体，裸露被测部位，测量者用拇指和示指将测量部位的皮肤（两层皮肤与皮下脂肪）捏起，然后使皮褶厚度计的钳接点距离指端 1cm 处钳住皮肤，以防止手指压力对皮褶厚度的影响，待皮褶厚度计停止后，立刻读数。连续测量三次，取中间值，三次测量的误差不应超过 5%。

测量部位：①肱三头肌部，测试人员于受试者背后用软尺在其上臂的后面测量肩峰点和鹰嘴突之间的距离，并标出两点间的中点；②上臂后部，受试者前臂自然下垂，测试人员左手拇指、示指朝下，于受试者上臂后部高于标记点 1cm 处垂直捏起皮褶，测试人员将皮褶钳接点置于标记点水平处测量皮褶厚度；③肩胛骨下角部，测试人员触摸受试者的肩胛骨下角并在其下做标记，在低于标记点 1cm 处（肩胛下角下方 1～2cm）与脊柱成 45°角捏起皮褶测量皮褶厚度；④腹部，测试人员在受试者脐右侧 5cm 处做标记，在高于标记点 1cm 处垂直捏起皮褶。

（2）英国 Donoghue 体脂百分比的计算：Donoghue 计算体脂百分比采用肱二头肌部、肱三头肌部、肩胛下部、腹部四个部位的皮褶厚度，计算总和后直接查表计算体脂百分比。

3. 身体成分评价方法

（1）体重指数（body mass index，BMI）：通常被称为体重指数，计算方法：BMI=体重（kg）/身高（m）^{2}，国际上常用的是世界卫生组织（WHO）建立的标准。

成人正常值为：$19\sim25kg/m^2$，$<18.5kg/m^2$ 为体重偏轻，$>26kg/m^2$ 为超重，$>28kg/m^2$ 为肥胖。

儿童 BMI 正常参考值为：$15\sim18kg/m^2$，$>19\sim21kg/m^2$ 为轻度肥胖，$22\sim24kg/m^2$ 为重度肥胖。

中国人群属于东方黄种人，相对于体格健壮的白人，身体密度、体型均有所不同，应建立中国人自己的标准。

（2）体脂百分比：成年人理想的体脂百分比为：男性 6%～15%，女性 10%～20%。男性＞25%、女性＞30%就可以判定为肥胖。

（四）身体姿势的测量与评价

身体姿势是人体各部位在空间的相对位置。身体姿势在一定程度上反映骨骼、肌肉、内脏器官与神经系统等各组织的力学关系，良好的身体姿势使身体处于稳定状态，保证身体各器官的正常功能，减轻肌肉、韧带的紧张状态，因而是体质评价的重要内容。常用的身体姿势检查主要包括：脊柱形状、胸廓形状、腿形和足形的检查。

1. 脊柱形状的测量与评价

（1）脊柱形状测量意义：脊柱由颈椎、胸椎、腰椎、骶椎、尾椎组成，位于背部中央，是躯干的支架。人体直立时，颈椎和腰椎适度前凸，胸椎和骶椎适度后凸，构成脊柱的正常生理曲线，这时身体前后左右的伸肌和屈肌呈平衡状态，也是人体维持站立最省力的状态。脊柱的正常生理曲线在维持正常身体姿势、保护脊髓和内脏器官、保持运动时的平衡、缓冲震动等方面起着极其重要的作用。身体经常处于不正确姿势会引起的脊柱变形，如发生脊柱侧弯、驼背等一系列的反应，不仅影响美观，还会导致腰、背、颈部肌肉劳损、疼痛和胸廓、骨盆甚至下肢变形等。近年，脊柱侧弯和生理弯曲改变在青少年及成年人、老年人中都有一定的发生率，成为影响人们健康和生活质量的重要问题。

（2）脊柱形态评价方法：临床上主要采用 X 线片检查或借助专业的脊柱测量仪可以测量脊柱形态。现主要介绍简易的测量方法，以便于大样本测量。

1）脊柱前后位弯曲度的测量

A. 简易测量观察法。正常脊柱有 4 个生理弯曲，颈、腰弯适度向前，胸、骶弯适度向后，其他背形有以下几种。

驼背：也称圆背或脊柱后凸，表现为胸段过于后凸。

直背：也称胸椎前凸或平背，表现为胸段过度前凸。

鞍背：也称腰椎前凸，表现为腰段过度前凸呈鞍状。

具体测量方法：受试者背靠"脊柱弯曲测量计"站立，测量人员站在其右侧，移动测量计上的小柜，使之与受试者棘突尖相接触，在刻度尺上可以判定脊柱各段前后弯曲程度。

正常脊柱可观察到受试者正直，耳屏、肩峰、股骨大转子、外踝尖连接与身体中心基本成一直线。

如头向前倾斜、耳屏离开肩峰线向前，腰弯小于 2cm，为驼背。

如胸后弯和腰前弯消失，耳屏离开肩峰垂线向后，为直背。

如头向后倾斜，耳屏离开肩峰垂线向后，腰段过度前凸大于 5cm 以上，为鞍背。

B. 简易手测法。受试者背靠平整的墙站立，测量人员用手掌依次穿过受试者颈弯与腰弯，能正常通过且半握拳不能穿过为正常脊柱；手掌穿不过去为直背形；半握拳以上穿过颈弯为驼背；半握拳以上穿过腰弯为鞍背。此法因其简便常用于脊柱畸形的初步筛查。

2）脊柱侧位弯曲度的测量：正常的脊柱形状应是两侧颈至肩的外形轮廓、两肩胛下角、两侧腰凹在脊柱两侧对称。各棘突尖的连线与身体中心线大体在一条直线上。

检查方法一般采用悬垂法。用一细绳置于枕骨粗隆（或第 7 颈椎棘突）处，另一端系重物沿棘突尖下垂，观察棘突尖与身体中线是否在冠状轴呈现一致性。如出现棘突尖偏差垂线，用卡尺测量最大偏离处到垂线间的距离。

如棘突尖连线偏离身体中心线 1～2cm 为 I 度侧弯，也称习惯性脊柱弯曲；2～3cm 为 II 度侧弯，也称固定性脊柱弯曲；棘突偏离 3cm 以上，伴有胸廓畸形的脊柱弯曲为严重的脊柱侧弯。

常见的脊柱侧弯有 S 形和 C 形。

2. 胸廓形状的测量与评价　胸廓的形状取决于胸横径（胸宽）与胸前后径（胸厚）之比，成年人胸宽与胸厚比值为 4∶3。正常的胸廓形态是人体保持良好身体姿势的重要条件之一。胸廓的发育影响人总体生长发育水平，其中，尤其影响人的心肺功能。一般来说，胸部相对宽厚者体格较好，躯干力量强。

扁平胸：横径明显较大，与前后径比值超过 4∶3，胸廓呈扁平状，一般胸部平坦，扁平胸者一般躯干力量较差。

桶状胸（圆柱胸）：胸横径与前后径之比接近 1，胸部上、下宽度相近。

发育不正常的胸廓形状有以下三种。

鸡胸：从外观可以看到，鸡胸者胸部明显前凸，胸前后径大于胸横径。

漏斗胸：特点是胸部中央呈凹陷状态。

不对称胸：两侧胸廓不对称，一般与脊柱侧弯有关。

上述三种畸形胸廓会不同程度地影响人的身体姿势及运动能力。

3. 腿形的测量与评价

（1）腿形测量的意义：正常腿形呈现修长、左右对称的良好形态，不仅美观而且有利于腿部力量的发展，从而有利于获得较强的运动能力，使人有良好的体质和生活质量。幼儿时期营养不良、佝偻病、过度肥胖、不良生活习惯等都可能造成腿的弯曲。

（2）腿形评价方法：腿形检查可以使用游标卡尺或皮尺。方法是受试者自然站立，测量人员正面观察和测量受试者两膝和两足间的距离。

正常的腿形：两膝和两足能并拢或稍有间隙。

O 形腿：两足能并拢，两膝间隙距离超过 1.5cm 以上。

X 形腿：两膝能并拢，两足间隙距离超过 1.5cm 以上。

此外，还有遗传和疾病造成的更为严重的腿畸形，如 K 形腿、D 形腿、不对称腿形等。

4. 足形的测量与评价

（1）足形测量的意义：足形检查主要指足弓测量，正常的足弓对于维持良好的身体姿态非常重要。以足弓下陷或消失而引起的足形改变称为扁平足，它是由于先天足底肌肉韧带发育不完善、足部肌肉韧带松弛，或是由于后天不正确的站姿、走姿引发。此外，肥胖者和过量跑跳者扁平足多发。扁平足不利于缓冲跑跳运动时来自地面的冲击力，长时间走路后会发生足弓疼痛，在一定程度上影响人的运动能力。

（2）足形的测量方法：扁平足的检查一般采用足印迹划线法。具体方法是在一瓷盘内放入浸透 10%三氯化铁溶液的脱脂棉，令受试者赤脚踏在瓷盘内，之后站在预先经 10%鞣酸乙醇浸透后晾干的白纸上留下足印（一次印成，不得移动）。在条件不具备的情况下，还可以采用墨迹、水印等方法留取足印，只要足够清晰都可以。

在足印上画三条线：第一线是从足跟内缘沿跗趾内缘连成；第二线从足跟中心至第三趾中心点

连成，此线是划分正常足与扁平足的标准线；第三线是第一线和第二线之间的夹角平分线。

正常足弓：足内弓刚好位于第二线。

轻度扁平：足内弓越过第二线，但未越过第三线者。

中度扁平：足内弓越过第三线，但未越过第一线者。

重度扁平：足内弓越过第一线者。

第三节　身体机能的测量与评价

身体机能是指机体新陈代谢水平及各器官系统的效能。身体机能与体质健康关系密切，身体机能的测量与评价是通过运用人体科学理论、实验技术和相应的医学检查方法来评定运动者身体机能的水平和现实状态，对运动者承受运动负荷的能力进行诊断。进行身体机能评定可以有针对性地安排运动负荷，保证锻炼的安全性和有效性。本节主要介绍心血管功能、呼吸功能的测评方法。

一、心血管功能测试与评价

（一）脉搏（心率）

1. 心率定义　心脏搏动的频率。正常成年人在平静时心脏每分钟跳动 70～75 次，是反映心脏功能的重要指标之一。

2. 测试仪器　医用听诊器。

3. 测试原理　心脏搏动所引起的压力变化使主动脉管壁发生振动，沿着动脉管壁向外周传递，即为动脉脉搏。在正常情况下，脉搏的频率和心率是一致的。因而测量脉搏不仅是诊断疾病的常用手段，而且也能够反映运动者心血管本身的功能水平及对运动负荷的适应情况等。

4. 测试方法　受试者取坐位，右前臂平放在桌面上，掌心向上。检测者用示指、中指、无名指指端轻按受试者一侧手腕部桡动脉或在颈动脉处测量脉率，使用秒表记数。测量安静脉搏时，受试者应静坐休息至少 30 分钟，记数时间应在 30 秒以上，以减少误差。

5. 评价和应用

（1）晨脉：清晨起床前卧位脉搏为晨脉。正常情况下晨脉应相对稳定，当运动负荷过高，或由于身体疲劳，机能水平下降，晨脉会有所加快，若比平日增多 12 次/分以上，说明对运动负荷不适应，恢复欠佳，当这种现象持续 2～3 日应注意调整运动量。晨脉突然加快或减慢常常提示早期过度疲劳或有疾病存在，应注意查找原因。

（2）运动后即刻脉搏：可提示运动强度的大小，可以比较不同时期在同等负荷下即刻脉搏数，如果呈现下降趋势，表明运动者机能水平有提高。

（3）恢复期脉搏：可了解运动员身体机能特别是血管系统对负荷强度的适应程度，可在运动后 1 分钟、3 分钟、5 分钟、10 分钟、30 分钟时分别测量。在进行同一强度同一组合的训练手段后，若运动者恢复期脉搏前后对比有所下降，说明其机能水平有一定提高；反之则提示机能水平下降，恢复情况不佳。

（二）血压

1. 血压定义　血管中的血液对血管壁的压力，由于心脏收缩和主动脉壁的弹性作用而产生。

2. 测试原理　血压是大动脉管中的血液对管壁产生的侧压力。在一个心动周期中动脉血压随着心室的收缩和舒张而发生规律的变化。心室收缩时动脉血压升高，所达到的最高值称为收缩压；心室舒张时动脉血压下降，舒张末期所达到的最低值称为舒张压，收缩压与舒张压之差为脉压。血压形成的前提条件是心血管系统内有血液充盈，因此，一定高度的动脉血压，是推动血液循环和保持各器官组织足够血流量的必要条件之一。收缩压主要反映每搏输出量的多少，舒张压主要反映外周阻力的大小。

3. 测试仪器 常用立柱式水银血压计、医用听诊器。

4. 测试方法

（1）受试者取坐位，裸露出右上臂，肘部置于与心脏同一水平，掌心向上。

（2）使用大小合适的袖带，袖带内气囊至少应包裹上臂的80%，将袖带紧贴缚在受试者上臂，袖带下缘应位于肘弯上方2.5cm处。将听诊器的探头置于肘窝肱动脉处。

（3）把气囊的气门旋紧，快速挤压气囊充气，气囊内压力应达到肱动脉搏动消失后再升高30mmHg，然后旋开气门徐徐放气。获取到舒张压读数后快速放气至零。

（4）在放气时注意听出现第一声"咚咚"声响时，水银面所指示的压力即为最高血压（收缩压）。继续放气，随压力逐渐下降，听到突然变音（或声音消失）时，水银面所指示的压力即为最低血压（舒张压）。

5. 评价和应用 通过测量血压可以了解心血管功能，因而血压成为评价心血管生理功能的重要指标。安静时动脉血压的正常值：收缩压为100～120mmHg，舒张压为60～80mmHg，脉压30～40mmHg。舒张压持续超过95mmHg，收缩压超过140mmHg，即可认为是高血压。如舒张压低于50mmHg，收缩压低于90mmHg，则认为是低血压。

正常人的血压随性别、年龄及其他生理情况而变化，男性一般比女性略高，随着年龄增高，动脉血压也逐渐升高，但收缩压的升高比舒张压的升高更加显著。

血压单位用毫米汞柱（mmHg）表示。毫米汞柱与千帕斯卡（kPa）的换算关系为：1mmHg=0.133kPa。

（三）台阶试验

1. 概述 台阶试验反映人体心血管功能水平。台阶试验是一项负荷功能试验，以相同的频率、相同的时间上下台阶，测试运动后的恢复心率。

2. 使用仪器 台阶（成年男子使用的台阶高度为30cm，女子为25cm）、秒表、节拍器、台阶试验仪。

3. 测量方法 受试者自然站立在台阶前方，做好准备。测试者按"启动"键，使台阶试验仪进入工作状态；3秒后台阶试验仪的蜂鸣器发出三次预备声，然后受试者按照蜂鸣器发出的提示音开始进行上下台阶运动。

当蜂鸣器发出第一声响时，一只脚踏上台阶；第二声响时，另一只脚踏上台阶，双腿伸直，呈站立姿势；第三声响时，先踏上台阶的脚下台阶；第四声响时，另一只脚下台阶。持续运动3分钟。等蜂鸣器发出一声长鸣声，受试者结束上下台阶运动，立刻静坐，前臂前伸，掌心向上，手指自然分开，呈弯曲状。测试人员随后将指脉夹夹在受试者中指或示指的远节指骨，传感器贴紧指腹。

台阶试验仪开始测量运动后三次脉搏。当仪器发出结束提示音后，表明测试结束。测试人员按"功能"键，依次将运动时间、运动后第1分钟末、第2分钟末、第3分钟末30秒脉搏记录在登录书中。

在测试过程中，如果受试者不能坚持运动或连续三次不能按规定频率上下台阶，测试人员应立即让受试者停止运动，同时按下相应的"功能"键，并为受试者夹上指脉夹，使试验仪进入脉搏测试程序。

二、呼吸功能的测试与评价

（一）肺活量

最大深吸气后，再作最大呼气时所呼出的气量称为肺活量。肺活量的大小与性别、年龄、体表面积、胸廓大小、呼吸肌发达程度，以及肺和胸壁的弹性等因素有关，而且有较大的个体差异。肺活量可以评价人的呼吸功能。

1. 测试仪器　常用电子肺活量计。

2. 测试方法　测试人员首先将口嘴装在文氏管的进气口上，交给受试者。受试者手握文氏管手柄，将导压软管保持在文氏管上方；受试者头部略向后仰，尽力深吸气直到不能再吸气。然后，将嘴对准嘴口缓慢地呼气，直到不能呼气，此时，显示屏上显示的数值即为肺活量值。测试两次，在登录书上只记录最大值，以 ml 为单位，不计小数。

（二）最大摄氧量

最大摄氧量是指人体在进行有大量肌肉群参加的长时间剧烈运动中，当心肺功能和肌肉利用氧的能力达到本人极限水平时，单位时间内（通常以每分钟为计算单位）所能摄取的氧量称为最大摄氧量（maximal oxygen uptake，VO_{2max}）。最大摄氧量反映了机体吸入氧、运输氧和利用氧的能力，是评定人体有氧工作能力的重要指标之一。有研究者发表了不同年龄用最大摄氧量评定有氧能力的参考值。

最大摄氧量的测定有直接测定法和间接测定法。直接测定法通常在实验室条件下，让受试者在一定的运动器械上进行逐级递增负荷运动试验来测定其摄氧量，测试数据可靠，重复性好，能准确客观地评定人的有氧能力。但是，直接测定法因为需要动用昂贵的仪器而难以在大众中推广，同时直接测定法采取极限负荷强度，对于老年人、少年或体弱者并不适宜，因此间接推算 VO_{2max} 成为国内外大众健康评价中较为普遍使用的方法。

目前，国内外大众健康评价中 VO_{2max} 的测定是根据受试者进行亚极量运动时的心率、做功量等数值间接推算出来的，主要有以下几种方法。

1. 台阶试验推算最大摄氧量　国内外使用较普遍的间接推算法是瑞典学者 Astrand-Ryhmin 提出的列线图法，即根据亚极量负荷时测得的摄氧量与心率的线性相关关系绘制的推测 VO_{2max} 的列线图。

受试者以 22.5 次/分的频率登台阶 5 分钟，男子所用台阶高度为 40cm，女子为 33cm。记录受试者运动后即刻至 10 秒内的心率并计算出 1 分钟心率，用受试者体重和运动后心率在 Astrand-Ryhmin 列线图相应轴线位置标出体重值和心率值两点。两点间连线通过 VO_{2max} 轴所在点的数值，即为受试者 VO_{2max} 估计值。

2. 功率车定量负荷推算最大摄氧量　该测试是受试者使用 MONARK 功率自行车进行亚极量负荷运动，具体测试程序如下：

（1）受试者做好充分的准备活动。

（2）选择合适的工作负荷，进行 6 分钟持续蹬车试验。测量每一分钟内最后 15 秒的脉搏。

一般男性受试者的负荷可选择 900kgm/min，适合女性的负荷为 600kgm/min，脚蹬频率为每分钟 50 次。记录第 5 和第 6 分钟时的心率平均值，作为完成该负荷的工作心率。

（3）用工作心率对照表推测出最大摄氧量。

本试验能使心率达到 130～140 次/分的负荷已经足够，如果负荷适宜，心率应大于 120 次/分，在 4～5 分钟之后，心率通常会达到稳态，第 5 和第 6 分钟时的心率相差小于 5 次，则试验成功。如果负荷过大，在运动的前 5 分钟呼吸和血液循环未达到稳定状态，第 5 和第 6 分钟时的心率差别大于 5 次/分，则需延长工作时间，直到持续运动的后两分钟心率之差在 5 次/分之内，用它们的平均心率作为完成该负荷的工作心率。

3. 12 分钟跑推算最大摄氧量　美国运动生理学家肯尼斯·库珀（Kenneth H. Cooper）提出的"12 分钟测验"既是一种身体有氧耐力的锻炼方法，也是一种测定有氧运动能力的指标。研究证明，在单位时间内跑一定距离的能力与人的有氧能力密切相关，用 12 分钟可以测出耐力性活动的能力，因而库珀把单位时间确定为 12 分钟，并经过大量试验证实 12 分钟跑与摄氧量呈高度相关（r=0.87）。为应用方便，研究者设计了 12 分钟跑与最大摄氧量的换算表。例如，一个 40 岁的男子在 12 分钟内跑了 1300m，从换算表中可以查到，其每分钟每千克体重的摄氧量为 20.4ml。

12 分钟跑推算最大摄氧量的方法是测试受试者在 12 分钟内能跑完多少米。对于没有运动经历的人，测验时往往对自己的体力不能正确评价，也不会合理地控制强度和分配体力，如果跑得过快，强度很大，对于没有经过训练的人是有危险的。那么，为保证测试的准确性和安全性，在测试之前，应让受试者有足够的时间（库珀认为中年人至少要用六周的时间）参加先走步、后跑步的准备性练习，之后才能进行 12 分钟跑测验。准备性练习可以这样安排：

（1）完成 12 分钟快步走，持续两周。

（2）完成 12 分钟走、跑交替，持续两周。

（3）完成 12 分钟慢跑，持续两周。

（4）正式测验。

第四节　身体素质的测量与评价

身体素质指人体在运动时所表现出的速度、力量、耐力、灵敏和柔韧等方面的能力。这种能力不仅与人体的解剖、生理特点有关，而且与训练程度、营养状况密切相关。人体的基础运动能力是指日常生活中涉及的走、跑、跳、投和攀爬的能力。身体素质和运动能力影响人体的活动能力，是人体体质水平的重要构成要素，也可以通过后天的体育锻炼得到明显改善，应该成为大众健身指导中制订运动处方的重要内容。

一、速度素质的测量与评价

速度素质指人体快速运动的能力。根据影响人体快速运动的因素，将速度素质划分为反应速度、动作速度及位移速度。

反应速度：指人体对各种信号刺激（发令枪声、闪光、触碰等）的快速应答速度，具体指从刺激信号出现到反应动作出现的时间。如从发令枪响到运动员的脚离开起跑器的时间就是反应速度。

动作速度：指人体快速完成某个动作的速度，如乒乓球运动员单次挥拍的时间、短跑运动员跑步时一个跨步的时间等。动作速度在测量时常用简单动作的频率来表示。

位移速度：指人体在周期性运动中的移动速度，如跑步的速度、骑自行车的速度、划船的速度等。位移速度在测量时常以通过一定距离所用时间来表示。

对于高水平运动员，反应速度和动作速度对速度素质整体水平的影响比较大。如在世界田径锦标赛的百米决赛中，如果出发时的反应速度落后了 0.1 秒，在势均力敌的情况下很难在起跑后挽回劣势。但对于普通健身人群及学校学生来说，位移速度是决定速度素质整体水平的重要因素。

（一）反应速度的测量与评价

1. 简单反应时　是指刺激出现时人体不需要作出选择，只需尽快作出反应的情况下所需要的时间。一个完整的反应过程由 5 部分组成：①身体的各种感受器将物理或化学刺激转化为神经冲动的时间。②神经冲动由感受器到大脑皮质的时间。③大脑皮质对信息进行加工的时间。④神经冲动由大脑皮质传至效应器的时间。⑤效应器作出反应的时间。

简单反应时可以分为视觉简单反应时、听觉简单反应时、触觉简单反应时等。如听到发令枪响，迅速起跑离开起跑器的时间，简单反应时是在测量仪上看到灯亮就迅速按键所用的时间，或看到尺子落下迅速抓住其所用的时间。

（1）落尺试验

测试目的：测量手部、脚部对视觉刺激的简单反应速度。

测试原理：根据自由落体原理，测量尺子在受试者抓住之前下落的距离，计算出受试者从看到尺子下落到抓住尺子的时间，即简单反应时。将下降距离和所对应的时间刻在尺子上，以方便测试时可直接读取反应时间。

测试方法：测量时，受试者坐在桌子边缘，前臂放在桌子上，手伸出桌子约 5cm，拇指与示指分开 2cm，测试人员手持计时尺的上端，将尺子置于受试者拇指与示指之间，令拇指上缘对齐尺子的零点。测试人员发出"预备"口令后，放下尺子，受试者迅速捏住尺子，捏住部位拇指上缘对应的读数即为手部简单反应时的测试结果，单位为 ms。

此外，还可测量足部的反应时，受试者坐在桌子上，面对平坦的墙面。脚跟支撑在桌面上，距离墙面 5cm，大脚趾距墙面 2cm。测试人员将尺子竖着贴在墙面上，令零点对齐大脚趾上缘。测试人员发出"预备"口令后，松开尺子，受试者迅速用脚把尺子压在墙面上，大拇趾上缘对应的读数即为足部简单反应时的测量结果，单位为 ms。

（2）光反应时测验

测试目的：测量受试者手部对光信号刺激作出反应的速度。

测试仪器：光反应测试仪。

测试方法：受试者坐在桌旁，优势手的任意手指轻放在按键上。当信号屏上出现光点时迅速按键。仪器显示的时间即为简单反应时。

2. 选择反应时　是指有两个或两个以上刺激出现时，受试者对不同的刺激作出不同的反应所需的时间。从刺激呈现到做出选择反应的这段时间称为选择反应时。

选择反应时反映人体神经与肌肉系统的协调性和快速反应能力，是成年人和老年人的测试指标。

（1）双手选择反应时测验

测试目的：测试受试者双手对光刺激的选择反应时。

测试仪器：光反应测试仪。

测试方法：受试者坐在桌前，双手轻放在按键两边，当信号屏上出现红色光点时，左手迅速按键，当信号屏上出现绿色光点时右手迅速按键。仪器显示的时间分别为左右手的选择反应时。

（2）单手选择反应时测验

测试目的：测试受试者单手对刺激的选择反应时。

测试仪器：电子选择反应时测试仪。

测试方法：开始测试时，受试者五指并拢伸直，用中指远节按住"启动"键。当任意一个信号键发出信号时（声、光同时发出），用同一只手以最快速度按向该"信号键"，然后，再次按住"启动"键，等待下一个信号的发出，每次测试需完成 5 个信号的应答，当所有信号键都同时发出声、光信号时，表示测试结束，显示屏上显示测试值。测试两次，记录最小值，以秒为单位，保留小数点后两位。

（3）选择-反应-动作测验

测试目的：测量受试对象对选择性刺激迅速作出反应及身体运动的速度。

场地器材：平坦地面、秒表、皮尺。

测试方法：受试者面对测试者，做屈膝预备姿势，双脚分开站在中线两边。测试者手握秒表高举到头上方，给出"预备"口令后，受试者突然挥臂向右或向左，挥臂同时开表。受试者按照测试者挥臂的方向迅速跑至左侧或右侧距中线 6.4m 处的边线，脚踩上边线时测试者停表。如果受试者跑错方向，测试者不要停表，受试者改正方向并跑到正确边线时方可停表。以秒为单位记录时间。

进行反应时测试时，由于一些偶然性，可能每次测试的结果差异较大，需要进行 5～10 次的反复测量，取平均数作为最终的测试结果。

（二）位移速度的测量与评价

位移速度测试通常采用短距离跑的方法，具体测试可采用定距离计时跑（6 秒、5 秒全力跑）或定时计距离跑（30m、50m 行进间跑）。一般来说，作为速度素质测试，跑的时间不宜过长，完成测试时间可控制在 10 秒左右。由于不同受试对象的能力不同，完成 10 秒跑的距离也差别较大。

1. 10m 折返跑

测试目的：10m 折返跑反映幼儿的位移速度和灵敏素质。

场地器材：在平坦的地面上，长 10m、宽 1.22m 直线跑道若干条，一端为起、终点线。另一端为折返线；在起、终点线外 3m 处画一条目标线，在折返线处设一手触物体（木箱或墙壁），秒表若干块。

测试方法：在 50m 跑道的 10m、40m 处画上与起跑线平行的横线。受试者至少两人一组，出发后全力跑到 10m 处时开表，跑到 40m 处停表。以秒为单位记录时间，精确至小数点后两位。

受试者至少两人一组，两腿前后分开，站立在起跑线后；当听到起跑信号后，立即起跑，直奔折返线，用手触摸到物体（木箱或墙壁）后返回，直奔目标线。测试人员站在起跑线的斜前方发令，在受试者起跑的同时计时。当受试者胸部到达终点线垂直面时停表。记录往返后通过终点的时间，以秒为单位，精确到小数点后一位。小数点后第二位数，按非"0"进"1"的原则进位。

2. 50m 跑（60m、100m）

测试目的：主要反映人体的位移速度。可反映速度、灵敏、协调素质及神经系统灵活性的发展水平。

场地器材：跑道、秒表、发令枪、冲刺带。

测试方法：受试者至少两人一组，两腿前后分开站立在起跑线后；当听到起跑信号后，立即起跑，直奔终点线。发令人员站在起跑线的斜前方发令，计时员在受试者起跑的同时，开表计时。当受试者胸部到达终点线垂直面时停表。以秒为单位记录时间，精确到小数点后一位。小数点后第二位数，按非"0"进"1"的原则进位。

3. 4 秒冲刺跑

测试目的：测量受试者的位移速度。

场地器材：跑道、秒表、发令枪、卷尺。

测试方法：在跑道起跑线 10m 后，每间隔 0.5m 画一条短横线，每间隔 1m 画一条长横线。受试者听到起跑命令后以任意方式起跑，全力奔跑 4 秒。测试人员测量 4 秒时受试者跑过的距离，精确至 0.5m。

（三）动作速度的测量与评价

动作速度越快，一定时间内完成某个动作的数量就越多。因此，一般用某一时间内完成的动作数量来反映动作速度。

1. 坐姿快速踏足测验

测试目的：测量受试者的下肢动作速度。

测试仪器：快速动作频率测试车、时间计数自动控制器。

测试方法：受试者两手扶车把，坐在测试车的座位上，大小腿成 90°。两脚快速上下交替踏足 10 秒，读取计数仪上显示的踏足次数。测试 3 次，取最好成绩。

2. 双手快速敲击

测试目的：测量受试者上肢的动作速度。

测试仪器：快速动作频率测试车，配套的敲击棒 2 支、时间计数自动控制器。

测试方法：受试者站在测试车前，调节敲击板与髂嵴等高，双手各执一个敲击棒。听到开始命令后，双手交替敲击金属触板 10 秒，读取计数仪上显示的敲击次数。测试 3 次，取最好成绩。

二、力量素质的测量与评价

（一）力量素质概述

力量素质是指肌肉工作时克服身体自身阻力或外部环境阻力的能力，包括最大力量、力量耐力和速度力量（爆发力）等。力量素质影响人体持久工作的耐力和身体运动时的动作速度，是人体进行体育活动的动力来源和获得运动技能的物质基础，对身体其他素质的发展也有重要作用。随着年龄的增长，青年后期可达到人一生中力量水平的最高峰，随后缓慢下降。系统的体育锻炼会显著增加肌肉力量，减缓随年龄增加而导致的肌肉力量下降。

（二）力量素质的常用测量方法

力量测试仪器，手段多种多样，有复杂的实验室力量测试系统，也有简单便捷的力量测量工具，甚至有不借助任何器材，徒手即可进行的力量测试。这里只介绍简单、便捷的测量方法。

1. 握力

测试目的：反映人体前臂和手臂肌肉的最大力量，是成年人和老年人使用的测试指标。

测试器材：常用电子握力计。

测试方法：受试者用有力手握住握力计内外握柄，另一只手转动握距调整轮，调到适宜的用力握距，准备测试。测试时，受试者身体直立，两脚自然分开，与肩同宽，两臂斜下垂，掌心向内用最大力紧握内外握柄。测试两次，记录最大值，以 kg 为单位，精确到小数点后一位。

2. 背力

测试目的：反映人体腰背部肌肉的最大力量。

测试器材：电子背力计。

测试方法：受试者两脚尖分开约 15cm，直立在背力计的底盘上，两臂和两手伸直下垂于同侧大腿的前面。测试人员使背力计握柄与受试者两手指尖接触，背力计握柄至底盘传感器挂钩的距离即为背力计拉链的长度。测试时，受试者两臂伸直，掌心向内紧握住握柄，两腿伸直，上体绷直抬头，尽全力做背伸动作。测试两次，记录最大值，以 kg 为单位，不计小数。

3. 腿力

测试目的：反映腿部伸膝肌肉的最大力量。

测试器材：电子背力计。

测试方法：受试者站立在背力计踏板上的指定位置（脚印处），将背力计的握把高度调节到与膝关节等高。受试者双手握把，双腿屈膝，背部挺直。用最大蹬腿的力量直臂上拉背力计，背部保持挺直状态，至背力计读数不变，以 kg 为单位记录结果，精确至小数点后一位。可重复测量 2～3 次，以最大值为最终测量结果。

4. 俯卧撑

测试目的：反映人体上肢、肩背部肌肉力量及持续工作能力。

测试场地：电子俯卧撑测试仪。

测试方法：受试者双臂伸直，分开与肩同宽，手指向前，双手撑在测试板上。躯干伸直，两腿向后伸直。测试人员调节上下两对红外发射接收器和反射器的高度，使其在受试者身体处于撑起标准姿势时，能阻断上端的红外信号，且使身体处于下降标准姿势时，能阻断下端的红外信号。此时，测试人员按下测试板上的回零键后，再按下红色按钮，受试者听到蜂鸣器"嘀"的一声响后，屈臂使身体平直下降至肩与肘处在同一水平面上；然后，将分体平立撑起，恢复到开始姿势，完成一次俯卧撑动作如图 3-66 所示。受试者需连续不断地重复此动作，当完成一次俯卧撑动作的时间超过 5

秒或在某一姿势停留超过 3 秒时，测试仪将自动终止测试。测试人员直接记录显示屏上显示的数值，以次为单位。

5. 1 分钟仰卧起坐

测试目的：1 分钟仰卧起坐反映人体腹肌的力量耐力及持续工作能力。

测试器材：软垫子或瑜伽垫、秒表。

测试方法：受试者仰卧于垫上，屈膝成 90°左右，双膝稍分开，双手手指交叉抱于脑后。一同伴双手压受试者踝关节处，使之固定。测试开始后，受试者迅速起坐，双肘触膝记为完成 1 次，后仰躺下时两肩胛骨必须触及垫子，然后再次迅速坐起，记录 1 分钟内完成标准动作的次数。

6. 1 分钟仰卧举腿

测试目的：反映腹腔前壁和后壁肌群的力量耐力。

场地器材：软垫子或瑜伽垫、秒表。

测试方法：受试者仰卧于垫上，两臂放在身体两侧，两腿并拢伸直。测试开始后，受测者收腹，膝关节伸直，抬腿至 60°，然后轻轻放下，记为完成 1 次。记录 1 分钟内完成标准动作的次数。

7. 引体向上

测试目的：反映上肢及肩带的肌肉耐力，适用于初中至中年的男性。

场地器材：单杠。杠的粗细以受试者手能握住为准。

测试方法：受试者面向单杠，自然站立，然后跃起正手握杠，双手分开与肩同宽，身体呈直臂悬垂姿势。待身体停止晃动后，两臂同时用力，向上引体；引体时，身体不得有任何附加动作。当下颌超过横杠上缘时，还原，呈直臂悬垂姿势为完成一次。

8. 斜身引体

测试目的：反映上肢及肩带的肌肉耐力，适用于小学阶段男生和各年龄段女性。

场地器材：可调节高度单杠。杠面高度与受试者胸部齐平，杠的粗细以受试者手能握住为准。

测试方法：受试者面向单杠，自然站立，两手分开与肩同宽，正握杠，两腿前伸，两脚着地并由同伴压住两脚，保持两臂与躯干成 90°，身体斜向下垂，然后做屈臂引体，当下颌超过横杠时，伸臂复原，为完成一次。测试人员记录受试者完成的次数，以次为单位。

9. 俯卧背起

测试目的：反映背部伸肌群的肌肉耐力。

场地器材：一块平坦空地、瑜伽垫。

测试方法：受试者俯卧在瑜伽垫上，胸部垫一块厚 10cm、长 20cm、宽 10cm 的海绵，头部下方平铺一条洁净的毛巾，双手背于身后，一名辅助测试者双手压住受试者的脚踝部。受试者尽力上抬上身离开海绵，随即还原，此为完成 1 次动作。计受试者在 1 分钟内所完成动作的个数。

10. 立定跳远

测试目的：反映下肢肌肉的爆发力及身体协调能力的常用指标。立定跳远是幼儿组和学生组的测试指标。

场地仪器：电子立定跳远计或沙坑和卷尺。

测试方法：根据受试者的能力选择起跳线。受试者两脚自然分开，站立在起跳线后，然后摆动双臂，双脚蹬地尽力向前跳。电子测量时，双脚落地后，显示屏显示测试值。采用沙坑测量时，双脚落地后，丈量起跳线后缘至最近着地点后缘之间的垂直距离。测试两次，记录最好成绩，以 cm 为单位，不计小数。

11. 纵跳

测试目的：反映下肢肌肉的爆发力。

场地仪器：电子纵跳仪。

测试方法：测试人员打开电源开关，按"按键"后，显示屏上出现闪烁信号，蜂鸣器发出声响，表明纵跳仪进入工作状态。受试者踏上纵跳板，双脚自然分开，呈直立姿势，准备测试。当看到显示屏上显示出"0.0"时，开始测试。受试者屈膝半蹲，双臂尽力后摆，然后向上方快速摆臂，双腿同时发力，尽力垂直向上跳起，跳起时双腿不能弯曲。当受试者落回纵跳板后，显示屏显示出测试数值。测试 2 次，记录最大值，以 cm 为单位，精确到小数点后 1 位。

12. 网球掷远

测试目的：反映低龄儿童上肢和腰腹肌肉力量。同时也反映动作协调能力。

场地器材：卷尺一把、标准网球若干个，在平坦的场地上画一个长 20m、宽 6m 的长方形，设一端为投掷线，在投掷线后每间隔 0.5m 处画一条横线。

测试方法：受试者站在投掷线后，两脚前后分开，单手持球，将球从肩上方投出。球出手时，后脚可以向前迈出一步，但不能踩线或过线。一名测试人员站在投掷线侧前方位置发令，另一名测试人员观察球的落点，并记录成绩，测试 2 次，取最好成绩。以 m 为单位，精确到小数点后 1 位。

13. 掷实心球

测试目的：反映上肢、肩带、腰腹肌肉的爆发力。

场地器材：2kg 实心球、30m 以上的皮尺、5m×50m 以上的平坦场地。

测试方法：受试者手持实心球站在起掷线后，两脚前后或左右开立，身体面对投掷方向，双手举球至头上方，身体稍后仰，上身不得往左后、右后扭转。投掷前，双手可持球做前后预摆，原地用力将球向前方掷出。可测量 2～3 次，取最好成绩作为最终测量结果。

三、耐力素质的测量与评价

（一）耐力素质概述

耐力是指人体长时间进行身体活动的能力，耐力可划分为一般耐力、速度耐力和力量耐力三种。耐力素质是指人体长时间克服疲劳、坚持运动的能力。根据能量的供应方式可分为有氧耐力、无氧耐力和有氧-无氧混合耐力。其中无氧耐力又可分为非乳酸系统耐力和乳酸系统耐力。

速度耐力指人体较长时间快速运动的能力，如对于大学生人群来讲，400m 跑就属于速度耐力。人体在氧气供应不充分的情况下快速跑动，肌肉收缩的能量主要来自糖原无氧酵解，同时产生大量的乳酸，使血液乳酸值迅速升高，使人体产生强烈的疲劳感。从某种程度上说，速度耐力也是人体耐受乳酸的能力。对于有些项目的专业运动员，速度耐力相当重要，直接影响到其专项成绩的水平。对普通百姓，一般耐力更加重要。一般耐力指以中等强度长时间活动的能力，也称有氧耐力。在运动强度不大，氧气供应相对充足的情况下，糖原完全氧化、脂肪分解成为主要供能方式。有氧耐力在很大程度上影响人体机能水平、健康状况及寿命，是耐力测试中的重点内容。力量耐力则是指肌肉抗阻收缩、持续工作的能力。

（二）耐力素质的常用测量方法

1. 50m×8 往返跑 是 400m 的替代项目，是有效反映学生耐力及灵敏素质发展水平的常用指标。该指标测试仅适用于小学五、六年级学生。

场地器材：长 50m、宽 1.22m 的直线跑道若干条，秒表，发令旗。

测试方法：测试前，应在平坦地面上画长 50m、宽 1.22m 直线跑道若干条，设一端为起、终点线，另一端为折返线；在距起、终点线和折返线 0.5m 处的跑道中央，各设立一高度为 1.2m 的标杆。受试者至少两人一组，采用站立式起跑，当听到起跑信号后，立即起跑，全力跑向折返线；在达到折返线时，按逆时针方向绕过标杆后跑回起、终点线，再按逆时针方向绕过标杆后跑向折返线，为完成一圈，共跑 4 圈。发令员站在起终点线侧面发令，在受试者起跑的同时，开表计时。当受试者达到起、终点线垂直面时停表，以秒为单位记录时间，精确到小数点后一位，小数点后第二位按非"0"进"1"的原则进位。

2. 1000m 跑（男）/800m 跑（女） 是反映学生耐力素质的常用指标，可以有效地反映学生心血管、呼吸系统的功能及肌肉耐力。800m 跑测试适用于初中至大学各个年级的女生，1000m 跑测试适用于初中至大学各个年级的男生。

场地器材：标准 400m 田径场或 300m、200m 田径场，秒表若干。若场地不正规，必须丈量准确，地面要平整，跑道线要清楚，地质不限。

测试方法：受试者至少两人一组，两腿前后分开，站立在起跑线后，当听到起跑信号后，立即起跑，按设定的跑道跑完测试距离。发令人员站在起跑线的斜前方发令，计时员在受试者起跑的同时，开表计时，当受试者胸部达终点线垂直面时停表，以秒为单位记录时间，精确到小数点后一位，小数点后第二位数按非"0"进"1"的原则进位。

3. 12 分钟跑 该方法简便易行，找一块标准场地可记录下所跑距离即可。12 分钟跑测试是根据 12 分钟内跑了多长距离来评定身体的有氧耐力水平，想要测试结果更加准确就要求受试者尽全力跑，对于静坐少动人群或者有潜在心血管疾病的人来说有一定的危险性。一般 35 岁以下，身体健康或者经常参加运动的人群适宜采用这个方法测试。

4. 3000m 快跑 适用于体力较差的中老年人群进行有氧耐力测试。在田径场地上准确丈量出 3000m，测量受试者快步走完 3000m 所用时间，以分秒为单位记录成绩。用时越短，有氧耐力越好。因此，受试者在测试过程中可以根据自身体力水平穿插小跑。

四、灵敏素质的测量与评价

（一）灵敏素质概述

人体在复杂多变的运动环境中，迅速、准确和协调地改变身体运动姿势的能力，包括协调性、灵活性和准确性三个基本因素。灵敏素质与人体的反应速度、肌肉力量、动作速度密切相关，儿童时期是发展灵敏素质的关键期，适当的游戏和练习有助于提高身体的灵敏素质。成年后随年龄的增加灵敏素质逐渐下降。

（二）灵敏素质的常用测量方法

1. 4m×4 往返跑

测试目的：测试学龄阶段人群在快跑中急停、急起和快速转体变换方向的能力。

场地器材：平坦的运动场、皮尺、秒表、粉笔、口哨。

测试方法：受试者站在出发线后，听到开始哨声后快速跑向 10m 远处的折返线，用手触线后迅速跑回出发线，再次用手触线。测试受试者完成 4 个 10m 往返所用时间，以秒为单位记录，保留两位小数。可测量 2～3 次，取最佳成绩作为最后测量的结果。

2. 立卧撑

测试目的：测试迅速、协调地变换身体姿势的能力。

场地器材：平坦的地面、秒表。

测试方法：受试者呈站立姿势，开始测试后，迅速下蹲、手撑地、双腿向后伸直，呈俯撑姿势。然后迅速收腿成蹲撑，最后还原站立，即为完成 1 次动作。记录 10 秒内完成的总次数，也可记录完成 20 个动作所需的时间，在规定时间内完成立卧撑次数越多或在规定次数内需要的时间越短，说明全身的灵活性越好。

五、柔韧素质的测量与评价

（一）柔韧素质概述

柔韧素质是指人体运动时各关节的肌肉、肌腱及韧带等组织的伸展能力和活动幅度，可分为一般柔韧素质和专门柔韧素质、动柔韧素质和静柔韧素质、主动柔韧素质和被动柔韧素质等。对人体运动时动作的幅度、效果和运动技能的形成均具有重要作用。系统地提高或保持柔韧素质，在运动训练和健身锻炼中对于提高动作技术质量、提高运动成绩和预防运动性损伤具有重要作用。在日常生活中，柔韧性对于加大身体活动范围和肢体活动幅度，提高身体的灵活性和协调性，以及在意外事故发生时降低伤害风险是极为重要的。只有通过长期的练习，采用适宜的锻炼手段和方法，才能提高身体多个部位的柔韧性。运动能力是指身体的基本活动能力，是体能的一个方面，包括走、跑、跳、投掷、攀登、爬越、悬垂、支撑等动作的能力。运动能力是人类生存、生活、学习、工作和掌握运动技能的基础。

（二）柔韧素质的常用测量方法

1. 双手背后交叉

测量目的：测量肩部的柔韧性。

测量方法：受试者自然直立，抬头挺胸，首先抬一侧臂至头顶，屈肘，手掌向下尽力伸展；同时另一侧臂向后夹肩屈肘，手背贴在背侧，尽力向上伸展，双手尽量在背后互握。若双手在背后不能相触，两中指间距离记为"−"，恰好相碰记为0，相互重叠记为"+"，测试双手中指之间的最短距离。

2. 坐位体前屈

测试目的：坐位体前屈是测量在静止状态下的躯干、腰、髋等关节可能达到的活动幅度，反映这些部位的关节、韧带和肌肉的伸展性和弹性及素质的发展水平，是全年龄段的测试指标。

场地器材：坐位体前屈计。

测试方法：测试人员打开电源开关，将游标推到导轨近端。受试者面向仪器坐在垫子上，双腿向前伸直；脚跟并拢，踩在测试仪的踏板上，脚尖自然分开。测试人员调整导轨高度使受试者脚尖平齐游标下缘。测试时，受试者双手并拢，掌心向下平伸，膝关节伸直，上体前屈，用双手中指指尖推动游标平滑前进，直到不能推动。此时，显示屏上显示的数值即为测试值。

第五节　心理状态的测量与评价

心理健康是体质健康的重要方面，广义上的心理健康是指一种高效而满意的、持续的心理状态。从狭义上讲，心理健康是指人的基本心理活动的内容完整、协调一致，即认识、情感、意志、行为、人格完整和协调，能适应社会，与社会保持同步。目前在体质与健康评价中，心理状态测评还是比较薄弱的环节，本节重点介绍了目前应用比较成熟且相对广泛的测量与评价方法。

一、心理状态概述

心理素质是以生理条件为基础的，将外在获得的刺激内化成稳定的、基本的、内隐的并具有基础、衍生和发展功能的，与人的适应-发展-创造行为密切联系的心理品质。心理健康是个体在各种环境中能保持一种良好适应能力和效能的状态。一个人不仅是生物体，更是一个社会成员，健康的心理是一个人适应社会的基本条件。

心理状态中的情绪因素对生理上的健康起着十分重要的作用。现代医学研究表明，个人心情舒畅，精神愉快，中枢神经系统处于最佳功能状态，其内分泌活动在中枢神经系统调节下处于平衡状态，会使整个机体协调、充满活力，身体自然也健康。保持良好的心理状态首先应该使自己在道德上、心理上成熟起来，从而在复杂的社会环境和激烈的竞争中保持健康的心理。

目前，国内对心理素质结构的研究及其测量主要集中于学生、教师、运动员、军人等不同群体。张大均教授等将学生心理素质结构归纳为认知因素（包括知觉能力、类比能力、比较类推、系列关系、抽象推理、意识性、计划性、监控性）、个性因素（包括抱负水平、独立性、坚持性、求知欲、自制力、自信心、责任感、理智性、创造性）和适应性因素（包括身心协调、情绪适应、学习适应、人际适应、挫折耐受力）三个维度，具体化为22种成分。

二、心理状态的常用测量方法

目前在体质与健康评价中，心理状态测评还是比较薄弱的环节，一般选择可信度较高的量表来测评人的心理，也常用一些测位仪器测定人的时间知觉、空间知觉、操作思维和平衡感觉，将动作反应的速度及准确性等作为评价心理功能的指标。

1. 症状自评量表的概述 症状自评量表（SCL-90）最原始的版本是由 Derogaitis L.R.于 1975 年编制而成的。该量表曾有 58 个题目的版本和 35 个题目的简本，现在普遍应用的是由 90 个自我评定项目组成的版本，所以也将此测验简称 SCL-90，其适用对象为 16 岁以上的人群。我国心理学工作者将此量表修改成符合中国人语言习惯的版本，并分别制订了不同年龄群的常模。

SCL-90 测验共 90 个自我评定项目。测验的 9 个因子分别为躯体化、强迫症状、人际关系敏感、抑郁、焦虑、敌对、恐怖、偏执及精神病性。测验的目的是从感觉、情感、思维、意识、行为直到生活习惯、人际关系、饮食睡眠等多种角度，评定一个人是否有某种心理症状及其严重程度如何。

2. 症状自评量表的评价方法 评价采用 5 级评分制，具体分级如下：

（1）1 分：表示没有，自觉并无该项问题（症状）。

（2）2 分：表示在频度和强度上很轻，自觉有该问题，但发生并不频繁、也不严重。

（3）3 分：表示中等，自觉有该项症状，其严重程度为轻到中度。

（4）4 分：表示偏重，自觉常有该项症状，其程度为中到严重。

（5）5 分：表示严重，自觉该症状的频度和强度都十分严重。

量表中的轻、中、重主要靠受试者自己体会，没有绝对的界限。根据受试者选择的情况，将每个隐含因子得分累计相加，得到各个因子的累计得分——S，再将各个因子累计得分除以相应的项目数，即可得到各个因子的因子分数——T，再根据各个因子的因子分数进行评价。若将整个问卷的总项目数减去选"没有"答案的项数，可以得到反映症状广度的阳性项目数。

3. 症状自评量表测量评价分析

（1）总分和总症状指数：总分是 90 个项目所得分之和。总症状指数也称总均分，是总分除以 90 所得。总症状指数是指总的来看，受试者的自我症状评价介于"没有"到"严重"的哪一个水平。总症状指数的分数在 0～0.5 之间，表明受试者自我感觉没有量表中所列的症状；在 0.5～1.5 之间，表明受试者感觉有点症状，但发生并不频繁；在 1.5～2.5 之间，表明受试者感觉有症状，其严重程度为轻到中度；在 2.5～3.5 之间，表明受试者感觉有症状，其程度为中到严重；在 3.5～4 之间，表明受试者感觉有症状，且症状的频度和强度都十分严重。

（2）阳性项目数、阴性项目数与阳性症状均分

1）阳性项目数：是指评为 1～4 分的项目数，阳性症状痛苦水平是指总分除以阳性项目数，它表示受试者在多少项目中感到"有症状"。

2）阴性项目数：是指被评为 0 分的项目数，它表示受试者"无症状"的项目有多少。

3）阳性症状均分：是指总分减去阴性项目（评为 0 的项目）总分，再除以阳性项目数，它表示个体自我感觉不佳的项目，其程度究竟处于哪个水平，其意义与总症状指数相同。

（3）因子分：SCL-90 包括 9 个因子，每一个因子可反映受试者某方面症状的痛苦情况，通过因子分可了解症状分布特点。

因子分=组成某一因子的各项目总分/组成某一因子的项目数

　　各因子的因子分的计算方法是各因子所有项目的分数之和除以因子项目数。例如，强迫症状因子各项目的分数之和为 30，共有 10 个项目，所以因子分为 3。在 1～5 分评分制中，粗略简单的判断方法是依据因子分是否超过 3 分，若超过 3 分，即表明该因子的症状已达到中等以上严重程度。当个体在某一因子的得分大于 2 时，即起初正常均分，则个体在该方面就很有可能有心理健康方面的问题。

　　（4）9 个因子的含义及所包含的项目

　　1）躯体化：包括 1、4、12、27、40、42、48、49、52、53、56、58 共 12 项。该因子主要反映身体不适感，包括心血管、胃肠道、呼吸和其他系统的主诉不适，以及头痛、背痛、肌肉酸痛和焦虑的其他躯体表现。

　　该分量表的得分在 0～48 分之间。得分在 24 分以上，表明个体在身体上有较明显的不适感，并常伴有头痛、肌肉酸痛等症状。得分在 12 分以下，躯体症状表现不明显。总的来说，得分越高，躯体的不适感越强；得分越低，症状体验越不明显。

　　2）强迫症状：包括了 3、9、10、28、38、45、46、51、55、65 共 10 项。主要指那些明知没有必要，但又无法摆脱的无意义的思想、冲动和行为，还有一些有认知障碍的行为征象也在这一因子中被反映。

　　该分量表的得分在 0～40 分之间。得分在 20 分以上，强迫症状较明显。得分在 10 分以下，强迫症状不明显。总的来说，得分越高，表明个体越无法摆脱一些无意义的行为、思想和冲动，并可能表现出一些有认知障碍的行为征兆；得分越低，表明个体在此种症状上表现越不明显，没有出现强迫行为。

　　3）人际关系敏感：包括 6、21、34、36、37、41、61、69、73 共 9 项。主要指某些人出现不自在与自卑感，特别是与其他人相比较时更加突出。在人际交往中的自卑感、心神不安、明显不自在，以及人际交流中的自我意识和消极的期待亦是这方面症状的典型原因。

　　该分量表的得分在 0～36 分之间。得分在 18 分以上，表明个体人际关系较为敏感，人际交往中自卑感较强，并伴有行为症状（如坐立不安、退缩等）。得分在 9 分以下，表明个体在人际关系上较为正常。总的来说，得分越高，个体在人际交往中表现的问题就越多，自卑、以自我为中心越突出，并且已表现出消极的期待；得分越低，表明个体在人际关系上越能应付自如，人际交流自信、胸有成竹，并抱有积极的期待。

　　4）抑郁：包括 5、14、15、20、22、26、29、30、31、32、54、71、79 共 13 项。以苦闷的情感与心境为代表性症状，以生活兴趣的减退、动力缺乏、活力丧失等为特征。此外，还反映失望、悲观及与抑郁相联系的认知和躯体方面的感受，包括有关死亡的思想和自杀观念。

　　该分量表的得分在 0～52 分之间。得分在 26 分以上，表明个体的抑郁程度较强，生活缺乏足够的兴趣，缺乏运动活力，在极端情况下，可能会有想死亡的思想和自杀的观念。得分在 13 分以下，表明个体抑郁程度较弱，生活态度乐观积极，充满活力，心境愉快。总的来说，得分越高，抑郁程度越明显；得分越低，抑郁程度越不明显。

　　5）焦虑：包括 2、17、23、33、39、57、72、78、80、86 共 10 项。一般指那些烦躁、坐立不安、神经过敏、紧张及由此产生的躯体征象，如震颤等。测定游离不定的焦虑及惊恐的发作是本因子的主要内容。

　　6）敌对：包括 11、24、63、67、74、81 共 6 项。主要从两方面来反映敌对的表现，即思想、感情及行为。其项目包括厌烦的感觉，摔物、争论，直到不可控制的脾气爆发等各方面。

　　该分量表的得分在 0～24 分之间。得分在 12 分以上，表明个体易表现出敌对的思想、情感和行为；得分在 6 分以下表明个体容易表现出友好的思想、情感和行为。总的来说，得分越高，个体越容易出现敌对、好争论、脾气难以控制的现象；得分越低，个体的脾气越温和、待人友好、不喜欢争论、无破坏行为。

7）恐怖：包括 13、25、47、50、70、75、82 共 7 项。恐惧的对象包括出门旅行、空旷场地、人群、公共场所和交通工具。此外，还有反映社交恐怖的一些项目。

该分量表的得分在 0～28 分之间。得分在 14 分以上，表明个体恐怖症状较为明显，常表现出社交、广场和人群恐惧。得分在 7 分以下，表明个体的恐怖症状不明显。总的来说，得分越高，个体越容易对一些场所和物体产生恐惧，并伴有明显的躯体症状；得分越低，个体越不易产生恐怖心理，越能正常地进行交往和活动。

8）偏执：包括 8、18、43、68、76、83 共 6 项。该因子围绕偏执性思维的基本特征而制订，主要包括投射性思维、敌对、猜疑、关系观念、妄想、被动体验和夸大等。

该分量表的得分在 0～24 分之间。得分在 12 分以上，表明个体的偏执症状明显，较易出现猜疑和敌对现象。得分在 6 分以下，表明个体的偏执症状不明显。总的来说，得分越高，个体越易出现偏执现象，表现出投射性的思维和妄想；得分越低，个体思维越不易走极端。

9）精神病性：包括 7、16、35、62、77、84、85、87、88、90 共 10 项。反映各式各样的急性症状和行为，以及限定不严的精神病性过程的指征。此外，也可以反映精神病性行为的继发征兆和分裂性生活方式的指征。

该分量表的得分在 0～40 分之间。得分在 20 分以上，表明个体的精神病性症状较为明显。得分在 10 分以下，表明个体的精神病性症状不明显。总的来说，得分越高，越多地表现出精神病性症状和行为；得分越低，就越少表现出这些症状和行为。

10）其他项目：19、44、59、60、64、66、89 共 7 个项目未归入任何因子。这些项目反映睡眠及饮食情况，分析时可将这 7 项作为附加项目或其他项目，作为第 10 个因子来处理，以便使各因子分之和等于总分。

国内心理学工作者已经建立了 18～29 岁 SCL-90 的参考常模。该常模给出了我国人群各种因子的平均数和标准差。如果某因子分数偏离常模，群体平均数达到两个标准差（2SD）时，即认为心理异常。

如果你的 SCL-90 总分超过 160 分，单项均分超过 2 分就应作进一步检查，标准分若大于 200 分，说明受试者有很明显的心理问题，应求助于心理咨询师，若大于 250 分则比较严重，需要作医学上的详细检查。

第六节　适应能力的测量与评价

适应能力是一个相当复杂的概念，适应能力包含的内容非常广泛，一方面包括人体内环境的改变，其中有正常生理性变化，也有由生物、化学致病因素引起的病理性改变，以及由心理因素引起的生理变化。另一方面，还包括对外环境的适应，如自然环境和社会环境等。对内外环境的适应能力进行评价也相当困难，目前比较公认的方式是采用自我评估。当个体认为对某种情况难以适应时，那么这种情况就会对其造成一定的压力甚至伤害，而这种情况对另外的人可能完全不是问题。

一、适应能力概述

应激（紧张性刺激）是指机体对那些可能引起机体内部平衡失调的外部刺激的反应。应激源又称紧张刺激因子，是引起身体紧张反应的因素。包括物理化学性应激源、生物性应激源、生理病理性应激源和心理社会性应激源 4 种。应激反应是应激源作用于身体时所产生的反应，包括生理反应、心理变化和行为改变。机体针对应激源的刺激产生了应激反应并逐步达到新的平衡即为适应。

1. 人体适应能力的定义　人体适应能力是指人维持身体与内外环境间平衡的能力，具体包括个体维持自身与其生存的自然环境、社会环境及生理环境间协调的能力，以及最大限度地保持自身健康的能力。该定义有两层含义：一是人体对日常生活中自然、社会及生理病理的适应能力，是指个体与相对稳定的环境间的协调能力；二是当生存的环境发生变化时，人体调节自身，努力与环境协调一致的能力。

2. 适应的特征 从理论上说，人类适应环境的良好结果是身心健康，但身心健康的标准具有不确定性和难以量化的特点，所以很多适应性研究都关注适应过程，适应过程的特征如下。

（1）适应是一个全身性的综合反应。

（2）心理反应是适应的中介过程，无论是什么样的应激源，都可以引起人相应的心理反应。

（3）适应能力具有明显的个体差异，同样的刺激对一个人构成应激，对另一个人可能不构成应激，或应激反应的水平不同。

（4）各种形式的适应均有主动适应和被动适应两个层面。

（5）适应都有一定限度，这种限度的高低取决于人的体质状况、人格特征、教育程度和行为规范等因素。

二、适应能力的常用测量方法

从结构维度来看，在人体适应能力这个一级指标下可划分为 3 个二级指标：对自然环境的适应、对社会环境的适应、对自身生理性改变的适应及对疾病的抵抗能力。在 3 个二级指标下又可划分为 11 个三级指标：①对气候的适应。②对地理位置的适应。③对环境污染的适应。④对重大自然灾害的适应。⑤对家庭环境的适应。⑥对工作和学习环境的适应。⑦对其他社会环境的适应。⑧患病及恢复情况。⑨生活习惯。⑩耐饥渴及适应其他生理性改变的能力。⑪抗疲劳能力。

适应能力常以"人体适应能力评价量表"进行测量。在社会适应能力测量方面，学者们研制了很多量表，有的是对社会适应能力的整体情况进行测量，有的是对社会适应能力的某一方面进行测量。如社会适应能力量表，内、外向性格类表，卡特尔十六种性格因素量表，中国人社交关系量表等。

1. 应激评价量表 该量表由薛云珍、梁宝勇（2009）编制，共包括 28 个项目，6 个维度，每个维度 4 个条目，另有 4 个项目属于应激性分量表。其中初级评价包括威胁性、挑战性、利害性 3 个维度；次级评价包括自控性、他控性、不可控性 3 个维度。

2. 中国大学生心理应激量表（CCSPSS） 依据应激源所涉及的活动领域，将全量表分成 5 个主要的维度，即学习、生活、社交、发展和家庭。根据应激源的性质，全量表还可以分成生活事件和日常生活琐事两个分量表。受试者报告在一年内所经历的生活事件与日常琐事，并评定它们各自的"性质"和"心理影响程度"，在性质一栏中，分为正性事情、负性事情和中性事情。要求受试者依据心理影响的强度和持续时间评定各类事情的心理影响程度，分为极小、较小、中度、较大、大、极大 6 级，分别记 1、2、3、4、5、6 分。

3. 青少年生活事件量表（ASLKC） 该量表由刘贤臣编制，包括人际关系、学习、压力、受惩罚、丧偶、健康适应及其他 7 个因子，统计指标包括发生频度和应激强度两个部分。

4. 人体适应能力评价量表 该量表由任弘（2004）编制，并于 2012 年修订，包括对自然环境变化的适应能力分量表（含 9 个条目）、对社会环境变化的适应能力分量表（含 10 个条目）、对自身生理环境改变的适应及对疾病的抵抗能力分量表（含 9 个条目）。全量表共计 28 个条目，目前已有 20～59 岁成年人各个年龄段的评价常模。

课后练习题

一、填空题及其答案

1. 体质是指人体的质量，它是在遗传性和获得性基础上表现出来的（人体形态结构）、生理功能和心理要素的综合的、相对稳定的特征。

2. 理想体质是指人体应具有良好的质量，在遗传潜力充分表现的基础上，经过后天的努力，达到人体形态、机能、身体素质和（运动能力）、心理和社会适应能力的全面发展，并且处于相对良好的状态。

3. 《国民体质测定标准》（幼儿部分）的适用对象为（3～6）周岁的中国幼儿。测试指标包括身体形态和素质两类。

4. 《国民体质测定标准》（成年人部分）的适用对象为（20～59）周岁的中国成年人。测试指标包括身体形态、机能和素质三类。

5. 《国民体质测定标准》（老年人部分）的适用对象为（60～69）周岁的中国老年人。测试指标包括身体形态、机能和素质三类。

6. 《国家学生体质健康标准》适用对象划分为以下组别：小学、初中、高中按每个年级为一组，其中小学为6组、初中为3组、高中为3组。大学一、二年级为（一组），三、四年级为一组。

7. 身体形态体现了人体外观性特征，包括器官的外形结构、体格、体型、体姿、（身体成分）及营养状况等。

8. 体格是指身体各环节的长度、宽度、围度、（厚度）和质量。

9. 身体素质指人体在运动时所表现出的（速度）、力量、耐力、灵敏和柔韧等方面的能力。

10. 速度素质指人体快速运动的能力。根据影响人体快速运动的因素，将速度素质划分为（反应速度）、动作速度及移动速度。

二、简答题及其答案

1. 一个完整的简单反应过程包括几部分？

答：简单反应时是指刺激出现时人体不需要作出选择，只需尽快作出反应的情况下所需要的时间。一个完整的简单反应过程由5部分组成：①身体的各种感受器将物理或化学刺激转化为神经冲动的时间。②神经冲动由感受器到大脑皮质的时间。③大脑皮质对信息进行加工的时间。④神经冲动由大脑皮质传至效应器的时间。⑤效应器作出反应的时间。

2. 力量素质的特性有哪些？

答：力量素质是指肌肉工作时克服身体自身阻力或外部环境阻力的能力，包括最大力量、力量耐力和速度力量（爆发力）等。力量素质影响人体持久工作的耐力和身体运动时的动作速度，是人体进行体育活动的动力来源和获得运动技能的物质基础，对身体其他素质的发展也有重要作用。随着年龄的增长，青年后期可达到人一生中力量水平的最高峰，随后缓慢下降。系统的体育锻炼会显著增加肌肉力量，减缓随年龄增加而导致的肌肉力量下降。

3. 耐力素质的特性有哪些？

答：耐力是指人体长时间进行身体活动的能力，耐力可划分为一般耐力、速度耐力和力量耐力三种。耐力素质是指人体长时间克服疲劳、坚持运动的能力。速度耐力指人体较长时间快速运动的能力。人体在氧气供应不充分的情况下快速跑动，肌肉收缩的能量主要来自糖原无氧酵解，同时产生大量的乳酸，使血液乳酸值迅速升高，使人体产生强烈的疲劳感。一般耐力指以中等强度长时间活动的能力，也称有氧耐力。在运动强度不大，氧气供应相对充足的情况下，糖原完全氧化、脂肪分解成为主要供能方式。有氧耐力在很大程度上影响人体机能水平、健康状况及寿命，是耐力测试中的重点内容。力量耐力则是指肌肉抗阻收缩、持续工作的能力。

4. 灵敏素质的特性有哪些？

答：人体在复杂多变的运动环境中，迅速、准确和协调地改变身体运动姿势的能力，包括协调性、灵活性和准确性三个基本因素。灵敏素质与人体的反应速度、肌肉力量、动作速度密切相关，儿童时期是发展灵敏素质的关键期，适当的游戏和练习有助于提高身体的灵敏素质。成年后随年龄的增加，灵敏素质逐渐下降。

5. 柔韧素质的特性有哪些?

答：柔韧素质是指人体运动时各关节的肌肉、肌腱及韧带等组织的伸展能力和活动幅度，可分为一般柔韧素质和专门柔韧素质、动柔韧素质和静柔韧素质、主动柔韧素质和被动柔韧素质等。对人体运动时动作的幅度、效果和运动技能的形成均具有重要作用。系统地提高或保持柔韧素质，在运动训练和健身锻炼中对于提高动作技术质量、提高运动成绩和预防运动性损伤具有重要作用。

（钱芝网　董恩宏　姬翔宇）

第十四章　运　动　处　方

学习目标
1. 掌握运动处方的相关概念及健康人群运动处方。
2. 熟悉特殊人群运动处方。
3. 了解运动测试前评价。

第一节　运动处方的概述

20 世纪 50 年代著名生理学家卡波维奇提出了运动处方这一概念，揭开了运动处方研究的序幕。1969 年世界卫生组织（WHO）正式使用了"运动处方"这一术语，推动了运动处方研究在世界各地的开展。

一、运动处方的概念

日本学者加贺谷熙彦·醇认为："运动处方是以获得个人期望的体力为目标，并以适应其体力现状所决定的运动的质和量。"运动处方（exercise prescription）也是指以处方形式规定运动锻炼参加者的练习内容、运动负荷，是一种指导人们有目的、有计划、科学地锻炼身体的形式。我国《体育词典》中把运动处方解释为：针对人的健康状况或某些疾病，来确定体育锻炼的项目内容、强度、负荷、次数、时间和锻炼的注意事项等。运动处方可根据运动目的的不同，分为健身运动处方、健美运动处方、竞技运动处方和康复运动处方等。运动处方有别于药物处方（表 14-1）。

表 14-1　运动处方与药物处方的对比

名称	运动处方	药物处方
目的	治疗、康复、预防、增强体质	治疗疾病
正文	运动内容	药物名称、用药方法
运动量/使用量	运动强度、持续时间	剂量/次、次/日
注意事项	锻炼	用药

二、运动处方的内容

一份完整的运动处方应包括运动目的、运动类型、运动强度、运动时间、运动时机、运动频度和注意事项。其中运动项目、运动强度、运动时间和运动频度为运动处方的四大要素。

（一）运动目的

1. 根据个体不同的身体情况确定目标，即运动目的具有主观和客观的双重性。主观性表现为对运动的意向、愿望和兴趣，是以情绪为核心的主观意愿需要。而客观性则更多的是由于健康状况、疾病程度等身体客观状况产生的需求，把运动作为满足机体健康需要的一种手段。

2. 运动目的主要包括几个方面：①促进生长发育；②防治疾病，保持健康；③延缓衰老；④增强体质,提高工作效率;⑤保持健康生活水准,调节身心;⑥掌握运动技能和方法,提高竞技水平。

(二)运动类型

运动类型是制订运动处方的重要部分,必须根据运动目的来选择适当的运动类型。

1. 按肌肉活动特征分类 动力性运动与静力性运动。进行动力性运动时,身体多个环节均有位移,如走、跑、跳等;进行静力性运动时,身体多数环节在一定时间内维持相对姿势静止不动,如支撑倒立、蹲马步和十字悬垂等。

2. 按动作结构特征分类 周期性运动、非周期性运动和混合性运动三大类。周期性运动是按一定程序周而复始地重复相同动作的运动,如走、跑、骑自行车、滑雪、划船和游泳等;非周期性运动是各个动作要素没有周期性重复的运动,如体操、武术、摔跤、跳水、羽毛球和乒乓球等。混合性运动是既有周期性运动成分又有非周期性运动成分的运动,如跳高、跳远、篮球、足球、手球和花样滑冰等运动项目,运动中的跑动是周期性的。而跳跃、投篮和传球等动作属于非周期性运动。

3. 按肌肉工作的相对强度分类 分为极限强度、次极限强度、大强度和中等强度运动。极限强度运动是指人体持续以最大速度或最大器械(肌肉快速紧张动作)工作的运动,持续时间为10~30秒,如100m和200m跑、50m游泳和短道速滑等周期性运动,以及跳高、跳远、投掷、举重和跳马等非周期性运动;次极限强度运动是指人体快速紧张工作能持续30秒~3分钟运动,如400m和1500m跑、100m和200m游泳等周期性运动,以及自由体操、武术、散打、摔跤和拳击等非周期性运动;大强度运动是指人体紧张工作能持续5~30分钟的运动,如10 000m跑等运动;中等强度运动则指人体能持续30分钟以上周期性运动,如马拉松跑、公路自行车、长距离游泳和越野滑雪等。

4. 按运动供能特点分类 可分为无氧供能和有氧供能运动。无氧供能为主的运动包括最大强度及次最大强度的运动。有氧供能为主的运动包括次大强度运动、中等强度运动和低强度运动等。中等强度的有氧运动是健身运动处方中经常采用的运动,供能物质是以糖和脂肪的有氧氧化为主,如竞走、超长跑、长距离游泳和滑雪等,以及群众性体育活动中的健美操、有氧舞蹈和球类运动等。低强度有氧运动主要以脂肪的有氧氧化提供能量,心肺功能指标变化不超过本人最大值的50%~60%,如步行、慢跑、保健操、太极拳和养生气功等。

5. 其他类型

(1)耐力性项目(有氧运动项目):能有效增强或改善心血管系统和代谢系统功能,提高体适能,预防冠心病、肥胖症和动脉硬化症等。如快步走、游泳等。

(2)力量性项目:能增强肌肉力量和力量耐力,防止关节损伤,改善机体有氧代谢能力和体力。如抬腿、举手、哑铃、举重。

(3)柔韧性项目:可以活动关节、增强关节的柔韧性和灵活性,延缓关节硬化。

(4)医疗体操:适用于慢性病患者和创伤康复期的中老年人。

(5)放松性训练:有调节神经系统、放松精神和躯体、消除紧张和疲劳、防治高血压和神经症的作用。如气功、太极拳、瑜伽、散步、保健按摩和放松体操。

(6)按作用人群分类:临床治疗运动处方、竞技训练运动处方、健身运动处方。

(7)按作用分类:发展力量运动处方、发展关节运动幅度运动处方、发展心肺功能运动处方、发展速度运动处方、发展灵敏协调性运动处方。

(8)按体质要素分类:改善身体形态的运动处方、增强身体功能的运动处方、提高身体素质的运动处方、调节心理状态的运动处方、提高适应能力的运动处方。

(9)按器官系统分类:运动系统康复运动处方、心血管系统康复运动处方、呼吸系统康复运动处方、神经系统康复运动处方、内分泌系统康复运动处方。

6. 运动类型选择的原则

(1)运动应是以有氧供能为主的有氧耐力运动。

（2）参与运动的主要大肌群的动力性运动与静力性运动结合，全身运动与局部运动相结合。

（3）对于不常运动的人，动作结构上选择以周期性运动为主，动作简单，强度易于控制。

（4）要兼顾个人运动习惯和爱好。

（5）运动类型既相对稳定又要有所变换，避免长时间重复单调动作引起疲劳。

（三）运动强度

运动强度是指单位时间移动的距离或速度。运动强度是运动处方中决定运动量最主要的因素。运动强度分为绝对强度和相对强度两大类。设计运动强度要考虑到各种不同的负荷强度与增长心率的关系。确定合理负荷强度的最好方法是将靶心率和主观运动强度两种方法进行结合。

健身运动处方中负荷强度设定，以控制在人体有氧代谢的范围内为原则。即按肌肉工作相对强度分类中的大强度、中等强度以下的负荷强度；或按运动供能特点分类中有氧代谢供能为主的运动，中青年健康人群可以进行中等强度附近的有氧运动，中老年人群则只适宜中等以下强度的有氧运动；若以心率为指标，一般相当于本人最大心率的60%～85%，中老年人在本人最大心率的60%～75%较为适宜。

1. 用心率确定运动强度，进行有氧运动时的心率范围，相当于本人最大心率的65%～85%。

2. 用最大吸氧量的百分数表示运动强度，最大吸氧量的50%～70%是最合适的运动强度范围。

3. 用自觉疲劳程度（RPE）规定运动强度，依靠主观感觉。

（四）运动时间

运动时间指每次运动持续的时间。在持续的周期性运动中，运动时间乘以运动强度就是运动量。因此，运动时间依照负荷强度而发生变化。在负荷强度确定后，持续该强度的运动时间就成为影响锻炼效果的重要因素。因此，确定运动时间应根据运动目的及负荷强度来设定能引起机体产生最佳效果的运动时间，即必要的运动时间。

根据目的、年龄、体力和可能性不同而不同，一般每次进行20～60分钟的耐力运动是比较适宜的。从运动生理来说，5分钟是全身耐力运动所需的最短时间，库珀研究以为，心率达到150次/分以下，就需要5分钟以上运动，对健身才有效果。

时间与强度的配合，一般来说，健康成人宜采用中等强度、长时间的运动；体力弱而时间充裕的人，可采用小强度、长时间的运动；体力好但时间不多的人，就可采用大强度、短时间的配合。

运动强度和运动时间有密切关系，运动量确定后，运动强度大的练习时间应相应缩短。同样的运动负荷，年轻和体质好的人，可选择强度大、持续时间短的练习；而中老年人和体弱者宜选择强度小而持续时间较长的练习（表14-2）。

表 14-2　运动强度与运动持续时间的关系

项目	运动时间/分钟					生理负担量
	5	10	15	30	60	
运动时吸氧量占最大吸氧量的百分比/%	70	65	60	50	40	小强度运动
	80	75	70	60	50	中等强度运动
	90	85	80	70	60	大强度运动

（五）运动时机

运动时机是指计划在每天进行运动的固定时间段。一般应根据个人的生物节律周期及每日生活习惯来合理安排进行运动的时间。如高血压患者运动的时间带，白天比早晚要好。特别是冬天，由于低气温，血压也容易升高，在早晚进行健身运动存在潜在危险。心血管病患者或中老年人运动的时间带应避免在清晨 8 点以前。空腹时进行运动会产生不良影响，特别是胰岛素依赖型糖尿病患者。此外，还应注意饭后不宜立即进行运动，以免影响消化和吸收。

（六）运动频度

运动频度通常指每周运动的次数。运动的效果是一个从量变到质变的过程，所以要求经常锻炼，或根据不同的运动目的，实施一定周期的运动计划，这就是运动处方的意义。

如果以健身或康复为目的的运动频度，应以每周三次以上为宜，同时还应结合每次运动的强度、持续的时间、个人的身体恢复情况及对运动的适应能力等因素综合考虑。如果每次锻炼的运动量较小，也可增加运动频度。作为每天生活中习惯性活动，只要没有疲劳的积累，对身心健康是有益的。

日本池上教授的研究结果表明：1 周 1 次运动，效果不蓄积，肌肉酸痛和疲劳每次都发生，运动后 1～3 天身体不适且易发生伤害事故；1 周运动 2 次，疼痛和疲劳减轻，效果一点一点蓄积，但不显著；1 周运动 3 次，不仅效果可充分蓄积，也不产生疲劳；如果增加频率为每周 4 次或 5 次，效果也相应提高。

（七）注意事项

1. 提出禁忌参加的运动项目。

2. 介绍锻炼时自我观察和自我监督的指标。

3. 告诉锻炼者，如出现异常情况，停止运动的标准。

4. 如锻炼后出现疲劳、睡眠不好、肌肉酸痛，应减少运动量和运动强度。遇生病应停止锻炼，待病好后再慢慢恢复锻炼。

5. 运动前后应做好准备活动和整理活动。锻炼前应先进行 10 分钟的准备活动（热身活动），以保护心脏和肌肉关节。锻炼后要放松，不要马上停止不动，同时注意保暖。

三、运动处方的格式

1. 运动处方格正面式（表 14-3）

表 14-3　运动处方格正面式

运动处方		
姓名：　　　　　　性别：　　　　　　年龄：		
健康状况：		
功能检查：二阶梯试验、自行车功率计、台阶试验		
跑台试验（以上任选一项）		
结果：		
运动项目：		
运动时最高心率（次/分）		
每次运动持续时间：		每周运动次数：
注意事项：		禁忌运动项目：
		自我监督项目：
复查日期：		
		医生签字：
		年　　　　月　　　　日

2. 运动处方格背面式（表 14-4）

表 14-4 运动处方格背面式

年　　　　月　　　　日

日期	运动情况	身体反应情况

3. 运动处方格卡式（表 14-5）

表 14-5 运动处方格卡式

姓名：　　　　性别：　　　　年龄：　　　　职业：

锻炼目的：

运动项目：

运动强度：心率范围控制在_____次/分～_____次/分

每次运动持续时间_____分钟

运动频度：每周（日）_____次

注意事项：

禁忌运动项目：

医师签字：

年　　　　月　　　　日

4. 运动处方示例（表 14-6）

表 14-6 运动处方示例

姓名：　　　　性别：　　　　年龄：

（一）运动负荷试验结果

试验中达到的最高心率_____次/分，血压_____，运动强度_____，靶心率（THR）_____次/分

（二）心率监护

活动时每 5～10 分钟由桡动脉或颈动脉测定一次脉搏，及时调整负荷强度，使其维持在低限和高限之间。低限：_____次/10s；高限：_____次/10s

（三）活动安排

1. 活动准备　15～20 分钟，使心率逐渐进入靶心率范围

2. 基本部分　常规健身跑：先从 1000m 开始，每月增加 1000m，至 3000～5000m 即可。速度：8 分钟 1000m，每周 3 次。运动时间 20～40 分钟，主要为有氧耐力练习，心率需保持在靶心率范围之内，不能持续完成时，中间可稍事休息

3.整理活动　5～10 分钟，以放松跑和体操为主，以预防重力性休克

（1）全身各关节的活动（颈、肩、肘、膝、踝）：伸展性练习（动力拉伸法前后踢腿、左右摆腿）

（2）肌肉抗阻练习，提踵 30 次×3 组，臂力练习（立卧撑、俯卧撑、引体向上 3 项中任选一项）10 次×3 组，1 分钟仰卧起坐，直臂扩胸 30 次×3 组、半蹲起 20 次×3 组

（3）表示结束部分，伸展练习（直臂压肩，前、侧、后压腿，静力牵拉 10～20 秒）＋下肢肌肉群的按摩、抖动＋呼吸放松

续表

姓名：　　　　　　性别：　　　　　　年龄：

（四）每周活动次数

　　　3～4 次或根据情况调整

（五）注意事项和建议

　　1. 做下列活动时应小心谨慎（　　　　　　　　　）

　　2. 避免下列情况出现（　　　　　　　）

　　　　　　　　　　　　　　　　医生签字　　　　　日期

四、运动处方的制订要点及原则

开具运动处方时要考虑 6 个要点：

1. 效果　运动处方的目标实现是基于安全基础上的有效，即运动强度或运动量要达到安全界限与有效界限之间。

2. 便利程度　运动处方能否实施，在很大程度上取决于运动方式及处方可实施的限制因素，因此，基于易于实施的考虑，运动处方要便于实施。

3. 安全程度　一切运动的前提必须保障安全。运动处方的安全界限即运动强度或运动量在靶心率范围内。

4. 个性化原则　每个人的身体条件、健康状况及运动环境等因素千差万别，因此，为了使运动处方更具有针对性，要注意个性化原则，因人而异。

5. 享受程度　运动处方的开展要在个人意愿的前提下才能发挥运动处方应有的效果，因此，开具运动处方时要根据需求开具符合每个人个性、爱好等的运动处方，让其享受运动过程。

6. 定期评估　一个运动处方并不是一劳永逸，而是根据具体情况在综合评估基础上随时作适当调整。

五、运动处方制订流程

运动处方制订流程详见图 14-1。前提是健康检查，进而进行体力测试。

六、运动量的监控

健身锻炼能否取得好的效果，合理掌握运动量和运动强度是关键。对中老年人来说，运动量过大，对健康不仅无益，而且容易造成运动伤害，甚至发生危险。相反，运动量不足，对心血管系统和呼吸系统缺少足够的刺激作用，也不可能产生良好的健身效果。只有控制在适宜的运动量，才能有效地改善机体各器官系统的功能，增强机体的适应能力，从而增强体质，增进健康。如何掌握合理的运动量，在锻炼过程中怎样才能知道你的运动量是否适宜呢？通常可以从一般感觉和客观指标两个方面加以判断。

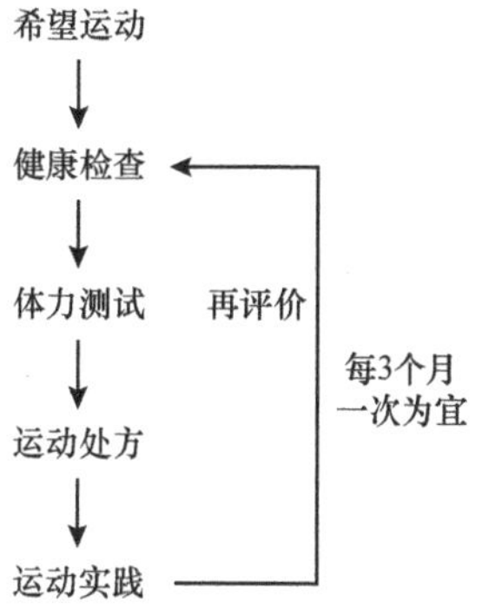

1. 一般感觉判定运动量　运动量适宜的表现为锻炼者精神饱满，心情愉快，积极性高。锻炼后有微汗，没有头晕、恶心、心悸、气喘、胸闷等不良感觉，食欲和睡眠良好，运动后虽稍感劳累，但次日没有疲乏的感觉（表 14-7）。

希望运动 → 健康检查 → 体力测试 → 运动处方 → 运动实践

再评价　每3个月一次为宜

图 14-1　运动处方制订流程

表 14-7 步行和跑步的速度感觉

运动种类	速度/（m/min）	速度感觉的大致标准	消耗能量/（kJ/min）
散步	60	完全信步而行	11.30
快走	80	飒爽地走	13.81
疾步	100	得意扬扬地大步走	17.16
强步	120	有信心、喘吁吁地阔步而行	33.07
慢跑	120	大致和疾步相同的速度	28.04
慢跑	150	和同伴边讲话边跑的速度	37.25
跑步	170	边深呼吸边跑的速度	43.11
跑步	180	多少感到呼吸困难的速度	46.46
跑步	200	中老年跑步者的上限速度	52.32
跑步	250	青年跑步者的目标速度	67.39

2. 客观指标判定运动量 判定运动量和运动强度的指标在本章第二节作详细介绍，在实际运用中，最简易的方法就是用运动心率来监测运动量，具体使用方法有以下几种。

（1）晨脉：又称基础脉搏，可用于评定一个人的健康状况和反映运动量的大小。据研究，当晨脉每分钟增加 6 次时，约有 20% 的人自我感觉不良，每分钟增加 12 次，约有 40% 的人自我感觉不良，增加 18 次时，约有 60% 的人自我感觉不良。在测晨脉时，除记录频率外，还要注意脉搏的节律性，注意是否有脉搏不齐或期前收缩现象，如有应找医生作进一步检查。测定脉搏可在清晨醒后起床前进行，一般记录 10 秒的数值，取得稳定值，乘以 6，换算成 1 分钟的脉搏，也可以测 30 秒的数值，然后换算成 1 分钟脉搏。

（2）运动中心率：根据适宜运动的"价值阈"范围，健身运动时的心率应掌握在个人最大心率的 60% 左右，即每分钟心率控制在 110～130 次/分。如用靶心率法，有效心率的范围应控制在本人最大心率的 65%～85% 之间，即（220–年龄）×65% 为下限，（220–年龄）×85% 为上限（表 14-8）。

表 14-8 运动强度与心率、自觉强度的关系

运动强度/%	强度感觉	心率/（次/分）					其他感觉
		60 岁以上	50 岁以上	40 岁以上	30 岁以上	20 岁以上	
100	最累	155	165	175	185	190	全身疲劳不堪
90	非常累	145	155	160	165	170	勉强，同 100% 的疲劳没有差别，能说几句话，气喘
80	累	135	145	150	160	165	不想再练，喉干唇燥，仅能坚持
70	较累	125	135	140	145	150	紧张，汗流浃背，忐忑不安，怕再练下去
60	轻松	120	125	130	135	140	出汗，但不在乎，练到什么时候都可以
50	很轻松	110	110	115	120	125	不觉得出汗，感觉良好，感到练得不够
40	非常轻松	100	100	105	110	110	心情愉悦，还想练下去
30	最轻松不过	90	90	95	95	95	感到活动比静待着好
20	像坐着一样	80	80	75	75	75	处于安静状态

（3）主观运动强度评价表：即 RPE 表，是瑞典生理学家 Borg 于 1962 年提出的，又称 Borg 量表，它是利用运动中的自我感觉来判断运动强度的一种简易方法。RPE 表上共有 15 个点，为 6～

20，单数点都附有自我感觉特征，每个自我感觉特征都有相应的分值，每个点的分值乘以 10，相当于运动中每分钟的心率，根据心率可以大体计算出相应的运动强度。青壮年健身锻炼者的自我感觉以达到 12～15 分为佳，中老年人则以 11～13 分为宜。由于此评价表设计科学、合理，使用简易、方便，所以近年来得到广泛的应用（表 14-9）。

表 14-9 主观运动强度评价表

RPE	主观运动感觉特征	强度/%	相应心率/（次/分）
6		0.0	
7	（安静）非常轻松	7.1	70
8		14.3	
9	很轻松	21.4	90
10		28.6	
11	轻松	35.7	110
12		42.9	
13	稍费力	50.0	130
14		57.2	
15	费力	64.3	150
16		71.5	
17	很费力	78.6	170
18		85.8	
19	非常费力		190
20		100.0	200

七、运动处方的效果评价

运动处方实施效果评定报告见表 14-10。

表 14-10 运动处方实施效果评定报告

评定指标	运动处方实施前	运动处方实施后	数据变化	健康改观
身体形态				
身高				
体重				
身体成分				
BMI				
腰围				
腰臀比				
生理生化				
心率				
血压				
肺活量				
心电图				
总胆固醇				

续表

评定指标	运动处方实施前	运动处方实施后	数据变化	健康改观
身体机能				
三酰甘油				
高密度脂蛋白				
低密度脂蛋白				
血糖化验				
心肺功能				
肌肉力量/耐力				
全身柔韧性				
精神状态				
睡眠状况				
总体评定				

运动专业指导人士签名：　　　　　　　　评定时间：

第二节　运动测试前评价

通常运动处方是由医生、康复治疗师、社会体育指导员或体育工作者给患者、运动员或健身锻炼者按年龄、性别、健康状况、身体锻炼经历，以及心肺功能和（或）运动器官的技能水平等，用处方形式制订的系统化、个性化的健身方案。在开出运动处方前，运动处方开方者应对执行者的全身身体情况进行一个全面综合的评定，以便基于全面、科学评估制订合理的运动处方，具体包括运动前健康筛查、运动风险分层与评估、运动前的医学检查和运动测试中的医务监督。

一、运动前的健康筛查

人们从运动中可以大量获益，但是运动也存在风险，为了确保人们的运动是安全的，在运动之前要进行哪些方面的健康筛查呢？

（一）病史

病史和家族史信息能帮助为运动专业人士制订适当的运动处方，并确定对健身者进行健康教育的具体内容。健身者的病史应完整且包括过去和现状的情况。询问既往病史和家族史有无心脏病、肺部疾病、代谢性疾病、脑卒中等病史。了解与遗传病、不良生活方式有关的疾病史。主要现病史包括心血管疾病、代谢性疾病（尤其是糖代谢紊乱）、呼吸系统疾病（尤其是哮喘）、脑血管疾病、骨关节疾病、恶性肿瘤6大方面。在给中危和高危人群做运动测试前，要由内科医生或者其他具备相应资质的人为其进行初步的身体检查。

（二）心血管、肺脏和代谢疾病可能出现的主要症状或体征

主要包括：
1. 有无胸痛。
2. 有无休息或适当运动时气短。
3. 有无头晕、眼花或晕厥。
4. 有无端坐呼吸或夜间阵发性呼吸困难。

5. 有无脚踝肿痛。

6. 有无心悸或心动过速。

7. 有无间歇性跛行。

8. 有无心脏杂音。

（三）用药与生活情况

1. 用药情况 目前使用的药物，尤其是影响心率、血压的药物。

2. 生活习惯 为了运动科学合理，了解测试者在做运动测试前 1～2 天的生活状况，有无熬夜、过度疲劳、前一晚醉酒、长时间加班等情况。

（四）体力活动

在准备运动前，应先做一个 PAR-Q 问卷（表 14-11）：

规律的体力活动可以促进健康和令人愉悦，从而促使越来越多的人参加到运动中来。对于大多数人来说，运动是很安全的，但是对有些人来说，在明显增加体力活动之前应该征求医生的意见。如果想增加现在的体力活动，就从回答下面方框中的 7 个问题开始。对于年龄是在 15～69 岁之间，PAR-Q 会提示在开始运动前是否需要征求专业健身指导者或医生的意见。如果为 69 岁以上，而且以前不怎么活动者，请征求医生的意见。

表 14-11 PAR-Q 问卷（适用于 15～69 岁）

回答问题时最好依据您的一般感觉。请仔细阅读并诚实回答每一个问题：选择是或否。

是	否	问题
□	□	1.医生是否告诉过您患有心脏病并且仅能参加医生推荐的体力活动？
□	□	2.当您进行体力活动时，是否感觉胸痛？
□	□	3.自上个月以来，您是否在没做体力活动时有胸痛？
□	□	4.您是否曾因为头晕跌倒或曾失去知觉？
□	□	5.您是否有因体力活动变化而加重的骨或关节问题（如背部、膝关节或臀部）？
□	□	6.近来医生是否因为您的血压或心脏问题给您开药（如水丸药物）？
□	□	7.您是否知道一些您不应进行体力活动的其他原因？

注：这个调查表的有效期限是从问卷完成之日开始到最多 12 个月之内，而且如果您的健康状况改变了，使您对上述任何一个问题回答"是"——告知您的运动指导员，询问是否需要体力活动计划。

1. 如果您对全部问题都诚实地回答了"否"，那么有理由确信您能：

（1）开始做更多的运动，但是要缓慢开始并循序渐进，这是最安全、最容易的方法。

（2）参加一次体适能评估（如国民体质监测），这是确定您的基础体适能的很好方法，并使您能够确定实现活跃生活方式的最佳途径。也强烈建议您测量血压，如果读数超过了 144/94mmHg，那么在您开始比以前更勤于活动前应该向医生咨询。

2. 对一个或更多问题回答"是"，在您开始更多体力活动或接受体适能评估以前，给医生打电话或面谈，告诉医生 PAR-Q 问卷的事以及您对哪些问题回答了"是"：

（1）您可能能够做任何您想做的运动，但是要缓慢开始并循序渐进。否则，您只能做那些对您来说是安全的活动。告诉医生您希望参与的活动，听从他的建议。

（2）寻找那些安全的并对您有帮助的社区计划。

（3）延缓进行更多的运动：如果您由于暂时的疾病，如感冒或发热而感觉不适时——等待，直至感觉良好。或者如果您是或可能是怀孕了——在您开始积极运动以前向医生咨询。

（五）心血管因素

1. 有害因素

（1）年龄：男性≥45 岁，女性≥55 岁。

（2）家族史：在一级亲属中（父母、兄弟姐妹），男性亲属在 55 岁之前，女性亲属在 65 岁之前发生过心血管猝死事件。

（3）吸烟史：现行吸烟者或戒烟不足 6 个月或吸二手烟。

（4）高血压：收缩压（高压）≥140mmHg 或（和）舒张压（低压）≥90mmHg，至少在两个不同时间测量后确定。

（5）糖调节受损：空腹血糖≥6.1mmol/L，或者餐后两小时血糖≥7.8mmol/L，分别在两个不同时间测量后确定。

（6）脂代谢紊乱：血清总胆固醇＞200mg/dl（5.18mmol/L）；高密度脂蛋白（HDL）胆固醇＜40mg/dl（1.04mmol/L）；低密度脂蛋白（LDL）胆固醇＞130mg/dl（3.37mmol/L）。

（7）肥胖：体重指数（BMI）≥28kg/m² 或体脂百分含量男性＞20%，女性＞30%。

（8）静坐少动的生活方式：至少 3 个月未参加每周至少 3 天，每天不少于 30 分钟的中等强度的体力活动。

2. 有利因素

（1）高密度脂蛋白＞60mg/dl（1.55mmol/L）。

（2）积极的健身活动：每天或每周大多数日子进行（累计）30 分钟以上的体育活动。

二、运动风险分层与评估

在大多数情况下，量力而行的运动是安全的。但对于特殊情况或人群却也存在一定的风险。在运动中除了可能发生运动性损伤之外，还可能对个别人造成较大的意外风险。当然，大家大可不必权衡运动的益处和风险之间的比例，风险只在特殊情况和人群中出现，只要我们对运动中的风险进行正确评估，那我们的运动就是安全的。

为确保运动的安全性，基于医学检查、体力活动/运动、运动测试和内科医生指导所提供的适当建议，将运动者分为三个危险类别：低危、中危、高危。通常，我们将个体划分为这些危险类别的过程叫危险分层。危险分层的依据是：①是否存在已知的心血管、肺脏和（或）代谢疾病；②是否存在心血管、肺脏和（或）代谢疾病的症状和体征；③是否存在心血管疾病的危险因素。

1. 低危　低危组的个体是指没有心血管、肺脏和（或）代谢疾病的症状/体征或已经诊断的疾病，以及不多于 1 个心血管疾病的危险因素。急性心血管事件在此人群中的危险性很低，体力活动/运动项目可以在没有必要的医学检查和许可的情况下进行。

2. 中危　中危组的个体是指没有心血管、肺脏和（或）代谢疾病的症状/体征或已经诊断的疾病，但具有 2 个或 2 个以上心血管疾病的危险因素。急性心血管事件在此人群中的危险性是增加的，尽管如此，多数中危人群可在没有必要医学检查和许可的情况下安全地参与低至中等强度的体力活动。但在参与较大强度运动之前，有必要进行医学检查和运动测试。

3. 高危　高危组的个体是指有 1 个或多个心血管、肺脏和（或）代谢疾病的症状/体征或已经诊断的疾病。急性心血管事件在此人群中的危险性已增加到较高程度，在参加任何强度的体力活动或运动前均应进行全面的医学检查并且获得许可。

对于不同风险的人是否需要医学检查？在运动中或测试时是否需要医务监督？对于这些问题，美国运动医学会（ACSM）给出了明确的指导，以供参考。

三、运动前的医学检查和运动测试中的医务监督方案

ACSM 推荐的运动前的医学检查和运动测试中的医务监督方案见表 14-12。

表 14-12 运动前的医学检查和运动测试中的医务监督方案

运动强度	低危	中危	高危
运动前的医学检查			
中等强度运动	不必要	不必要	建议检查
较大强度运动	不必要	建议检查	建议检查
运动测试及运动中的医务监督			
次大强度测试	不必要	不必要	建议实施
最大强度测试	不必要	建议实施	建议实施

第三节　健康人群运动处方

有氧运动（心肺耐力）处方、肌肉力量耐力运动处方、柔韧性运动处方、神经动作练习运动处方见表 14-13～表 14-16。

表 14-13 有氧运动（心肺耐力）处方

FITT-VP	证据支持的有氧运动处方
频率	中等强度运动，每周不少于 5 天，或较大强度运动每周不少于 3 天，或中等强度加较大强度运动每周不少于 3～5 天
强度	推荐大多数成人进行中等和（或）较大强度运动
	轻到中等强度运动可使非健康个体获益
持续时间	推荐大多数成人进行每天 30～60 分钟的中等强度运动，或 20～60 分钟的较大强度运动，或中等到较大强度相结合的运动
	每天小于 20 分钟的运动也可使静坐少动人群获益
类型	推荐进行规律的、有目标的、能动用主要肌肉群、表现为持续有节律性的运动
	推荐的运动量每周应至少 500～1000MET-min
运动量	每天至少增加 2000 步使每天的步数不少于 7000 步，可以获得健康益处
	不能或不愿意达到推荐用量的个体进行小运动量的运动也可获得健康益处
模式	运动可以是每天一次性达到推荐的运动量，也可以是每次不少于 10 分钟的运动时间的累积
	每次少于 10 分钟的运动适用于健康状态差的患者
进度	对运动的持续时间、频率和（或）强度进行调整，逐步达到运动目标
	循序渐进的运动方案可以促使锻炼者坚持锻炼，减少骨骼肌损伤和不良心血管事件

表 14-14 肌肉力量耐力运动处方

FITT-VP	循证推荐的肌肉力量耐力运动处方
频率	每周对每一个大肌群训练 2～3 次
强度	初学者以 50%～60% 1RM（中等到较大强度）间歇训练提高力量
	有经验的力量练习者以 80% 1RM（较大到大强度）提高力量
	老年人以 40%～50% 1RM（低到较低强度）为起始强度提高力量
	久坐人群以 40%～50% 1RM（低到较低强度）为起始强度，可能也对力量增加有益
	以 <50%1RM（低到中等强度）增加肌肉耐力
	老年人以 20%～50% 1RM 提高爆发力

续表

FITT-VP	循证推荐的肌肉力量耐力运动处方
时间	尚无明确的时间被证明是有效的
类型	推荐进行包含所有大肌群的抗阻训练
	推荐所有人进行多关节运动，它不仅动用超过一个大肌群，并且能针对主动肌和拮抗肌
	抗阻运动计划中也可包含针对主要肌群的单关节练习，通常安排在特定肌群的多关节练习之后
	可以使用多种体育器材和（或）自身重量来完成上述运动
重复次数	推荐大多数成年人 8～12 次重复的负荷提高力量和爆发力
	中老年人开始练习时，以重复 10～15 次的负荷有效提高力量
	建议使用重复 15～20 次的负荷提高耐力
组数	推荐大多数成年人 2～4 组重复提高力量和爆发力
	仅 1 组练习也是有效的，尤其对老年人和初学者
	≤2 组用来提高肌肉耐力
模式	有效的组间休息为 2～3 分钟
	建议同一肌群练习之间应至少休息 48 小时
进度	推荐的进度是逐步增加阻力，和（或）增加每组的重复次数，和（或）增加频率

表 14-15 柔韧性运动处方

FITT-VP	循证推荐的柔韧性运动处方
频率	至少每周 2～3 次，每天练习，效果最好
强度	拉伸达到拉紧或轻微不适状态
	推荐大多数人静力拉伸保持 10～30 秒
	老年人拉伸保持 30～60 秒，获益更多
时间	在进行 PNF 时，最好是先进行 3～6 秒的轻到中等强度收缩（即 20%～75%最大随意收缩），紧接着进行 10～30 秒辅助拉伸
类型	建议对所有主要肌肉肌腱单元进行一系列的柔韧性练习
	静力拉伸（即主动和被动拉伸）、动力拉伸、弹震拉伸及 PNF 都是有效方法
量	合理的练习量是每个柔韧性练习的总时间（60 秒）
模式	建议每个柔韧性练习都重复 2～4 次
	肌肉温度升高时进行柔韧性练习的效果，通过主动热身或热敷、洗澡等被动方法都可以提高肌肉温度
进度	尚无最佳进展计划建议

注：PNF，本体感觉神经肌肉促进疗法。

表 14-16 神经动作练习运动处方

FITT-VP	循证推荐的神经动作练习运动处方
频率	建议每周至少 2～3 次
强度	有效的神经动作练习强度还不清楚
时间	可能需要每天至少练习 20～30 分钟

FITT-VP	循证推荐的神经动作练习运动处方
类型	建议老年人通过适当的训练和多种体力活动（如太极、瑜伽）来提高控制技能（如平衡、灵活性、协调性和步态），这样可以保持身体机能，并且降低跌倒的风险
	中青年人进行神经动作练习的效果并不十分明确，但是可能也会为运动者带来益处
量	最佳的运动量（如重复次数、强度）还不清楚
模式	最好的运动模式尚不清楚
进展	最适合的进展计划还不明确

第四节 特殊人群运动处方

慢性疾病主要指以心脑血管疾病（如高血压、冠心病、脑卒中等）、糖尿病、恶性肿瘤、慢性阻塞性肺疾病（如慢性支气管炎、肺气肿等）、精神异常和精神病等为代表的一组疾病。

除了遗传和环境因素以外，体力活动不足和缺乏锻炼、不合理饮食和吸烟等不良生活习惯是慢性疾病发生的主要危险因素。

慢性疾病患者进行适宜的运动，将有益于缓解病情，促进身心健康。慢性疾病的运动处方有别于一般运动处方，应在了解每种疾病和患者体适能特点及健身测试的基础上，制订和实施合理的运动处方，才能保证安全有效。

尽管运动处方的基本原理可以应用于伴有或不伴有慢性疾病的人群，但为了获得最大健身效益和避免健身运动中的风险，应该区别不同慢性疾病的临床特征，掌握慢性疾病运动干预的作用和运动前、中、后疾病状态的评价，掌握运动中疾病的变化规律，熟悉运动中可能出现的风险及防范措施，保证慢性疾病运动干预的有效性和安全性。

本节以糖尿病、骨质疏松症、脂代谢紊乱、外周动脉疾病、高血压、慢性肾病、超重与肥胖、心血管疾病与代谢综合征为例，介绍运动处方在慢性疾病患者人群中的应用，具体见表 14-17～表 14-24。

表 14-17 糖尿病患者的运动处方

项目	1 型糖尿病	2 型糖尿病
基本作用	作为以下治疗之辅助疗法：药物治疗；饮食治疗；长期代谢控制；预防微血管并发症	改善对血糖的控制；保持/降低体重及降低脑血管疾病的风险
运动模式	有氧运动	有氧运动；抗阻训练
运动强度	低/中等	中等
运动所需时间	每天 20～60 分钟	有氧运动：每周 150 分钟（中等），要达到更大效果，则需时更长；抗阻训练：3 组（每组 8～10 次）由全身主要肌群参与的运动，负重量以不能举起超过 8～10 次为宜
运动次数	每周 4～6 天	每周 3 天
特别考虑	若血糖＞300mg/dl 或＞240mg/dl 而尿中有酮体则应延迟运动	
	若服用胰岛素或口服降糖制剂，则应于运动前、运动期间及运动后测量血糖水平	
	测试及训练前，调节碳水化合物的摄取量；若血糖量＜80～100mg/dl，则应进食碳水化合物。运动之前最佳血糖水平应为 120～180mg/dl	

续表

项目	1 型糖尿病	2 型糖尿病
特别考虑	晚上进行运动锻炼，会增加夜间血糖量过低的风险	
	由于患者发生损伤后恢复能力受损，进行运动时必须小心以减少下肢受伤的概率	
	穿着合适鞋子，注意足部卫生	
	β 受体阻滞剂能降低心脏负荷，预防心绞痛	
	补充足够水分极为重要	
	运动时应佩戴糖尿病患者识别标志	
	自主神经病变可能与无症状（隐性）的局部缺血、直立性低血压或迟缓的心率反应有关，而患有自主神经病变的人于过热环境中进行运动会加剧出现中暑的风险（热感觉减弱）	
	特定并发症患者进行处方运动时（如视网膜病变及周边神经病变），应多加注意	

表 14-18　骨质疏松症患者的运动处方

项目	说明
基本作用	增加骨密度，预防骨折发生
运动模式	承重有氧运动（如网球、登楼梯、步行和间歇性慢跑），包含跳跃的活动（如排球、篮球）、抗阻训练（举重）
运动强度	根据骨骼的承受力，从中等（60%～80%最大力量、8～12 次重复的抗阻训练）增加到大强度（80%～90%最大力量、5～6 次重复的抗阻训练）
运动时间	每天 30～60 分钟结合承重有氧运动和抗阻训练
运动频率	每周 3～5 天的承重有氧运动和每周 2～3 天的抗阻训练
注意事项	进行锻炼肌力运动时避免使用 Valsalva 手法，若静止时收缩压＞200mmHg 或舒张压＞110mmHg，则不应进行运动

表 14-19　脂代谢紊乱患者的运动处方

项目	说明
基本作用	调节血脂和脂蛋白水平
运动模式	有氧运动（主要）辅以抗阻训练（形式为低阻力而多重复性的运动）、柔韧性练习
运动强度	40%～75%的 VO_{2max} 或心率储备（heart rate reserve，HRR）强度的有氧运动锻炼，以（60%～80%）1RM 强度进行抗阻运动。有研究指出，低强度运动比高强度运动更能有效地降低血脂
运动时间	每天 30～60 分钟持续性或间歇性的有氧运动。但为了促进或维持体重，建议增加运动锻炼的时间。有研究指出并发症的脂代谢紊乱患者可以遵循健康成年人的抗阻训练（2～3 次/周，每次 2～4 组，每组重复 8～12 次）
运动频率	每周≥5 天的有氧运动，每周进行 2～3 次的抗阻训练

表 14-20　外周动脉疾病患者的运动处方

项目	说明
基本作用	运动治疗外周动脉疾病及控制其发展
运动模式	有氧运动辅以抗阻训练
运动强度	中等强度（40%～60%的 VO_{2max}），允许患者步行至 4 级疼痛量表中的 3 级（剧烈疼痛），在每组运动期间，下一组运动开始前应该留出一些时间用以缓解缺血性疼痛

续表

项目	说明
运动时间	每天 30～60 分钟，但是一些患者在起始阶段是每天 10 分钟，每天间歇运动的时间累计总量达 30～60 分钟
运动频率	每周 3～5 次有氧运动，每周进行 2 次或 3 次的抗阻训练。抗阻训练用于增加或维持肌肉力量和耐力

表 14-21　高血压患者的运动处方

项目	说明
基本作用	降低血压
运动模式	有氧运动（主要）辅以抗阻训练（形式为低阻力而多重复性的运动）
运动强度	中等强度的有氧运动锻炼，（60%～80%）1RM 强度进行抗阻训练。有研究指出，低强度运动比高强度运动更能有效地降低血压
运动时间	每天 30～60 分钟持续性或间歇性的有氧运动。抗阻训练应该至少有 1 组，每组重复 8～12 次
运动频率	可以每天进行有氧运动，每周进行 2～3 次的抗阻训练
注意事项	结合运动及药物疗法时应避免服用 β 受体阻滞剂，其能使心率减慢；若必须服用 β 受体阻滞剂，则应服用 β 选择性受体阻滞剂和血管紧张素转化酶抑制剂、特别考虑通道阻断剂及 α 受体阻滞剂，使不良反应的发生率降至最低。后两者及血管扩张剂可能会造成运动后血压过低，预防方法是在运动后进行充分整理运动；进行锻炼肌力运动时避免使用 Valsalva 手法，如静止时收缩压＞200mmHg 或舒张压＞110mmHg，则不应进行运动

表 14-22　慢性肾病患者的运动处方

项目	说明
基本作用	控制肾病发展，防治糖尿病、高血压患者的并发症
运动模式	有氧运动综合抗阻训练
运动强度	中等强度的有氧运动锻炼[（40%～60%），RPEI1～RPEI3]，抗阻训练以 60%～75% 1RM 强度进行
运动时间	每天 20～60 分钟持续性或间歇性的有氧运动；抗阻训练应该至少有 1 组，每组重复 10～15 次，根据患者的承受能力和自身情况可选多组
运动频率	每周 3～5 天有氧运动，2～3 天抗阻训练
运动类型	步行、骑脚踏车等有氧运动；运用器械或自由调节重量进行抗阻训练；选择 8～10 个发展不同主要肌肉群的运动

表 14-23　超重和肥胖者的运动处方

项目	说明
基本作用	减少体重及保持体重；减少身体脂肪
运动模式	有氧运动；抗阻训练（辅助）
运动强度	中等强度[如（40%～60%）HRR]的有氧运动；抗阻训练也以中等强度进行
运动时间	每天 40～60 分钟（1～2 次，如每天运动 2 次，也可每次 20～30 分钟）的有氧运动；抗阻训练至少 1 组，每组重复 8～15 次的运动，负重量以患者能够舒服地举起为宜，并应进行各种针对主要肌群的训练
运动频率	每周 5～7 天有氧运动；2～3 天抗阻训练
注意事项	①超重和肥胖者发生肌肉骨骼损伤的风险较高，非负重运动对他们较为适宜；②运动锻炼时可能需要对器械进行调整，如将健身单车及划艇机的座位改宽
运动进展	运动起始时应强调增加运动时间及增加运动频率，而非强度；运动次数受进度、已减体重及患者的身体机能影响

表 14-24 心血管疾病与代谢综合征患者的运动处方

项目	说明
基本作用	降低血压、血脂、血糖及减少体重
运动模式	有氧运动（主要）辅以抗阻训练（形式为低阻力而多重复性的运动）
运动强度	中等强度的有氧运动锻炼，以（60%～80%）1RM 强度进行抗阻运动。初始的运动训练应从中等强度[如 40%～60%VO_{2max} 或 HRR]开始，合适时逐渐提高运动强度[如 50%～75% VO_{2max} 或 HRR]，以达到健康状况改善的最佳预期。有研究指出，低强度运动比高强度运动更能有效地降低血压
运动时间	每天 30～60 分钟持续性或间歇性的有氧运动。抗阻训练应该至少有 1 组，每组重复 8～12 次
运动频率	可以每天进行有氧运动，每周进行 2～3 次的抗阻运动

课后练习题

一、填空题及其答案

1. 20 世纪 50 年代著名生理学家（卡波维奇）提出了运动处方这一概念，揭开了运动处方研究的序幕。1969 年世界卫生组织（WHO）正式使用了"运动处方"这一术语，推动了运动处方研究在世界各地的开展。

2. 我国《体育词典》中把运动处方解释为：针对人的健康状况或某些疾病，来确定（体育锻炼）的项目内容、强度、负荷、次数、时间和锻炼的注意事项等。

3. 运动处方可根据运动目的不同，分为健身运动处方、健美运动处方、竞技运动处方和（康复运动处方）等。

4. 一份完整的运动处方应包括活动目的、活动项目、活动强度、持续时间、活动频率和注意事项。其中活动项目、（活动强度）、持续时间和活动频率为运动处方的四大要素。

5. 运动目的主要包括几个方面：①促进生长发育；②防治疾病，保持健康；③延缓衰老；④增强体质，提高工作效率；⑤保持健康生活水准，（调节身心）；⑥掌握运动技能和方法，提高竞技水平。

6. 按供能特点分类，运动可分为（无氧供能）和有氧供能运动。

7. 用心率确定运动强度，进行有氧运动时的心率范围，相当于本人最大心率的（65%～85%）。

8. 用最大吸氧量的百分数表示运动强度，最大吸氧量的（50%～70%）是最合适的运动强度范围。

9. 用自觉疲劳程度（RPE）规定运动强度，依靠（主观感觉）。

10. 时间与强度的配合，一般来说，健康成人宜采用中等强度、长时间的运动；体力弱而时间充裕的人，可采用（小强度）、长时间的运动；体力好但时间不多的人，就可采用大强度、短时间的运动。

二、简答题及其答案

1. 简述运动处方的制订要点及原则。

答：（1）效果：运动处方的目标实现是基于安全基础上的有效，即运动强度或运动量要达到安全界限与有效界限之间。

（2）便利程度：运动处方能否实施，在很大程度上取决于运动方式及处方可实施的限制因素，因此，基于易于实施的考虑，运动处方要便于实施。

（3）安全程度：一切运动的前提必须保障安全。运动处方的安全界限即运动强度或运动量在靶心率范围内。

（4）个性化原则：每个人的身体条件、健康状况及运动环境等因素千差万别，因此，为了使运动处方更具有针对性，要注意个性化原则，因人而异。

（5）享受程度：运动处方的开展要在个人意愿的前提下才能发挥运动处方应有的效果，因此，开具运动处方时,要根据需求开具符合每个人个性、爱好等的运动处方,让其享受运动过程。

(6)定期评估:一个运动处方并不是一劳永逸,而是根据具体情况在综合评估基础上随时做适当调整。

2. 简述有氧运动(心肺耐力)处方。

有氧运动(心肺耐力)处方

FITT-VP	证据支持的有氧运动处方
频率	中等强度运动,每周不少于5天,或较大强度运动每周不少于3天,或中等强度加较大强度运动每周不少于3~5天
强度	推荐大多数成人进行中等和(或)较大强度运动
	轻到中等强度运动可使非健康个体获益
持续时间	推荐大多数成人进行每天30~60分钟的中等强度运动,或20~60分钟的较大强度运动,或中等到较大强度相结合的运动
	每天小于20分钟的运动也可使静坐少动人群获益
类型	推荐进行规律的、有目标的、能动用主要肌肉群、表现为持续有节律性的运动
运动量	推荐的运动量每周应至少500~1000MET-分。
	每天至少增加2000步使每天的步数不少于7000步,可以获得健康益处
	不能或不愿意达到推荐用量的个体进行小运动量的运动也可获得健康益处
模式	运动可以是每天一次性达到推荐的运动量,也可以是每次不少于10分钟的运动时间的累积
	每次少于10分钟的运动适用于健康状态差的患者
进度	对运动的持续时间、频率和(或)强度进行调整,逐步达到运动目标
	循序渐进的运动方案可以促使锻炼者坚持锻炼,减少骨骼肌损伤和不良心血管事件

3. 简述肌肉力量耐力运动处方。

肌肉力量耐力运动处方

FITT-VP	循证推荐的肌肉力量耐力运动处方
频率	每周对每一个大肌群训练2~3次
强度	初学者以50%~60% 1RM(中等到较大强度)间歇训练提高力量
	有经验的力量练习者以80% 1RM(较大到大强度)提高力量
	老年人以40%~50% 1RM(低到较低强度)为起始强度提高力量
	久坐人群以40%~50% 1RM(低到较低强度)为起始强度,可能也对力量增加有益
	以<50%1RM(低到中等强度)增加肌肉耐力
	老年人以20%~50% 1RM提高爆发力
时间	尚无明确的时间被证明是有效的
类型	推荐进行包含所有大肌群的抗阻训练
	推荐所有人进行多关节运动,它不仅动用超过一个大肌群,并且能针对主动肌和拮抗肌
	抗阻运动计划中也可包含针对主要肌群的单关节练习,通常安排在特定肌群的多关节练习之后
	可以使用多种体育器材和(或)自身重量来完成上述运动
重复次数	推荐大多数成年人8~12次重复的负荷提高力量和爆发力

FITT-VP	循证推荐的肌肉力量耐力运动处方
重复次数	中老年人开始练习时，以重复 10～15 次的负荷有效提高力量
	建议使用重复 15～20 次的负荷提高耐力
组数	推荐大多数成年人 2～4 组重复提高力量和爆发力
	仅 1 组练习也是有效的，尤其对老年人和初学者
	≤2 组用来提高肌肉耐力
模式	有效的组间休息为 2～3 分钟
	建议同一肌群练习之间应至少休息 48 小时
进度	推荐的进度是逐步增加阻力，和（或）增加每组的重复次数，和（或）增加频率

4. 简述高血压的运动处方。

高血压患者的运动处方

项目	说明
基本作用	降低血压
运动模式	有氧运动（主要）辅以抗阻训练（形式为低阻力而多重复性的运动）
运动强度	中等强度的有氧运动锻炼，（60%～80%）1RM 强度进行抗阻训练。有研究指出，低强度运动比高强度运动更能有效地降低血压
运动时间	每天 30～60 分钟持续性或间歇性的有氧运动。抗阻训练应该至少有 1 组，每组重复 8～12 次
运动频率	可以每天进行有氧运动，每周进行 2～3 次的抗阻训练
注意事项	结合运动及药物疗法时应避免服用 β 受体阻滞剂，其能使心率减慢；若必须服用 β 受体阻滞剂，则应服用 β 选择性受体阻滞剂和血管紧张素转化酶抑制剂、特别考虑通道阻断剂及 α 受体阻滞剂，使不良反应的发生率降至最低。后两者及血管扩张剂可能会造成运动后血压过低，预防方法是在运动后进行充分整理运动；进行锻炼肌力运动时避免使用 Valsalva 手法，如静止时收缩压＞200mmHg 或舒张压＞110mmHg，则不应进行运动

5. 简述超重与肥胖者的运动处方。

超重和肥胖者的运动处方

项目	说明
基本作用	减少体重及保持体重；减少身体脂肪
运动模式	有氧运动；抗阻训练（辅助）
运动强度	中等[如（40%～60%）HRR]强度的有氧运动；抗阻训练也以中等强度进行
运动时间	每天 40～60 分钟（1～2 次，如每天运动 2 次，也可每次 20～30 分钟）的有氧运动；抗阻训练至少 1 组，每组重复 8～15 次的运动，负重量以患者能够舒服地举起为宜，并应进行各种针对主要肌群的训练
运动频率	每周 5～7 天有氧运动；2～3 天抗阻训练
注意事项	①超重和肥胖者发生肌肉骨骼损伤的风险较高，非负重运动对他们较为适宜；②运动锻炼时可能需要对器械进行调整，如将健身单车及划艇机的座位改宽
运动进展	运动起始时应强调增加运动时间及增加运动频率，而非强度；运动次数受进度、已减体重及患者的身体机能影响

（吴雪萍　姜桂萍　郝鸿宇）

第十五章　运动中的医务监管

学习目标

1. 掌握运动者的自我监管及运动环境监管。
2. 熟悉运动保健师与教练员监管。
3. 了解药物和酒精监管、运动场地监管及赛事监管。

第一节　运动者的自我监管

一、运动人群分类

（一）社会大众

大众体育运动是占比例最大的运动项目，一般是全体社会成员都可以自愿参加的，以强身、健体、娱乐、休闲、社交等为目的，在休闲时间内进行，不追求达到高水平的运动成绩，内容广泛、形式多样。

（二）竞技运动员

专业运动员从事具有竞赛特点和较高技术要求的运动项目，需要最大限度地发挥个人和团队在体力、智力和运动能力等方面的潜力，创造优异的运动成绩，以夺取比赛优胜为主要目标的体育活动。在我国这是一类专业人员所从事的运动。目前全世界通行的竞技运动项目有田径、体操、球类、游泳等数十项。

（三）康复运动者

康复运动是在疾病发生前后和同时进行，与疾病相关的，促进身心健康的运动形式，也包括一些慢性疾病的器官肢体功能恢复治疗项目。康复医学的原始意义是使伤病者和残疾者在身体上和精神上，通过科学的手段恢复到原来正常或良好的状态，具备生活与劳动的能力，重返社会与家庭。

现代康复医学涉及基础医学与临床各科医学，包括物理学、运动学、工程学、心理学、护理学、老年学、社会学与建筑学等多学科。其中康复运动是非常重要的部分。患者在药物与手术治疗之后，集合理疗、体疗、工疗及心理治疗，提倡有针对性的自身功能训练。康复运动针对性强，它可以治疗各器官系统的疾病和康复功能，使体弱者强健，提高机体的抵抗能力，调解人的情绪状态。康复运动同时具有较强的主动性，个人主动精神和意志品质很重要，要能够克服来自身体内外的困难，使参与者达到健身强体、康复和治疗疾病的目的，如颈椎病与游泳运动、脑卒中与行走、高血压与瑜伽等。康复运动的自然性是通过人体的自然活动来达到防治疾病的目的，不受年龄、性别和体质强弱的限制，只要方式、方法得当，都可以收到良好的效果，并且对人体不产生副作用。

二、运动者自我监管

（一）全身体检

体格检查的意义在于运动者首先掌握自身的全身发育和身体情况、运动机能水平，找到适合、适度的运动项目，制订运动计划，避免运动性损伤等。体格检查基础项目的主要包括血压、心率、呼吸、五官科项目、内外科项目、血液生化项目、尿常规、便常规、心电图、肺部 X 线片等。

根据中华健康管理学会与中国健康促进基金会于 2016 年 9 月制订的生理健康测量与监测指标，建议体格检查内容如下：

1. 体重指数 体重指数（BMI）=体重（kg）/身高（m）^{2}。它反映体重、身高与人体内含有脂肪多少的关系，用来界定肥胖、超重、正常与体重过轻。

2. 血压 血压过低、过高（低血压、高血压）都会造成严重后果，血压消失是死亡的前兆，这都说明血压有极其重要的生物学意义。

3. 脉搏 即动脉搏动，随着心脏节律性的收缩和舒张，动脉管壁相应出现扩张和回缩，在表浅动脉上可触到搏动。

4. 肺活量 代表一个人潜在的呼吸能力的大小，在某种程度上可以反映一个人呼吸功能和健康状况。

5. 体温 机体内深部的平均温度，通常测量腋下温度。体温的升高表示个体受感染的情况。

6. 心率 是指心脏每分钟跳动的次数。非生理性的心率过缓和（或）过速都表明心脏有疾病。

7. 血脂 血浆中所含脂类统称为血脂。血脂含量可以反映体内脂类代谢的情况。血脂异常，尤其是高血脂，是诱发心脑血管疾病的一个重要因素。

8. 血糖 血液中的糖分统称为血糖，绝大多数情况下都是葡萄糖。体内各组织细胞活动所需的能量大部分来自葡萄糖，所以血糖必须保持一定水平才能维持体内各器官和组织的需要。

9. 肝功能 包含肝脏酶学、胆红素及蛋白方面的检测，能够反映肝脏有无疾病、肝脏损害程度及查明肝病原因、判断预后和鉴别发生黄疸的病因等。

10. 肾功能 主要包含尿素氮、肌酐、尿酸，能够衡量肾功能的变化。

11. 红细胞计数 正常情况下，红细胞的生成和破坏处于动态平衡，因而血液中红细胞的数量及质量保持相对稳定。无论何种原因造成的红细胞生成与破坏的失常，都会引起红细胞在数量上或质量上的改变，从而导致疾病的发生。

12. 白细胞计数 指计数单位体积血液中所含的白细胞数目，是机体防御系统的重要组成部分。白细胞数目减少见于某些病毒、细菌等的感染，增加见于急性炎症、化脓性感染、白血病、恶性肿瘤等。

13. 尿液分析 能够监测尿液中的红细胞、白细胞、管型、上皮细胞、细菌等，有助于对尿路感染、肾盂肾炎、肾小球肾炎等疾病的诊断。

14. 大便分析 检测方法包括便常规（包括检验粪便中有无红细胞和白细胞）、细菌敏感试验、大便隐血试验（OB）及查虫卵等。用于了解消化道有无细菌、病毒及寄生虫感染，及早发现胃肠炎、肝病，还可作为消化道肿瘤的诊断筛查。

15. 骨密度 是骨质量的一个重要标志，反映骨质疏松程度，预测骨折危险性的重要依据。

（二）全身重要器官系统的机能评估

1. 心血管系统指标 包括心率、血压、超声心动图。

2. 呼吸系统指标 包括肺活量、最大通气量、闭气试验、运动心肺功能测试。

3. 泌尿系统指标 包括尿常规分析、肾脏功能检查。

4. 神经系统指标 包括脑电图、交感神经兴奋性测试、皮肤划痕试验、副交感神经测试。

5. 运动系统指标 包括肌肉力量测试、肌肉耐力测试、关节活动度测试。

（三）运动能力监管

1. 身体姿势平衡 静态姿势的稳定性良好，是人体可以进行正常运动与恢复的基础。一般来说，人体的静态姿态主要包含站、坐和卧等，而研究最多和最常用的是站姿的静态稳定性。人体静态姿势控制系统非常复杂，依赖于感知系统精确地感知外界环境、神经系统感受器的前庭、视觉和本体感知输入，大脑中枢对外界信息的处理、整合与反馈。

标准的站姿，是指从正面看，全身笔直，精神饱满，两眼正视，两肩平齐，两臂自然下垂，两脚跟并拢，两脚尖张开60°，身体重心落于两腿正中。从侧面看，两眼平视，下颌微收，挺胸收腹，腰背挺直，手中指贴裤缝，整个身体庄重挺拔。从背面看，头、颈、脊柱和双侧足跟在同一垂直线上，同时保持双肩水平与双侧髂嵴骨水平一致。而影响身体平衡的因素主要包括脊柱、胸廓、双侧下肢、双足。

（1）脊柱：是支撑人体重量和维持正常站立的重要支柱。脊柱在前后方向看，有四个正常的生理弯曲，包括颈椎前突、胸椎后突、腰椎前突、骶尾椎后突，呈轻度 S 形。在异常状态下，脊柱会发生弯曲，分为功能性弯曲与病理性弯曲。功能性弯曲常见于儿童发育期的姿势不当，如伏案过久、单肩负重等，或者长期右手运动，如乒乓球、羽毛球、网球等，脊柱周围肌肉长期紧张，牵拉过度导致脊柱短期侧弯，但是没有达到畸形，此时及时发现是完全可以纠正恢复的，一般在医院正规体检即可以及时发现，治疗方法简单，去除或者控制病因后，适当调整，见效较快。脊柱病理性弯曲是由各种疾病引起的，如先天发育不良，椎间盘突出症、腰部外伤等。治疗原发疾病是首要问题，在疾病的急性期不提倡运动，恢复期要听从医生劝告，适当活动。疾病痊愈或者静止期可以考虑在专业人士指导下，缓慢开展康复运动。

（2）胸廓：正常胸廓结构左右径与前后径比例为4:3。胸廓内包含人体的最主要脏器，如心脏、主动脉、肺部、食管、胃部等。先天胸廓畸形往往会伴随内脏发育不良，在运动前评估中要充分考虑。后天胸廓异常，常见于矮胖体型或者老年人；或者因疾病变形，常见于慢性肺部疾病，如肺结核桶状胸，肺气肿桶状胸，单侧肺部纤维化肺不张引起的胸廓下陷，肋软骨炎或肋骨骨折后单侧胸廓塌陷等。这些状态都不适合大量运动。

（3）下肢：人体双下肢通过骨盆连接脊柱，支撑全身重量。下肢系统包括臀部与髋肌、股骨与大腿肌群、膝盖、胫腓骨与小腿肌群、足踝等。在先天性骨骼发育异常，又称作侏儒症时，可以见到骨骼与软骨组织的异常发展，或者伴有骨骼变形，甚至影响身体的其他系统。这类患者身材矮小，主要表现在股骨长度短小，一般都伴有运动障碍。在急性传染病脊髓灰质炎引发的小儿麻痹症中，发病结果常常造成患儿的肢体终身残疾。残疾主要表现为肌肉麻痹和肢体瘫痪，可见髋关节脱位，膝关节屈曲畸形，肢体肌肉萎缩无力、肢体变形、脚部畸形，足内翻而用脚背外侧走路等。

（4）足部：足的构造分为三个部分，前足部、中足部、后足部，每个部分的构造及机能都不一样。足的检查主要是鉴别足弓的正常与否。足弓是人类脚的重要力学结构，正常足弓轻度隆起，使足富有弹性，即可吸收地面对脚的冲击力量，又可锁定中足关节，使脚变得坚硬，更好地推动人体活动。最常见的足弓异常是扁平足，指的是正常足弓的缺失，或称为足弓塌陷。如果平足者合并有疼痛等症状时，就被称为平足症，可能需要治疗，但这并不常见。很多平足者，特别是儿童平足没有症状，也不需要治疗。在成人平足中，50 岁以上的女性较多。成人平足初发时，足在非负重状态下足弓存在，负重后足弓即消失。此时由于关节的活动性尚存在，称为可复性平足或柔性平足。如果出现关节病变、活动受限、畸形不能复位，就称为僵硬性平足。足内翻畸形是足的一种疾病，其原因是内翻肌群功能相对强或痉挛，也与膝内旋不足、小腿后肌群痉挛、趾伸肌瘫痪有关。前足负重困难表现为患腿单腿前足站立不稳或维持困难，跑步困难，患腿单腿跳困难，上坡困难等。此时勉强运动是不适合的，应该接受医生的治疗。

2. 身体肌肉功能监管

（1）肌力与耐力：肌力是指肌肉兴奋后收缩所产生的动力和张力，耐力则指维持一定时间收缩或多次反复收缩的能力。决定肌力大小的因素有神经系统功能状态、肌肉的生理横断面、收缩前的肌肉长度和肌肉作用力臂长度，而耐力的大小则与可以取得的肌收缩的能量有关。肌力检查的方法，目前国际通用的是徒手肌力测定（MMT）六级标准衡量，检查由专业的运动医生进行，上下肢各有不同，包括力量、幅度、阻抗。这种检查方法为目前最常用，衡量标准已为各国学者所认可。

普通运动者的肌肉能力应该在Ⅳ～Ⅴ级。竞技类运动分级更加专业，目前肌力评估方法大致分两种手法，肌力检查目前有 3 种标准：Lovett 分级、M.R.C.分级、Kendall 百分比。器械肌力检查又分等长肌力测试、等张肌力检查、等速肌力测定。MMT 检查方法如下：

    0 级   完全瘫痪，肌力完全丧失。

    Ⅰ级   可见到或触摸到肌肉轻微的收缩，但无肢体运动。

    Ⅱ级   肢体可在床上移动，但不能抬起。

    Ⅲ级   肢体能抬离床面，但不能对抗阻力。

    Ⅳ级   能做对抗阻力的运动，但肌力减弱。

    Ⅴ级   肌力正常。

（2）肌张力：是指肌肉静止松弛状态下的紧张度。它是维持身体各种姿势及正常运动的基础，并表现为多种形式。如人在静卧休息时，身体各部肌肉所具有的张力称静止性肌张力。躯体站立时，虽不见肌肉显著收缩，但躯体前后肌肉亦保持一定张力，以维持站立姿势和身体稳定，称为姿势性肌张力。肌肉在运动过程中的张力，称为运动性肌张力，是保证肌肉运动连续、平滑（无颤抖、抽搐、痉挛）的重要因素。肌张力异常分为：

1）肌张力减低：表现为肌肉软，不能保持正常外形及弹力，被动运动时的阻力较正常减退，活动幅度大。

2）肌张力增高：表现为肌肉较坚实，被动运动时阻力较正常增大，活动幅度受限，可分痉挛性、强直性两种。肌张力异常的病因主要是运动神经和肌肉代谢问题，应该由专业运动医生诊断治疗。

应该注意的是，没有任何一种测试能评估全身肌肉力量。进行多种测试通常是必要的。卧推、深蹲应该被整合至测试中，以评估全身的肌力。不管是哪一种评估方式，适当的热身是必要的，有助于避免伤害及提升表现。

3. 身体骨关节功能评估   运动者全身骨关节活动功能评估的主要目的是确定是否有关节活动受限，发现影响关节活动的原因，保证运动过程顺利。如果发现运动项目相关的骨关节异常，应该立即停止全身活动，给予治疗。其后确定关节活动受限的程度，确定适宜的长期治疗计划，判定可能康复的程度。为选择适当的治疗方式、方法提供客观依据。客观测量关节活动范围的进展情况，以评价康复治疗、训练的效果。关节活动度分为主动关节活动度和被动关节活动度，前者是由肌肉主动收缩产生，后者由外力产生，无肌肉的随意运动。体育运动时均为关节主动活动。

关节活动范围异常的常见原因包括关节、软组织、骨骼病损所致的疼痛与肌肉痉挛；制动、长期保护性痉挛、肌力不平衡及慢性不良姿势等所致的软组织缩短与挛缩；关节周围软组织瘢痕与粘连；关节内损伤与积液、关节周围水肿；关节内游离液体；关节结构异常；各种病损所致的肌肉瘫痪或无力；运动控制障碍等。

4. 自我控制能力评估   积极正确的自我运动管理控制是运动者身心健全的一个标志，也是锻炼意志品质的一个重要组成部分。运动不足与运动过度是两种极端。人体的中枢神经、内分泌和免疫三个系统互相影响，在人体运动时，外界的声音、光线、运动行为等信息传导至大脑，引起大脑和肾上腺合成分泌多巴胺增加，促进交感神经兴奋，引起腹腔内脏及皮肤末梢血管收缩、心脏搏动加强和加速、新陈代谢亢进、瞳孔散大、运动耐力提升，运动成绩提高。此时运动者心情愉快，往往会导致运动过度。过度运动后早期一般无特殊症状，可以表现为疲劳乏力，恢复期延长。经常性过度运动后，严重者会逐渐出现厌恶情绪，慢性身心疾病表现如神经性呕吐、消化性溃疡、结肠炎、便秘、哮喘症、过度换气综合征、原发性高血压、心律失常、神经循环衰竭、继发性甲状腺功能亢进、紧张性头痛等。这是一系列神经内分泌失调性症状，可以有效预防。

自我能力监控方向大致包括两个，第一是运动者和教练制订合理适度的运动计划。即预先设定运动锻炼效果和目标，选择适合的锻炼方式，选择适合的锻炼节奏，选择适合的锻炼时间，自我鼓励或惩罚计划。没有经验者，运动初期可以在专业人士的指导下进行。第二是及时记录，包括自我主观感受，如精神状态、睡眠状态、食欲变化、饮水量与排汗量、排尿量、疲劳恢复等。当出现任何不正常与不可自主恢复的感受时，应该及时就医。

5. 心血管系统监控指标　专业运动员运动中的心血管系统功能监控非常重要。这与运动员耐力、体能有明显关系，也是训练中应用最多的一类指标。

（1）心率

1）日间脉搏：运动员安静时的脉搏经过系统训练常出现窦性心动过缓的现象，即安静时脉搏低于 60 次/分，在多数情况下这是机能状况良好的表现。

2）基础脉搏：是清早起床前，清醒状态下卧位的脉搏数，其特点是较为稳定。如果基础脉搏突然加快或减慢，常常提示身体过度疲劳或有疾病存在，此外应特别注意有无心律不齐，如出现需要进行具体分析。

3）运动中心率：在完成定量负荷、规定的成套动作时，运动员心率较平时明显增加，说明运动员的机能水平下降或机体已经疲劳。应该给予运动量调整或休息。

4）运动后心率：在定量负荷后的规定时间内，测定运动员心率的恢复速度，可反映运动员的疲劳程度。身体机能良好时，运动员的心率恢复较快，而疲劳或过度疲劳时则恢复速度减慢。

5）心率储备：是指最大心率与安静心率之差，是构成心输出量储备的重要部分。运动员心率储备大于常人，表现为安静时心率低，而进行极限强度运动时所能达到的最大心率高于普通人。

6）心率变异性：是反映心脏交感神经与迷走神经的紧张性和均衡性。心率变异性指标稳定性可以作为运动员选材、训练效果评定及机能水平评价的有效指标。

（2）血压

1）基础血压：运动者身体机能良好时，基础血压较为稳定。若基础血压比平时升高超过 20% 且持续两天以上不恢复，往往是机能下降或疲劳的表现。

2）运动状态下血压：一般情况下，收缩压随运动强度的加大而升高，舒张压下降。但运动时脉压幅度比平时减少，表明运动机能下降。

（3）最大摄氧量：是受多种因素，如民族、性别、年龄、遗传和训练等的影响。一般来说，男女、儿童在青春期前，最大摄氧能力无明显差别。性成熟后，女子的最大摄氧量是男子的 70%～75%；18～20 岁男女青年最大摄氧量达到顶峰，以后逐渐下降；65 岁的老人，最大摄氧量只相当于 25 岁青年的 75%。就运动员而言，从事耐力性项目的运动员的最大摄氧量比从事其他项目的运动员高。最大摄氧量的绝对值和相对值对于不同项目有不同的意义。最大摄氧量的绝对值对于划船运动员的重要性比相对值要大；相反，对于长距离跑步运动员来讲，最大摄氧量的相对值可能更有意义。

（4）心电图：反映心脏兴奋的电活动过程，对于心脏基本功能评价及其病理诊断方面具有重要的参考价值。广泛应用于预防和监测运动员心脏异常、指导运动训练，是运动员心脏病诊断及心脏机能评定的可靠方法之一。

（5）心电图运动负荷试验：作为诊断心血管疾病尤其心肌缺血和冠心病的一种无创性检测方法，在临床广泛应用。对运动员主要是预测心脏功能，通过观察运动员心脏在进行负荷试验中的变化情况，来规划运动量与运动强度。如果发现心脏有病理改变，需要通过进一步血液或其他仪器检查确认。

6. 呼吸系统监控指标　呼吸系统功能与心血管系统功能密切相关，呼吸系统通过气体交换获得氧气和排出二氧化碳，该过程的完成需要与血液循环密切配合，所有呼吸系统机能改变会明显影响运动机能。

（1）肺容量

1）深吸气量（IC）：平静吸气后能吸入的最大气量=潮气容积+补吸气容积。

2）肺活量（VC）：最大吸气后能呼出的最大气量=深吸气量+补呼气容积。

3）功能残气量（FRC）：平静呼气后肺内所含有的气量=补呼气容积+残气容积。

4）肺总量（TLC）：深吸气后肺内含有的总气量=肺活量+残气容积。

5）残气容积（RV）：习惯上称为残气量，指用力呼气末肺内残存的气量。

（2）肺通气功能：是指单位时间内肺脏吸入或呼出的气量。肺通气功能水平的高低是评价运动员体能的一个重要指标，良好的肺通气功能可以保障运动员在训练和比赛中体力和脑的正常功能。

1）每分钟静息通气量：是潮气容积与呼吸频率的乘积，正常成人静息状态下每分钟呼吸次数约为 15 次，潮气容积为 500ml，其通气量为 7.5L/min。潮气容积中有 140ml 气体存留在气道内不进行气体交换，称为解剖无效腔即残气容积，故肺泡通气量仅为 5.5L/min。若呼吸浅快则残气容积相对增高，影响肺泡通气量。

2）最大通气量（MVV）：单位时间内以最快速度和最大深度进行呼吸所达到的通气量。通气量大是保证摄氧量的前提，但是不代表呼吸功能好。

3）用力肺活量（FVC）：用最快的速度完成呼气肺活量测试。可由此计算第 1 秒钟呼出气的容积和第 1 秒钟呼出容积占用力肺活量之比。用力肺活量是当前最佳的测定项目，可以反映出较大气道的呼气阻力是否有障碍。

4）最大摄氧量（VO_{2max}）：是反映机体利用氧能力的重要指标。在运动实践中，最大摄氧量主要有以下几个方面的应用。它可以评价运动能力，运动员在不同训练阶段和训练状态下 VO_{2max} 有所不同。尤其耐力性项目更为明显。VO_{2max} 的增加与运动员运动能力或运动成绩的提高有关。它可以评定运动员的机能状态，当运动员身体状况下降或过度训练时，运动员心肺功能下降，在运动负荷量未达到极量时，摄氧量已达到极限，继续维持运动强度需要提高摄氧量，主要依靠增加肺通气量获得，能量消耗大，氧利用率低。运动员状态好时，达到最大强度负荷时，心输出量增加，肺通气量增加，氧的利用率明显提高，呼吸深而频率慢，满足机体对氧的需要量。它还可以评定训练效果，VO_{2max} 的后天可训练性有限，但是随着训练水平的提高，可以有所提高。在运动员选材时，由于 VO_{2max} 受遗传因素的影响较大，从儿童期到成年期的变化相对较小，因此可以作为选材的重要指标。

（四）身心健康评估

根据中华健康管理学会与中国健康促进基金会在 2016 年 9 月出版的《中华健康管理学杂志》指导建议，身心健康包括心理健康、行为健康和社会适应性健康三个部分。

1. 心理健康监测指标评估

环境适应力：反映当生活环境变化后对个体的影响情况。

心理耐受力：反映能否坦然面对长时间的生活压力能力。

心理自控力：反映对个体情绪、情感和思维活动及言行举止的自我控制能力。

心理自信力：即自信心，反映面对生活事件个体处理的信心和勇气。

心理恢复力：反映重大精神创伤后个体的自我恢复能力。

心理创造力：创造力指一个人对实现自身天生潜能的追求。这通常可以通过人的创造力的发挥程度和成就感的高低来衡量。

心理反应力：外界的刺激必然要引起个体的反应，但这种反应必须是适度的，既不十分过敏，也不极为迟钝。

思维的品质：反映个体思维活动的现实性和逻辑性。

注意集中度：是指心理活动对一定对象的指向和集中，是心理活动的特性，是判断心理健康与否的一个有效指标。

2. 行为健康监测指标评估

体能活动：指在生活中进行适当的体育锻炼或者其他的体力活动。

蔬菜与水果的摄入量：指每天摄入蔬菜水果的量。

喝酒：饮酒是指过去 30 天中，至少饮过一杯酒[根据 WHO 定义，一杯酒指 1/2 瓶啤酒、2.5 两葡萄酒或果酒、0.8 两白酒（一两=50g）]。

吸烟：根据 WHO 关于吸烟情况调查方法的标准化建议，将吸烟者又分为：经常吸烟者，是指每天吸卷烟 1 支以上，连续或累积 6 个月；偶尔吸烟者，每周吸卷烟超过 4 次，但平均每天不足 1 支；从未吸烟者；被动吸烟者：指不吸烟者在 1 周内有 1 天以上的时间吸入吸烟者呼出的烟雾，每天至少 15 分钟。

3. 社会适应性健康监测指标评估

交往能力：指主动与他人交流、交往的能力，交往能力强，会拥有良好的人际关系，能获得较多的社会支持。

合作能力：指个体与他人或群体为达到一定目的彼此配合的能力。

竞争意识：指压倒或胜过对方的一种心理状态，这种心态能使人精神振奋，努力进取，促进事业的发展，它是现代社会个人发展路上不可或缺的心态。

决策能力：指对某件事拿主意、做决断的能力。

沟通能力：是指与他人在思想、信念、观点等方面交流的能力。

第二节 运动保健师与教练员监管

随着社会经济发展与科技进步，社会大众的健康意识增强，参与健身运动的人群数量增加，健身场所增加，运动保健师和运动教练员的需求也更加突出，所以运动保健师的培训与监管成为日益重要的事情，这是保证运动人群安全的最重要部分。他们可以为运动者提供合理的运动教育知识、制订适宜的训练计划、建立身心调整规则、给予合适的预防措施、指导学习者恰当的保护技能，以降低风险。

一、大众体育运动保健指导人员的需求及推荐项目

（一）大众保健指导需求

大众体育运动目前多为群众自发组织形成的松散结构，依地区、兴趣、人群类别不同，分为多种多样的繁杂形式，统一管理不便是最明显的共性。依靠社区街道政府组织的职能设置与适当的政府财政支出，配备基础大众运动保健人员，可能是快捷有效的途径之一。

大众运动的目的主要是运用各种简便易行或喜闻乐见的体育锻炼项目，进行健身、防病、健美活动、促进疾病伤残者的基本康复，增强身体素质，提高生活乐趣。对于运动保健指导人员的医疗专业背景要求简单，有初级医疗教育背景或者离职/退休医务人员均可担当。政府组织如果可以对他们提供培训课程，普及相关医疗常识，控制环境安全与噪声，制订应急抢救预案，对于大众运动的保障促进是非常有益的。

（二）常见大众养生运动保健项目

1. 散步 是最好的抗高血压运动之一。散步为动态的一般性运动，从人体的血液循环系统来分析，人在行走时，肌肉系统犹如转动的泵，通过肌肉的反复收缩，促使血管收缩与扩张，促进血液循环，从而降低血压。要使散步产生健康效果，必须估算运动量，一般情况下，以每天万步走为宜，步行的速度要依年龄和自身健康状况而定。慢速为每分钟 60～70 步；中速为每分钟 80～90 步；快速为每分钟 110～120 步。全民可行。

2. 跑步 是抗衰老的最完善运动之一。较长时间有节奏的跑步运动，能够吸进大量的氧气，对新陈代谢会起到促进作用。运动者可以自己控制速度，紧张与放松相互交替进行。它能调节人的情

绪，缓解交感神经的过度兴奋与紧张，提高迷走神经的兴奋性，对加速血液循环的运行，消除血管特别是脑血管的隐患，起到较强的作用；经常坚持跑步可使心率慢而有力，对心脏功能的增强有突出的作用。中青年人每日或隔日进行。老年人不宜。

3. 弹跳 是较好的健脑运动之一。这是一种全身性活动，能够加强血液循环，使血液更好地流向大脑，从而供给大脑更多的氧气。同时，弹跳可促进脑中多种神经递质的活力，使大脑思维反应更为活跃、敏捷。跳绳时的自跳自数动作，信息不断往返重复，可以刺激大脑的积极思维与判断力。年龄较大的人经常做弹跳运动，可以明显减轻智力衰退，从而降低老年痴呆的风险。儿童与青壮年人群适宜，老年人不宜。

4. 游泳 是较好的减肥运动之一。游泳时身体消耗的能量大，对于心肺功能要求较高，腹部肌肉与手脚并用，有利于消除身体出现的赘肉。坚持游泳对消除全身脂肪十分有效。以每次 20～30 分钟为宜，速度、强度不可过高。全民可行。

5. 打乒乓球 是较好的防止近视眼的运动之一。造成近视的重要原因是眼睛疲劳，打乒乓球时，睫状肌随乒乓球的来往穿梭不停地放松和收缩，可促进眼球组织的血液供应和代谢，从而使眼睛的疲劳消除或减轻，有效改善视力，起到预防近视的作用。全民可行。

6. 体操 是较好的健美运动之一。持之以恒地进行健美操和体操运动，包括广场舞，可以加强人体的平衡性和协调性，收到明显的健美效果。全民可行。

二、商业性健康产业中的管理

随着现代人群健康意识的增强，商业性健康产业发展迅猛，各种健身俱乐部和健身中心竞相出现，以适应各种消费群体，并且有可能成为一种永久的时尚现象。商业性健身机构的运动项目常见于：体能评价、塑身运动，运动处方、负重训练、瑜伽、跆拳道，国标舞、压力训练等。各种俱乐部为了保持他们的竞争优势，极力迎合所有年龄层次的人群，经营管理者的注意力首先会集中在经济收益方面，对于健身教练的资格认定和设备设施安全性有时会在第二个层面考虑，或者被忽视。

（一）健身教练

在初级运动性损伤的预防、鉴别和监护、风险管理、教育和咨询、治疗和恢复等方面有重要的作用。健身教练应该参加正规的国家或者专业机构认定的培训课程，接受急救和损伤管理的良好教育，并通过考核获得资格证书。在运动医学日趋发展的今天，运动保健师和健身教练的功能必定是更加多样和复杂，各种相关边缘科学的介入，如运动生理学、运动营养学、生物力学、运动心理学、体育社会学、运动康复学、先进的各种电生理功能仪器和康复设备的出现等，使得健身教练的初级功能已经不能满足社会需求，正规的持证运动保健师的培训成为必然，也会成就一种新兴的经济实体。

（二）运动保健师

这个职业要求包括个人品德和职业要求两个方面。个人品德方面包括沉着自信，身体健康，聪明，情绪稳定，有同情心，干净整洁，有道德，公平，吃苦耐劳等。还应该具有良好的与他人交流的能力和技巧，与学员、家长、经营管理者、商业销售者、媒体等社会大众的合作。职业要求包括多学科知识，如解剖学、应用运动生理学、心理学、体育社会学、运动风险管理、病理学、运动性损伤的紧急治疗、药理学、训练学、营养学、血液病处理专业方案、康复技术、包扎、预防损伤方法、药物滥用预防、各种咨询服务、设备保护保养等。

（三）健身教练和运动保健师的基本作用

1. 预防运动性损伤与疾病发生。

2. 评估运动性损伤和疾病。

3. 为学员提供健康教育培训课程。

4. 为学员制订运动训练计划。

5. 急救和危急情况处置。

6. 在医生的指导下对学员进行治疗和康复后的再训练。

7. 对于事故报告与损伤记录的组织与管理工作。

8. 营养咨询与指导。

9. 协助学员选择和调试运动设备。

10. 衔接医生和学员的重要纽带。

三、青少年运动监管

（一）体育课设置

在中学阶段，青少年体育课程是否应该作为必修课已经引起广泛讨论。传统教育学家与体育专业人员认为体育课应该是必修课，学生需要有规律的充满活力的运动来开发他们的最大潜能，舒缓由学习和日常生活带来的紧张情绪。而学校管理者和父母则认为，体育课作为选修课是时代的要求。体育课的目标应该是制订适合每个学生的自我驱动机制，在学生个体感兴趣的项目运动中，培养运动的必要技能和态度，建立健康的生活方式，持续传达终生，变成自己生活的一部分。在某些不喜欢体育课的学生中，他们的厌恶情绪会体现在每天的行为举止和生活态度上，有时会有强烈的改变解脱愿望，强制的压迫有时会引发更多的逆反行为，导致身心异常或疾病。平衡实施体育运动教育的价值，给予真正想要参与运动的学生以人力、物力资源支持，而不加重其他学生的精神负担，给予其选择的自由，这对于管理者和体育教师是很重大的考验。

（二）运动安全因素评估

1. 学校管理者与体育教师共同负责学生在体育运动中的安全，包括确保每一次课程都是在安全的环境中进行；课前有充分准备的教学计划，适合不同年龄的学生；对设备器材的检测和维护保养，应对突发紧急事件的处理预案。安全注意事项和避难路线图，应当张贴在多处和醒目的地方，教师有责任经常提醒培训讲解，所有的教师、学生和家长都应该熟悉这些措施和具体动作。

2. 每一个参加体育运动的学生，都应该接受由专业医生进行的身体检查、身体发育评估和运动能力评估，并建立个人健康档案，在学校存档。体育教师应该明确了解每一个学生的身体健康情况，运动前是否有药物治疗和各种过敏问题。

3. 选择体育运动项目的安全是体育教师的责任。运动项目是完成体育运动锻炼目标的核心部分，必须非常谨慎地制订。项目选择原则要根据学校的任务和发展愿景，要体现落实体育运动过程中的价值，有助于促进和培养学生对体育运动、对运动能力的认知，有利于促进学生形成适应社会发展道德价值观。项目选择的另一个重要根据是运动要有趣味性，富有挑战和吸引力。能够为学生提供以解决问题为目标的技术能力培养，激发创造力。项目制订必须根据本地的环境和设备条件，可利用的人力、物力资源，避免高危险项目。学校内运动项目应当是跑、跳、投、走、击打、踢球、攀岩等基本动作或变化形式。

（三）体育教师能力评估

1. 个人品质　有工作热情，可以做示范，为学生展示运动角色，衣着得体，语言得体，展示良好的运动道德。

2. 个人行为　有高尚的行为道德举止，可以控制自己的情绪，始终将学生的安全置于第一位，而运动的胜利是次要的。

3. 管理学生的能力 培养并保护学生运动的积极态度，监督学生完成训练计划。

4. 专业工作能力 独立制订周密妥当的训练计划，尽早通知管理者与学生和家长，获得配合支持。

5. 掌握正确工作步骤 在预防和处理事故与伤害时表现出专业性与合理性，遵从医生的指导和建议，坚持国家对运动管制药物食物的使用原则。

6. 具备专业的训练理论和技术 运用运动技能技术和规则的知识，展示传授运动基本原理的能力，培养学生良好的团队精神和道德品质，正确评价学生运动能力，坚持公正平等，遵守纪律。

7. 遵守规则制度 模范执行体育运动各种组织规则和制度，展现裁判技能。

8. 协调处理公共关系 包括与上级管理者、学生运动员、学生父母、其他教员、媒体等的有效沟通，保持良好互动信任关系。

（四）父母的作用评估

在未成年学生的体育活动中，父母作为监护人的监管作用是非常重要的。国家强调保障未成年人的合法权益，尊重未成年人的人格尊严，适应未成年人身心发展的特点，教育与保护相结合。所以，父母有权与学校管理者和体育教师就学生的运动计划制订和实施过程中的问题进行问询。是否需要制订个性化的运动评估和教育计划，特殊运动的危险性告知，运动纪律政策的告知，运动程序的保护措施等，父母均有权知晓。家长对学校和体育教师的合理监督主要包括：

1. 监督的程度 了解运动项目的种类，运动的地点，持续时间，参与的孩子数量，孩子的年龄，健康水平。

2. 监督的质量 了解体育教师的能力，如证书与经验、出现过失的风险。

父母同时应该把自己知道的所有相关内容解释给孩子，使他们懂得自己具有的合法权益不受侵犯。

四、竞技专业运动教练员管理

（一）教练员道德原则

我国竞技运动项目是由专业机构负责组织训练的。教练员与运动员的资质选拔与能力培养有特殊标准。无论任何运动项目，专业教练员的道德准则大致是通用的。

1. 教练员应当认识到他们在对运动员的教育中具有巨大的正面或负面的影响力，因此，教练员不能将获胜的价值置于树立优良品质的价值之上。

2. 教练员必须坚持不懈地维护这一职业的荣誉和尊严。在所有与运动员、裁判员、运动主管、学校管理者、各种运动协会组织、媒体公众的联系中，教练员应当努力树立高尚道德行为的榜样。

3. 教练员应当在阻止药物、酒精和烟草的滥用中发挥积极作用，绝不能批准使用。

4. 教练员应当促进各种运动交流计划，并指导他们的计划与本专业总体计划协调一致。

5. 教练员必须全面了解比赛规则，并负责向团队成员进行讲解。运动规则精神的实质和文字意义应是统一的。教练员不能试图通过违背精神上的或文字上的规则谋取利益。

6. 教练员应积极地运用他们的影响力，通过各级政府、运动协会、群众组织、企业赞助者、后援俱乐部和管理者的密切合作来增强运动道德。

7. 教练员应当尊重和支持竞赛裁判员，教练员不能纵容煽动参赛者和观众与裁判员对抗的行为。公众对裁判员的责难是不道德的。

8. 教练员不应当对助手施加压力，而应让他们对运动员给予特殊关照。

9. 教练员对于任何方式的侦察对手都要拒绝。

（二）运动专业医生职责

1. 专业医生职责　运动医学专业医生是运动医疗队伍的领导者。医生应该是运动专业的高阶负责人员，医疗队成员应该包括：运动外科医生、整形外科医生、助理医生、竞技运动主管、教练员、持证健身运动保健师、康复理疗师、辅导师。

2. 医生负责人的职责

（1）准备和收集运动队员的医疗资料，了解他们的损伤和基本健康情况。

（2）对运动员进行体检，并汇报结果给管理者、教练员、保健师、父母等，提出训练和参赛建议。

（3）医生应该在训练和比赛现场，在处理紧急事故中，与运动主管、教练员、运动保健师共同配合工作。

（4）在检查诊断和治疗所有的损伤和疾病时，提出今后的训练与比赛建议与许可。

（5）给予运动员关于营养、身心调整、保健品、违禁药物、烟酒使用等指导意见。

（6）主动的持续性自我教育学习，掌握专业领域内预防、监护和最新科技技术研发进展。

（三）教练员对运动员的健康监护

1. 制订恰当的基础身体训练计划　增强体质，提高抗疲劳能力，防止过度训练造成身体伤害，应急预案准备与抢救措施等。

2. 组织模拟比赛训练　比赛技术要点，禁止采用危险的战略战术，强调安全保障，备用参赛运动员等。

3. 确保公正的裁判　了解裁判员的工作经验，经常性地给予运动员和教练员在比赛规则和体育精神方面正确指导，提倡对裁判员的尊重。

4. 确认比赛使用设备设施的健全完善　在进行对抗性和身体接触性项目时必须提供运动员最好的保护。无论训练时或比赛前都要关注装备的配置和调整、维修与淘汰。对于比赛的场地和安全区域的预先了解和紧急通道勘探。

5. 保证提供运动员充分的治疗　运动员赛前的健康档案和身体检查资料可以随时提供给医生。比赛现场提供医生和医疗团队救援设备，如转运交通、第三方接诊医院。医生有权对运动员受伤后的继续比赛与否提出建议。医生有权对运动员受伤后的恢复训练提出建议。医生有权对运动员受伤后的康复训练和身心恢复提出建议。

（四）运动营养补充

在人体基础代谢以外，运动时的人体能量消耗是需要及时补充营养的。运动强度主要相关肌肉牵拉多少与肌肉负荷大小。人体在精神紧张和情绪激动时及神经内分泌调节应激状态下，能量消耗也会增加。运动营养补充，主要是能量的补充。食物中的碳水化合物、脂肪类与蛋白质都可以产生能量。

1. 在普通人群中，补充能量的原则是遵循均衡膳食的原则，以谷类为主，蔬菜水果次之，适量鱼、肉、禽、蛋，少油少盐。维持体重平衡，成人健康体重指数（BMI）19～24kg/m^2。

2. 在青少年、儿童群体中，考虑到生长发育期的特殊阶段营养需求。他们自身基础代谢较快，日间活动与运动频繁，要保持正常体重增长和骨骼发育需求。营养配比特点是大量蛋白质、适量的碳水化合物、足量的脂肪，其他维生素、无机盐、水分、膳食纤维都要充分。

3. 专业竞技运动员的营养补充需要专业的营养师负责。运动员的食物在数量上应满足运动训练和比赛的消耗，在质量上应保证全面的营养需要和适宜的配比，如蛋白质、脂肪比例应适应于不同项目运动训练的需要。一般情况下蛋白质占总热能的12%～14%、脂肪占30%左右（以不大于总热能的35%为宜）、碳水化合物占55%～70%。食物应是营养平衡，品种多样。运动员的食物要求浓缩、体积质量小，一日食物总量一般不超过 2.5kg。

4. 全天食物热量分配，应根据训练或比赛的实际情况进行安排。上午训练时，早餐食物应有较高的发热量并含有丰富的蛋白质和维生素等。晚餐食物的热量不宜过高，以免影响睡眠。一般情况下，早、午、晚餐的热能分别约为 30%、40% 和 30%。进行大运动量训练时，由于热能的消耗量增加，可以考虑采取加餐措施。运动员的良好进食习惯养成，大运动量训练或比赛前的一餐至少应提前 2.5 小时完成。提前进餐的目的在于剧烈运动前不宜吃得过饱。预防暴饮暴食和过度营养。

第三节　运动场地监管

一、运动场地设施设备规划管理原则

1. 各级运动管理者首先应该牢记的是，建造运动场所是为了满足运动的需求，而不是商业目的。

2. 设施使用应该考虑多用途项目，可以共享并适应潜在的发展模式和趋势。

3. 设施使用目标是，物质或非物质的环境必须安全、可靠、吸引人、舒适、清洁、实用、方便。

4. 设施必须价格适当，便于使用、控制和维护。

5. 设备应该考虑到邻近社区群众运动需求，并提供协调与方便。同时应该考虑到要保护社区邻居生活不被骚扰，如交通、声音、照明等。

6. 设施应该符合健康、安全和法律规范标准，目的是维护公益健康和确保运动者与环境安全。

7. 设施规划必须是长期的，具有适应性、可变性、扩展性，以满足不断变化的社会需求。

8. 设施规划要考虑避免环境污染，充足、安全的运动空间、休息空间、卫生设备，合适的通风供热制冷、排污、照明等装置。

二、运动场地的现场安全管理员

每一个专业运动场所都应该有上级任命的专门安全管理人员，其责任是负责整个运动中心的所有安全问题，定期检查体育设施与器械安全完好，制订风险管理计划、各种执行计划方案，编写安全教育资料，向上级汇报已经发生的运动性损伤，努力协调多个部门共同工作，降低伤害事故的发生率。

三、运动场地的医疗保健室

体育运动场内的高质量医疗保健室是确保运动安全的重要配置。要有常驻的医务人员，主要工作在于急救、身体测试、包扎、肢体固定、身体恢复、治疗、保存记录等。同时这里也是一个多功能的场所，一般是运动员聚集的地方和寻求安全忠告，伙伴同甘共苦的休息地。附近设备可以安排更衣室、浴室。交通要便利，通讯与照明安全。更理想的设备计划是可以含有康复仪器和运动保健品与急救药品。

四、运动护具使用与保管

运动护具是保证运动员在训练与比赛过程中身体和生命安全的穿戴工具，在专业的贮藏室内保管。必须有专业人员指导和选择购买。首先是使用前需要全面检验或经过修复保持完好状态以便在发挥保护功能时和新的一样。有时保护设备还要经过权威机构认证。运动员护具使用培训在使用前完成。护具在佩戴时要合适，并且注意随时观察护具的使用情况。教练员应该协助运动员佩戴护具，完成保护性的捆绑和包扎，提高局部支撑力量。

五、残疾人体育运动项目安全的特殊管控

（一）政府与相关机构的责任

政府与相关机构有责任对残疾人体育运动给予特殊重视，包括社会教育和设施设备多个方面。残疾人运动的初衷是康复健身。第一次世界大战期间欧洲出现的伤残士兵康复中心活动小组是最早期的残疾康复运动形式。因战争而致残的人们，通过适当的体育活动，获得身心康复，重新参与社会生活。残疾人体育活动逐步受到重视。实践证明，体育运动对残疾人的康复起着积极作用，它可以有效地改善残疾人身体各器官、系统的功能，提高机体的能力，最大限度地补偿残疾带给他们的不便，使他们融入社会，增强生活的信心和勇气，逐步走上身心健康发展的道路。

要积极呼吁、鼓励全社会对残疾人运动的支持，营造尊敬与和谐环境。残疾人的竞技体育与健全人体育相比，从某种意义上讲，它的社会教育意义更深刻、更感人、更具有震撼力。由于肢体、精神或智力残疾，他们与健全人相比处于弱势地位，在竞技体育活动中取得的每一点成绩和进步要付出比健全人更多的努力。残疾人参加体育比赛活动，比的不仅是单纯的运动技术和战术，更重要的是意志、技能、体能的较量，向生命潜能提出的挑战。

（二）残疾人康复性运动项目的设置标准

残疾人康复性运动项目设置有独特的标准，在设备设施上更加趋向于康复功能性的作用，如肢体功能的发展和练习，运动感知能力活动，轻度健身运动，疾病致残的局部康复运动，压力管理性运动，放松运动等。

（三）从事残疾指导的体育教练的工作目标

1. 明确告知每个学生他们的能力、缺陷和潜力。

2. 为每个学生提供在其能力范围内，发展器官活力、肌肉力量和耐力，训练关节功能及灵活性，提高心肺功能的耐力。

3. 在娱乐和比赛的机会中积极地为他们提供社会发展的机会。

4. 在娱乐和比赛的机会中积极地为他们提供掌握社会生存技能的学习机会。

5. 帮助每个人满足自我的生活需求。

6. 协助残疾学生的社会职业发展。

7. 帮助学生树立克服残疾或者其他损伤的自信心。

8. 帮助学生正确认识个体差异，接受缺陷的事实，培养其融入集体的能力。

（四）残疾人体育运动项目的特殊分类标准

残疾人体育运动项目的特殊分类主要根据听力、视力、语言、智力、肢体等不同器官方面，以及残疾种类，如视力残疾、听力语言残疾、肢体残疾、智力残疾和精神残疾等。主要有以下四个不同：

1. 设立项目不同　残疾人运动员的比赛项目比健全人的同类项目增加了很多。比如田径项目男子 100m，健全人比赛冠军只有一名，而残疾人运动员由于级别不同，产生的冠军就不止一个，而是多名甚至十几名。再如乒乓球比赛，健全人只有站姿，而残疾人运动员除了站姿外，还有坐姿，即坐在轮椅上比赛。仅坐姿比赛就要分成 5 个级别，然后分别再进行男女单打、双打、团体等项目的比赛。

2. 比赛规则不同　根据残疾类别与功能障碍的不同，残疾人比赛在健全人规则的基础上制订有特殊的规则，只适用于残疾人比赛项目。中国残疾人体育协会参照健全人各项目的比赛规则，按照

国际残疾人体育规则审定了 14 个项目：田径、游泳、举重、乒乓球、坐式排球、轮椅篮球、盲人柔道、射击、射箭、轮椅网球、轮椅击剑、自行车、羽毛球、盲人门球。

3. 借助器材和辅助人员不同 许多比赛需借助器材与辅助人员的帮助来完成。下肢残疾的运动员比赛时，需用辅助器械轮椅，B1、B2 级盲人运动员参加田径比赛项目时需要领跑员等。据此设计残疾人比赛项目、制订比赛规则、设计运动假肢和运动轮椅。

4. 比赛场地、设施要求不同 有的运动场地需要有无障碍设施。射击、射箭运动员需占用两个靶位。盲人门球运动员由于要靠声音辨别球的位置，要求场地隔音设备效果好，使用的球和球门都特殊。

第四节 运动环境监管

一、体育运动现场的人群安全管控

大型体育活动观众安全是管理者必须考虑的严肃问题。常见的安全问题原因可能是多种形式的，如缺乏设施，信息沟通不畅，停车场地不足，门票超售，价格波动，安检工位不足，对权威的不尊重，执法人员方法不当，不良社会人员蓄意作为等。管理者应该制订基本应对原则：

1. 制订完善的人群安全管理政策、指导方针、规章制度。咨询相关人士如政府上级机构、竞技活动项目主管、社区活动管理负责人、运动队管理员、学生与家长、当地警察机关、当地急救组织等。

2. 努力有效执行规章制度，与各方面人士保持良好沟通渠道，随时可以获得他人的专业支持。

3. 经常性地回顾评价和调整规章制度的适宜性和有效性。

4. 维护规章制度的权威性，使上级领导与大众确信，只要认真执行制度，就可以保证基本的安全管控目的。

二、室外运动场所的环境监管

（一）游乐场所

游乐场所服务于儿童青少年、成人等各个年龄层的需求和集中的兴趣。场所的大小必须与计划项目的数量和种类匹配。宽阔的草坪或广场，道路平整无洞无石，无暴露土壤，无生物污染与圈养动物。运动区域与娱乐区域分开设置，交通要道宽阔，各种标识（包括急救）清晰明确，公示替换破损设施的定期计划，公示常规安全计划检查与风险管理计划，局部等候地区应有防雨防风防晒遮挡物，拥有干净的饮水装置和卫生间。

（二）学校运动场

中小学操场应该位于建筑物的附近，距离教室很近。操场周围要有篱笆，草地或场地要平滑，应该有一个多功能的场地，采用有弹性的、安全的、具有耐久性的材料覆盖地面，可以快捷高效地排水。场地上有明确的画线。在此可以提供较低限度的篮球、排球、手球、网球等项目。场地较小者，以娱乐为主，设置单杠、秋千、跷跷板、弹球、套圈、跳房子等。场地宽阔的，在运动场周围，可以设计专用单车道路、慢跑道路、健身房、滑冰场等。后者要在设计规划中考虑灯光，安全供水和休息设备。少儿活动主要是大肌肉群的活动，如跑跳、攀爬、踢球等。青少年群体可以进行有技术技能训练的活动与游戏，以及合作性团队活动或简易比赛。

（三）室外公共游泳池

对公众开放的游泳池是非常受欢迎的，项目可以包含标准水上竞技项目，各种有创意的水滑梯，产生波浪的水流设备，充满娱乐性。设计游泳池要求外形光滑，有充足的过滤循环系统，池边面积宽阔，有淋浴设备（游泳前后使用）、存衣柜、更衣室、卫生间，照明充足。如果有跳板，表面要防滑，并且安全地固定在地面上。管理上所有设施规则和管理制度应该公示，水质监管与残氯检测制度公示，清晰的深水区与浅水区标志，配备正规培训的救生员，救生设备包括心肺复苏、"110"呼叫设备，运输设备等。

（四）残疾人设施

残疾人的运动设施通常不同于普通公共运动设施。需要政府与残疾人管理专门组织设计与规划，他们有责任尽量将其整合、纳入或成为正常体育活动主流的一部分。也需要残疾人专用的设施。很多地区限于资金投入少，往往缺乏充足的设备与人员管理维修，需要尽快改善。

三、室内运动场所的环境监管

（一）运动区

1. 室内体育馆　包括建筑设计的相对独立位置，有稳定支撑的屋顶，有弹性和平滑耐久的地板，地板上有各种运动项目需要的标记，有吸音处理的顶棚墙壁和地板、安全窗，有标准的类似于自然光的照明，带有保护的灯具，固定的运动器材等。

2. 室内游泳池　专业游泳池设施应该考虑主力游泳人群特点，教学为主或娱乐为主，设计泳池大小、形状、深度、颜色、过滤和水处理系统、建筑材料、平台面积、教学区与训练区分隔、空气处理系统、照明处理系统、声音处理系统。为保障人群安全，游泳池陆上地面应该铺设防滑和不发光的材料，陆上空间要充足，水面以上的空间应该无障碍，顶棚与墙壁应进行吸声处理。

3. 舞蹈与体操馆　需要设施包括落地镜，音响系统与音像系统，芭蕾舞把杆，空气换气系统，类似于自然光的照明系统；地面是防滑的而且有弹性的。

4. 球类馆　多种类型的球类项目或者击剑、武术、摔跤项目可以共享。考虑管理因素，设计包括顶棚安全，墙壁吸音，空气循环，照明等。

（二）室内运动辅助场所

器材室，设备室，水电供应室，保管室，更衣室，卫生间，淋浴室，医务急救室等。这些区域应该注意的是防火、防潮湿、防盗设施，医务抢救无障碍通道，醒目张贴的各种道路指引，张贴必要的各种紧急联络方式。

（三）管理职员办公区域

管理职员办公区域包括体育教师、教练、各级主管人员使用的办公室，接待室与会客间，秘书处，电子办公系统，文档与办公用品储备库，卫生间，员工休息室等。这些区域应该是使用时效最高的，需要考虑到设施方便、使用合理、公私不同区间、愉快性等。

第五节　药物和酒精监管

一、药物和酒精监管意义

运动员的药物和酒精的使用管理是运动监管中非常重要的一个内容。中国政府在十余年前，在医疗管理中设立了药事管理这个专业。主要目的是保证大众用药安全、有效、经济、合理、方便、及时。宏观上国家依照宪法通过立法，政府依法施行相关法律，制定并施行相关法规、规章，以及在微观上，各个医疗单位的药事组织，依法通过施行相关的管理措施，对药事活动施行必要的管理，其中也包括职业道德范畴的自律性管理。

禁用药物的使用和酗酒在年轻人和运动员中会偶有发生。酒精是最普遍滥用的药物。另外有些人希望给自己更多的活力，会使用一些药物如可卡因或安非他命、咖啡因、麻黄碱。有些新手为了自己在比赛中表现得更高大、更迅捷、更强壮，会使用合成类固醇和肌酸。这些药物会给青年人及整个社会造成巨大的危害。人体成长的潜能与成熟度均会受到阻碍，药物的副作用会导致健康水平降低，运动能力会逐渐受损，运动速度减慢，人格也会发生改变。

为了维护比赛的正义、公平及个人的身体健康，中华人民共和国国家体育总局在 2014 年发布了《反兴奋剂管理办法》。世界反兴奋剂机构（WADA）在 2015 年制订了《世界反兴奋剂条例》。中华人民共和国国家药品监督管理局在 2017 年发布了兴奋剂品种与肽类激素品种目录。反兴奋剂国际标准，是由各签约组织和政府协商后制定并由 WADA 批准。在与各签约方、各政府和其他利益相关方进行合理协商后，WADA 执委会可以对国际标准进行修改。国际标准及其修订内容将公布在 WADA 网站上，并在国际标准或修订条款中规定的日期起生效。

二、兴奋剂违规概念

兴奋剂违规是指在运动员的生物样本中，发现禁用物质或其代谢物或标记物。确保没有禁用物质进入自己体内，是每个运动员的个人责任。运动员应对从其体内采集的样本中发现的任何禁用物质或其代谢物或标记物承担责任。一旦出现运动员的兴奋剂违规行为，没有必要做任何说明解释。使用或企图使用某种禁用物质或禁用方法就足以构成兴奋剂违规。

三、兴奋剂检查范围及时间

所有参加竞技体育的运动员，本人应该了解并执行所有相关的国际和国家反兴奋剂政策和规则。随时准备接受样本采集。所有用于检测的尿样都在直接观测下收集，从而杜绝作假。拒绝提供者被视为检测阳性。每个运动员每年至少检测一次。运动员应对自己摄入的物质和使用的方法负责。运动员有义务负责确保自己所接受的任何治疗没有违反依照本条例制定的反兴奋剂政策和规则。相关医务人员要告知运动员有责任不使用禁用物质和禁用方法。配合运动员完成兴奋剂检查计划。利用他们对运动员的价值观和行为的影响力，培养运动员的反兴奋剂观念。

国际反兴奋剂组织可随时随地要求国际比赛运动员提供受检样本。各国家反兴奋剂组织对属于该国体育组织成员的运动员，或者在该国境内的所有运动员，均有实施赛内和赛外检查的权力。所有的检查要求都应按照国际标准实施。

四、反兴奋剂教育计划

政府应该负责反兴奋剂教育计划的制订，主要目标是预防。预防运动员有意或无意地使用禁用物质和禁用方法。预防计划应通过价值教育，作用于运动员及其辅助人员，尤其要通过学校课程设置重点关注青年人的教育。教育主要面向学校和体育俱乐部中的青少年，要关注并适合他们的每个成长阶段。教育同时要面向家长、成人运动员、体育官员、教练、医疗人员和媒体。教育计划应弘扬体育精神，以创建一个无兴奋剂体育的良好环境，对运动员和青少年产生积极和深远的影响。

健康教育计划应该包括这些问题：最新和最准确的反兴奋剂信息，禁用清单中的物质和方法；兴奋剂违规国际标准；使用兴奋剂的后果，包括处罚、对健康的危害和不良的社会影响；兴奋剂管制的实施程序；运动和运动员辅助人员的权利和义务；治疗用药豁免；营养补充品的风险管理；兴奋剂对体育精神的损害；行踪信息要求。

第六节　赛事监管

一、政府职能

体育运动赛事从法律角度区别，可以有政府和非政府行为之分。在政府主办的体育赛事中，所有策划、经费、运营、安全等全部由政府负责。政府有时也可能会委派其他承办机构，他们可能会享有豁免权，不能被起诉。政府可以调度公共资源，如教育、宣传、警察、卫生系统等。政府职能监管依赖于政府内部行政管理系统。

二、专业组织协会工作

民间体育运动赛事大部分是由非政府机构如专项运动协会或者各类竞赛委员会举办。这些组织的管理人员一般由有经验的专业人士担任，如策划、市场宣传、销售、服务、医疗、交通、通讯、应急、媒体等。特殊或者超大型民间赛事活动可以申请政府支援。

为确保每一次赛事的顺利举办，都应该有固定的工作流程，以控制安全与风险。主要包括赛前各部门职责、赛中职责、赛后职责、比赛计划制订，运动队选拔，裁判员资格认定、器材设施安全确认、门票与证件标准、停车场确认、公共关系维护原则确认、播音系统确认、照明系统确认、紧急抢救程序、现场运动医生确认、快捷医务运输、志愿者确认、公众人员安全控制、危机管理计划、各种文件记录管理确认等。同时，为保证后续突发事件得到妥当处理，各种法律合同的事前签订也是非常必要的。

竞技体育运动比赛的最终目的是名次与奖金，主办者必须在赛前有充分的准备和各种预案，包括门票收入、广告收入、各种捐赠。非竞技运动赛事管理相对简单，常见于大中学校运动会、企业健康娱乐性项目。运动项目激烈程度较弱，组织者更加注重的是教育性和体验感。在财政紧张的情况下，运动人员的安全性依然是最重要的。

三、运动急救治疗

运动急救是指在短时间内，对威胁生命安全的意外伤害和疾病所采取的一种紧急救护措施。它不处理伤病的全过程，而是把重点放在处理伤病急救阶段。其内容主要是心、肺、脑的复苏，循环功能引起的休克，急性创伤，多器官功能的衰竭，急性中毒等。全面急救概念还包含现场抢救、运输、通讯等问题。大型公共运动场所和重大赛事活动前，都应该给予充分的人力、物力准备与工作流程反复确认。运动急救治疗分三个阶段，全程需要专业医生参与。

1. 院前处理（包括运动现场、救护车内部、急救中心）　包括运动外伤处理与抢救，各种出血、开放性损伤的诊断处理能力，心、肺、脑复苏的能力；呼吸支持的能力；能持续心电监测；有识别处理心律失常及有创血流动力学监测的能力；进行紧急心脏临时起搏的能力，医疗运输，车载治疗药物与设备，生命支持能力。

2. 医院急诊室治疗　运送伤员到达医院，延续抢救的必备常规医疗设备包括呼吸机、心电监护仪、心脏除颤器、简易呼吸器、心脏按压泵、负压骨折固定装置、氧气瓶。多功能抢救床、负压吸引器、全自动洗胃机、微量注射泵、定量输液泵等以及气管插管及气管切开所需急救器材。需要检验科、放射科配合。

3. 危重患者监护病房　危及生命的状态下，伤员将进入医院内危重监护病房。需要配备监护系统、体外膜肺氧合装置、腹膜透析和血液净化系统等设备。

四、公共关系与媒体合作

公共关系管理在体育运动赛事中是非常重要的组成部分。一般由赛事运动主办方机构专人负责。目的是在运动赛事的宣传、策划实施过程中,使用多种方式,与社会公众之间建立良好的关系,表现出赛事运动的品质与社会责任,获得公众理解、信任与支持,最终起到赛事保障作用。

公共关系管理的第一步是制订详细计划。计划制订的依据包括公共受众访谈调查、民意测验、专家咨询、财务预算分析、舆论动态、媒体方式等。计划制订的主要步骤包含:确定完整的公关政策;确定受众利益和需要的项目产品;确定财务保证;充分使用有效的设计手段来明确目标;工作流程与时间表;预演;安全保障;评估计划。第二步是具体实施,行动得当。实施监控重点:要充分考虑不同人群的生活习惯,老年人,青少年,高消费者,非消费者,粉丝;判断在不同环境下成长人群的不同接受能力,如生活观念和知识结构的区分;强调充分沟通的顺利进行;运动组办机构要掌握控制权;运动组办机构要有随时监控纠正不良效果的措施手段;要充分考虑到媒体的巨大能量。印刷品、广播、电视转播、手机 APP,各种现代自媒体宣传手段等,均可以迅速传播信息。掌握媒体或与媒体的合作必须非常重视。

课后练习题

一、填空题及其答案

1. 根据中华健康管理学会与中国健康促进基金会于 2016 年 9 月制订的生理健康测量与监测指标,建议体检内容有 15 项内容:体重指数、血压、脉搏、肺活量、体温、心率、血脂、血糖、肝功能、肾功能、红细胞计数、白细胞计数、尿液分析、大便分析、(骨密度)。

2. 心电图反映心脏兴奋的电活动过程,对于心脏基本功能评价及其病理诊断方面具有重要的参考价值。广泛应用于预防和监测运动员心脏异常、指导运动训练,是运动员心脏病诊断及心脏(机能评定)可靠方法之一。

3. 肺活量是最大吸气后能(呼出的最大气量)=深吸气量+补呼气容积。

4. 最大摄氧量是反映机体利用(氧能力)的重要指标。

5. 为了维护比赛的正义、公平及个人的身体健康,中华人民共和国国家体育总局在(2014)年发布了《反兴奋剂管理办法》。

6. 世界反兴奋剂机构在(2015)年制订了反兴奋剂条例。

7. 中华人民共和国国家药品监督管理局在(2017)年发布了兴奋剂品种与肽类激素品种目录。

8. 兴奋剂违规是指在运动员的(生物样本中),发现禁用物质或其代谢物或标记物。

9. 国际反兴奋剂组织可随时随地要求国际比赛运动员提供(受检样本)。各国反兴奋剂组织对属于该国体育组织成员的运动员,或者在该国境内的所有运动员,均有实施赛内和赛外检查的权力。所有的检查要求都应按照国际标准实施。

10. 院前处理包括运动外伤处理与抢救,各种出血、开放性损伤的诊断处理能力;(心、肺、脑复苏的能力);呼吸支持的能力;能持续心电监测;有识别处理心律失常及有创血流动力学监测的能力;进行紧急心脏临时起搏的能力,医疗运输,车载治疗药物与设备,生命支持能力。

二、简答题及其答案

1. 全身重要器官系统的机能评估指标有哪些?

答:(1)心血管系统指标:包括心率、血压、超声心动图。

(2)呼吸系统指标:包括肺活量、最大通气量、闭气试验、运动心肺功能测试。

(3)泌尿系统指标:包括尿常规分析、肾脏功能检查。

(4)神经系统指标:包括脑电图、交感神经兴奋性测试、皮肤划痕试验、副交感神经测试。

(5)运动系统指标:包括肌肉力量测试、肌肉耐力测试、关节活动度测试。

2. 心理健康监测指标评估有哪些?

答:(1)环境适应力:反映当生活环境变化后对个体的影响情况。

(2)心理耐受力:反映能否坦然面对长时间的生活压力的能力。

（3）心理自控力：反映对个体情绪、情感和思维活动、言行举止的自我控制能力。

（4）心理自信力：即自信心，反映面对生活事件个体处理的信心和勇气。

（5）心理恢复力：反映重大精神创伤后个体的自我恢复能力。

（6）心理创造力：创造力指一个人对实现自身天生潜能的追求。这通常可以通过人的创造力的发挥程度和成就感的高低来衡量。

（7）心理反应力：外界的刺激必然要引起个体的反应，但这种反应必须是适度的，既不十分过敏，也不极为迟钝。

（8）思维的品质：反映个体思维活动的现实性和逻辑性。

（9）注意集中度：是指心理活动对一定对象的指向和集中，是心理活动的特性，是判断心理健康与否的一个有效指标。

3. 行为健康监测指标评估有哪些？

答：（1）体能活动：指在生活中进行适当的体育锻炼或者其他的体力活动。

（2）蔬菜与水果的摄入量：指每天摄入蔬菜水果的量。

（3）喝酒：饮酒是指过去 30 天中，至少饮过一杯酒（根据 WHO 定义，一杯酒指 1/2 瓶啤酒、2.5 两葡萄酒或果酒或 0.8 两白酒）。

（4）吸烟：根据 WHO 关于吸烟情况调查方法的标准化建议，将吸烟者又分为：经常吸烟者，是指每天吸卷烟 1 支以上，连续或累积 6 个月；偶尔吸烟者，每周吸卷烟超过 4 次，但平均每天不足 1 支；从未吸烟者；被动吸烟者，指不吸烟者在 1 周内有 1 天以上的时间，吸入吸烟者呼出的烟雾，每天至少 15 分钟。

4. 社会健康监测指标评估有哪些？

答：（1）交往能力：指主动与他人交流、交往的能力，交往能力强，会拥有良好的人际关系，能获得较多的社会支持。

（2）合作能力：指个体与他人或群体为达到一定目的彼此配合的能力。

（3）竞争意识：指压倒或胜过对方的一种心理状态，这种心态能使人精神振奋，努力进取，促进事业的发展，它是现代社会个人发展路上不可或缺的心态。

（4）决策能力：指对某件事拿主意、做决断的能力。

（5）沟通能力：是指与他人在思想、信念、观点等方面交流的能力。

5. 简述公共关系管理。

答：公共关系管理在体育运动赛事中是非常重要的组成部分。一般由赛事运动主办方机构专人负责。目的是在运动赛事的宣传、策划实施过程中，使用多种方式，与社会公众之间建立良好的关系，表现出赛事运动的品质与社会责任，获得公众理解、信任与支持，最终起到赛事保障作用。

（雒保军　胡　青　张思虞）

第十六章　运动卫生学

学习目标
1. 掌握体育锻炼与运动卫生。
2. 熟悉不同人群的运动卫生。
3. 了解运动与生活卫生及环境卫生。

运动是促进身体生长发育、增强体质、防病抗老的一种积极手段，但是，要使体育运动真正达到预期的效果，必须讲究科学的方法。少年、儿童、女子、中年人及老年人等不同人群，他们都各具不同的年龄和性别特征，他们的解剖结构和生理机能都有自身的不同特点。在体育运动中，必须从不同人群自身的实际出发，作出科学合理的安排，才能保证运动的效果。

第一节　运动与生活卫生

运动是促进健康最有效、最积极的手段，在实施运动的过程中必须遵循人体生理机能活动能力的变化规律，还要讲究卫生，才能达到良好的效果。

一、运动与生活制度

生活制度是指对一天内的睡眠、饮食、学习、休息和体育锻炼等各项运动作出基本固定的时间安排。人的一切活动都是在大脑皮质支配下来完成的。每天在相对固定的时间起床、吃饭、休息、工作、睡眠和进行体育锻炼，养成有规律的学习、生活习惯，大脑皮质有关区域的兴奋和抑制的转换也建立起相应的顺序，形成了大脑皮质活动的"动力定型"。神经系统和组织器官的活动有了一定的规律，就可以使机体在一定时间内对某种活动有所准备。它有利于机体内的各种生理活动，有利于身体健康。稳定而有规律的日常生活制度，对于增进健康、提高工作和学习效率、提高运动成绩有良好的作用，也有助于身心健康。如果生活制度不合理，经常打乱作息制度，会使大脑皮质中建立起来的"动力定型"遭到破坏。神经系统的机能减弱时，各器官系统的机能也相应受到影响，这样就会降低机体的机能，影响学习和工作效率，有损身体健康。在条件允许的情况下，一般应尽量保持生活制度的相对稳定。但是，大脑皮质中的"动力定型"的建立不是一成不变的，由于大脑皮质功能的可塑性，对于新的环境，只要逐步适应，还是可以改变的。

二、运动与饮食卫生

人体每天必须摄入足量的六大营养素：蛋白质、糖、脂肪、维生素、无机盐、水，而运动和营养两者都是维持身体健康的主要要素，两者缺一不可。营养素是构成机体组织的物质基础，运动可增强机体活动的功能，所以营养对于运动有较为重要的意义。运动参加者体内代谢加剧，能量消耗较大，因此，必须供给充足的能量才能满足机体的需要。若单纯运动而缺乏必要的营养保证，体内消耗的营养物质得不到补偿，会引起体重下降，体力下降，运动能力降低，抵抗力也会相应减弱，同时会导致运动性伤、病的发生。反之，若只注意营养而缺乏体育锻炼，就会使人体肌肉松弛，肥胖无力，活动能力减弱。可见，科学的锻炼与合理的营养相结合，才能更有效地增强体质和提高运动水平并加速运动后体力的恢复。

运动参加者必须根据自己的运动项目、运动量大小及运动的季节等合理安排自己的膳食，使摄入量和消耗量相适应，使各种营养素比例适宜，做到合理营养。运动时，身体要消耗大量能量，致使身体内的营养迅速减少，因此需要及时补充食物。但是，饭前、饭后绝不可以剧烈运动。

（一）饭前剧烈运动对身体的危害

饭前，身体处于空腹状态，血液中糖的含量降低，能量不足，加上体育运动时，人体内又要消耗大量的能量，如果在饭前进行剧烈运动，就容易发生低血糖，导致意外伤害事故的发生，甚至使人休克。

（二）饭后剧烈运动对身体的危害

有些人常常在吃完饭后去打球或从事一些剧烈的运动，这是不符合卫生要求的。主要是因为饭后胃肠已经开始了紧张的工作，毛细血管开放，大量血液流入消化器官。此时若进行剧烈的运动，大量的血液就要从胃肠流入骨骼肌，使消化功能减弱。长此以往，轻则引起消化不良，重则出现消化道慢性疾病，如胃炎、胃溃疡等。同时，饭后胃内已经积累了大量的食物，进行剧烈运动时，由于食物的重力和运动的颠簸作用，会牵拉肠系膜，容易引起腹痛。因此应当避免饭后进行剧烈的运动。

（三）运动后吃过冷食物对身体的危害

运动前后的饮食一定要符合卫生要求，才能有利于提高体育运动成绩，增强体质，促进身体健康发展。在剧烈运动后不要吃过冷的食物，剧烈运动后立即吃大量冷饮，会刺激胃、肠，使它们产生剧烈收缩，引起腹痛、腹泻。咽部也会因强冷的刺激而引起喉痛、音哑。我们在参加体育运动时，进食、饮水都必须严格遵守卫生要求，才有利于身体健康。

（四）体育锻炼与合理的进餐时间

因为在运动时体内相对地将血液集中于肌肉的、皮肤的血管，消化系统的供血量相对减少，致使消化腺分泌减少，消化道的蠕动减弱，如果食物停留在胃内时就进行剧烈的运动，可因胃肠道的充盈和横膈膜上顶，使呼吸受到影响。运动时食物在胃内振荡，会使人感到恶心、腹痛，致使运动能力下降，甚至中断运动。一般在餐后3～4小时左右，胃已基本排空。因此，饭后应休息2.5小时，再进行剧烈运动比较适宜。饮食与运动时间也不宜间隔太长，餐后4～5小时，可出现饥饿感或血糖下降，从而影响人体的运动能力，并增加对蛋白质的消耗。有些学生不吃早餐而参加上午的体育课，这对身体健康是十分有害的。空腹时间过长会出现神经肌肉震颤增强，血糖降低，出现注意力不集中、头晕、心慌等现象。经常这样，还会引起肠胃道疾病的发生。运动结束后不宜立即进餐，这是因为此时消化系统的功能还处于相对抵制状态。

三、运动饮水卫生

水能帮助吸收和消化食物，并且通过血液循环将营养送至全身；同时水通过呼气、出汗和排出大、小便把废物带出体外；水还能帮助人保温，维持正常体温；水又是皮肤关节的润滑剂，使身体保持运动机能。

体育运动时，身体会大量消耗水分，因此需要适时补充水分。我们需要避免一些不良饮水习惯给身体健康带来的麻烦。

运动前不宜大量饮水，运动前大量喝水会冲淡血液中盐和钙的含量，可能引起肌肉抽搐。

参加体育运动时，由于出汗多，需要补充水分，不然会引起机体缺水，影响正常的生理机能活动，导致全身无力，口唇发干，精神不振和疲劳现象。运动时的饮水量应以少量，多次为原则，同时，应饮接近于血浆渗透压的淡盐水或饮料，以保持体内水盐的平衡。

剧烈运动后，常使人感到格外口渴，这主要是由于运动时呼吸加强，水分蒸发加快，唾液分泌减少、变稠，致使口腔、咽喉、食管上的黏膜比较干燥，因而产生口渴的感觉。这时候只要漱漱口，使这一部分黏膜湿润一下，那么口渴的感觉就会减轻，等到身体处于平静状态时，可采取少量多次的饮水方式来补充水分。

因此，运动前、运动中或运动后，均不宜一次性大量饮水。如果在运动中大量饮水，会使胃部膨胀，妨碍膈肌的活动，影响呼吸，不利于运动。同时，大量饮水会使血液量增加，增加心脏、肾脏的负担，有碍健康。

四、运动与睡眠卫生

睡眠是生理要求，是清除机体其他器官疲劳最有效的方法。每天的睡眠时间应占一天的 1/3 左右，一般来说，学龄前儿童应睡 10 小时以上，青少年应睡 8～9 小时，成人每天一般应保持约 8 小时的睡眠。因为睡眠时中枢神经系统特别是大脑皮质的抑制过程占优势，能量物质的合成过程也占优势，体内的一些代谢产物被利用或排除，疲劳得到消除。为此，必须有足够的睡眠时间来解除一天的疲劳；又由于人生活节奏是比较固定的，因此，要注意每天尽可能按时睡觉。

保持充足的睡眠时间，不仅有利于工作与学习，而且还能使身体健康成长。为了保证良好的睡眠，睡前 1 小时不宜进行剧烈运动，以免引起神经细胞的过度兴奋，影响睡眠。但是睡前做些适度运动，也能对人体起到良好的调节作用，降低大脑的兴奋性，有助于睡眠。睡前不宜吃得过饱，以免增加肠胃负担，刺激消化液增加，这样就会打乱消化液的正常分泌。胃不停地蠕动，胃肠相应部位的神经也会受到刺激，人就会感到胃不舒服，"撑"得难受，而睡不踏实。临睡前也不宜过多喝水，除了导致胃液稀释、夜间多尿外，还会诱发眼睑水肿和眼袋。睡前用温水洗脚，漱口刷牙，保持室内通风和卧具的清洁卫生，都对睡眠有益。

五、戒除不良嗜好

吸烟可诱发和形成某些严重疾病，导致劳动能力的丧失和不良后果。长期大量吸烟引发的常见病有肺癌、呼吸道疾病、心血管疾病、中枢神经系统疾病、消化系统疾病及其他疾病，吸烟同时也污染环境，增加被动吸烟者致病促发因素。长期大量饮酒，也会损害人体健康。长期大量饮酒引发的常见病有神经系统并发症、消化系统并发症、心血管系统并发症和其他并发症。吸烟、酗酒等不良嗜好，对人体健康有很大危害，也会影响体育运动的正常进行，如果已经形成了这些不良嗜好，一定要坚决戒除。

第二节　运动与环境卫生

运动环境是指人们进行体育运动时所处的外界条件，如空气、气温、水、场地和运动建筑设备等。运动环境也是人类赖以生存的自然环境的一部分，因而它受自然环境的影响。环境对人体健康有很大影响，对人体运动时的影响更大。因为人体在进行运动时，体内物质代谢增强，与环境的关系更为密切，受环境因素的影响就更加大。

运动锻炼过程中，环境的卫生对锻炼者的运动情绪和锻炼效率有相当的影响，环境好可激发锻炼者的情绪，反之，可抑制其情绪。因此，要获得强身健体、防治疾病的锻炼效果，就必须注意运动环境的卫生。

一、运动与空气卫生

地球表面包围着一层叫作大气的空气，空气中氧气约占 21%，氮气约占 78%，惰性气体约占

0.94%，二氧化碳约占 0.03%，其他杂质约占 0.03%。空气是人类赖以生存的重要外界环境因素之一，氧气是人体生命活动中的重要物质，人们通过呼吸功能与外界环境随时进行气体交换，这是机体获取足够氧气以供代谢所需的唯一天然途径。新鲜空气中有大量的负离子，它能调节大脑中枢神经系统的功能，增强心肺功能，促进血液循环，提高机体的免疫力，充沛精力，消除疲劳，提高学习和工作效率；改善睡眠和呼吸功能，提高基础代谢；增强人体抵抗力。

在体育锻炼时，由于气体交换充分，特别要摄取更多的氧分，以供给运动中的能量消耗。因此，要注意在空气新鲜的环境下进行锻炼。

由于进行体育活动时，体内代谢加强，肺通气量增加，普通成年人吸入的空气约 9L/min，而在剧烈运动时，吸入的空气可达 100L/min，增加了十余倍。若空气中含有有害成分，运动吸入体内的有害物质就比平时多，对身体的危害更大。因此，应当选择空气清新、没有污染的地方进行锻炼。若在有废气排出的工厂附近，则应在工厂的上风侧进行运动；在城市中心，则应避开上班和下班交通最繁忙的时间，因为此时汽车排出的废气最多，空气中的氮氧化物含量最高。交通干道两旁 20m 内的空气都会受到较重的污染，不应在这些地方运动。

在人数较多、通风换气不充分的体育馆或密闭的室内进行体育锻炼时，由于空气中的二氧化碳含量过多，可使人头晕、运动能力下降，对人体产生不良影响。

此外，空气中的水气形成雾，雾中多含有尘埃、细菌和有害物质，对身体健康有不良影响，所以不应在雾中进行体育活动。

二、运动与太阳照射

太阳辐射到地球的射线可分为光线、紫外线和红外线三个部分。光线是许多生物存在的不可缺少的条件，对人类尤为重要。光线通过视觉器官改变机体全身紧张状态及觉醒状态，对体内物质代谢、心率、体温等生理过程有很大影响。紫外线的生物作用极其明显，故又称为生物射线。它的主要作用有：

（1）促进体内抗体的生成和提高血液的杀菌能力，提高机体的免疫能力。

（2）紫外线可使细菌体内的蛋白质产生光化分解作用而死亡，有很强的灭菌作用。

（3）紫外线能使人体皮肤中的 7-脱氢胆固醇转变成维生素 D，是人体获得维生素 D 的主要来源，而维生素 D 具有防治佝偻病，促进儿童、少年生长发育的作用。

（4）使皮肤中的黑色素原转变成黑色素，使皮肤变黑。黑色皮肤能吸收太阳射线，防止其对深层组织的伤害。

但是，过量照射紫外线对机体也会产生很大伤害。紫外线可使局部皮肤毛细血管扩张充血，使表皮细胞破坏，释放出组胺类物质，增进血管通透性，使皮肤发红和水肿，出现红斑；过量紫外线照射还可以引起光照性皮炎、光照性眼炎、头痛、头晕、体温升高、精神异常等症状。此外，过度紫外线照射还会诱发皮肤癌。红外线对机体的生物作用主要是热效应，故称为热射线。红外线的穿透力较强，可通过皮肤到达深层组织，使该部位温度上升、血管扩张、循环改善、代谢加强。在医疗上红外线有消炎、镇痛、改善局部营养作用，常用以治疗运动性损伤、神经痛和某些皮肤病。但是，过强的红外线照射对机体有害，它可使局部组织温度过高甚至发生烧伤。当头部受强烈日光照射时，其中的红外线可使脑组织的温度上升，而引起全身机能失调。

因此，室外运动时，要避免强烈日光过度照射，防止紫外线和红外线对人的损害。眼科专家认为眼睛接受的紫外线绝大多数来自反射光。因此，从事滑雪、滑水等项目的运动就更应加强保护，因为冰雪和水对紫外线有很大的反射作用，从反射率上看，草地约为 1%，砂、混凝土和沥青为 10%，冰雪可达 80% 左右。在强烈的阳光下活动，特别是在高原地区，应戴遮阳帽和太阳镜，减少太阳射线对头部和眼睛的直接照射，同时在不影响体温调节的情况下，尽力减少皮肤被阳光直接照射的面积，或擦一些防晒霜以保护皮肤。

三、运动与温度、湿度

气温即空气的温度。气温对人体的体温调节和新陈代谢有很大影响，当气温低时，体内产热增加，散热减少；相反，当气温高时，体内散热增加，产热减少。人体通过体温调节功能，保证生理机能的正常。因此，在气温50℃以下的环境中逗留一定时间，不会引起体温的重大变化，人体甚至可以耐受120℃高温达10分钟。但是，人体生理调节机能也是有限的。当人体在进行体育活动时，不管外界气温如何，体内产热量都会大幅度增加，一般人安静时每小时消耗热量约33.3千卡，而在剧烈运动时可达几十甚至上百千卡，比平时增加100倍以上。体内产生这样多的热量，在高温环境下是较难向外散发的，会蓄积在体内而使体温升高。如果不懂得体育卫生常识，不懂得运动负荷的调解，一旦中枢神经的温度升高，就可能引起一系列的机能失调甚至死亡。同时由于机体以大量出汗来增加蒸发散热（每蒸发1g汗液可散热约0.58kg），使体内大量水分和无机盐的丢失，可引起脱水和热痉挛。

气温过低对人体同样会造成损害。低温可使肌肉僵硬，黏滞性提高，因而容易造成运动性损伤。气温过低还会造成机体的局部冻伤或全身体温降低。人体的正常体温是37℃，最低体温耐受限度为35℃。当大脑温度下降时，可发生意识丧失甚至死亡。另外，寒冷的刺激可提高神经系统的兴奋性，使肾上腺分泌增加，心跳加强，血流加快，血压上升，外周血管收缩，回心血量增多。老年人和有心血管疾病的患者应注意减少在低温下活动，避免心血管疾病的发作。进行一般体育活动时的适宜气温为15℃左右，进行马拉松跑等大负荷运动时的适宜气温为10℃左右。

气湿是指空气的含水量，即空气的湿度。通常所指的空气湿度是指空气的相对湿度。它是空气绝对湿度（1m³空气中所含的水蒸气重量）与最大湿度（1m³空气中可含有的最大水蒸气重量）的比值，用百分数表示。相对湿度直接影响水分的蒸发，相对湿度越大，水分越难蒸发。在气温适中时，相对湿度对人体的影响不大，而在高温或低温时，较大的相对湿度对人体十分不利。高温时阻碍人体蒸发散热，使人有闷热感，低温时又增加体热散失，因而气湿会加重高温或低温对人体的影响。此外，过高的气湿还会形成雾，造成空气的污染。但是，过低的气湿对人体也是不利的，它使人体皮肤、黏膜干燥，抵抗力降低，易发生于呼吸换气之间。在气温过低的条件下剧烈运动，会加剧体内水分的蒸发，使人感到口干舌燥，呼吸道疼痛。在一般情况下，适宜的气温为40%～60%，在气温过高或过低的情况下，相对湿度较低为好，当气温高于25℃时，相对湿度以30%为宜。从事体育锻炼时的相对湿度以20%～30%为宜。

四、运动与环境噪声

噪声是指在一定环境中不应有而有的声音，一般指嘈杂刺耳的声音。它是一种环境污染的因素，主要来自于交通运输工具、工业机器、公共场所的高音喇叭和人群喧闹等声音，噪声对人体健康十分有害，它会严重干扰中枢神经系统的正常功能，使人头痛、失眠、恶心、呕吐、脾气暴躁，使血管收缩、心跳加快、肌肉紧张等，因此，为了不使运动技术和锻炼效果受影响，应保持在相对安静的环境中锻炼，理想的声强级不超过35分贝。

五、运动与场地卫生

（一）室外运动场地卫生

在运动场周围应种一些花草树木，这不仅能美化运动环境，而且能改善空气和温度。田径场的跑道必须平坦、结实而富有弹性，并保持一定的干湿度；田径场的助跑道应与径赛跑道一样，跳远的踏跳板应与地面平齐，沙坑要掘松耙平，没有杂物，沙坑与地面平齐。足球场地最好铺有草皮，场地要平坦，没有坑洼。室外篮球、排球、网球场地平坦坚实，没有浮土，球场周围应留有余地。

（二）室内运动场馆卫生

室内运动场馆地面最好安装木制地板，要求平整、结实、不滑、没有裂缝，场馆力求光线充足，并应有完整的通风设备，保持整洁卫生。

（三）游泳池卫生

游泳池水源要清洁，水中游离性余氯为 0.3～0.4mg/L，尿素≤3.5mg，细菌总数≤1000 个/ml，大肠菌群≤18 个/L，浑浊度≤5，pH 6.5～8.5，水透明度的要求为水静止时任何地方均能看到水底。必须经常换水，做到水池的清洗和池水的净化消毒。为了保证池水清洁，游泳前必须全身淋浴，并消毒脚后方能入池。

六、运动器材卫生要求

（一）田径运动

田径用的各种器材，表面要光滑，无破裂处理，不要使用湿滑的器材；器材的重量和大小，要符合锻炼者的年龄和性别特点。

（二）体操运动

体操用的各种器材，如单杠、双杠、跳箱等，表面要光滑，安装要牢固，落地处应放置体操垫。在上器材前，手掌可以抹些镁粉，目的是加大摩擦力，以防脱手而引起事故。运动前要检查器械的安全性，排除不必要的安全隐患，及时维修存在安全隐患的器械设施。

（三）球类运动

球类运动使用的球应符合规定的标准。练习或比赛时，应充分利用保护装置，如护腕、护肘、护腿、护膝、护踝等，这样可以减少运动性损伤。

第三节　体育锻炼与运动卫生

一、体育锻炼的一般卫生原则

在体育活动中，人们更多地只注重"生命在于运动"，而忽略了"运动要讲科学"。如何正确解决这一整合点，最好的办法是在运动中必须依据人体卫生保健规律进行。

文体活动中的各种方法虽然较简单易学，但要做到科学安排活动，提高锻炼效果，避免伤病，首先必须遵循活动的基本卫生原则。

（一）循序渐进的原则

在学习动作技能和安排活动量时，要由小到大，由易到难，由简到繁，逐步进行，不能因为兴趣高而将活动量加大，这样坚持不了几天就会失去活动热情，甚至出现不良反应，活动时要逐步增加运动量。以跑步为例，开始时先进行散步，从小运动量开始，首先在心理上做好思想准备，活动一周或 10 天，待身体适应后，再由小强度慢跑，以后逐渐增加速度和跑距，要认识到锻炼效果不是在短期内能立见效果的。只有坚持，才能取得理想效果。

（二）全面发展原则

对多数参加活动者来说，进行活动不是单纯发展某一运动技能或某一系统器官的功能，而是通过活动使整体得到全面协调发展。所以活动时要注意内容的多样性和身体功能的全面提高。如果只注意单一局部练习，就会造成运动系统功能与心肺功能不协调，易产生心肺功能不能适应运动系统的要求，而出现意外事故。

全面发展原则，应包含双重意思，一是体育锻炼的项目要丰富多样，不同的运动项目对身体的功能影响作用是不同的。选择多样化的项目，有助于身体功能的全面发展。对青少年更为重要，避免畸形发生。二是如果受活动兴趣和条件限制，不可能选择多项锻炼时，就应选择一种能使身体得到全面锻炼的活动形式，以使整体得到全面发展。

（三）经常性原则

经常参加运动，才可能显现出效果，所以要经常坚持活动，不能"三天打鱼、两天晒网"，一旦停止活动，不仅锻炼效果很快消失，而且易出现停止训练的不良症状。特别是以减肥为目的的锻炼项目，更应坚持不懈。因为一旦有了减肥效果，停止活动不仅体重继续增加，还会因超量恢复，使体重增加更多，会更胖。

（四）区别对待原则

参加活动时，要根据每位参加者的年龄、性别、爱好、健康状况、职业特点等做到区别对待，使活动更具有针对性，在活动中应注意：

1. 根据年龄选择活动项目，老年人可进行一些如相对平稳的慢跑、太极拳、走步器等的活动；青年人可以进行较剧烈的活动。

2. 根据性别选择活动项目，男性可以选择体现阳刚之气的项目，女性可以选择健身舞、健身操等柔韧性活动。

3. 对有些慢性病的人，可有针对性地选择，选择一些适合并有利于自己康复的医疗体育项目。

（五）安全性原则

从事任何活动项目都要注意安全，必须科学安排活动，包括合理的时间，如早晨（或太阳没出来之前）不要在树林里锻炼。饭后不能马上参加活动。有些疾病，如高血压、高血脂等不宜早晨锻炼。跑步、健美操、秧歌舞等，最好不要在铺有沥青的马路上或水泥地面进行，防止出现疲劳性骨膜炎。有心血管病变者，项目的选择和自我医务监督都应遵循科学规律。

二、运动前卫生

（一）定期进行体格检查

为了了解体育锻炼对增强体质的功效，了解运动中身体健康和机能的变化状况，检查锻炼的方法是否正确，运动量是否适合等，应定期进行体格检查，从而进一步修订体育锻炼计划和改进锻炼方法。

自我身体检查是指运动参加者在锻炼或训练过程中，主动观察自己的身体功能状态，并进行记录，以便观察锻炼的效果。根据机体的反应情况及时调整运动量。自我检查的内容包括主观感觉（自我感觉、睡眠、食欲等）和客观指标（脉搏、体重、肺活量、肌力、月经等）。

1. 自我感觉 在运动时是精神饱满、愉快、愿意锻炼还是精神不振、不想锻炼；锻炼中有无肌肉酸痛、头昏、恶心、腹痛等情况；锻炼后疲劳消除快慢，睡眠、饮食、机体反应等状况怎样？可按"良好、一般、不良"记录。

2. 睡眠 是否能迅速入睡、熟睡、多梦？早晨醒来是否感觉精神好，全身有力？可记录睡眠时间、熟睡程度。

3. 食欲 可记录为良好、正常、一般。

4. 脉搏 正常情况下，每日早晨起床前测得的基础脉搏数大致相同，或随着锻炼效果的增强而稍有减慢。如果有明显的增加或减慢，应考虑有无过度疲劳或疾病的征兆。若出现心律不齐，应查明原因。

5. 体重 一般在锻炼后的前几周，体重可下降 2～5kg，以后肌肉体积增加，体重可稍回升，然后稳定在某一水平上，这是正常的现象。若体重持续性下降，则提示过度疲劳、能量消耗过大而摄入不足。

6. 肺活量 正常时肺活量应保持在某一水平，或稍有增加；机体不良时，肺活量可能持续下降。

7. 握力、背力 在系统锻炼之后，握力、背力应增加，疲劳时则下降。

8. 月经 从事体育锻炼的女性要注意观察月经周期是否正常、经期长短、经血量多少、有无痛经等不良反应。

（二）运动前要做好准备活动

准备活动是指体育锻炼前进行的有目的和指向性的身体练习，它包括一般性准备活动和专项性准备活动。运动前做好充分的准备活动，其目的是通过各种练习提高中枢神经系统的兴奋性，使兴奋达到适宜的水平；预先加强各器官系统的活动，克服各器官功能活动的惰性；加强心血管和呼吸器官的活动能力，使人体从相对静止的状态过渡到紧张活动的状态，预防心血管意外的发生，减少肌肉、关节和韧带的损伤。

准备活动的内容和时间的长短，应根据锻炼的项目、内容、季节变化和身体条件来安排，一般使身体稍微发热，以心率上升到 130～160 次/分为宜，使内脏器官、肢体的活动幅度和肌肉力量等方面达到适宜的工作状态。

1. 准备活动的作用 在于提高中枢神经系统的兴奋性；扩大肌肉、肌腱和关节的活动范围；克服内脏器官功能的惰性，加强心血管和呼吸系统的活动能力，使机体各方面的功能达到适应锻炼或训练的需要，预防或减少肌肉、关节和韧带的损伤。

2. 准备活动的负荷安排 准备活动量的大小和时间的长短，应根据锻炼项目、内容、强度以及季节、气候的不同而有所差异，一般达到微微出汗，身体各大肌肉、韧带和关节都得到了适量的活动，感到灵活、舒适状态即可。

三、运动中卫生

（一）选择好运动着装

服装能保护人体免受外界各种环境的不良影响。服装的保温性、透气性、吸湿性、溶水性和其他特性，均具有重要的卫生作用。因此，要勤洗勤换运动衣裤，尤其是内衣裤，以免影响机体健康。个人服装平时应保持清洁、美观、大方、大小合适。

运动时的服装应符合运动项目和运动卫生的要求。运动时的衣着以轻松为好，大小适宜，有一定的通气性和吸水性，并经常保持清洁卫生。冬季服装应轻便保暖；夏季服装应宽松、吸汗、透气性能好，内衣、内裤应柔软；炎夏在阳光直射下应戴遮阳帽。

鞋子的尺寸应以合适为原则。鞋号太大，运动不便，容易发生踝关节扭伤；鞋号太小，会影响足的正常功能和发育。从卫生的观点来看，运动鞋应当轻便、富有弹性，具有良好的透气性，不要穿硬底鞋锻炼。另外，穿的袜子应当透气良好，吸汗性强，而且干净、柔软，富有弹性。

（二）选择良好的运动环境

选择在空气清新，流通性较好，温度比较适宜，场地整洁的运动场所进行锻炼，这样有利于体育活动的开展，也有利于锻炼者的身体健康。

（三）合理安排运动量

合理安排运动量是指在进行体育锻炼时应根据其年龄、性别、体质、健康水平和技术的熟练程度合理安排练习的强度、密度、时间和数量。运动量适宜时睡眠良好、食欲增加、精力充沛。如果超过了锻炼者的生理负荷量，反而会伤害身体健康，影响正常的学习生活。

四、运动后卫生

（一）整理活动

整理活动是指在正式运动后，做一些加速机体功能恢复的较轻松的身体练习，目的在于使人体由紧张激烈的肌肉运动阶段逐渐过渡到相对安静的阶段，是加速消除疲劳，促进体力恢复的良好措施。整理活动应着重于全身性放松，尽量采用轻松、活泼、柔和的练习，活动量减少，节奏逐步减慢，以促使呼吸频率和心率下降。

运动结束时，应做些使身体放松的练习，这样可以使人体更好地从紧张的运动状态，逐渐过渡到相对的安静状态。整理活动是促进体力恢复的一种有效措施。因为运动对身体所造成的一系列的生理变化，并不会随着运动的停止而同时消失。如呼吸和血液循环等功能变化，在运动停止后，还会维持在较高的水平上，它们需要有一个恢复的过程。同时，通过整理活动，可以改善肌肉的血液循环，使肌肉中血液流畅，有利于偿还氧债，排出二氧化碳和清除代谢产物，以减轻肌肉的酸痛和消除疲劳。

（二）注意保暖

运动后应注意身体的保暖，有些人运动后马上洗冷水澡、吹电扇，冬天运动后到室外吹风凉快等，这些都会对关节造成伤害。因为运动后全身的毛细血管都是张开的，热量大量散发，如用冷水刺激，容易引起感冒。经常受冷刺激，会导致关节炎的发生。

（三）运动后洗浴

运动后也不宜立即洗热水澡，因为运动时流向肌肉的血液增加，心肌也增加以应运动所需，运动完了以后，加快了的心跳和血液流动仍会持续一段时间，才会冷却下来，如果在没有冷却以前立刻洗热水澡，会使血液往肌肉和皮肤的流量继续大量增加，结果可能使剩余的血液不足以供应身体其他器官的需要，尤其是心脏和脑部，导致心脏病突发或脑部缺氧。

运动后体内温度较高不要用冷水洗澡，冷水的刺激会使神经系统的兴奋性升高，体表血管收缩，心跳加快，肌肉紧张度增加，不利于疲劳的消除，并可能引起感冒等疾病。

（四）运动服装

运动后汗湿的衣物要及时换掉，洗干净，鞋要放在通风的地方，去味，保持干净。

五、患感冒时能否参加体育锻炼

感冒是人们在日常生活中最常患的疾病之一，从发病原因上可分为病毒性感冒和细菌性感冒两类。成年人多发病毒性感冒，其特点是早期有咽部干痒或灼热感、打喷嚏、鼻塞、流清鼻涕，2～3天后变稠，伴有咽痛、发热、头痛等，一般 5～7 天可以痊愈。而细菌性感冒以扁桃体发炎、咽部黏膜明显红肿或有脓性分泌物为特征，其发热、头痛、无力、淋巴结肿大等症状比病毒性感冒严重。人体患感冒时，机体的功能水平会有所下降，运动员也不例外。因此，患了感冒不要认为是头痛脑热的一点小事，而继续进行正常的锻炼，特别是病毒性感冒，由于它的症状较轻，全身反应较小，而往往容易被人们所忽视。

有研究表明，病毒感染对骨骼肌有直接作用，可以影响运动能力，使肌肉力量明显下降，并影响肌肉利用能量的过程。另外，急性病毒感染时进行大强度运动有发生心肌炎、心包炎的风险，同时也是猝死等严重并发症的潜在危险。

对感冒要积极进行治疗，并调整负荷量及强度。对病毒性感冒主要是对症治疗。

在锻炼安排上，如果仅有感冒症状，但是不伴有明显不舒服时，可在症状消失几天后参加正常锻炼；如伴有明显的无力、肌肉疼痛和淋巴结肿大时，应在痊愈后再进行正常锻炼。

第四节 不同人群的运动卫生

一、幼儿的运动卫生

身体运动对于促进幼儿的生长发育、增强幼儿的体质具有较高的价值，应该充分加以利用。但是，并非所有的身体运动都适合于学龄前儿童，而且身体运动还会与其他多种因素之间产生相互的影响，因此，在幼儿参加身体运动的前后及过程中，还必须注意幼儿的运动卫生。

身体运动对于学龄前儿童身体发展的促进作用，主要是通过对幼儿身体施加一定的刺激（即运动的刺激）来实现的。一定的运动刺激作用于幼儿的机体，便使幼儿的机体承受着相应的生理负荷，这种刺激的经常化，促使幼儿机体内部不断地进行调整而逐渐产生适应性的变化，从而使机体在形态、结构和功能上得到一定的完善和提高。

身体运动对学龄前儿童身体的许多器官、系统产生重要的影响。其中，影响较大的是运动系统、血液循环系统、呼吸系统和神经系统。身体运动是以知觉感受器—中枢神经系统—运动效应器这一系列神经生理学的过程为基础的。运动系统是产生身体运动的外在反应器官；神经系统对身体运动起着主要的支配与调节的作用；血液循环系统和呼吸系统则是保证身体运动得以顺利进行、圆满完成不可缺少的内在动力。

（一）运动系统

在神经系统的支配和调节下，肌肉发生收缩，牵动骨骼肌，从而产生各种身体动作或运动，肌肉、骨骼和关节构成人体的运动系统。任何身体运动，都必须通过运动系统来完成。同时，在身体运动的过程中，运动系统的功能也能得到进一步的增强。

1. 骨骼 学龄前儿童骨骼的主要特点是骨骼的坚固性较差，可塑性较大，较容易发生弯曲和变形。

产生这些特点的原因是多方面的。幼儿的骨骼还没有完全骨化，尚处于不断的骨化过程中，因而软骨较多，骨骼比较柔软，骨也较细。幼儿骨的化学成分与成人的有所不同。幼儿的骨中含水分和有机物相对较多，含无机盐却相对较少。这样就使得骨骼的弹性较大而硬度与坚固性较差。幼儿骨中的骨密质较少，而骨密质具有抗压、抗弯曲等作用。

适当的身体运动，能使幼儿的骨骼在形态结构上产生良好的转变：

（1）使幼儿的骨骼变得更加坚固：幼儿经常参加适当的身体运动，能使骨中的骨密质增厚，能使骨小梁根据张力和压力的变化排列得更加整齐和有规律，并能使骨径变粗。骨在形态结构方面的这些变化，使幼儿的骨骼变得更加坚固和粗壮，增强了抗压、抗弯曲、抗折等方面的功能。

（2）促使幼儿的骨骼向纵向方面增长：据北京市东城区的实验证明，三岁幼儿经过一年系统适量的体育锻炼后，在身体形态的发育上比非实验班的幼儿有较明显的提高。

骨在形态结构方面的这些良好变化，主要是由于适当的身体运动加快了幼儿机体血液循环的速度，使骨的新陈代谢加强，从而增加了骨细胞营养物质的供给，提高了骨细胞的生长能力。

2. 肌肉 学龄前儿童肌肉组织相对较少，肌纤维细嫩，肌肉含水分较多，故肌肉的力量较弱，肌肉的能量储备也较差。这些均给学龄前儿童的生长发育、身体运动、适应社会生活等方面带来了不利或不便。学龄前儿童如果能经常参加适当的身体运动，就可以有效地增强肌肉组织的功能，使肌肉的力量与耐力得到发展。

（1）增强幼儿脊柱周围大肌肉群的力量，有助于幼儿脊柱的正常发育：人体的躯干姿势主要取决于脊柱的解剖位置是否正确。脊柱是身体的中轴、躯干的支柱，由颈椎、胸椎、腰椎和骶骨所组成。正常成人的脊柱，从侧面看有四个明显的生理弯曲，这种生理弯曲对于人的运动、劳动及大脑的健康都是十分有益的。

脊柱的生理弯曲是人出生以后，随着肌肉、骨骼的发育及动作的发展而逐渐形成的。但在整个幼儿阶段，这四个生理弯曲还没有完全固定下来，主要是幼儿时期的骨化过程尚未完成的原因。基于幼儿脊柱的这种柔软性和弹性，以及脊椎骨之间是以软骨连结的缘故，幼儿脊柱支撑身体躯干姿势的力量就显得较弱，坚固性也较差。

为了使幼儿的脊柱能正常地发育，能更好地支撑整个身体，还需要增强幼儿脊柱周围大肌肉群和韧带的力量，它们能起到支架的作用。这些大肌肉群主要包括颈部、背部、胸部、腰部等。如果幼儿这些部位的肌肉力量较柔弱或发展不协调，就无法稳固和均衡地支撑脊柱，无法减轻脊柱的负担。如果再加上长时间处于不正确身体姿势的状态下或过于负重，那么，就有可能造成脊柱后凸、脊柱侧弯或其他畸形的脊柱弯曲现象。这不仅会影响人的体型和身体姿势的优美，而且还会影响到呼吸、循环等系统的正常发育和生理功能的完善。

因此，我们在注意幼儿的营养供给、培养幼儿正确的身体姿势、避免让幼儿负重或长时间停留在某一种姿势上的同时，还应该让幼儿参加适当的身体运动，注意幼儿脊柱周围大肌肉群和韧带的适当锻炼，逐渐增强幼儿躯干部位的肌肉力量。这对幼儿脊柱的正常发育十分重要。

（2）提高幼儿颈部和腿部的肌肉力量，有助于幼儿更好地适应社会生活：幼儿的身体形态比较特殊，基本上呈现出头大腿短、头重脚轻的现象。而且幼儿下肢部位肌肉的发展相对较晚，肌肉的力量较弱。注意从小锻炼幼儿的颈部肌肉，增强颈部肌肉的力量，有利于幼儿较稳固地抬起头，支撑住较重的头颅，保持呼吸的畅通，保证供给大脑充足的血液。逐步发展幼儿腿部的肌肉力量，则有助于幼儿较有力地支撑住整个身体的重量，保持身体的平衡，更好地适应各种身体活动和生活劳动的需要。

（3）在身体运动的过程中，肌肉还能充分发挥"第二心脏"的作用或功能：毛细血管分布在机体各种组织和细胞之间，血液流经毛细血管时，便借助于组织液，与其周围的细胞进行物质交换。物质交换的速度和动力受多方面的因素决定，其中包括有血液流过量的多少。当人体处于相对静止状态的时候，肌肉毛细血管网大部分是处于闭锁状态的，其管腔十分狭小，仅有少量的血浆通过。而当人体处于运动状态的时候，毛细血管就会在肌肉有节奏的收缩和放松的动力作用下全部呈扩张状态，致使血流量大大增加，使物质交换增快，新陈代谢增强，也加快了血液循环的速度。因此，肌肉在运动的过程中便成了心脏最好的助手，故称肌肉为"第二心脏"。肌肉"第二心脏"功能的发挥，不仅能满足幼儿机体对血液的需要量，促进机体的新陈代谢，而且还能减轻血管和心脏的压力，帮助心脏进行血液循环，从而有利于心脏更好地工作。

3. 关节　学龄前儿童关节的主要特点是关节的臼窝较浅，关节周围的肌肉较柔嫩、韧带较松，使得幼儿关节的牢固性较差。如果幼儿能经常参加一些适宜的身体运动，活动和锻炼相应部位的关节。那么，既可以保持幼儿关节具有一定的活动范围，又能锻炼关节周围的肌肉、肌腱和韧带，使之得到增强，从而逐渐增加关节的稳固性。幼儿关节稳固性的提高，有利于加强对关节的保护作用，最终达到增强幼儿关节牢固性的目的。但关节的活动有个度的问题，否则不仅达不到增强关节牢固性的目的，反而会导致关节脱臼或松动，影响幼儿关节正常的生长发育。

在幼儿进行攀登活动的过程中，我们经常可以看见他们做悬垂的动作，即只用双手紧握攀登设备的横杠、全身悬空于器械轴下方的动作。悬垂的活动与手腕关节、肩关节及肘关节的关系非常密切。过去常被人们视为禁区。但在幼儿自发的身体运动中，却常常会很自然地运用这种身体动作，他们似乎较喜欢做短时间的悬垂动作。

4. 幼儿运动系统的运动卫生　由于幼儿仍处于生长发育的阶段，运动系统的功能尚不够完善，因此，组织幼儿参加体育活动时，必须考虑"适宜"和"适量"的问题。例如，幼儿的肌肉较容易疲劳，肌肉的力量和耐力均较差，不适合进行活动量较大的运动或长时间的身体运动；幼儿关节的牢固性较差，不适宜进行过度的柔韧性练习等。

（1）避免进行不恰当的臂力练习：为了增强幼儿手臂的肌肉力量，有的人让幼儿用汽车内胎制成的橡皮筋来练习手臂的拉力，即拉橡皮筋。结果使幼儿的肱二头肌、肱三头肌、胸大肌过于发达，造成身体的畸形发展，使幼儿的身体长得不像个孩子，而像个成人，同时还在一定程度上影响了幼儿身体纵向上的发展。这是相当错误的做法。适当地发展幼儿的臂力是应该的，也是必需的，但绝不能采用这种需要憋气动作的静力性力量训练的方法进行，这是运动员化或成人化的训练方式。对于幼儿来讲，只能是通过动力性的力量活动来增强幼儿的臂力。

（2）尽量避免在坚硬的地面上进行跳跃活动：成人的骨盆是由髋骨、骶骨、尾骨及有关的韧带等组成。幼儿的髋骨而是由髂骨、坐骨和耻骨这三块骨借软骨连结在一起的，随着软骨的不断骨化，直到二十四五岁，人体的这三块骨才完全融合成一块髋骨。在未完成骨化以前，如果骨盆受到外力作用或较大的震动，就有可能使组成髋骨的三块骨之间发生移位，影响骨盆的正常发育。如果是女孩，将会使骨盆腔出口缩小，影响以后的生育。

人在跳跃落地的时候，地面会对人体产生一定的反作用力，使人体受到震动。由于幼儿跳跃动作掌握不规范，即落地时较重，不大会做屈膝缓冲的动作。因此，在组织幼儿参加身体运动时，应尽量避免让幼儿在坚硬的地面上做跳跃的动作，更不要让幼儿从较高处往坚硬的地面跳，否则对幼儿骨盆、下肢关节的发育及大脑的健康会产生不利影响。幼儿跳跃的活动最好是在较柔软的泥土地或草坪上进行。如果必须在坚硬的地面上进行跳跃活动时，则必须教会幼儿轻轻落地的动作，以减轻地面对幼儿身体的震动。

（二）血液循环系统和呼吸系统

1. 血液循环系统　是一个封闭式的管道系统，是由心脏和血管组成的，也称心血管系统。心脏是血液循环的动力器官，血管是运输血液的管道或通道，而血液是具体担负着运输任务的工具，以保证机体内环境的相对稳定和新陈代谢的正常进行。

在进行身体运动的过程中，肌肉组织细胞的工作量比平时较安静时要大，机体所需要的氧气和营养物质及代谢产物也随之增加。为了满足机体的需要，保证肌肉活动的顺利进行，血液循环系统必须用加快收缩和用力收缩的方式来相应地提高运输量。这主要表现在心率的加快和心输出量的增大上。因此，身体运动无疑会加重幼儿心脏和血管的负担。然而，适宜的负担反而能对幼儿的心脏和血管起到一定的锻炼作用。

（1）能提高幼儿心肌的收缩能力，使每搏输出量增加，从而增强了幼儿心脏的功能：心脏的运动主要是靠心肌有节律地收缩而引起的。幼儿心肌收缩力较弱，心脏容量较小，每搏输出量也较少，心脏的发育不够完善，而幼儿的新陈代谢又十分旺盛，因此，只有靠加快心脏搏动的频率才能增大心输出量以适应机体的需要，所以幼儿年龄越小，其心率也就越快。

适当的身体运动，能使幼儿心脏承受一定的生理负荷，使心肌得到有益的锻炼，有助于提高幼儿心肌的收缩能力，并使每搏输出量得到增加。运动还可使心率加快，从而拉大幼儿安静时与运动时心率的差距，这种有益的锻炼又可逐渐增强幼儿心脏的调节功能，提高心脏的储备能力，使心脏能适应较大活动量的活动或突如其来的变化。

心脏功能的增强，主要表现为：安静时心率较低、一般活动时心率升高较少；紧张或剧烈活动时心率升高较多，活动后心率能较快地恢复到安静状态时的心率等。这些反应都充分体现出心脏的良好储备能力和调节功能。

（2）能使幼儿的血管壁生长良好：幼儿血管壁较薄、弹性较小。运动时血管中的血流量增大，而且肌肉有节奏地舒缩，可使毛细血管得到扩张和收缩，从而增强血管的弹性，锻炼血管的收缩能力，使血管壁生长良好。这便能为其承受较大的压力、适应较剧烈运动创造有利的条件。

2. 呼吸系统 是由呼吸道（包括鼻、咽、喉、气管、支气管）和肺组成。呼吸道是传递气体、排出分泌物的管道，肺是气体交换的场所。呼吸系统的主要功能在于进行气体交换，以满足机体新陈代谢的需要。学龄前儿童经常到户外参加适当的身体运动，对维护呼吸系统的健康、增强呼吸系统的功能具有重要的价值。

（1）能提高幼儿呼吸道的适应能力和抵抗力：幼儿呼吸道的管腔狭窄，呼吸道黏膜柔嫩，血管丰富，易发生感染。如果幼儿能经常到户外参加活动，多接触新鲜的、较寒冷的空气，既能满足机体生长发育的需要，又可以适当地刺激和锻炼呼吸道的黏膜，提高呼吸道管腔对空气变化的适应能力及对病菌的防御能力。

（2）能使呼吸肌得到增强，增大肺通气量和肺活量：幼儿肺的弹力组织发育较差，呼吸肌较弱，肌张力差，肺泡的容量和数量较少且发育不完善，肺容量较小，故肺通气量和肺活量小，呼吸浅而快。幼儿在参加适当的身体运动时，机体对气体交换的需要量会明显增大，这就促使幼儿肺脏参与呼吸运动的肺泡增多，从而有效地促进幼儿肺泡的生长发育，提高肺泡壁的弹性，使呼吸肌逐渐增强起来，进而增大肺通气量和肺活量。肺的通气量大、肺活量大，表明肺的功能较好。

（3）能维护幼儿肺部的健康：幼儿在身体运动中可以加强呼吸的深度，尤其是进行深呼吸的活动或动作与呼吸节律的有节奏配合，能促使幼儿肺部充分地运动，从而促进沉积于肺尖部位的病菌排出体外，保证肺部的健康。

（4）能增强胸肌、肋间肌的力量，有助于幼儿的呼吸运动：幼儿胸腔较小，胸肌的收缩能力较弱。在身体运动中，通过扩胸、伸展、投掷等动作的练习，可以锻炼胸肌和肋间肌。幼儿期是由膈式呼吸向胸腹式混合呼吸过渡的阶段，肋肌和肋间肌力量的逐渐增强，可以使胸廓的范围增大，使呼吸肌的力量增强，有利于幼儿肺部的呼吸运动，更好地保证幼儿机体对气体交换的需要。

3. 幼儿血液循环系统和呼吸系统的运动卫生

（1）运动要适量、循序渐进。幼儿心肺系统的发育不够完善，心率较快，呼吸频率也较快，心肺系统的调节功能较差，幼儿不适合参加活动量较大的身体运动，如较长时间的快速运动、过度的耐力运动等。

（2）避免让幼儿参加憋气的静力性力量活动。静力性力量活动一般可分为两类：一类是需要肌肉较长时间处于收缩和紧张状态的身体运动，如支撑、悬垂等。对于幼儿来说，由于肌肉的力量较弱，肌肉的耐力较差，肌肉容易产生疲劳，如果幼儿进行这类活动，成人一定要注意控制其活动的时间。较短时间的活动可以使幼儿的肌肉、关节和韧带得到一定的锻炼，但如果活动时间较长，则反而对幼儿的生长发育产生不利的影响。

另一类是需要憋气动作的身体运动，如拔河、掰手腕、举重、拉皮筋或拉力器等。憋气的动作是指在吸气之后，关闭声门裂，然后呼吸肌用力收缩，使胸廓向内压缩，作用力呼气但肺内气体又无法呼出体外的一种特殊动作。憋气动作除了影响呼吸量外，还将导致胸膜腔内压和肺内压的骤然上升，致使静脉血液回流不畅，引起心脏空虚性收缩。这样，心输出量就会明显下降，导致心肌、脑细胞、视网膜缺血等生理反应，这些都不利于幼儿的生长发育。更重要的是，一旦憋气动作停止，就会出现反射性深吸气，胸膜腔内压骤减，胸腔血流猛增，加上刚才在静脉内滞留的大量血液迅速涌入心房，血液便会猛冲心脏壁，致使心脏过度充盈，对心脏产生过强的刺激。而幼儿心脏的容量较小，心脏壁较薄，心脏瓣膜发育不够完善，心脏的调节功能也较差，这种憋气的动作很容易使幼儿的心脏瓣膜受损，影响幼儿心脏的正常发育和健康。因此，必须避免让幼儿进行需要憋气动作的身体运动或活动。

（3）剧烈运动之后不要立即停止不动：人体在参加剧烈运动（如快速奔跑、较长距离的连续跳跃动作）时，心输出量剧增，血液主要集中于肌肉组织，如果突然停止身体运动，肌肉的活动也就停止了，这样便会影响肌肉组织中的血液流回心脏。此时，心脏的血液输出量就会明显减少，血压降低，再加上重力的影响，输送到大脑的血液量就会减少，这就会造成暂时性脑缺血，影响人体的健康。而且也不利于心率的逐渐减慢，会使幼儿的心脏负荷过大。所以，在剧烈的身体运动之后，不要立即停止不动，而是应该走一走或者是做一些放松、整理身体的动作。

（4）避免在尘土飞扬、空气浑浊的地方进行户外体育活动：幼儿气管、支气管的纤毛运动能力较差，自净能力差。如果在尘土飞扬、空气浑浊的地方进行活动，就很容易将空气中的病菌吸入体内，而造成呼吸道感染或肺部的炎症。另外，幼儿在户外进行身体运动时，需要大量的氧气供给，如果尘土飞扬、空气浑浊，那就很难满足幼儿机体对氧气的需要，这也不利于幼儿身体的健康和生长发育。应该让幼儿在空气较新鲜、较干净的环境里进行身体活动，新鲜的空气里病菌少并且含有较充足的氧气。此外，教师还应该要求幼儿用鼻子呼吸，并帮助幼儿学会如何在运动中使用鼻吸气、口呼气的交替式呼吸方式。

（三）神经系统

神经系统是生命活动的重要调节系统。人体在神经系统的统一支配和调节下，各器官系统进行着不同的但又是相互协调、配合的生理活动，成为统一的整体。

神经系统对于身体的运动也起着支配和调节的作用。大脑的中枢神经与伸向身体各部位肌肉的神经相连，身体的运动就是通过神经所支配的肌肉的活动来实现的；但同时，肌肉的活动，也会通过这种神经联系反过来刺激大脑的中枢神经。因此，全身各部位的肌肉活动都具有两种功能或作用：一方面促进肌肉组织功能的发展，另一方面促进神经系统功能的发展。

1. 运动能促进幼儿中枢神经控制能力的发展　中枢神经控制能力的发展是按照自上而下、由中心向末端发展的。而动作的发展顺序也表现为同样的规律性，这就是所谓的首尾原则和近远原则。

首尾原则，或称首尾律，指身体和动作的发展是从头部开始，逐渐扩展到身体的下半部，即呈现出自上而下发展的规律，如婴儿先学会控制自己的头部动作（抬头），然后学会翻身、坐、爬，再学会站立和行走等动作。

近远原则，或称近远律，指身体和动作的发展是从身体的中部开始，然后扩展到边缘部位，即呈现出由身体中心向边缘或末端部位发展的规律。也就是说，接近躯干部位的动作发展得较早，而远离身体中心的肢端部位的动作发展得相对较迟，大肌肉的动作比小肌肉的动作发展得相对早些。例如，婴儿先发展使用上臂、前臂（或大腿、小腿）的动作能力，然后发展使用手（或脚）的动作能力，最后发展使用手指（或脚趾）的动作能力。

可见，动作的发展与中枢神经控制能力的发展有着密切关联。一般来说，中枢神经控制能力的发展达到身体的哪个部位，是可以通过动作的发展状况显示出来的。这种相关性除了来自于人体的成熟以外，在很大程度上还取决于人体的运动。经常性的肌肉运动，能使得中枢神经对于肌肉组织的控制与调节由泛化状态逐渐变得更加分化和精确化，从而使中枢神经对肌肉活动的控制能力得到发展。而中枢神经控制能力的发展，又能反过来进一步促进幼儿动作的发展。

2. 运动能改善幼儿神经过程的不均衡性　幼儿大脑皮质的兴奋过程和抑制过程的强度不均衡，兴奋过程占优势。主要表现为：幼儿较容易兴奋，好动，动作不够协调，控制身体的能力较差等。身体运动能改善幼儿神经过程的不均衡性，促使大脑皮质的抑制加深，使兴奋和抑制更加集中。例如，让幼儿练习走平衡板、单脚站立、转圈后停下来等身体活动，能有效地增强幼儿大脑皮质的抑制过程，使抑制加深，提高和发展幼儿控制身体的能力。而幼儿经常参加追逐跑、躲闪跑、躲避他人掷过来的沙包等活动，又能使幼儿神经过程的兴奋性更加集中，提高幼儿神经过程的灵活性。

3. 运动能提高幼儿神经系统的调节功能　在身体运动的过程中，需要人体各器官系统的生理活动密切配合，才能适应机体的需要，这种配合，主要是靠神经系统调节功能的发挥，因此，适当的身体运动，可以加强神经系统对机体调节控制的能力，促进神经系统功能的进一步完善。

如果从具体的活动来分析的话，那么，行走、跑步、爬动、攀登等活动，可以提高幼儿神经和肌肉活动的熟练程度；快跑、慢跑、跳跃等活动，能有效地增强幼儿神经系统对心肺系统的调节功能；而掷球、抛接球、拍球、助跑跳、跳绳等活动，则能逐步发展幼儿神经系统对于感知觉、肌肉运动的综合调节能力，使幼儿的身体运动更加协调、更加准确。

4. 幼儿神经系统的运动卫生 在幼儿的运动卫生方面，由于幼儿神经系统较脆弱，大脑神经细胞较容易疲劳，幼儿脑组织对缺氧十分敏感，对缺氧的耐受力较差等特点，因此，在具体组织幼儿进行身体运动时，还必须注意：身体运动的活动量不宜过大；动的活动与静的活动要合理搭配和交替；让幼儿愉快地参加身体运动，为幼儿提供良好的情绪体验。这些均有助于维护幼儿神经系统的健康。

（四）其他器官系统

身体运动除了对幼儿运动系统、血液循环系统、呼吸系统及神经系统具有重要的促进作用外，对幼儿身体的其他器官、系统也具有一定的影响。

例如，幼儿参加适当的身体运动，能加快肠胃的蠕动，有助于促进食物的消化与吸收，同时，也能增加幼儿的食欲。

但要注意身体运动时间安排，不要让幼儿在吃饭前或吃饭后立即进行身体运动，一般至少要间隔半小时。这是因为在饭后进行身体运动，肌肉组织的工作量会明显加大，需要大量的血液供给肌肉组织，此时机体供给胃肠的血液量就会相应减少，这必定会使胃肠的消化工作减弱或处于暂时停滞的状态，以致影响机体对食物的消化与吸收。

同样的道理，如果在饭前进行身体运动，也会使供给胃肠部位的血液量减少，影响幼儿吃饭时胃肠对食物的消化与吸收，而且还会降低幼儿的食欲。

综上所述，人体各个器官系统虽然担负着不同的任务，具有各自不同的功能，但它们是相互依赖、相互影响、紧密合作的，是作为一个统一的整体而存在的。

身体的运动，必须是在神经系统的支配和调节下，依靠肌肉、关节、骨骼的共同合作来实现的。而在这一个过程中，肌肉的活动需要能量的供给，这就要依赖消化系统摄取足够的营养物质；肌肉的运动更离不开氧气，这就要靠呼吸系统的参与；而氧气、养料、废物的运输，却需要血液循环系统有效的工作……身体运动需要整个机体高度的协调与配合才得以实现。与此同时，身体运动也就对整个机体起到了锻炼和促进的作用。

开展适合于学龄前儿童的身体运动，能促进学龄前儿童正常的生长发育，能有效地提高学龄前儿童身体各器官系统的功能，从而为学龄前儿童身体健康及更好地适应社会生活奠定坚实的物质基础。同时，注意学龄前儿童的运动卫生也是至关重要的，否则，不但不能对学龄前儿童的身体产生促进作用，反而会有害于学龄前儿童身体的健康。

二、儿童青少年的运动卫生

儿童青少年正处于快速生长发育时期，体内新陈代谢旺盛，身体各组织、器官的结构与功能及智力、心理的发育都具有很大的发展潜力和可塑性。在这一时期，应鼓励和指导他们积极地参加体育运动，促进他们的生长发育，使他们体质增强，在思想、道德、意志、品质等方面得到更好的锻炼。

（一）儿童青少年身体各器官发育特点

1. 身体形态特点 儿童青少年生长发育虽然受各种因素影响，但仍然遵循一定的发育规律。生长发育不是等速的，而是时快时慢，又有连续性，所以不能将儿童青少年看成是成人的缩影，以身高、体重为例，从胎儿到成熟经过两次突增阶段，第一次是胎儿期至出生后 2 岁以前，是一生中发育最快阶段，以后增长速度相对缓慢稳定。到青春期为第二次突增，突增阶段开始的年龄女子为 10～12 岁，16～18 岁缓慢增长，到 18 岁一般身高不再增长；男子为 12～14 岁，18 岁后身高发育缓慢下来，到 20 岁基本稳定下来，男、女分别发育成各自的体型特点。一般情况，女性早于男性 2 年发育。

2. 神经系统的特点 6～13 岁，大脑皮质神经兴奋与抑制过程不均衡，兴奋占优势，注意力不易集中，灵活性高，儿童表现为活泼好动，工作适应能力较成人差。7～8 岁时，精密分化能力较前有所发展，但仍然较差，对于准确性工作易出现错误动作和多余动作。建立条件反射快，也易消退，但重新建立也快。13～14 岁第一、第二信号系统相互完善了，语言、文学、抽象概念、思维能力较前发展，这时大脑皮质抑制过程得到发展，动作协调性进一步提高，分析能力与综合能力虽然有很大提高，但仍低于成人。这时神经过程有较大的可缩性，神经细胞有很快恢复能量平衡的能力，因而疲劳消除也快。14～16 岁分化能力进一步提高，女孩分化抑制发展较早些，因此，在体操艺术、舞蹈、花样滑冰等方面表现突出些。16～18 岁性成熟期内分泌腺体活动加强，对中枢神经系统及其他系统功能有较大的影响，增强神经系统的兴奋性，兴奋与抑制不平衡，对内脏调节功能也不稳定。女少年更明显些，通过体育活动来改善这种现象。

儿童青少年神经系统发育较快，大脑皮质细胞工作能力尚低，易产生疲劳，但神经过程灵活性较高，神经细胞代谢旺盛，合成作用迅速，疲劳消除快，要注意合理安排活动量。

3. 运动系统的特点 儿童时期骨的弹性较大，可塑性强，坚硬度小，不易骨折而容易发生变形。尤其注意下肢的负重，站立时间较长，步行太多，易形成下肢的弯曲或扁平足。要求儿童青少年坐姿正确，避免发生胸廓、脊柱的畸形。脊柱发育时间较长，到青春期基本定型，14 岁前椎骨间充满软骨，约 15 岁时，椎骨之间出现新的骨化，大约在 20～21 岁脊柱最后定型。因此在整个儿童青少年期，要进行姿势教育，除读书写字的姿势要注意外，还要注意早期进行体操、武术、杂技训练的儿童青少年不能过多进行脊柱过度拉升的静力性练习，避免脊柱畸形。

儿童青少年的肌肉发育尚不完全，肌肉与体重之比随年龄的增加而增加，8 岁儿童肌肉占总体重的 27.2%，15 岁占 32.6%，17～18 岁占 44.2%。因此，儿童青少年的肌肉成分中含水较成人多，蛋白质、脂肪、糖及无机物较成人少。随年龄的增长，男性 13～15 岁、女性 11～13 岁身高增长时，肌肉的增长以长度为主，当 16～17 岁时，以增长体重为主时，肌肉主要是以纤维增粗为主，先发育大块肌肉，后发育小块肌肉，15～18 岁时，肌肉水分逐渐减少，蛋白质、无机盐增加，韧带和肌肉弹性逐渐增加，而小块肌肉也迅速发育，青春期达到高峰。因此，儿童青少年时期肌肉运动时，较成人容易出现疲劳，由于新陈代谢迅速，供氧能力相对充足，所以比成人恢复快，也容易提高肌肉的兴奋性，关节软骨、关节囊、韧带薄而松弛。

儿童关节在结构上与成人基本相同，关节周围肌肉细长，而且弱，所以伸展及活动范围大于成人，尤其是脊柱，髋关节的灵活性与柔韧性显著超过成人，但关节的牢固性较差，在外力作用下易脱位。经常参加体育活动可使肌肉中血液循环加强，使肌肉纤维变粗，使韧带更加牢固、坚韧。进行合理体育活动有利于促进儿童青少年骨骼、肌肉全面发展。

4. 心血管系统的特点 儿童青少年心率较快，随年龄的增长逐渐减慢。如：6～8 岁为 80～100 次/分；10～14 岁为 70～90 次/分；20 岁以上为 70～80 次/分。这是因为儿童青少年新陈代谢旺盛，心脏尚在发育过程中，功能尚不完善，只有增加心脏搏动频率来适应组织需要。心脏的活动受神经系统调节，支配心脏活动的神经纤维在 10 岁左右才完成，因此儿童时期心率不稳定。有学者报道，儿童时心脏功能性杂音多见，占少年 40%～60%，易产生杂音的原因是 10 岁以下儿童参加运动负荷时与心搏量增加、血流的冲击、射血、瓣膜的震动和压力的骤然变化等因素有关，有生理性杂音一般可以适当参加体育活动。血管在 6～7 岁以前发育比心脏早些，弹性好，血管口径相对大，外周阻力小，所以儿童血压低，随年龄增长而逐渐增高。

儿童青少年心脏发育尚不成熟，心脏纤维交织松散，弹性纤维少，心脏收缩力弱，心脏泵血力小，每搏和每分输出量较成人少，但相对每千克体重的心输出量大，年龄越小相对值越大，是为了保证生长发育过程中物质代谢的需要。另外，少儿血液循环一周较成人快。3 岁循环一周需 15 秒，

14 岁需 18 秒，成人需 22 秒，儿童每搏输出量虽然少，但氧的交换快，所以，儿童虽然易产生疲劳，但恢复也快。

5. 呼吸系统特点　儿童青少年的胸廓较窄，呼吸肌弱，肺泡小而少，肺脏容积相对较小，鼻腔短小，鼻道狭窄，鼻黏膜血管丰富且柔软，易受感染。因代谢旺盛，对氧的需求量大，所以呼吸频率快。5 岁为 25 次/分左右，10~14 岁为 20 次/分。剧烈运动负荷时，可达 40~50 次/分。呼吸浅，肺活量小。

儿童青少年在运动时，主要靠加快呼吸频率来增加肺通气量，所以负荷过大容易引起缺氧和疲劳，但儿童青少年呼吸中枢兴奋性高，一般恢复也快。

6. 身体素质及运动能力特点　儿童青少年时期是发育身体素质和基本运动能力的重要阶段。应注意到这个时期各系统、组织、器官还不健全，神经系统虽然已经迅速发展，但仍然很脆弱和不稳定，它们对缺氧耐受能力较低，在安排运动、强度、密度等方面都应加以注意，要与成人有所区别。

男性在 19 岁，女性在 13 岁以前运动速度随年龄增长而有所提高，10~13 岁增长最快，以后缓慢并趋于稳定。所以儿童青少年在 13 岁以前可接受一些动作频率快、反应速度快的运动项目训练，如乒乓球、羽毛球、游泳、赛跑等。14 岁以后，可安排长跑、球类等活动，以发展其速度耐力。女性从 13 岁以后速度有下降趋势，在青春发育阶段尤其明显，因此要特别注意女孩在青春期阶段速度的发展。

（1）力量素质：力量与肌肉系统的发育密切相关，还与神经系统支配有关。力量的最高水平一般从育龄期以后，肌肉组织充分发展开始，男子在 16 岁以前随年龄增长而逐渐增加，16 岁以后开始缓慢下来，22~23 岁达到最高峰，以后趋于稳定，一直可持续至 30 岁以后。而女性 13 岁以后开始缓慢，16 岁以后又开始回升，18~22 岁达最高峰后稳定下来。为此，儿童青少年在青春期阶段以前，不适宜进行过大的力量练习，随着肌肉的发育成熟，16~18 岁重点可放在爆发力和动作协调方面，逐渐过渡到肌肉力量训练。

（2）耐力素质：有随年龄增长而逐渐提高的趋势。男性至 20 岁达最高峰，以后又随年龄增加而下降。女性在 13 岁以后开始下降，17~18 岁又逐渐回到 13 岁水平，21 岁又逐渐下降。因此，16 岁以后进行耐力训练有利于提高耐力素质。因为 12 岁以前儿童青少年心脏功能不能满足长时间运动机体对氧的需要。生理功能容易受到损伤而影响健康。

（3）柔韧素质：与关节、韧带、肌肉的伸展密切相关。柔韧素质随年龄的增长而逐渐减弱，年龄越小，柔韧性越好，因此，柔韧性练习可以从学龄前 5~6 岁开始较为适宜。

（4）灵敏素质：随年龄增长而逐渐提高，10 岁以后开始提高，青春期尤为明显，15~16 岁逐渐慢下来，并趋于稳定，为此，在学龄期 8~9 岁开始训练为宜。

（二）儿童青少年运动卫生要求

1. 合理规律的体育活动有利于促进儿童青少年的身心健康成长，但在体育实践中还必须遵循以下卫生要求。

（1）要根据儿童青少年的生理和年龄、性别等特点和具体情况合理地安排活动，以促进其心理及身体健康发育。学龄前应安排生动、活泼、趣味性强的活动，着重培养他们的兴趣。学龄儿童可采取直观示范教学方式，多做些模仿性练习，要求在促进身体全面发展的基础上着重进行身体姿势的教育。写字、读书要注意姿势。体育活动更应注意动作姿势的正确性，避免某一局部长时间的负荷过大；在做静力动作时，要注意多休息和变换身体姿势及着力点。站立行走不能过长，以免下肢、足、脊柱发生畸形。

少年女子跳跃时动作要正确，注意落下姿势，否则会影响骨盆的正常发育，甚至以后影响生育能力。

（2）儿童青少年进行活动持续时间不宜过长，运动量不宜过大，也不宜过早采取力量、耐力性训练，更不宜采取用力憋气的训练。可以进行一些短时间的速度、灵敏、柔韧性练习。

（3）儿童青少年文体活动的内容和形式要做到多样化。为防止单一化，内容要经常变化，要在身体全面发展锻炼的基础上，循序渐进，个别对待，对早期专项训练不要急于求成。

（4）儿童青少年参加体育活动要定期进行身体检查。还必须保证有足够的休息和睡眠，并提供平衡的膳食和能量物质。

（5）儿童青少年进行文体活动时，使用的运动器材的大小、重量要与儿童青少年的身体发育特点相适应，以防止不应有的伤害事故。

2. 根据儿童青少年身体形态、神经系统、运动系统和呼吸系统的生理特点，在体育运动中应注意几个方面的运动卫生。

（1）儿童青少年骨骼承受压力和肌肉拉力的能力都比较弱，骨骼易发生弯曲与变形。为防止他们的脊柱、胸廓、骨盆及下肢变形，应注意使他们形成正确的身体姿态，并通过体育运动培养他们站、立、跑、跳的正确身体姿势。当发现有身体姿势不正确或发育缺陷时，应在平时的运动中加入矫正姿势的身体练习内容。

（2）儿童青少年生理弯曲较小，缓冲作用差，不宜在坚硬的地面上做剧烈的跑跳练习活动。如长时间在坚硬的场地上做剧烈的跑、跳练习，会对下肢的骨化点产生过大和高频率的刺激，易引起过早的骨化和骺软骨的损伤，从而影响骨的正常生长发育。也要避免做过多的从高处往下跳的练习，防止造成骨盆的发育变形。

（3）儿童青少年不宜过早地从事力量练习，12～15岁时，肌肉的生长和肌肉的力量增长较快，可采取一些阻抗力较小的负重练习来发展肌肉的力量。负重练习时重量不宜过大，练习次数不宜过多，时间亦不宜过长，否则，不仅影响下肢的正常生长发育，引起腿的变形、足弓下降（扁平足），而且还会造成下肢骨化早期完成，有碍身高的增长。

（4）儿童青少年的骨骼生长正处于生长旺盛期，对钙、磷的需要较多，不仅要从膳食中注意供应充足的钙和磷，而且要多做些室外的体育活动，保证充足的阳光照射。

（5）儿童青少年的关节活动幅度大、柔韧性好，可以进行柔韧性练习。在发展柔韧性练习时，应注意发展腰背腹的肌肉力量，不要单纯过多地进行脊柱的伸展性练习。过多的跳跃练习，尤其是膝关节的半蹲位的发力，使髌骨与股骨下端经常发生摩擦、撞击，易造成股骨下端骺软骨、髌骨的损伤。

（6）儿童青少年的关节牢固性较差，容易发生关节韧带的扭伤和关节脱位。应避免被动、长时间的力量练习，不然易造成关节韧带的损伤和骨骼的变形，同时也会引起儿童青少年的防御反射，不利于身体发育。

（7）在剧烈的运动中，儿童青少年的最大肺通气量、最大吸气量及氧债的能力都小于成人，他们的运动强度可以稍微大一些，但不宜过高、过急，密度应小一些，间歇的次数也要多一些，练习时间不宜过长。到了十三四岁以后，其心血管系统的功能逐渐接近成人，则可以加大练习的运动量，不断发展他们的心肺水平。

（8）避免做过多的屏气动作。屏气时，胸腹腔压力升高，使回心血量减少，从而降低了心输出量，也影响心脏本身的血液供应。屏气后，胸腹腔压力骤减，致使大量血液回流心脏，使心脏一时过度充盈，不利于心脏工作。倒立、背桥等动作也不宜多做。人头部向下，心脏呈现一个倒置状态，加上血液的重力作用使头部血液回流困难，会加重心脏的工作负担。

（9）儿童青少年的呼吸道狭小，软骨尚未定型，呼吸道内富有的黏膜及丰富的血管黏液分泌不足，使尘埃及病菌容易侵入，引起感染、充血，造成呼吸道的炎症。运动中要求儿童青少年掌握正确的呼吸方法，避免用口吸气，要教育孩子不能在运动中讲话。

（10）儿童青少年运动时，主要是靠加快呼吸与心脏搏动频率来扩大肺通气量和心输出量的。要培养儿童青少年在运动中能够根据动作的结构、节奏及用力情况，逐步掌握适宜的呼吸方法，采用合理的呼吸节奏。

三、女子运动的卫生保健

（一）女子运动的卫生意义

鼓励占我国人口一半的女性参加体育运动，是增强全民体质不可缺少的一部分。女子经常参加运动锻炼，不仅可以促进生长发育，增进健康，提高各器官、系统的功能水平，使之能更好地胜任对身体要求较高的工作，而且可以使身体各部肌肉得到均衡发展。特别是对增强胸肌、腰肌、背肌、骨盆底肌的肌力，对女子妊娠和顺利分娩都有极大的好处，女子在解剖生理方面与男子有许多差异。因此，在体育活动时要考虑其特点，合理安排文体活动。

（二）女子生理特点

1965 年世界卫生组织决定，将 10～20 岁定为青春期，青春期是指青春发育征象开始出现到生殖器官发育成熟为止的一段时期。第一性征发育出现卵巢增大，子宫增大，输卵管变粗，阴道长度及厚度增加等之后，第二性征出现，声调变高，乳房丰满而隆起，腋毛、阴毛出现，骨盆进一步宽大，皮下脂肪增多，月经来潮，初潮后，逐渐进入周期性月经。生育期为卵巢功能及性激素分泌最旺盛阶段，自 18～48 岁，大约持续 30 年，由于卵巢周期性排卵，所以具有生殖能力，平时每月来一次月经，一旦受孕，在妊娠期和产后哺乳期出现月经生理性暂停（生理性停经）。更年期是生育期向老年期过渡，此时卵巢功能逐渐减退，最后消失直至停经，其他内分泌也有变化。这段时间长短不一，有的经历数月或数年，女子 60 岁以后，卵巢功能消失，生殖器萎缩，机体所有内分泌功能减退而进入老年期。

（三）女子身体发育特点

1. 青春期特点　在青春期前，男女体型各形态指标（身高、肩宽、骨盆宽、体重等）差异不大，多数指标男子大于女子，女子青春期比男子早两年，在 10～12 岁时，多数指标女性大于男性。13 岁以后，男性多数指标逐渐大于女性，这被称为男女生长发育的两次交叉。女性体内脂肪约占体重的 28%，男性占 18%。所以女性显得丰满。女性重心低，对下肢支援的平衡动作有利，如高低杠、平衡木、体操等，窄肩、脂肪厚有利于游泳、滑雪等运动。

2. 心血管特点　女性心脏体积较男性小 10%～15%，心脏容积较男性少 150～200ml，每搏输出量较男性少 10～15ml。心肌收缩力较男性弱，靠提高频率来满足机体的需要，所以女性脉率较男性快 2～3 次/分。血液量女性占体重的 7%，男性占体重的 8%。女性血压较男性低 5～10mmHg。女性红细胞数量及血红蛋白均较男性低，这些都是女性从事耐力运动能力的限制性因素。

3. 呼吸系统特点　女性的胸廓、胸围、呼吸差均小于男性，呼吸肌力弱，以胸式呼吸为主，呼吸频率快，肺活量为男子的 70%，肺通气量和最大吸氧量均低于男性，所以呼吸频率较快。

4. 运动系统特点　女性肌力差，肌肉横断面积小，肌肉的重量为自身体重的 32%～35%，而男性则为体重的 35%～45%。所以女性动力及静力性力量均低于男性。女性肌肉含水量高，脂肪较多，含糖量较少，因此易疲劳且不易恢复。有学者认为女性肌肉慢肌纤维比男性高（女 60.6%、男 51.9%），皮下脂肪厚，有利于长距离运动及游泳项目。

女性的关节囊韧带较薄，弹性韧性好，椎间盘厚，宜于从事体操、武术、舞蹈等。骨骼比男性短而细，骨密度的厚度较男子薄，坚固性差，重量较男子轻 20%，挤压能力为男子的 1/3，进行举重练习时要谨慎。

5. 生殖系统特点　女性生殖系统分为外生殖器与内生殖器两部分。内生殖器官包括阴道、子宫、输卵管和卵巢，位于盆腔内，子宫呈倒置的扁梨状。保持子宫正常位置是靠子宫韧带、腹壁、盆底肌肉的张力来维持。

女性经常参加体育活动，如进行仰卧起坐、仰卧举腿、直立摆腿、直立前后踢腿、大腿绕环等运动，可增加女性盆底肌、腹肌的力量，对维持子宫及其他生殖器官的正常位置极为重要。

（四）女子运动卫生要求

根据女性身体形态、内脏功能等方面的特点，体育活动应予以区别对待。

1. 女性肌肉力量小，使用的体育器材如铁饼、标枪、铅球、手榴弹等都要比男性轻。因为女子的心肺功能较差，运动量要小些。女子肩窄、肌力弱，做悬垂、支撑、摆动动作困难，从高处落地时，地面不宜太硬，以免影响骨盆的正常发育。

2. 根据女子体型、心理、生理等特点，如身体重心低、平衡能力强、柔韧性好等，适宜进行艺术体操、平衡、健美操等项目。脂肪储藏多，肩部阻力小、浮力好、耐寒，供热充足，所以适宜从事游泳项目，有利于锻炼心肺功能。

（五）对月经期的卫生要求

女子进入青春期发育以后，即 12～15 岁之间，就会有月经出现，这是一种正常生理现象，一般每隔 21～35 天（平均 28 天）来一次月经。首次来月经称为初潮。一般月经可持续 2～7 天，多为 3～5 天。血量约有 50ml，最多不超过 100ml，最少不少于 10ml，月经第 1～2 天血量稍多。大部分人在经期有些轻微的不适感和情绪改变，如乳房、下腹胀痛，腰酸，乏力感，情绪被动；少数人有头痛、头晕、失眠、小腹痛、烦躁、激动等全身反应。这些都属于生理范围。

身体健康、月经正常的人，月经期参加适当的体育活动，如做徒手操、活动性游戏、打乒乓球等，可以提高和调整神经系统的活动，改善人体的功能和情绪，对身体是有益的。参加体育活动可交替收缩和放松腹肌和盆底肌，以起到按摩子宫的作用，有利于经血的排出。一些月经病的患者就可以采用体育疗法。所以只要不是严重的痛经、经血量过多或有严重的妇科疾病，就不必过于限制其参加体育活动。经期参加体育锻炼，应当注意以下几点：

1. 适当减少运动量和运动时间，特别是对初潮的女性，由于她们的月经周期尚不稳定，要循序渐进、区别对待，逐步养成经期锻炼的习惯。特别是月经第 1、2 天应减少运动量和锻炼时间。

2. 月经期要避免寒冷因素的刺激，特别是下腹部不要受凉，以免引起卵巢功能紊乱而导致月经失调和痛经发生。

3. 运动时，要避免做剧烈的、大强度的或振动大的跑跳动作（如长跑、疾跑、跳高或跳远），也不要做腹压过大的动作和力量性练习，以免引起经期流血过多或子宫位置改变。

4. 月经期不宜游泳，在月经期具有自洁作用的宫颈管中的黏液栓被排出，子宫内膜血管破裂开口，内膜脱落，形成一个剥离的创面，子宫口稍稍张开，阴道内酸度降低，在此种情况下下水，会增加感染的机会，病菌可能侵入内生殖器官，引起炎症。此外，月经期下肢和腹部受凉也不利于经血的排出。

5. 月经期间应避免寒冷的刺激，特别是下腹部不要受凉。如果进行冷水锻炼也应暂时停止。

6. 如果出现月经紊乱（月经过多、过少或经期不准或痛经、经期下腹部疼痛），月经期间应停止体育活动，并需要积极治疗。

（六）妊娠期运动卫生

一般认为适量的活动对正常妊娠和分娩没有什么不良影响，同时也有不少妇产科医生认为妊娠期女运动员较少发生腰痛、疲劳且产程缩短，能经受分娩时的疼痛。无论如何，妊娠期运动量及强度是应该减少些，因为剧烈运动后引起子宫的血流量减少，影响胎儿的发育。更应注意不要在高温中进行剧烈运动，以免引起高热、对胎儿不利或造成早产、流产。

对以往没有运动习惯的妊娠期妇女，鼓励其参加一些轻柔和渐进的运动，如行走、柔软体操、健身促跑等，以提高心血管和心理适应能力，这样可以控制体重以免增加过速。还有助于减轻下肢水肿，维持良好的形体。

正常分娩后，应尽快恢复运动，早期可以做床上体操，包括四肢、腹肌、肛提肌的练习；子宫后倾后屈，可做俯卧位，胸膝位等运动。

四、中年人的体育卫生

中年是指人在一生中由青年向老年过渡的时期，通常指 35～60 岁这一年龄阶段。坚持科学而适量的体育锻炼是延缓衰老、增强体质的重要手段。中年是身体上的转变时期，即从充满青春活力的青年时期，逐步转变为迟缓、衰老的老年阶段。

这一时期出现了一系列的生理变化：各器官、系统都有不同程度的退行性变化，身体功能逐渐下降，抵抗疾病的能力逐渐降低，各种疾病罹患率逐渐上升。当今世界，随着科学技术的迅速发展和物质文明及生活水平的提高，把人们带到缺乏体力劳动和体育运动的安逸状态，结果导致"文明病"悄然而至。中年人应寓健身的体育锻炼于日常生活中，即使每天进行 15 分钟的跑步锻炼，或 20～30 分钟的步行锻炼，也会起到一定的健身效果。经常适量的运动是健康生活的重要方面。

1. 严格检查身体　锻炼前必须严格地检查身体，了解体质状况，以便选择合理的运动项目，确定科学的运动处方。特别要注意心血管系统的功能。

2. 选择适宜的运动项目　中年人各器官、系统都有不同程度的退行性变化，选择运动项目要多种、全面，力求使全身各部位都能锻炼到，如走、慢跑、走跑交替、骑自行车、游泳、打太极拳及球类、瑜伽、健身操、远足、登山等多种项目交替进行。

3. 选择适当的运动强度　运动强度的确定要遵循量力而行和循序渐进的原则。运动前期，运动量和强度要小，以后随着身体适应力的提高，再加大运动量和强度。中年人切忌突然剧烈的运动，这对心血管有潜在的危险性，大强度运动和力量性练习还会反射性引起血压的升高。运动时一定要根据个人的体质和健康状况、年龄、性别和体力特点合理安排运动量。

根据科学锻炼的要求，运动时心率值应控制在以下范围：30～39 岁为 140～165 次/分，40～49 岁为 123～146 次/分，50～59 岁为 118～139 次/分。

4. 选择合理的运动时间　中年人都有自己的工作，有的人由于工作较忙，而忽视了体育锻炼。一般可选择早上上班前，做一些小运动量的有氧练习，不要做过大运动量的运动。因为这时人体从安静状态突然进入快速运动状态，会影响人体的机能。下午在下班前后可安排一定量的身体练习。如果平时工作较忙，可在双休日安排郊游、爬山、滑雪或专门的体育运动。具体的锻炼时间应为每周 3～5 次，每次 30 分钟以上。

5. 加强医务监督　在运动中，如心情舒畅、精神愉快，有轻度疲劳但无气喘、心跳加快现象，食欲增加、睡眠良好、晨脉稳定、血压正常、体重适度等情况都是良好的表现。如果锻炼中出现头痛、恶心、胸部不适、食欲下降、睡眠不好、晨脉变快、疲劳不消失、体重下降等现象，表明运动量过大，应停止运动或调整运动量。在运动中，除了通过自我感觉来进行监督外，还应定期到医院进行体格检查，或在自己觉得某些方面有不适的感觉时，及时到医院检查。

五、老年人体育保健

老化是多环节的生物过程。早在老年之前，就已经开始了，多种内在的因素决定这是一个不可逆转的逐步走向人的适应能力极限的过程。医学上谈到衰老的表现，一般认为是女性 60 岁以上、男性 65 岁以上所出现的生理现象。人体衰老进程的快慢、寿命的长短受许多因素的影响，如社会制度、经济状况、营养、医疗卫生条件、锻炼以及遗传、环境、气候、疾病等。适量的运动对于延缓衰老、防病抗老、延年益寿有着积极的作用。进入老年期，人体新陈代谢明显降低，各器官的功能逐步发生一系列老年性改变。但科学研究表明，老年人机体的结构和功能仍然存在着改善和提高的可能性，合理的运动，使机体承受一定的负荷，可促进全身的血液循环，使身体各组织细胞得到微血管提供的充足的氧和营养物质。

（一）老年人各器官、系统生理特点

1. 老年的一般变化 老年人的衰老变化最明显的是外形的改变，如头发变白与脱落，皮肤变薄、干脆、松弛，皱纹增多，出现各种老年斑和老年黄褐斑，皮下脂肪减少。身体御寒功能降低。肌肉萎缩，拉力、握力均下降。由于脊柱椎间盘的改变，身躯出现不同程度的弯曲，身高变短，动作和步调迟缓，上下颌骨及牙龈萎缩，牙齿易松动与脱落。感觉系统也有较明显的变化，瞳孔变小，角膜周围出现一圈类脂质沉着、不透明的老年环，视力调节功能下降，出现老花眼。听力下降，嗅觉减退，对疼痛、冷热感降低，表现为对外界刺激反应迟钝。

2. 运动系统的特点 由于内分泌和代谢功能改变，多数老年人发生骨萎缩和骨质疏松，表现为骨质减少，骨皮质变薄，加上有些无机盐在骨内沉积，使骨的弹性、韧性进一步降低，骨筋变脆，容易发生骨折。老年人骨皮质减少是由于钙质由骨中释放出的结果，四肢骨及脊柱骨改变更明显。

老年人适当增加活动量，使四肢及脊柱有一定的负荷，可以减少或防止钙质从骨中外逸。老年人肌肉出现萎缩，肌肉重量减少，肌力下降，一般人体肌肉约占体重的30%～40%，到老年时则会下降。

老年人由于关节软骨萎缩，发生纤维变性等退行性改变，关节面逐渐粗糙变形，又由于关节软骨附近常出现不同程度的骨质增生或肌肉附着部分出现骨化及关节囊僵硬、韧带弹性减弱等原因，造成老年骨关节的退行性变化或出现畸形，如驼背、脊柱侧弯等，因而限制活动或刺激神经末梢而引起疼痛。

3. 心血管系统的特点 老年人心血管系统的主要变化首先在于心脏实质细胞数量减少，心肌纤维化及发生淀粉样改变。使心肌萎缩，同时供应心脏血液营养的冠状动脉出现粥样化，致使心脏收缩力减弱。另外，老年人血管弹性减退、动脉管壁硬化，管腔变窄，使血管外周阻力增加，动脉血压升高，致使心脏工作负担加重。上述两方面原因共同作用于心血管系统，使之生理功能削弱，表现为心脏血量和心输出量减少。60岁以上的老年人心输出量较25岁的青年人减少30%～40%。体力负荷能力明显减退，进行较剧烈运动时，心率加快，血压急剧升高，运动后恢复得也较慢。因此，老年人心脏更易于疲劳，且易发生意外。

4. 呼吸系统的特点 老年人肺与气管组织弹性减退，呼吸功能逐年下降，80岁与20岁相比约下降50%，而残气量则随年龄增长而加大。体育活动与体育锻炼，可使呼吸肌增强，呼吸运动有力，吸气时胸廓充分扩展，使更多的肺泡张开，吸入大量的新鲜氧气，呼气时胸廓尽量压缩，排出更多的二氧化碳气体。活动时呼吸加深加大，既增加呼吸系统功能，又增强全身各部分氧气供给。同时经常进行体育锻炼，可形成深大的呼吸方式，呼吸节奏放慢，每次呼吸后肺脏可以得到充分休息，从而有很大的潜力可进行吸氧与排出二氧化碳，保证供给全身各系统、各器官的用氧需求，使老年人不致因轻度的体力活动就出现气急、气喘现象。

5. 消化系统的特点 胃肠黏膜萎缩，消化分泌腺萎缩，消化能力下降是老年消化系统的特点，易患消化不良、便秘、胃炎、消化性溃疡以及胃肠神经功能紊乱等疾病。适当的体力活动，使人精神饱满，情绪愉快，食欲增加，消化功能增加，并且能加强消化系统平滑肌、腹肌的力量，使胃肠蠕动增强，有助于预防溃疡病、胃下垂、胃肠神经症及便秘等老年人多发的消化系统疾病。

6. 神经系统的特点 老年人由于大量的神经细胞发生萎缩和死亡，不仅使神经细胞减少，而脑细胞中的核糖核酸含量也减少，神经纤维出现退行性改变。大脑的重量从30～70岁减少10%。大脑皮质的表面积比年轻时减少了10%左右。老年时期，脑的生理学变化以脑血管硬化、脑血流阻力增加、血液循环减慢、脑血流量及耗氧量降低为主。由于以上的变化，老年人神经灵活性降低，对各器官、系统的调节功能减弱，建立新的条件反射较困难，记忆力减退，对刺激反应迟钝。神经细胞工作耐力差，容易疲劳，消除疲劳、恢复体力均差。但是老年人思想易集中，各神经中枢的联系也较巩固。而长期进行体育锻炼的老年人，其大脑皮质神经细胞的活动过程、强度、灵活性与均衡性都比未经常参加运动的老年人高，对外界环境刺激反应的敏感性及调节功能也相应加强。

（二）体育运动对老年人防病健身的意义

人体衰老进程的快与慢、寿命的长短受许多因素影响，如社会制度、经济状况、营养、医疗、环境、气候、遗传、疾病、体力活动等。

根据大量调查研究表明，体力活动对延缓衰老、防病抗老、延年益寿有着积极的作用。我国早在古代就用"流水不腐、户枢不蠹"来比喻运动对防病抗老的作用。现代医学基于生命在于运动这一指导思想，把体育运动作为老年人防病抗老的重要手段。老年人文体活动已成为运动医学和康复医学的重要组成部分，在老年病的防治医学中，也将体育活动如何推迟衰老，增进健康作为重要方式。老年人虽然新陈代谢明显降低，各器官功能会逐渐发生一系列老年性改变。但科学研究证明，老年人机体结构和功能仍然存在提高和改善的可能性，合理的运动锻炼，使机体承受一定的负荷，可以促进全身的血液循环，使身体各组织细胞得到较多的氧和营养物质，改善组织的代谢及各器官的功能，适应性增强，就能延缓老年人退行性改变的速度，推迟衰老的进程。

1. 对运动系统的影响　通过体育锻炼可以改善骨骼的血液循环，由于血液供应可增加骨骼的物质代谢，保持骨骼的弹性、韧性、提高骨骼的抗断能力，延缓、减少骨骼老年性退行性变化。

增加肌肉的力量，防止肌肉萎缩和退行性变化，保持关节韧带的灵活性，使老年人动作保持一定的幅度和协调性。根据北京运动医学研究所调查报道，经常参加太极拳活动的老年人，肌力保持良好，脊柱外形保持正常，脊柱活动功能较一般老年人好。老年性骨质改变远远少于一般不参加运动的老年人。

2. 对心血管系统的影响　老年人的心血管系统，表现为心肌萎缩，血管弹性减退、心脏负荷加重。心搏出量每年下降约 1%。65 岁的老年人与 25 岁的青年人相比，其心搏出量约减少 40%。脉搏频率 50 岁后逐渐下降。

老年人在运动时，身体耗氧量增加，对血液循环的要求提高，增加了心脏的工作负荷，同时心脏冠状动脉的循环较平时亦有所增加，保证了心脏氧气及营养物质的供应。经过一定时间的锻炼，可使心肌收缩力增加，心输出量增加。运动锻炼能提高血管的收缩、舒张功能，加强了血管壁的细胞氧的供应，促进代谢酶的活动，改善血脂代谢，降低血脂，减少脂肪沉积，有助于防止血管硬化及高血压、心脏病。

长期坚持体育活动可使心脏搏动有力，收缩力加强，心输出量增多。减轻心脏负担，使心脏有较多的休息时间，更持久地工作，并蓄积一定的潜在力量，以适应较大的体力负荷需要。另外，长期参加体育活动者，能使心壁增厚，心脏容量扩大，血液充盈明显加强，从而促进人体血氧利用率的提高，可预防心肌的纤维化、冠心病、高血压等疾病的发生，并且增加供给全身各个系统、器官的血液及营养物质，使各系统器官的功能相应地得到改善和加强。

3. 对呼吸系统的影响　老年人运动时，肺通气量成倍增加，对延续肺泡老化过程有良好作用。运动锻炼对保持肺组织的弹性和呼吸肌的力量，使胸廓的活动幅度加大，改善肺脏的通气，换气功能等都有较好的作用。系统锻炼的老年人呼吸差及肺活量都比一般老年人大些。经常参加户外体育活动对防治老年气管炎、哮喘都有一定的作用。

4. 对神经系统的影响　老年人坚持体育运动能促进脑血流量增加，可以延缓脑动脉硬化过程，使脑动脉的氧含量升高，改善脑细胞氧的供应，从而减轻脑萎缩，通过肌肉活动可以刺激和调整大脑皮质神经活动的过程，使均衡性和灵活性增强，缩短反应时间，提高机体对外界环境的适应能力，保持旺盛的精力，使人精神愉快。

（三）老年人运动的原则

第一是安全，第二是收效，第三是乐趣。为了保持体力，增进健康，运动一定不要发生事故和伤害，要量力而行，达到运动效果，增进健康，并长期愉快地坚持下去。为了安全地参加运动，必须通过医学检查，查清身体是否有危险因素，采取能立即进行应急处理的措施，防止意外。

（四）老年人的运动卫生要求

根据老年人的生理特点，在进行体育运动时应注意以下几个方面：

1. 由于老年人体质差异较大，在进行体育锻炼前应进行必要的体格检查，以便合理地选择运动项目和确定适宜的运动量。有条件的人还可请保健老师开出运动处方。

2. 老年人从事体育锻炼时，必须根据自己的身体情况量力而行。运动量要从小到大逐渐增加，增加的速度不宜过快，每增加一次负荷要有一个适应阶段。在体育锻炼中要掌握循序渐进和持之以恒的原则。

3. 老年人不宜参加速度性和力量性项目锻炼。可以选择一些以提高心肺耐力为主的有氧健身的运动项目，如散步、慢跑、太极拳、气功以及广播操、游泳等。这些运动项目既可提高老年人的心肺功能，又可使神经系统、运动系统的功能得到改善。

4. 运动时，呼吸要自然，动作应缓慢而有节奏。应避免做屏气和过度用力的动作，如举重、俯卧撑、引体向上等，尤其对患有动脉硬化的老年人，更应避免做引起血压升高的运动和动作，如快速跑、倒立等。对于可能会引起身体血液重新分配和影响脑部血液循环的身体骤然前倾、后仰、低头及弯腰动作，也要尽可能不做或少做。

5. 运动中要注意安排适当的休息，运动前后要认真做好准备活动和整理活动。老年人锻炼时，气氛应轻松、愉快和活跃。比赛往往使人精神过于紧张，从而易引起意外事故发生，为此，老年人不宜参加过多的比赛。

6. 老年人在进行体育锻炼时，要时常了解自己的脉搏、血压及身体健康状况，以便进行自我监督。一般来说，老年人运动后应感到心情舒畅、精神愉快、轻度疲劳，食欲和睡眠较好，晨脉稳定、血压正常。如运动后出现头痛、头晕、胸闷、心跳不适、食欲减退、睡眠不佳及明显疲乏、厌倦等现象，说明运动量过大，应及时调整锻炼的内容、运动量或暂停运动。

7. 患有感冒或其他疾病时不宜勉强参加运动，应暂停锻炼并及时地治疗和休息。老年人在运动的过程中应定期到医院进行全面的身体检查。

六、残疾人运动锻炼

残疾人是指由于先天或后天疾病或创伤而导致的各种心理、肢体或脏器功能缺损。

（一）残疾人参加运动的意义

残疾人体育活动对一个国家的物质和精神文明都是具有深远重大意义的。主要体现：

1. 参加体育活动有助于增强残疾人对生活的信心和勇气，改善心理和精神状态，调整自强不息的奋斗精神，体验成功的感受，使其在心理上得到支持和鼓励。

2. 残疾人参加适宜的体育活动可以增强体质，改善健康状况，能够提高生活质量和身体素质。

3. 文体活动可以促进残疾人与社会的接触和发展人际交往，既可以增进各类残疾人的相互了解，也可促进与健康人之间的相互理解和尊重，是提高残疾人在社会中的地位所不可缺少的。

4. 鼓励和组织残疾人参加体育活动，能体现社会的进步和社会精神文明的发展。

（二）残疾人参加活动的原则

1. 安全性　残疾人参加体育活动更容易发生意外损伤，如跌倒、摔伤及其他意外，要格外注意防伤。运动时间不宜过长，特别是穿戴假肢的，长时间运动残端肢体易发生压伤。游泳时由于单肢缺失，易导致健侧肢体的肌肉拉伤和疲劳等。运动时要注意场地、器材、运动服装等要适合，有条件的应设置一些安全防护措施。

2. 循序渐进 运动量应由小到大，逐渐增加，对伤残者更要强调这一点，以防发生意外伤害事故。

3. 治疗性 伤残者参加体育活动是康复治疗的继续，所以应进行有效、有针对性的活动，以进一步增进代偿功能或进一步矫正缺陷。

4. 个别对待 根据不同类型和不同伤残程度，应个别地组织活动，按其残疾程度进行活动，各尽其能。

5. 社会性 残疾人参加文体活动有很强的社会性。应当组织残疾人公开参加社会活动，争取社会各界对发展残疾人文体活动在经济、教育、医疗等方面的支持与帮助。

（三）残疾人参加体育项目

残疾人参加何种体育项目应适宜，要根据残疾的分类分别进行。如盲人、脑瘫或肢体残疾等，要按类型、病情来选择适宜的运动项目。

课后练习题

一、填空题及其答案

1. 饭前，身体处于空腹状态，血液中糖的含量降低，能量不足，加上体育运动时，人体内又要消耗大量的能量，如果在饭前进行剧烈运动，就容易发生（低血糖），导致意外伤害事故的发生，甚至使人休克。

2. 剧烈运动后立即吃大量冷饮，会刺激胃、肠，使它们产生剧烈收缩，引起（腹痛）、腹泻。咽部也会因强冷的刺激而引起喉痛、音哑。

3. 运动前不宜大量饮水，运动前大量喝水会冲淡血液中盐和钙的含量，可能引起（肌肉抽搐）。

4. 学龄前儿童应睡 10 小时以上，青少年应睡（8～9 小时），成人每天一般应保持约 8 小时的睡眠。

5. 在体育锻炼时，由于气体交换充分，特别要摄取更多的氧分，以供给运动中的能量消耗，因此，要注意在空气（新鲜）的环境下进行锻炼。

6. 在人数较多、通风换气不充分的体育馆或密闭的室内进行体育锻炼时，由于空气中的二氧化碳含量过多，可使人（头晕）、运动能力下降，产生对人体的不良影响。

7. 气温即空气的温度。气温对人体的体温调节和新陈代谢有很大影响，当气温低时体内产热增加，散热减少；相反，当气温高时，人体内散热增加，产热减少。人体通过体温调节机能，保证（生理机能）的正常。

8. 噪声对人体健康十分有害，它会严重干扰中枢神经系统的正常功能，使人头痛、失眠、恶心、呕吐、脾气暴躁，使血管收缩、心跳加快、肌肉紧张等，因此，为了不使运动技术和锻炼效果受影响，保持在相对安静的环境中锻炼，理想的声强级不超过（35 分贝）。

9. 运动后应注意身体的保暖，有些人运动后马上洗冷水澡、吹电扇，冬天运动后到室外吹风凉快等，这些都会对（关节造成伤害）。因为运动后全身的毛细血管都是张开的，热量大量散发，如用冷水刺激，容易引起感冒。经常受冷刺激，会导致关节炎的发生。

10. 有研究表明，病毒感染对骨骼肌有直接作用，可以影响运动能力，使肌肉力量明显下降，并影响肌肉利用能量的过程。另外，急性病感染时进行大强度运动有发生（心肌炎）、心包炎的风险，同时也是猝死等严重并发症的潜在危险。

二、简答题及其答案

1. 饭后剧烈运动对身体的危害有哪些？

答：有些人常常在吃完饭后去打球或从事一些剧烈的运动，这是不符合卫生要求的。主要是因为饭后胃肠已经开始了紧张的工作，毛细血管开放，大量血液流入消化器官。此时若进行剧烈的运动，大量的血液就要从胃肠流入骨骼肌，使消化功能减弱。长此以往，轻则引起消化不良，重则引起消化道慢性疾病，如胃炎、胃溃疡等。同时，饭后胃内已经积累了大量的食物，进行剧烈运动时，由于食物的重力和运动的颠簸作用，会牵拉肠系膜，容易引起腹痛。因此，应当避免饭后进行剧烈的运动。

2. 简述体育锻炼与合理的进餐时间。

答：因为在运动时体内相对地将血液集中于肌肉的、皮肤的血管，消化系统的供血量相对减少，致使消化腺分泌减少，消化道的蠕动减弱，如果食物停留在胃内时就进行剧烈的运动，可因胃肠道的充盈和横膈膜上顶，使呼吸受到影响。运动时食物在胃内振荡，会使人感到恶心、腹痛，致使运动能力下降，甚至中断运动。一般在餐后 3～4 小时左右，胃已基本排空。因此，饭后应休息 2.5 小时，再进行剧烈运动比较适宜。饮食与运动时间也不宜间隔太长，餐后 4～5 小时，可出现饥饿感或血糖下降，从而影响人体的运动能力，并增加对蛋白质的消耗。有些学生不吃早餐而参加上午的体育课，这对身体健康是十分有害的。空腹时间过长会出现神经肌肉震颤增强，血糖降低，出现注意力不集中、头晕、心慌等现象。经常这样，还会引起肠胃病的发生。运动结束后不宜立即进餐，这是因为此时消化系统的功能还处于相对抵制状态。

3. 简述紫外线的生物作用。

答：（1）促进体内抗体的生成和提高血液的杀菌能力，提高机体的免疫能力。

（2）紫外线可使细菌体内的蛋白质产生光化分解作用而死亡，有很强的灭菌作用。

（3）紫外线能使人体皮肤中的 7-脱氢胆固醇转变成为维生素 D，是人体获得维生素 D 的主要来源，而维生素 D 具有防治佝偻病，促进儿童青少年生长发育的作用。

（4）使皮肤中的黑色素原转变成黑色素，使皮肤变黑。黑色皮肤能吸收太阳射线，防止其对深层组织的伤害。

4. 为什么剧烈运动之后不要立即停止不动？

答：人体在参加剧烈运动（如快速奔跑、较长距离的连续跳跃动作）时，心输出量剧增，血液主要集中于肌肉组织，如果突然停止身体运动，肌肉的活动也就停止了，这样便会影响肌肉组织中的血液流回心脏。此时，心脏的血液输出量就会明显减少，血压降低，再加上重力的影响，输送到大脑的血液量就会减少，这就会造成暂时性脑缺血，影响人体的健康。而且也不利于心率的逐渐减慢，会使幼儿的心脏负荷过大。所以，在剧烈的身体运动之后，不要立即停止不动，而是应该走一走或者是做一些放松、整理身体的动作。

（施毓凤）

参 考 文 献

布朗蒂娜·卡莱-热尔曼，安德烈·拉莫特. 2017. 运动解剖学[M]. 2 版. 北京：北京科学技术出版社.

陈琦，麦全安. 2015. 体质健康评价与运动处方[M]. 北京：高等教育出版社.

陈文彬，潘详林，万学红. 2014. 诊断学[M]. 北京：人民卫生出版社.

杜金蕊，尹航. 2015. 体育与健康[M]. 北京：中国医药科技出版社.

封飞虎，凌波. 2014. 运动生理学[M]. 武汉：华中科技大学出版社.

冈田悦政. 2019. 健康管理学[M]. 郭丽君译. 北京：科学出版社.

贡建伟. 2014. 大学体育与健康教程[M]. 北京：科学出版社.

管茶香，武宇明. 2013. 生理学[M]. 3 版. 北京：人民卫生出版社.

黄晓琳，敖丽娟. 2018. 人体运动学[M]. 3 版. 北京：人民卫生出版社.

蒋峰，方亮. 2017. 健康节律运动学[M]. 2 版. 北京：中国医药科技出版社.

李彩丰，孙超. 2018. 健康体适能评定与运动处方制定阐析[M]. 北京：科学出版社.

李相如. 2016. 体育社会学简明教程[M]. 北京：北京体育大学出版社.

李玉林，文继舫，唐建武. 2013. 病理学[M]. 8 版. 北京：人民卫生出版社.

美国运动医学学会. 2015. ACSM 运动测试与运动处方指南[M]. 9 版. 王正珍译. 北京：北京体育大学出版社.

牛映雪，鹿国晖，刘杨. 2016. 体育保健与运动康复技术[M]. 北京：化学工业出版社.

钱竞光，宋雅伟. 2015. 运动康复生物力学[M]. 2 版. 北京：人民体育出版社.

史仍飞，孙鹏，冯珏. 2018. 人体代谢与运动营养[M]. 北京：人民体育出版社.

史仍飞，袁海平. 2015. 运动营养学[M]. 北京：北京体育大学出版社.

唐征宇. 2015. 体育社会心理学[M]. 上海：华东师范大学出版社.

王俊华，宋振华. 2014. 健身运动损伤的预防康复[M]. 北京：人民卫生出版社.

王琳. 2016. 运动医学[M]. 北京：北京体育大学出版社.

王松. 2014. 运动解剖学[M]. 武汉：华中科技大学出版社.

武留信，曾强. 2016. 中华健康管理学[M]. 北京：人民卫生出版社.

杨月欣，人力资源和社会保障部教材办公室. 2009. 公共营养师（基础知识）[M]. 北京：中国劳动社会保障出版社.

姚鑫. 2016. 运动人体科学实验教程[M] . 北京：北京师范大学出版社.

尹军. 2015. 身体运动功能诊断与训练[M]. 北京：高等教育出版社.

运动生理学编写组. 2013. 运动生理学[M]. 北京：北京体育大学出版社.

运动生物化学编写组. 2013. 运动生物化学[M]. 北京：北京体育大学出版社.

运动医学编写组. 2016. 运动医学[M]. 北京：北京体育大学出版社.

张山佳. 2017. 运动生物化学与健康营养[M]. 成都：电子科技大学出版社.

张艺宏，何仲涛，徐峻华，等. 2017. 国民体质监测与评价[M]. 北京：科学出版社.

中国营养学会. 2014. 中国居民膳食营养素参考摄入量（2013 版）[M]. 北京：科学出版社.

中国营养学会. 2016. 中国居民膳食指南（2016）[M]. 北京：人民卫生出版社.

仲来福，朱启星. 2013. 卫生学[M]. 8 版. 北京：人民卫生出版社.

朱大年，王庭槐. 2018. 生理学[M]. 9 版. 北京：人民卫生出版社.

Benardot D. 2019. 高级运动营养学[M]. 2 版. 周帆扬译. 北京：北京科学技术出版社.

Colgan M. 2018. 运动营养指南[M]. 吴昊译. 北京：北京体育大学出版社.

Jeukendrup A. 2017. 运动营养实践指南[M]. 孟焕丽译. 北京：人民邮电出版社.

Maughan R J. 2015. 运动营养[M]. 杨则宜译. 北京：人民体育出版社.

National Strength and Conditioning Association. 2018. 美国国家体能协会运动营养指南[M]. 黎涌明译. 北京：人民邮电出版社.

Ronald J，Maughan R J, Burke L M. 2016. 运动营养[M]. 吴昊译. 北京：北京体育大学出版社.